护理临床与实践

马普红　王艳娟　编著

吉林科学技术出版社

图书在版编目（ＣＩＰ）数据

护理临床与实践 / 马普红，王艳娟编著. -- 长春：
吉林科学技术出版社，2020.10
ISBN 978-7-5578-7730-9

Ⅰ．①护… Ⅱ．①马… ②王… ①护理学 Ⅳ.
①R47
中国版本图书馆 CIP 数据核字(2020)第 198850 号

护理临床与实践

编　　著　马普红　王艳娟
出 版 人：宛　霞
责任编辑：王聪慧　杨超然
封面设计：盛　通
幅面尺寸：185mm×260mm　　　1/16
字　　数：865 千字
页　　数：596
印　　张：21.25
印　　数：1-1500 册
版　　次：2020 年 10 月第 1 版
印　　次：2021 年 5 月第 2 次印刷

出　　版：吉林科学技术出版社
发　　行：吉林科学技术出版社
地　　址：长春市净月区福祉大路 5788 号
邮　　编：130118
发行部电话/传真：0431-81629529　81629531
　　　　　　　　　81629532　81629533　81629534
储运部电话　0431-86059116
编辑部电话　0431-81629518
印　　刷：保定市铭泰达印刷有限公司
书　　号：ISBN 978-7-5578-7730-9
定　　价：100.00 元

前　言

　　"伟大的护理学奠基人南丁格尔曾说过:"护理既是艺术,又是科学",这话千真万确,现代临床综合护理的建设和管理是一项系统工程。随着社会的进步和科学技术的发展,医学模式进一步向生物-心理-社会模式转化,人们的健康观念与健康需求也发生了很大的变化,越来越认识到护理工作在预防保健与疾病治疗工作中的重要性。护理学也已经并正在发生实质性的变革,护理工作模式从"以疾病为中心"的功能护理转变为"以患者为中心"的整体护理,并进一步转变为"以整体人的健康为中心"的全人护理;此外,由于人们对生活质量和健康需求的日趋重视,以及不良行为与生活方式引起的疾病的增多,加之人口老年化与慢性病人的增加,护理工作的社会化趋势也越来越明显。护理工作者作为卫生保健的一支不可替代的重要力量,将被赋予更多重要的责任。

　　护理的整体化和社会化使护理工作范畴不断扩大,同时由于整体护理的开展将使住院周期缩短,住院患者的危重和复杂程度将大大增加,而科学技术的飞速发展,又使护理技术日趋先进。这些都对医护工作,尤其是护理提出了更高的要求:护理工作者既要能促进人们形成健康的生活方式,又要能提供预防、临床和康复服务相结合的整体服务;既要能独立分析和解决护理对象的健康问题,协调个人、家庭与社区的卫生保健需要,又要能同各类专业人员合作。基于此,本书由从事临床护理工作的同仁编写,以提供临床护理的阅读、参考。

　　由于作者水平有限,书中缺点、错误在所难免,希望广大读者批评、指教。

编　者

2020 年 8 月

目　录

第一篇　康复护理

第一章　呼吸、循环系统疾病的康复护理 .... - 1 -

第一节　慢性阻塞性肺疾病的康复护理 .... - 1 -

第二节　冠心病的康复护理 .... - 6 -

第二章　神经系统常见伤病的康复护理 .... - 11 -

第一节　脑卒中的康复护理 .... - 11 -

第二节　脊髓损伤的康复护理 .... - 23 -

第三章　骨科疾病的康复护理 .... - 29 -

第一节　髋关节和膝关节置换的康复护理 .... - 29 -

第二节　脊柱骨折与骨盆骨折后的康复护理 .... - 30 -

第二篇　内科护理

第一章　内科疾病护理常规 .... - 35 -

第一节　一般护理 .... - 35 -

第二节　消化系统疾病 .... - 35 -

第三节　呼吸系统疾病 .... - 41 -

第三节　心血管系统疾病 .... - 46 -

第二章　呼吸科护理 .... - 52 -

第一节　慢性支气管炎 .... - 52 -

第二节　慢性阻塞性肺气肿 .... - 54 -

第三节　支气管扩张症 .... - 58 -

第三章　消化科护理 .... - 61 -

第一节　胃炎患者的护理 .... - 61 -

第二节　消化性溃疡患者的护理 .... - 66 -

　　第三节　溃疡性结肠炎患者的护理 .... - 72 -

第四章　心内科护理 .... - 77 -

　　第一节　心力衰竭病人的护理 .... - 77 -

　　第二节　心律失常病人的护理 .... - 84 -

第三篇　外科护理

第一章　普外科护理 .... - 97 -

　　第一节　胃、十二指肠疾病病人的护理 .... - 97 -

　　第二节　肝脏疾病的护理 .... - 111 -

　　第三节　胆道疾病的护理 .... - 127 -

第二章　神经外科护理 .... - 175 -

　　第一节　颅内肿瘤病人的护理 .... - 175 -

　　第二节　脑积水病人的护理 .... - 186 -

　　第三节　神经外科功能性疾病及护理 .... - 189 -

第三章　骨外科护理 .... - 198 -

　　第一节　关节韧带和肌腱损伤护理 .... - 198 -

　　第二节　关节脱位护理 .... - 208 -

　　第三节　骨病护理 .... - 214 -

第四篇　妇产科护理

第一章　女性生殖内分泌疾病的护理 .... - 221 -

　　第一节　功能失调性子宫出血 .... - 221 -

　　第二节　闭经 .... - 223 -

　　第三节　痛经 .... - 225 -

　　第四节　经前期综合征 .... - 226 -

第二章　妊娠滋养细胞疾病的护理 .... - 229 -

　　第一节　葡萄胎 .... - 229 -

　　第二节　绒毛膜癌 .... - 231 -

第三章　外阴、阴道手术的护理 ....- 234 -

　　第一节　外阴、阴道手术病人的一般护理 ....- 234 -

　　第二节　外阴、阴道创伤 ....- 236 -

　　第三节　尿瘘 ....- 237 -

第四章　分娩期异常的护理 ....- 240 -

　　第一节　产力异常 ....- 240 -

　　第二节　产道异常 ....- 243 -

　　第三节　子宫破裂 ....- 245 -

　　第四节　胎儿窘迫 ....- 247 -

第五章　妊娠合并症妇女的护理 ....- 251 -

　　第一节　心脏病 ....- 251 -

　　第二节　糖尿病 ....- 254 -

　　第三节　缺铁性贫血 ....- 256 -

　　第四节　性传播疾病 ....- 257 -

第六章　分娩期并发症妇女的护理 ....- 260 -

　　第一节　羊水栓塞 ....- 260 -

　　第二节　产后出血 ....- 263 -

　　第三节　子宫破裂 ....- 266 -

　　第四节　脐带位置异常 ....- 269 -

第七章　产褥期并发症妇女的护理 ....- 272 -

　　第一节　产褥感染 ....- 272 -

　　第二节　产褥中暑 ....- 274 -

　　第三节　晚期产后出血 ....- 276 -

　　第四节　急性乳腺炎 ....- 278 -

第五篇　儿科护理

第一章　新生儿疾病护理 ....- 281 -

　　第一节　新生儿缺氧缺血性脑病 ....- 281 -

　　第二节　新生儿鹅口疮 ....- 283 -

　　第三节　新生儿化脓性脑膜炎 .... - 284 -

　　第四节　新生儿破伤风 .... - 285 -

　　第五节　新生儿呕吐 .... - 288 -

第二章　消化系统疾病患儿的护理 .... - 291 -

　　第一节　小儿腹泻 .... - 291 -

　　第二节　慢性胃炎 .... - 296 -

　　第三节　小儿消化性溃疡 .... - 298 -

　　第四节　小儿急性胰腺炎 .... - 299 -

第三章　呼吸系统疾病患儿的护理 .... - 301 -

　　第一节　急性支气管炎 .... - 301 -

　　第二节　慢性支气管炎 .... - 302 -

　　第三节　喘息性支气管炎 .... - 303 -

第四章　内分泌系统疾病 .... - 305 -

　　第一节　甲状腺疾病 .... - 305 -

　　第二节　甲状旁腺疾病 .... - 315 -

　　第三节　糖尿病 .... - 317 -

第五章　感染性疾病患儿的护理 .... - 322 -

　　第一节　麻疹 .... - 322 -

　　第二节　百日咳 .... - 325 -

　　第三节　腮腺炎 .... - 328 -

　　第四节　肠病毒感染 .... - 329 -

第一篇　康复护理

第一章　呼吸、循环系统疾病的康复护理

第一节　慢性阻塞性肺疾病的康复护理

一、概述

(一)疾病概念

慢性阻塞性肺疾病(COPD)是指一组呼吸道病症，包括具有气流阻塞特征的慢性支气管炎以及合并的肺气肿。气流受限不完全司逆，呈进行性发展，与肺部对有害气体或有害颗粒的异常炎症反应有关，可伴有气道高反应性。由于大气污染及吸烟人数增加等因素，COPD有逐渐增加的趋势，居当前全世界死亡原因的第4位。根据世界银行和世界卫生组织发表的研究报告，截至2020年COPD将成为世界疾病经济负担的第5位。

(二)病理改变

气流受限的病理学基础是气道对不同有害颗粒和气体刺激引发的异常炎症反应。不完全可逆气流受限的病理学改变包括可逆的部分和不可逆部分。可逆部分是支气管内炎症细胞、黏液和血浆渗出物的聚集、外周和中央气道平滑肌的收缩，以及运动状态下气道的过度充气等。不可逆部分是气道的纤维化与狭窄、保持小气道开放的肺泡支撑作用消失、肺泡结构破坏使得肺弹性收缩力下降等。COPD虽然是气道的疾病，但对全身的系统影响也不容忽视。

二、主要功能障碍

(一)呼吸功能障碍

COPD患者呼吸功能障碍主要表现为有效呼吸减低，呼吸肌无力，出现以胸式呼吸为主甚至动用辅助呼吸肌的病理式呼吸模式，这些状况均使机体耗氧量增加和活动能力减退。

1.有效通气量降低

由于支气管炎症、痉挛、水肿及分泌物增多等反复发生，导致患者在呼吸过程中的有效通气量降低，呼气末残留在肺部的气体增加，造成肺气肿、肺气体交换障碍，表现为咳嗽、咳痰伴劳累性气短、气促等。

2.病理性呼吸模式

腹式呼吸在通气中起着重要的作用，与胸式呼吸比较能耗低。慢性支气管炎、肺气肿患者由于肺和胸廓过度膨胀，下压横膈，使膈肌运动受限，肺通气量减少。患者为了弥补呼吸量的不足，代偿性地辅助呼吸肌活动明显增强，呈浅快的胸式呼吸，甚至吸气时腹部内陷，即形成病理式呼吸模式，不但对改善通气作用不大，反而增加了呼吸肌本身的耗氧量。

3.呼吸肌无力

患者有效呼吸减少，呼吸肌及辅助呼吸肌过度疲劳导致呼吸肌无力。

（二）运动能力障碍

当辅助呼吸肌过度紧张时，可增加无效的耗氧量，加重缺氧与呼吸困难形成恶性循环，患者表现为能耗增加和运动能力减退。

（三）ADL 能力障碍

患者因惧怕出现劳累性气短，限制自己的活动，有的患者长期卧床，丧失了 ADL 能力和工作能力，生活质量下降。

（四）心理障碍

由于长期供氧不足，使患者精神紧张、烦躁不安，气短、气促等又影响患者的休息和睡眠，增加了患者的体能消耗，给患者带来很大的心理压力和精神负担。

三、康复护理评定

（一）呼吸功能评定

1. 使用 Borg 量表评定患者气短、气促症状严重程度，分为 5 级。

2. 测量患者的用力呼气量(FVC)及第 1 秒末呼气量 (FEV$_1$)，FEV$_1$/FVC 可提示气道受限程度。

（二）运动能力评定

1. 平板或功率车运动试验

通过活动平板或功率车进行运动试验获得最大吸氧量、最大心率、最大 MET 值、运动时间等相关量化指标来评定患者运动能力，也可通过平板或功率车运动试验中患者的主观用力程度分级（Borg 计分）等半定量指标来评定患者运动能力。

2. 定量行走评定

让患者步行 6 分钟或 12 分钟，记录其所能行走的最长距离（试验与上述分级运动试验有良好相关性）。对于不能进行活动平板运动试验的患者可行此项检查，以判断患者的运动能力及运动中发生低氧血症的可能性。采用定距离行走，计算行走时间，也可以作为评定方式。

（三）ADL 能力评定

ADL 能力是衡量患者病情严重程度的指标，也是评价患者治疗效果最重要的指标。一些患者即使肺功能不能继续改善，但是由于异常呼吸模式的纠正，以及 ADL 能力和技术的训练，仍然可以有较好的 ADL 能力，因此应该作为 COPD 患者康复评定的基本内容。

四、康复治疗

COPD 的康复目标除了改善患者呼吸功能障碍外，还非常强调患者生活质量的提高及精神情绪的纠正。包括呼吸训练、排痰训练、运动训练、日常生活指导、长期家庭氧疗等。治疗过程强调放松、自然、量力而行、持之以恒。

五、护理

（一）主要护理问题

1. 气体交换受损

与支气管炎症、痉挛、水肿及分泌物增多等有关。

2. 低效性呼吸形态

与病理性呼吸模式有关。

3.清理呼吸道低效

与咳痰无力有关。

4.活动无耐力

与患者能耗增加和运动能力减退有关。

5.焦虑

与疾病给患者带来较大痛苦、影响生活质量有关。

(二)康复护理目标

1.患者掌握呼吸训练、排痰训练、运动训练、能量节省技术方法。

2.患者活动耐力有所增加。

3.患者营养状况及不良情绪改善。

4.患者回归社会、回归家庭，生活质量得到提高。

(三)康复护理措施

1.呼吸训练指导

每次练习呼吸次数不宜过多，练习 3~4 次，休息片刻再练，逐步做到习惯于在活动中进行腹式呼吸。

(1)放松训练法：可以采用放松姿势，以放松紧张的辅助呼吸肌群，减少呼吸肌耗氧量，缓解呼吸困难症状。

(2)缩唇呼气法：增加呼气时的阻力，这种阻力可向内传至支气管，使支气管内保持一定压力，防止支气管及小支气管枝增高的胸内压过早压瘪，增加肺泡内气体排出，减少肺内残气量，从而可以吸入更多的新鲜空气，缓解缺氧症状。其方法为经鼻腔吸气，呼气时将嘴缩紧，如吹口哨样，在 4~6 秒内将气体缓慢呼出。

(3)暗示呼吸法：通过触觉诱导腹式呼吸。

(4)缓慢呼吸：这是与呼吸急促相对而言的缓慢呼吸。这一呼吸有助于减少解剖死腔，提高肺泡通气量。因为当呼吸急促时，呼吸幅度必然较浅，潮气量变小，解剖死腔所占的比值增加，肺泡通气量下降，而缓慢呼吸可纠正这一现象，但过度缓慢呼吸可增加呼吸功，反而增加耗氧，因此每分呼吸频率宜控制 10 次左右。通常先呼气后吸气，呼吸方法同前。

(5)膈肌体外反搏呼吸法：使用低频通电装置或体外膈肌反搏仪。刺激电极位于颈胸锁乳突肌外侧，锁骨上 2~3cm 处(膈神经部位)，先用短时间低强度刺激，当确定刺激部位正确时，即可用脉冲波进行刺激治疗。1 天 1~2 次，每次 30~60 分钟。

2.促进有效排痰

尽快控制炎症，积极清除呼吸道分泌物，始终保持呼吸道通畅是治疗和控制(T)PD 病情的有效手段。

(1)吸入疗法：适用于痰液黏稠难以咳出者。使用气雾器或超声雾化器等，将祛痰药、支气管扩张剂、抗生素、激素及水分等雾化，吸入气道，起到消炎、解痉、湿润及稀释痰液的作用。应鼓励患者多饮水，在体液充足的情况下，气道才能保持湿润；雾化吸入也有利于排痰，还可促进恢复或保持支气管内黏液层纤毛的功能。在雾化吸入时进行深呼吸、腹式呼吸，可使雾化物更深更广地分布到肺底部，同时必要的咳嗽可加强雾化吸入的效应。雾化时应注意以下几点：①防止窒息，在气道中黏稠干燥的分泌物通过雾化后发生膨胀软化，使原来只是部分阻塞的气道变成完全阻塞，严重者可导致窒息死亡，因此在吸入时要帮助患者翻身、拍背，进行有效咳嗽，及时排出痰液；②因为吸入的雾化颗粒有异物，可诱发支气管痉挛，故护理人员在患者进行雾化吸入时应加强巡视；③控制雾化温度，一般应控制雾化温度在 35～37℃，温度过高可引起呼吸道灼伤，过低则可能诱发哮喘、寒战反应；④防止交叉感染，定期进行雾化装置及病房环境的消毒，严格无菌操作，加强口腔护理；⑤用药注意，有严重肝脏疾病和凝血功能异常禁用糜蛋白酶；防止药物过量。

(2)排痰训练：排痰训练包括体位引流，胸部叩击、震颤及直接咳嗽。目的是促进呼吸道分泌物排出，下降低气流阻力，减少支气管、肺部的感染。

3.运动训练指导

主要采用有氧训练和医疗体操，包括下肢训练、上肢训练及呼吸肌训练，以改善肌肉代谢、肌力、全身运动耐力和气体代谢，提高身体免疫力。

(1)下肢训练：下肢训练可明显增加 COPD 患者的活动耐量，减轻呼吸困难症状，改善精神状态。通常采用有氧训练方法如快走、划船、骑车、登山等。对于有条件的 COPD 患者可以先进行活动平板或功率车运动试验，得到实际最大心率，然后再确定运动强度。运动后不应出现明显气短、气促(即以仅有轻度至中度气短、气急为宜)或剧烈咳嗽。运动训练频率 2～5 次/周，到靶强度运动时间为 10～45 分钟，疗程 4～10 周。为保持训练效果，患者应坚持终身训练。有运动诱发哮喘的患者可以在监护条件下，进行小强度的运动训练，让患者逐步适应运动刺激。最终多数患者可以进行一定的运动而不导致哮喘发作，这也是一种"脱敏"治疗。一次运动训练必须分准备活动、训练活动、结束活动 3 部分进行。准备活动及结束活动以肢体牵张、缓慢步行及体操为宜，时间为 5～10 分钟，在活动中宜注意呼气时必须放松，不应用力呼气。严重的患者可以边吸氧边活动，以增强活动信心。COPD 患者常有下肢肌力减退，使患者活动受限，因此下肢训练也应包括力量训练。

(2)上肢训练：由于上肢肩带部很多肌群即为上肢活动肌，又为辅助呼吸肌群，如胸大肌、胸小肌、背阔肌、前锯肌、斜方肌等均起自肩带，止于胸背部。当躯干固定时，起辅助肩带和肩关节活动的作用；而上肢固定时，这些肌群又可作为辅助呼吸肌群参与呼吸活动。COPD 患者在上肢活动时，由于这些肌群减少了对胸廓的辅助活动而易于产生气短、气促，从而对上肢活动不能耐受。而日常生活中的很多活动如做饭、洗衣、清扫等都离不开上肢活动，为了加强患者对上肢活动的耐受性，COPD 的康复应包括上肢训练。上肢训练包括手摇车训练及提重物训练，手摇车训练从无阻力开始，每阶段递增 5 周，运动时间 20～30 分钟，速度为 50r/min，以运动时出现轻度气急、气促为宜。提重物练习：患者手持重物。开始 0.5kg，以后渐增至 2～3kg，做高于肩部的各个方向活动，每活动 1～2 分钟，休息 2～3 分钟，每天 2 次，监测以出现轻微的呼吸急促及上臂疲劳为度。美国胸科医师学会认为上肢训练可增加上肢活动能力，使单一上肢活动时，代谢需求及呼吸需求下降，从而缓解呼吸困难症状。

(3)呼吸肌训练：呼吸肌训练可以改善呼吸肌耐力，缓解呼吸困难症状。主要内容包括：

1)吸气肌练习：采用口径可以调节的呼气管，在患者可接受的前提下，将吸气阻力增大，吸气阻力每周逐步递增 2～4cmH_2O。开始练习 3～5 分钟/次，3～5 次/天，以后练习时间可增加至 20～30 分钟/次，以增加吸气肌耐力。

2)呼气肌训练：呼气肌训练是 COPD 最重要的基础训练之一。腹肌是最主要的呼气肌。

COPD 患者常有腹肌无力，使腹腔失去有效的压力，从而减少膈肌的支托及减少外展下胸廓的能力。因此呼气肌训练对呼吸功能改善至关重要。

4. 长期家庭氧疗

长期家庭氧疗是指给脱离医院环境后返回社会或家庭的慢性低氧血症患者实施每日低浓度吸氧，并持续较长的时间的长期氧疗。对 COPD 慢性呼吸衰竭患者可提高生活质量和生存率，对血流动力学、运动能力、肺生理和精神状态均会产生有益的影响。标准的长期家庭氧疗为每日 24 小时吸氧，即持续氧疗。大部分患者由于各种原因难以完成 24 小时吸氧。因此目前长期家庭氧疗是指一昼夜吸入低浓度氧 15 小时以上，使 $PaO_2 \geqslant 60mmHg$ 或 SaO_2 升至 90%的一种氧疗法。一般用鼻导管吸氧，氧流量为 1.0～2.0L/min，吸氧时间＞15h/d。长期家庭氧疗指征：①$PaO_2 \leqslant 55mmHg$ 或 $SaO_2 \leqslant 88\%$，伴或不伴有高碳酸血症；②$PaO \leqslant 55mmHg$ 或 $SaO_2 \leqslant 88\%$，并有肺动脉高压、心力衰竭水肿或红细胞增多症(血细胞比容＞0.55)。由于便携式供氧装置的发明和不断完善以及各种节氧装置的使用，长期家庭氧疗已逐渐为需要氧疗的患者所接受。

5. 日常生活指导

(1)能量节约技术：在训练时要求患者费力，以提高身体功能的储备力。但是实际生活和工作活动中要强调省力，以节约能量，完成更多的活动。

(2)饮食指导：营养状态是 COPD 患者症状、残疾及预后的重要决定因子。患者应进食高热量、高蛋白、高维生素、易消化的饮食，由于呼吸道丢失大量的水分，每日应保证液体摄入至少为 2500～3000ml。多食瘦肉、鸡、鸭、鱼、蛋及豆制品等高蛋白饮食，多食用富含维生素 A 和维生素 E 的食物，同时注意补充铁、锌、硒等微量元素，忌烟、酒及辛辣食品。

6. 心理护理

患者入院之初，对环境、人员、生活方式的改变以及对疾病的接受程度的不同，会产生陌生感、不安、焦虑等，护士应热情接待、详细介绍、加强沟通，了解患者的需求，努力帮助患者认识疾病。可通过自己积极的语言、行为，良好的心理素质、渊博的知识和精湛的技术使患者产生信任感和安全感。根据患者心理特点，给予最大的支持帮助，建立信心。指导患者学会分散注意力的方法。告知家属要多关心、体贴患者，鼓励其参加一些力所能及的工作和社交活动，同时可培养一些有利身心健康的兴趣和爱好，如养花、画画、钓鱼等。

六、健康宣教

(一)氧气的正确及安全使用

长期低流量吸氧(小于 5L/min)可提高患者生活质量，使 COPD 患者的生存率提高 2 倍。在氧气使用过程中应防火、防油、防震、防热。在吸氧过程中禁止吸烟。

(二)预防呼吸道感染

包括病毒、支原体、衣原体及细菌感染。可通过体育锻炼增强体质，提高免疫功能，也可应用生物制剂提高特异性免疫能力，如各种疫苗等，还可服用一些中药"扶正固本"，调节机体的内环境，增强机体的自卫功能。可采用防感冒按摩、冷水洗脸、食醋熏蒸、增强体质等方法来预防感冒。

(三)戒烟

吸烟可使肺通气功能进行性下降，是 COPD 病因中重要的因素之一。因此，停止吸烟是防治 COPD 的重要措施，各期的 COPD 患者均应戒烟。戒烟有助于减少呼吸道痰液的分泌，降低感染的危险性，减轻支气管壁的炎症，使支气管扩张剂发挥更有效的作用。

第二节 冠心病的康复护理

一、概述

冠状动脉粥样硬化性心脏病（冠心病）是由于血脂增高致使冠状动脉壁脂质沉积形成粥样硬化斑块，逐步发展为血管狭窄乃至闭塞为特征的疾病。临床分型主要包括：心绞痛、心肌梗死和隐匿型冠心病。另外还有心律失常、心肌病、心源性猝死等，急性冠脉综合征是近年来新分类的概念。病理生理核心是心肌血流的供求失衡，导致心肌缺氧和代谢障碍。近年来，冠心病的发病率、死亡率有逐年上升趋势。冠心病的康复主要是通过有氧训练、ADL 能力训练等帮助冠心病患者缓解症状，改善心血管功能，提高生活、工作能力，使其能回归家庭、回归社会。同时，通过干预各种危险因素，阻止和逆转病变的发展，减轻冠心病的致残程度和复发概率。

二、主要功能障碍

（一）心脏功能障碍

由于心肌供血不足引起。

（二）心血管功能障碍

冠心病患者由于减少体力活动，从而导致心血管系统适应性降低，继而导致循环功能降低。

（三）呼吸功能障碍

长期心血管功能障碍可导致肺循环功能障碍，使肺血管和肺泡气体交换的效率下降，诱发或加重缺氧症状。

（四）全身运动耐力减退

冠心病及缺乏运动均可导致机体氧利用能力减退，肌肉萎缩和氧化代谢能力降低，从而降低了全身运动耐力。

（五）代谢功能障碍

主要是脂质代谢和糖代谢障碍，表现为血胆固醇和三酰甘油增高，高密度脂蛋白降低。脂肪和能量物质摄入过多而缺乏运动是基本原因。缺乏运动还可导致胰岛素抵抗，除了引起糖代谢障碍外，还可促使形成高胰岛素血症和血脂升高。

（六）行为障碍

冠心病患者往往伴有不良生活习惯、心理障碍等，也是影响患者日常生活和治疗的重要因素。

三、康复护理评定

（一）心电运动试验

制订运动处方一般采用分级症状限制型心电运动试验。出院前评估则采用 6 分钟步行或低水平运动试验。

（二）超声心动图运动试验

超声心动图可以直接反映心肌活动的情况，从而揭示心肌收缩和舒张功能，还可以反映心脏内血流变化情况，所以有利于提供运动心电图所不能显示的重要信息。运动超声心动比安静时检查更加有利于揭示潜在的异常，从而提高试验的敏感性。检查一般采用卧位踏车的方式，以保持在运动时超声探头可以稳定地固定在胸壁，减少检测干扰。较少采用坐位踏车或活动平板方式。

（三）行为类型评定

1. A 类型

工作主动、有进取心和雄心、有强烈的时间紧迫感（同一时间总想做两件以上的事），但是往往缺乏耐心、易激惹、情绪易波动。此类型的应激反应较强烈，发生冠心病概率相对较高，也容易导致心血管事件，因此需要将应激处理作为康复的基本内容。

2. B 类型

平易近人、耐心、充分利用业余时间放松自己、不受时间驱使、无过度的竞争性。此类型冠心病的发生率相对较低。

四、康复治疗

（一）Ⅰ期康复

Ⅰ期是指急性心肌梗死或急性冠脉综合征住院期，冠状动脉分流术和冠状动脉气囊腔内成形术后早期也在此列。此期的康复治疗主要是通过适当活动，减少或消除患者绝对卧床休息所带来的不利影响，让患者适应和恢复日常功能活动。康复治疗的目标为达到低水平运动试验阴性，也可以按正常节奏连续行走 100～200m 或上下 1～2 层楼而无症状和体征。适应于生命体征稳定，无明显心绞痛，安静心率<110 次/分，无心衰、严重心律失常和心源性休克，血压基本正常，体温正常的患者。

（二）Ⅱ期康复

Ⅱ期是指从患者出院至病情稳定，时间为 5～6 周。Ⅱ期康复是基于心肌梗死瘢痕形成需要 6 周左右的时间，而在心肌瘢痕形成之前，病情仍然有恶化的可能性，进行高强度的运动有一定的危险性。患者在此期要保持适当的体力活动，逐步适应家庭活动，等病情完全稳定，准备参加第Ⅲ期康复锻炼。对体力活动没有更高要求的患者可停留在此期。适应于生命体征稳定，家庭活动时无显著症状和体征的冠心病患者。

（三）Ⅲ期康复

冠心病的康复重点放在此期，前两期的康复治疗目的在于提高患者的 ADL 能力，为此期康复奠定基础。Ⅲ期康复主要是针对那些病情处于长期稳定状态的冠心病患者，包括陈旧性心肌梗死、稳定型心绞痛及隐匿型冠心病。康复程序一般为 2～3 个月，自我锻炼应该持续终生。康复治疗以有氧运动训练为主，通过训练，患者的临床症状有明显改善。一般认为，运动训练可以使外周骨骼肌和自主神经系统产生适应性而改善外周和中心血流动力学和心功能，提高人体的运动能力。此外，有氧运动可降低冠心病的危险性，控制血压、血脂、血糖，改善糖耐量和心理状态，恢复发病前的生活和工作。

五、护理

（一）主要护理问题

1. 舒适的改变

疼痛，与心肌缺血有关。

2.活动无耐力

与机体氧利用能力减退，全身运动耐力下降有关。

3.焦虑

与患者担心疾病预后有关。

（二）康复护理目标

1.缓解疼痛。

2.改善患者的活动耐力。

3.缓解患者的焦虑情绪。

4.提高患者的生活质量，降低死亡率。

（三）康复护理措施

1.Ⅰ期康复护理措施

（1）床上活动：活动一般从床上的肢体活动开始，包括呼吸训练。肢体活动一般从远端肢体的小关节活动开始，从不抗地心引力的活动开始，强调活动时呼吸自然、平稳。没有任何憋气和用力的现象，然后可以逐步开始做抗阻活动。抗阻活动可以采用捏气球、皮球或拉皮筋等，一般不需要专用器械。徒手体操十分有效。吃饭、洗脸、刷牙、穿衣等日常生活活动可以早期进行。

（2）呼吸训练：呼吸训练主要指腹式呼吸。腹式呼吸的要点是在吸气时腹部浮起，让膈肌尽量下降；呼气时腹部收缩，把肺的气体尽量排出。呼气与吸气之间要均匀连贯，可以比较缓慢，但是不可憋气。

（3）坐位训练：坐位是重要的康复起始点，应该从第1天就开始。开始坐时可以有依托，例如，把枕头或被子放在背后，或将床头抬高。有依托坐的能量消耗与卧位相同，但是上身直立体位使回心血量减少，同时射血阻力降低，心脏负荷实际上低于卧位。在有依托坐适应之后，患者可以逐步过渡到无依托独立坐。

（4）步行训练：步行训练从床边站立开始，先克服直立性低血压。在站立无问题之后，开始床边步行，以便在疲劳或不适时能够及时上床休息。此阶段开始时最好进行若干次心电监护活动。此阶段患者的活动范围明显增大，因此监护需要加强。要特别注意避免上肢高于心脏水平的活动，例如患者自己手举输液袋上厕所。此类活动的心脏负荷增加很大，常是诱发意外的原因。

（5）大便：患者大便务必保持通畅。卧位大便时由于臀部位置提高，回心血量增加，使心脏负荷增加，同时由于排便时必须克服体位所造成的重力，所以需要额外地用力。因此卧位大便对患者不利。而在床边放置简易的坐便器，让患者坐位大便，其心脏负荷和能量消耗均小于卧床大便，也比较容易排便。因此应该尽早让患者坐位大便，但是禁忌蹲位大便或在大便时过分用力。如果出现便秘，应该使用缓泻剂。患者有腹泻时也需要注意严密观察，因为过分的肠道活动可以诱发迷走神经反射，导致心律失常或心电不稳。

（6）上楼：上下楼的活动是保证患者出院后在家庭活动安全的重要环节。下楼的运动负荷不大，而上楼的运动负荷主要取决于上楼的速度。必须保持非常缓慢的上楼速度。一般每上1级台阶可以稍事休息，以保证没有任何症状。

（7）心理康复与常识宣传教育：患者在急性发病后，往往有显著的焦虑和恐惧感。护士和康复治疗师必须安排对于患者的医学常识教育，使其理解冠心病的发病特点、注意事项和预防再次发作的方法。特别强调戒烟、低脂低盐饮食、规律的生活、个性修养等。

2. Ⅱ期康复护理措施

室内外散步，医疗体操(如降压舒心操、太极拳等)，气功(以静功为主)，家庭卫生，厨房活动，园艺活动或在邻近区域购物，作业治疗。活动强度为40%～50%最大心率，活动时主观用力计分不超过13～15分。一般活动无需医务监测。在进行较大强度活动时可采用远程心电图监护系统监测，或由有经验的康复治疗人员观察数次康复治疗过程，以确立安全性。无并发症的患者可在家属帮助下逐步过渡到无监护活动。注意循序渐进，禁止过分用力，活动时不可有气喘和疲劳。所有上肢超过心脏平面的活动均为高强度运动，应该避免或减少。训练时要注意保持一定的活动量，但日常生活和工作时应采用能量节约策略，比如制订合理的工作或日常活动程序，减少不必要的动作和体力消耗等，以尽可能提高工作和体能效率。每周需要门诊随访1次。任何不适均应暂停运动，及时就诊。

3. Ⅲ期康复护理措施

(1)运动方式：最常用的方式包括步行、登山、游泳、骑车、中国传统形式的拳操等。慢跑曾经是推荐的运动，但是其运动强度较大，下肢关节承受的冲击力较显著，运动损伤较常见，因此近年来已经不主张使用。

(2)运动形式：可以分为间断性和连续性运动。间断性运动指基本训练期有若干次高峰靶强度，高峰强度之间强度降低。其优点是可以获得较强的运动刺激，同时时间较短，不至于引起不可逆的病理性改变。主要缺点是需要不断调节运动强度，操作比较麻烦。连续性运动指训练的靶强度持续不变，这是传统的操作方式，主要优点是简便，患者相对比较容易适应。

(3)运动量：合理的每周总运动量为700～2000cal(相当于步行10～32km)。运动量<700cal/周只能维持身体活动水平，而不能提高运动能力。运动量>2000cal/周则不增加训练效应。运动总量无明显性别差异。运动强度：运动训练所必须达到的基本训练强度称为靶强度，可用最大心率、心率储备等方式表达。运动锻炼的时间：靶强度运动一般持续10～60分钟。在额定运动总量的前提下，训练时间与强度成反比。准备活动和结束活动的时间另外计算。训练频率：国际上多数采用每周3～5天的频率。合适运动量的主要标志：运动时稍出汗，轻度呼吸加快但不影响对话，早晨起床时感舒适，无持续的疲劳感和其他不适感。

(4)运动注意事项

1)选择适当的运动形式，避免竞技性运动。

2)只在感觉良好时运动。感冒或发热症状和体征消失9天以上再恢复运动。

3)注意周围环境因素对运动反应的影响，包括寒冷和炎热气候要相对降低运动量和运动强度，避免在阳光下和炎热气温时剧烈运动，穿戴宽松、舒适、透气的衣服和鞋，上坡时要减慢速度。

4)饭后不做剧烈运动。

5)患者需要理解个人能力的限制，定期检查和修正运动处方，避免过度训练。

6)药物治疗发生变化时，要注意相应调整运动方案。

7)参加训练前应该进行尽可能充分的身体检查。对于参加剧烈运动者尽可能要先进行心电运动试验。

8) 警惕症状：运动时如发现心绞痛或其他症状，应停止运动，及时就医。

9) 训练必须持之以恒：如间隔 4～7 天以上，再开始运动时宜稍减低强度。

10) 每次训练都应包括准备活动、训练活动和结束活动。

(5) 性生活指导：判断患者是否可以进行性生活的简易试验有上二层楼试验（同时做心电监测）。通常性生活心脏射血量和快速上二层楼的心血管反应相似。日常生活中看精彩球赛时的心率可能会超过性生活。在恢复性生活前应该经过充分的康复训练，并得到经治医师的认可。应该教育患者采用放松姿势和方式，避免大量进食后进行。

六、健康宣教

指导患者正确认识冠心病的各种危险因素，积极预防高血压、高血脂、糖尿病；控制体重，均衡膳食，养成良好的饮食习惯，戒烟、戒酒；合理安排生活、学习和工作；适当运动；消除紧张情绪，以积极乐观的态度对待周围事物；定期体检；对于已患冠心病的患者，要严密监测病情的发展，积极进行康复治疗。

第二章　神经系统常见伤病的康复护理

第一节　脑卒中的康复护理

一、概述

脑卒中(stroke)，又称"中风"或"脑血管意外"(CVA)，是由各种病因引起的脑循环障碍而导致脑功能缺损的一组疾病的总称。为常见病和多发病。本病以局灶性神经功能缺失特点，并持续 24 小时以上。根据脑血管损害的性质和临床表现不同，可分为出血性(脑出血、蛛网膜下隙出血)和缺血性(脑血栓形成、脑栓塞)两大类。根据我国流行病学调查显示，目前我国脑卒中病人约有 700 万，每年新发病例 150 万，死于脑卒中者 130 万，约有 75%的人致残，5 年内复发率高达 41%，脑卒中的高发病率和高致残率已成为当今严重威胁人类健康的疾病之一。近年来，随着医疗水平的不断提高，使病死率降低，致残后的生存率上升，而一旦脑卒中致残后将严重地影响患者的生活质量，并给家庭与社会带来沉重的负担。

本病病因复杂，可单一原因，也可由多种病因的共同作用所致。脑卒中的危险因素，可分为不可干预因素(年龄、性别、种族、遗传等)和可干预因素(高血压、高脂血症、糖尿病、心脏病、肥胖、吸烟等)，其中高血压是本病最危险的因素。

临床实践证明早期、合理和科学的介入康复训练有助于提高脑卒中患者的生存质量。近年来，国内外广泛推行的"卒中单元"(SU)是指在医院中专门为治疗脑卒中患者设立的独立区域，卒中小组由多学科的成员组成，为患者提供药物治疗、肢体康复、语言训练、心理康复、健康教育为一体的综合治疗，卒中单元不仅可改善预后，提高生存率，而且可保证早期康复的介入，减少脑卒中后遗症。卒中单元在脑卒中系统化治疗、规范化管理中发挥着重要的作用。

二、康复评估

(一)主要功能障碍

由于病变部位、性质、严重程度的不同，引起的功能障碍也不同，但临床上以运动和感觉障碍最为常见。

1.运动障碍

以运动功能障碍最为常见，属中枢性瘫痪，多为偏瘫，是最重要的致残原因。患者通常在发病后数日至 2 周左右为弛缓性瘫痪期，表现为病侧肢体肌肉呈弛缓性瘫痪状态，无自主运动，随后病侧肢体的肌张力开始增加，并逐渐进入痉挛期。

2.感觉障碍

表现为同侧肢体的浅感觉和深感觉丧失或减退，有不同程度的痛觉、温度觉、触觉、本体觉和视觉障碍(同向偏盲)等。

3.高级脑功能障碍

(1)认知和知觉功能障碍：可出现意识障碍、智力障碍、失认症和失用症等高级神经功能障碍。

(2)言语交流功能障碍：发生率高达 40%～50%，主要表现为失语症和构音障碍。

4. 情感与心理障碍

脑卒中患者一般也会经历震惊、否定、抑郁、对抗独立、适应期等几个阶段。常见的心理反应有焦虑、抑郁或拒绝接受，社会适应性较差，环境可增加他的孤独感和压力，而抑郁最为常见，尤其易发生在病后 6 个月至 2 年内。此外，患者的行为也可因认知障碍而受影响。表现为易怒、顽固、挑剔、不耐心、冲动、任性、淡漠或过于依赖他人。

5. ADL 能力障碍

脑卒中患者由于运动功能、感觉功能、认知功能等多种功能障碍而导致日常生活活动能力严重障碍。

6. 其他

部分患者可出现吞咽障碍、大小便控制障碍、交感与副交感神经功能障碍、性功能障碍等表现。由于瘫痪长期卧床或治疗不当，部分病人可导致废用综合征或误用综合征。

(二)康复评估内容

脑卒中患者因脑实质神经细胞的损伤，而使患者的运动、感觉、言语和认知等功能不同程度的受损，因此，对脑卒中患者应进行全面的评估，包括运动功能评估、感觉功能评估、认知功能评估、言语功能评估、摄食与吞咽功能评估、心理评估、日常生活活动能力和社会参与方面的评估。以下主要介绍脑卒中运动功能的评估。

1. 偏瘫的典型痉挛模式

临床上脑卒中典型的偏瘫痉挛姿势。

头部：头轻度旋转，面部朝向健侧，头歪向患侧。

上肢：肩胛后缩、下沉，肩关节内收、内旋；肘关节屈曲伴前臂旋前；腕关节及手指屈曲，拇指屈曲内收。

躯干：患侧躯干肌收缩使肩下垂，髋上提，身体侧屈。

下肢：骨盆上提、旋后，髋关节外展外旋，膝关节伸展，踝关节跖屈内翻呈尖足状，足趾屈曲。

2. 脑卒中偏瘫恢复过程

脑卒中引起的中枢性偏瘫，属于上运动神经元性的运动功能障碍。因此，它不仅仅是肌力的减退和消失，更重要的是由于失去高级中枢的控制，使运动功能恢复的质量发生了根本性变化，产生患侧肢体的肌群间协调紊乱，肌张力异常，从而导致运动障碍，出现异常运动模式。瑞典学者 Brunnstrom 认为脑卒中偏瘫恢复是一个定型的连续过程，即经历软瘫期、痉挛期、联带运动、部分分离运动期、分离运动期和恢复期 6 个过程。

上述理论是脑卒中偏瘫的治疗与护理的基础，也是评价的依据。以下简要叙述脑卒中后，运动恢复过程中各期的临床特点：

Ⅰ期(弛缓阶段)：无任何运动引出。表现为随意运动消失；肌张力低下；腱反射减弱或消失。

Ⅱ期(痉挛阶段)：出现共同运动和联合反应。表现为肌张力逐渐增高，开始出现痉挛；腱反射亢进；无随意运动，但可出现基本的共同运动和联合反应。

Ⅲ期(联带运动阶段)：出现随意的共同运动。表现为肌张力明显增高；痉挛加重，常见上肢呈典型屈肌模式，下肢呈典型伸肌模式；可随意引发共同运动。

Ⅳ期（部分分离运动阶段）：共同运动模式被打破，开始出现分离运动。表现为痉挛开始减轻；共同运动模式减弱；开始出现分离运动。

Ⅴ期（分离运动阶段）：此时肌张力逐渐恢复，有分离精细运动。表现为以分离运动为主；痉挛明显减轻，能完成较难的功能活动，但运动顺序和速度稍差。

Ⅵ期（正常运动状态）：运动接近正常水平（主要指运动的速度、精细运动及协调性）。

3.偏瘫运动功能的评估

最常采用的方法是 Brunnstrom 偏瘫运动功能评定法，它是根据肌张力的变化将偏瘫肢体功能恢复过程分为六个阶段来评价运动功能的，其重点着眼于运动质量（即运动模式）的改变，能客观地反映偏瘫的程度与功能恢复进展的情况。以下主要介绍 Brunnstrom 偏瘫运动功能的评估法。

三、康复治疗

神经生理学研究表明神经系统损伤后，自然情况下有一定的恢复潜能，其主要依赖于脑的可塑性和功能重组。运动功能训练可增加感觉器的传入冲动，促进中枢神经系统可塑性发展，使丧失的功能重新恢复，这是一个再学习的过程，且需要多次重复才能获得。

康复治疗目的是通过以运动疗法为主的综合康复措施，达到预防并发症，减少后遗症，调整心理状态，发挥残余功能，最大限度促进功能恢复，争取达到生活自理，回归家庭和社会。

（一）康复治疗原则

不同时期的脑卒中偏瘫患者的康复治疗原则。

（二）康复治疗措施

1.早期康复治疗

脑卒中发病的最初几天应以抢救和治疗为主，当患者生命体征稳定后，即应介入早期康复治疗。此阶段康复治疗的原则是防治并发症（压疮、感染、深部静脉炎、肩手综合征）、废用综合征（肌肉萎缩、关节挛缩、骨质疏松）和误用综合征（关节肌肉损伤、骨折、痉挛加重）。此期重要措施是保持正确的体位及体位变换和关节被动运动等。

2.软瘫期康复治疗

一般指发病后的1～3周内，相当于 Brunnstrom Ⅰ～Ⅱ期。此期的康复治疗原则是尽快使患者从床上的被动运动过渡到主动运动，开始床上生活自理，为改善期的功能训练创造条件。因此，一旦病情稳定就应进入床上运动训练，按照人体运动发育的规律，床上活动应从简到繁，由易到难的顺序进行。

（1）上肢自助被动运动：即利用健侧上肢带动患侧上肢的被动运动，双手十指交叉，患侧拇指置于健侧拇指之上，伸肘向左右摇摆。

（2）翻身训练：翻身训练是最基本的躯干功能训练之一，它要求患者从仰卧位向两侧翻身。

（3）桥式运动：患者取仰卧位，双上肢伸直放于两侧，帮助患者双腿屈曲，双足平踏于床，缓慢抬高臀部，由于完成此动作状如拱形桥，故名"桥式运动"，其目的是训练腰背肌群和臀大肌（伸髋练习），提高骨盆的控制能力，为站立做准备。根据情况选择双侧桥式运动、单侧桥式运动和动态桥式运动，必要时在他人的帮助下稳定膝部、固定下肢，也可扣打刺激臀大肌收缩。

(4)其他治疗：包括功能性电刺激和生物反馈疗法，传统疗法以及体位适应性训练。

1)功能性电刺激和生物反馈疗法：对防止肌肉萎缩、维持关节活动度、促进正常运动模式形成有一定的帮助，此外，可采用神经促进技术的某些方法来诱发粗大运动和抑制异常运动。

2)传统疗法：应用按摩、针灸等方法可帮助促进运动、语言、认知的恢复。按摩：通过对肌肉的按摩，可起到通窍醒脑、改善循环、促进肌肉康复、活动关节和预防并发症的作用。针灸：针刺能改善脑组织的血液灌注量，改善局部组织细胞的营养代谢，增加感觉输入，对功能恢复有一定的促进作用。中药：遵循辨证论治原则进行治疗，如发病早期可用安官牛黄丸、醒脑静等清热开窍。

3)体位适应性训练：早期可利用站立床或可调整角度的病床，从30°或45°、5分钟开始，逐渐增加倾斜的角度，这一方面达到预防体位性低血压的目的，另一方面通过患肢负重获得直立的感觉刺激，通过反射机制而诱发肌张力。

3.痉挛期康复治疗

此期相当于BrunnstromIII期，通常在软瘫期2～3周开始，持续3个月左右。此期治疗重点应放在抗痉挛处理上，康复治疗主要是抑制痉挛和异常运动模式，诱发分离运动，促进正常运动模式的形成，同时，也应注意改善和促进偏瘫肢体的运动功能，提高患者日常生活能力。运动功能的恢复一般在发病后数日开始，1个月内恢复最快，2～3个月进步明显，因此，在发病后3个月内进行康复训练效果最好。但此时如训练不当，则可使痉挛加重，造成"误用"状态，严重影响分离运动和协调运动的出现，甚至使整个恢复过程停留在此期。

(1)抗痉挛训练：虽然肌痉挛是偏瘫恢复中不可避免的一个过程，但恰当的处理可把痉挛控制到最低程度。大部分的脑卒中患者表现为上肢以屈肌痉挛占优势，而下肢以伸肌痉挛占优势。

1)抑制上肢痉挛：上肢以肩外展、外旋、肘伸展、前臂旋后、腕背伸、拇指外展、四指伸展的对抗上肢屈肌的共同运动模式。常用方法有：被动活动肩胛骨和肩胛带；bobath式握手，上举上肢，使患侧肩胛向前，患肘伸直；肩关节上举、外展运动训练，肩关节伸展、肘关节屈伸，手臂触摸对侧肩部等训练；前臂旋前旋后训练；腕关节背伸、手指伸展。

2)抑制下肢痉挛：下肢应以伸髋、屈膝、踝背屈的训练为主来对抗下肢的伸肌共同运动模式。常用方法有：髋膝屈曲训练，卧位时双手抱膝训练；在卧位时，下肢伸展时，患足不离床面进行屈膝训练；在俯卧位下，训练患侧屈膝或在立位伸髋的情况下进行屈膝训练；踝背屈训练，坐位屈髋、屈膝或立位伸髋、伸膝的情况下，进行踝背屈训练。

3)抑制躯干肌的痉挛：如旋转躯干、摆髋和牵伸患侧躯干肌等训练。

(2)坐位训练：让患者尽早能坐起，可预防坠积性肺炎、直立性低血压，并能改善心肺功能。坐位训练应先从半坐位开始，如无头晕等不适症状，可逐渐加大角度、延长坐起时间，由床上坐位到床边坐位，然后坐到椅子上，同时进行坐位平衡能力训练，在平衡训练的同时，耐力也随之得以改善。

(3)站立训练：主要是掌握重心转移，患腿负重，体重平均分配。站立训练有如下几种。

1)站起训练：应注意屈膝稍大于 90°，可逐渐降低座椅高度，以增加难度。当完成上述训练后可进入扶站、平衡杠内站立、徒手站立。

2)站立平衡训练：静态站位平衡训练是在患者站起后，让患者松开双手，上肢垂于体侧，逐渐除去支撑，让患者保持站位。患者能独立保持静态站位后，让患者重心逐渐移向患侧，训练患腿的持重能力。同时让患者双手交叉的上肢(或仅用健侧上肢)伸向各个方向，并伴有随躯干(重心)相应的摆动，进行自动态站位平衡训练。

3)患侧下肢支撑训练：当患侧下肢负重能力逐渐提高后，就可开始患侧单腿站立训练。患者站立位，身体重心移向患侧，健手可抓握固定扶手以起保护作用，健足放在护理人员腿上。

4)患侧下肢迈步训练：偏瘫患者迈步，因足趾离地时屈膝不够而致使摆动患足拖地，因此，屈膝是站立训练的主要内容。

(4)步行训练：步行能力是维持瘫痪者整体健康和生活自理的重要基础。步行训练前要加强患肢负重能力训练，同时加强髋、膝关节控制能力的训练。在患者达到自动态站位平衡后开始步行训练，先练习双腿交替前、后迈步和重心转移。近年来，采用减重训练装置提早进行步行训练，对改善脑卒中患者的步行能力和步态有较好的效果。

步行训练包括：①步行前准备运动，扶持立位下进行患腿前后摆动，踏步、屈膝、伸髋等练习。②从扶持步行训练或平衡杠内行走训练到拐杖步行(4 足杖→3 足杖→1 足杖)，最后到徒手步行(见康复护理实训六)。③改善步态的训练，重点是纠正划圈步态，当出现患侧骨盆上提的划圈步态时，说明需加强踝背屈、伸髋屈膝的控制训练。④上下台阶的训练，以健足先上、患足先下为原则进行训练(见康复护理实训六)。⑤复杂步行训练，主要是增加训练难度，提高步行速度、稳定性和耐力。如跨越障碍、上下斜坡等，以及实际生活环境下的实用步行训练。

(5)ADL 训练：包括床椅转移、进食、穿衣、上厕所、洗澡、个人卫生等，尤其是手的基本动作训练，如伸腕、旋后、拇指与其他指对掌、手的抓握放松训练，以及进食训练、个人卫生、穿衣、洗漱和床椅之间的转移等日常生活活动的训练。

(6)其他：根据患者不同的情况进行心理疏导，有言语障碍或认知障碍者应进行评估和治疗。

4. 改善期康复治疗

此期相当于Ⅳ～Ⅴ期，一般发病后 4～6 个月左右，此时大多数患者在社区或家中自行训练，当患者渡过痉挛期后，虽然随意运动逐渐恢复，但各种活动仍显僵硬、笨拙、迟缓，故此期的治疗目标是纠正错误运动模式和抑制共同运动模式；掌握实用性的运动和动作；熟练掌握 ADL 技能，争取达到生活自理和独立步行，以提高生活质量。脑卒中的恢复一般下肢较上肢好，肩比手恢复要好，拇指恢复最慢。

(1)作业疗法：上肢功能训练除继续采用抑制共同运动和纠正错误运动模式外，重点要改善和促进手的精细与技巧性运动，提高运动速度，而作业训练对改善偏瘫患者的日常生活活动能力十分重要，通过作业训练可将基本功能训练与应用性动作相结合，如①通过编织、绘画、陶瓷工艺、橡皮泥塑等训练可改善两手协调性。②通过打字、搭积木、拧螺丝等训练手指的精细动作。③通过拉锯、砂磨板作业等作业改善协调平衡能力。④通过与家务劳动有关的作业训练来提高患者的综合能力，从而实现生活自理的目的。下肢功能训练重点进行改善步态、步态协调性和复杂性步态的训练，以提高实用性步行的能力。如有异常运动模式者则仍需继续采用抗痉挛训练方法。

（2）继续 ADL 训练：争取生活能自理，重点应训练修饰动作（刷牙、洗脸、梳头、化妆及剪指甲等）、户外活动、上下楼梯和必要的家务等。

（3）其他：根据患者的需要进行言语、心理治疗和认知功能的训练。

5.后遗症期康复治疗

绝大多数患者在发病后 6 个月左右神经功能已恢复至最高水平而不再有改善，但言语和认知功能在发病后 1～2 年还会有不同程度的恢复。此期的康复目标是依靠补偿、代偿和替代等方法来改善残疾的后果，争取最大限度的日常生活自理。尽管部分患者留有不同程度的后遗症，如瘫痪、痉挛、挛缩畸形、长期卧床等，如果通过技巧性学习、使用辅助器具、耐力训练等仍可使患者运动耐力和日常生活活动能力有一定的提高，即便是有些终生需要轮椅的患者也要继续训练和利用残余功能防止功能退化。

（1）辅助器具的应用：可恰当地使用手杖、步行器、轮椅等步行器具，但必须不妨碍患肢潜在功能的发挥，并争取逐步撤除；支具能支持体重、预防挛缩畸形、控制不随意运动，使患者步行接近正常运动模式，自助器则可帮助患者改善日常生活能力。

（2）维持性康复训练：包括耐力训练和针对性的 ADL 训练。主要加强健侧的训练和改善步态的训练，要充分发挥健侧代偿作用，对最终不得不长期卧床者（如年老、体弱、病情严重），在家属的帮助下，也要进行经常性的床上或椅上（包括轮椅）活动，以预防并发症的发生，而使患者在心理上得到康复更为重要。

（3）其他：对家庭生活环境进行必要的改造，根据患者的具体情况进行职业训练和指导。

四、康复护理

康复护理对脑卒中康复总目标的实现具有重要意义，但在不同时期的脑卒中患者的康复护理各有侧重，如早期除配合抢救治疗所需的护理和严密观察病情外，重点是做好急性期的预防性康复护理（如良肢位的摆放、体位变换、被动关节运动）；恢复期的重点是促进主动性康复护理，以功能训练为主；后遗症期则应注意维持和适应性康复护理指导等。

（一）康复护理目标

使患者最大限度地恢复或重建功能，防治并发症，减少后遗症；调整患者心理状态；充分强化和发挥残余功能；学会使用辅助器具，争取达到生活自理，为回归家庭和社会打下较好的基础。

（二）康复护理措施

1.康复护理环境

（1）康复病区设施：病房的大小要考虑到轮椅活动的空间，不设门槛、地面防滑；病床应低于普通床，并使用活动床栏，防止患者坠床。浴室应有洗澡凳，墙上安置扶手，淋浴旁安装单手拧毛巾器；便器以坐式为宜，坐便器周围或坐便器上有扶手以方便和保护病人。

（2）床与床头柜的放置：由于偏瘫患者的面部经常偏向健侧而忽视患侧，因此，要从早期开始注意强化对患侧的刺激。床的位置要保证患者的瘫痪侧对向房门，有利于探视、查房、陪伴人员及护理操作在患者的瘫痪侧，床头柜、电视机等应安置在患侧，以引起患者重视，促使其将头转向偏瘫侧。此外，应鼓励患者转动头，用眼扫视环境，以适应视野缺损或单侧忽略。

（3）防止跌倒和坠床：病床通常应低于普通床，并使用活动床栏，防止患者坠床，同时，由于脑卒中患者的认知、感觉、交流、肌力、平衡与协调性的改变，常有跌倒和损伤的危险，尤其在无帮助下上厕所时更易发生。因此，在护理中应注意：①提高患者活动能力，如平衡能力等；②注意环境因素，如灯光、地板的潮湿及光滑度等；③采用先进技术，如床头报警器等；④教育患者家属加强监护，教会患者如何爬起。教给家属如何判断骨折及帮助患者爬起也很重要。当偏瘫患者跌倒时，往往会不知所措，又常因自救不当或等待他人帮助而长时间躺在地上造成进一步损伤，因此，防跌倒训练可以增加患者进行日常生活的信心及跌倒后减少损伤的可能性。

2. 心理疏导与支持

脑卒中患者一方面因失语、肢体瘫痪、大小便失控、生活自理能力下降等而感到痛苦、焦虑、悲观或恐惧，他们除了有一般病人的心理变化外，还可产生严重的心理和情感障碍，尤其是对那些不能完全恢复而被迫接受后遗症（如偏瘫、失语）的事实时，患者常出现程度不同的抑郁，甚至有轻生念头。另一方面，由于患者大脑皮质功能紊乱，情绪不稳定，有轻微的刺激就会引起激动、哭泣、发脾气，或出现怨恨、态度生硬、拒绝合作等，也有部分恢复期患者对康复期望过高，急于求成，而现实需要较长的时间或事与愿违时，还会产生自卑或被遗弃感。这些心理变化和情感障碍必然会影响患者治疗的积极性，不能很好地配合治疗。因此，护理人员应予适当的心理安慰和支持，使患者能积极乐观地面对现实，鼓励患者主动训练，营造积极训练的氛围，并训练患者及其家属的自我护理技术和能力。争取最大限度地生活自理和回归社会。

（1）建立有效沟通：护理人员应首先建立良好的护患关系，运用心理疏导，帮助患者从认识上进行重新调整。在与脑卒中患者谈话时，语速要慢，力求简练、通俗、易懂；对病人不能回答问题时，可用点头、摇头回答；病人听不懂时要耐心地指导；与病人谈话时要认真听，并及时点头反馈，以示鼓励，必要时可配合手势、实物或图片以促进理解。对失语者，应鼓励患者开口讲话，积极参与交流。

（2）认知行为干预：通过认知和行为来改变患者不良认知和功能失调性态度；对病人的需要给予理解和支持；鼓励患者通过各种方式倾诉内心痛苦体验，并给予安慰、激励、解释与积极暗示，以增强其心理应激能力。

（3）教会减压技巧：教会患者自我行为疗法，如转移注意力、想象、自我鼓励、放松训练等减压技巧，有助于减轻病人抑郁程度。此外，通过欣赏旋律优美、节奏舒适的轻音乐可引起病人的注意和兴趣，达到心理上的自我调整。

3. 运动功能障碍的康复护理

除为患者提供良好的康复环境和心理护理外，护理人员应积极配合各种康复治疗（如PT、PT、ST等）的开展，预防并发症和继发性损害的发生，帮助患者及其家属掌握脑卒中后肢体康复训练技术，以及实施自我健康管理的教育和指导工作。通常从康复护理的角度可将脑卒中肢体康复过程分为卧床期、坐位期、离床期、步行期和恢复期。肢体康复护理的目的主要是预防和抑制异常痉挛模式，提高偏瘫恢复质量，最终让患者能以正常或接近正常的运动模式活动。

(1)卧床期：即从发病到病情相对稳定，一般为发病后1～3天。目的是防止压疮、肢体变形、关节挛缩，促进心肺功能及预防并发症，但应尽可能缩短卧床期，及早指导病人进行床上主动活动。此期康复护理的主要内容包括保持抗痉挛体位、体位变换、被动关节活动训练和早期床上活动等。

1)保持抗痉挛体位：抗痉挛体位，又称"良肢位"，是指为了防止或对抗痉挛姿势、保护肩关节及早期诱发分离运动而设计的一种治疗性体位。脑卒中偏瘫的恢复过程中迟早会出现典型痉挛姿势，故从发病第一天起就应使患者保持抗痉挛体位。早期注意床上的正确体位，对防止痉挛姿势的出现和预防继发性损害(如足下垂、足内翻、肩关节脱位等)有重要意义。

2)注意体位变换：应每2小时翻身1次，目的是预防压疮和肺部感染，并通过体位和肢体的伸屈肌张力的变化预防痉挛模式出现。在进行体位转换中要注意：从患者的肩胛处托起患肢，以免因用力牵拉患肢而造成肩关节软组织损伤和肩痛。此外，对于深昏迷、生命体征不稳定的重症脑卒中患者应禁止或谨慎翻身。蛛网膜下隙出血的患者要观察4周左右才能谨慎地开始康复训练。

3)关节被动活动：为了保持患者的关节活动度完整，预防关节粘连和挛缩的产生，促进肢体血液循环和增强感觉输入的作用，因此，维持关节活动是早期康复治疗不可缺少的措施。一般在脑卒中发病数日后即可开始，每日2～3次，每次每个关节活动3～5遍，直至主动运动恢复。关节活动度训练以不引起各关节疼痛为原则。关节被动活动时需注意：活动顺序，先健侧再患侧，先肢体近端再远端(即由大关节到小关节)，动作要轻柔缓慢；活动范围，幅度从小到大，循序渐进，缓慢进行，切记粗暴与急于求成；活动重点，以抗痉挛模式的活动为主。如肩外旋、外展、前臂旋后、腕背伸和指伸展以及下肢伸髋、屈膝和踝背屈等。

4)早期床上活动：一旦病人神志清醒，生命体征稳定，体力有一定程度的恢复，就应早期指导病人进行床上主动活动(床上主动翻身及桥式运动)。桥式运动训练：患者仰卧位，嘱两腿屈曲，双足平放床上。护理人员站在患侧，一手放在患膝上，协助病人向前向下拉压膝关节，另一手放在患侧臀下，指示病人抬起臀部(伸髋)，抬起保持10分钟，休息10分钟，再做轮回。一天2次，每次半小时。

(2)坐位期：通常患者的病情及生命体征稳定后应尽早进行坐位训练，其内容包括：康复基础训练、床边坐位、坐位平衡训练、床上转移训练、ADL训练等。正确的坐姿：患者双脚平放在地上，护理人员指导病人伸腰挺胸，头颈保持直立使整个脊柱垂直于骨盆，上身的重心平分在两侧臀部，两上肢自然放在体侧或大腿上。当进行从坐到站和从站到坐的训练时，应紧密与日常护理工作结合，并加强安全保护。坐位训练中应注意：坐位训练时应逐步起坐，如无头晕等不适症状，可逐渐加大角度，依次取30°、45°、60°、80°，直到能保持90°坐位，避免半卧位，以免强化伸肌优势。坐位训练前、后要注意观察患者的心率、脉搏和血压等以防直立性低血压。当前一次能坚持30分钟而无体位性低血压表现者可过渡到下一阶段的训练。患侧的上肢应予保护(支撑物支持)，以防止肩关节半脱位。此外，可同步指导患者进行日常生活能力的训练，帮助掌握日常生活技能，如进食、穿脱衣服、洗脸、刷牙和进行自主排泄等训练。

(3)离床期：一旦患者坐位能维持30分钟以上就可进入此期，又称起立期。通常在发病后第 5～15 天。离床期的康复训练包括：基础训练、站立训练(平行杠内站立训练、站立重心转移、单肢负重训练)、日常生活能力(ADL)训练及床-椅之间转移训练。站立时头要向前直视，躯干挺直，臀部前挺以保持伸髋、膝微屈、足跟触地，双下肢同等负重。在配合进行站立训练时，要注意患者的站姿，以及患肢负重的情况，并应经常提醒其尽量使患侧负重，抬头看前方，防止仅用健肢支撑站起的现象。站立训练时一方面要多鼓励患者，使患者保持积极的心态，另一方面应加强安全保护，控制节奏，避免过度用力或过度疲劳。在使用矫形支具时，要注意松紧适度，观察皮肤有无红肿、破溃等。

(4)步行期：一般在发病后的第 8～21 天进行。在独立站立达 30 分钟并有移动能力时即可进入步行训练。恢复步行是大多数偏瘫患者的基本要求，也是脑卒中康复的重要目标之一。在步行前应先进行患腿前后摆动、踏步、屈膝、踝背屈练习。训练时，应给予必要的保护和协助。训练包括：平行杠内步行训练、扶拐步行训练、独立步行训练等，训练应逐渐增加难度，并经常提醒患者抬头看前方。

(5)恢复期：一般在发病后 1 个月左右，患者在独立行走 50 m 的基础上进行室外步行，即上下楼梯训练、斜坡行走训练等实用性步行训练，并配合继续肌力强化训练和 ADL 训练等。

根据运动康复治疗程序做好相应的肢体康复护理，从床上正确体位的摆放→早期床上活动→起坐训练→坐位训练→站立训练→步行训练→上下楼梯训练(见康复护理实训四～六)，其中以第 1～2 阶段最为重要，且适合于任何患者。根据总的康复计划和患者的具体情况来制订详细的护理计划，结合日常生活活动所需进行训练，帮助患者尽可能达到日常生活自理。此外，在训练过程中可采用一些器具或自助具等，帮助患者在 ADL 训练中学习独立自立。

4.感觉障碍的康复护理

应告知患者及其家人，应避免烫伤、冻伤，严禁使用热水袋，并注意保暖；有深感觉障碍者行走需有人陪伴，避免在高低不平的路上行走，以免摔伤。

5.吞咽障碍的康复护理

患者发生吞咽障碍时，易出现烦躁、易怒和抑郁情绪，甚至有拒食等。同时，吞咽功能障碍可造成水和营养成分摄入不足，易引起吸入性肺炎和窒息，从而严重影响病人的生活质量。医护人员应给予理解和安慰，配合治疗师进行间接吞咽训练和进食的训练，坚持每日训练至少 2 次。当病人神志清楚、认知正常、能交流、病情稳定，即可开始吞咽功能训练。吞咽功能的训练包括间接吞咽训练，即基础训练(针对吞咽活动有关器官的训练)和直接吞咽训练(进食的训练)。

(1)基础训练

1)舌肌训练：让患者舌做水平、后缩、侧方运动和舌背抬高运动，并用勺或压舌板给予阻力。或者用舌尖舔下唇后转为舔上唇，按压硬腭部等。如果不能做自主运动，可由医护人员用纱布轻轻持舌进行上下左右运动。

2)咽部冷刺激与空吞咽：先要求患者自主屏住呼吸，关闭真声带。用冰棉签轻轻刺激患者软腭、腭弓、舌根及咽后壁，提高其敏感性，然后嘱患者做空吞咽动作，吞咽结束后紧接着自主咳嗽，这样可以清除咽部的滞留食物。

3)运动训练方法：即咽收缩练习，这一方法目的在于改善咽闭合功能，提高咽的清理能力。

4)增强口面部肌群(下颌运动、口唇运动、面部运动)运动训练:让患者空咀嚼、皱眉闭眼、鼓腮、吹气、微笑,张颌、闭颌运动等。

5)呼吸训练(腹式呼吸训练)。

6)用力法:即闭锁声门练习,患者双手压在桌子或墙壁上训练大声发"啊"音。

7)咳嗽训练:患者充分吸气、憋气,最后咳嗽等一系列训练,主要是促进声门闭锁,咳嗽是为了排出喉头周围残余的食物,以免误咽。

8)吞咽的意识化(引导患者有意识地进行过去习以为常的摄食、咀嚼、吞咽等一系列动作,防止呛咳和误咽。

(2)进食训练:随着间接训练带来功能改善后的一种综合性训练。以安全管理及口腔卫生为基础。每次进食训练前应评估患者吞咽功能情况。进食训练时应注意:①进食的体位。开始训练时一般让患者取 45°仰卧位,偏瘫者肩部以枕垫起,能坐起者取坐位,头部稍前屈,身体也可向健侧倾斜 30°,使食物由健侧咽部进入食管。在此种体位有利于食块向舌根运送,还可以减少向鼻腔逆流及误咽的危险。但是实际操作中应该因人而异,予以调整。②食物的形态。食物的形态应根据吞咽障碍的程度及阶段选择,原则是先易后难,先选择密度均匀、有适当的黏性、不易松散、通过咽及食管时容易变形、不易在粘上残留的食物,如蒸蛋、蛋糕等,以后逐渐过渡到面糊、果酱及普食。此外,还要兼顾食物的色、香、味及温度等。禁食刺激性食物。③选用餐具。宜选择薄而小的匙子为宜。从健侧喂食,尽量把食物放在舌根部,如患者能够自己进食则选用勺柄粗长适宜的勺子。④一口量。即最适于吞咽的每次摄食入口量,正常人约为 20 ml。一口量的确定应从少到多,一般先以 3~5 ml 开始,然后酌情增加到 15~20 ml。⑤观察。护理人员应注意进食速度不宜过快,切忌催促病人,注意患者是否有呛咳,并逐步改变经口摄取次数、饮食内容、摄食姿势等摄食构成要素。

6.言语障碍的康复护理

护理人员应协助治疗师进行言语障碍的训练,如言语构音训练、语词表达训练、语句表达训练、阅读理解训练和书写训练等。在言语康复过程中要注意:

(1)训练内容要激发患者的兴趣,采用患者熟悉的名称及术语。

(2)训练的量和难度要适度,循序渐进,每次从已学会的项目开始,以增强患者康复的信心。

(3)当患者稍有进步时应及时予以表扬,并鼓励其自己纠正错误。

(4)训练时要注意周围环境保持安静,避免他人围观,以保护患者的自尊心。

(5)训练时间 1 次以 30 分钟为宜,每日可进行多次。此外,还包括非言语交流方式的利用和训练,如手势语、利用画图、交流板或交流手册来促进日常生活所必需的交流。

7.并发症的预防及护理

脑卒中后,一旦出现并发症,不仅给患者带来极大的痛苦,而且可延迟和干扰康复治疗,使康复训练停滞,并严重影响功能的恢复,甚至留下残疾。因此,在护理工作中对并发症的预防应予以足够的重视。除了长期卧床的病人应防止出现压疮、泌尿系感染、肺炎等并发症外,还应注意防止因并发肩痛、半脱位和肩手综合征所致的肩部功能障碍。

(1)肩关节半脱位:表现为肱骨头从关节盂下滑,肩峰与肱骨头之间出现明显的凹陷。

肩关节半脱位是脑卒中常见的并发症，尤其软瘫期在上肢重力的持续牵引下更易造成肩关节半脱位，一旦出现则难以恢复，故应早期加以保护。预防及护理包括：①卧位时，抗痉挛体位的摆放和注意患者的转移非常重要。此外，应鼓励患者用健手带动患臂进行上举活动，在护理人员的帮助下作被动地无痛性全关节活动。②坐位时，软瘫期坐位时患侧上肢应给予支撑物支持，因身体重力牵拉易使肩关节下垂。③站位时，应避免患肢自然下垂，当肌张力低下或未恢复自主运动时，可用肩托或吊带将患肢托起（卧床时取下）。④正确搬运，尤其在护理活动中要注意保护肩关节，如穿衣、翻身、体位转换等。

(2)肩痛：是偏瘫患者常见的并发症，多发生在1个月左右，通常表现为活动肩关节时出现疼痛，尤其在上举时加重，常拒绝他人接触患肢，严重者可有自发性疼痛。通过适当的预防可减少肩痛的发生，尤其是要注意正确的姿势与体位，避免造成损伤。具体措施包括：①确保肩关节活动范围，保持良肢位，避免易痉挛的肢位。②纠正肩胛骨的位置（如坐位时患肢放在支撑物上），不要牵拉患肩。③伴有肩关节半脱位者，立位时应肩部吊带将患肢托起。④护士协助进行患肢被动关节活动时必须方法得当，避免错误手法引起疼痛。⑤一旦在被动运动时明显疼痛应立即停止，避免组织损伤。

(3)肩手综合征：是指脑卒中患者在恢复期内突然出现肩痛、手肿胀和疼痛、皮肤温度上升，并使手的运动功能障碍，如一旦进入后期，手部肌肉萎缩，甚至挛缩畸形。因此，护理人员要注意尽可能减少引起肩手综合征的各种因素的出现，具体措施包括：①保持正确的姿势，避免腕关节掌屈。坐位时，把患倒上肢放在小桌子上，并使腕部轻度背屈，有利于静脉和淋巴回流。②尽量避免在患侧静脉输液。③避免患者上肢，尤其是手的外伤、疼痛、过度牵拉或长时间悬垂。④在做患侧上肢负重训练时，应注意训练强度和持续时间。如有不适或疼痛自诉，应即改变患侧手的位置或停止这类训练，帮助和指导维持全关节正常活动范围，抬高患肢，保持正常的腕部体位，以防止关节挛缩，但禁止做上肢负重训练。必要时，根据医嘱使用患肢向心性加压缠绕弹性绷带或应用充气夹板，以及冰水浸泡法，即冰与水按2：1混合后放在容器内，将患者的手浸泡3次，每次约3秒钟，两次浸泡之间有短暂间隔，但需注意医护人员的手要一同浸入，以确定浸泡的耐受时间，避免冻伤。

(4)废用综合征：脑卒中病后最常见的废用综合征其症状为废用性肌萎缩、关节挛缩、直立性低血压。此外，因长期卧床而引起的压疮、肺部及尿路感染、心肺功能下降、骨质疏松等也较多见。因此，进行正确的康复护理和训练，尽早应用各种方法促进患侧肢体功能的恢复，利用健侧肢体带动患侧肢体进行自我康复训练，随着病情的改善，逐渐增大活动量，同时加强营养，可使肌萎缩逐渐减轻。

(5)误用综合征：脑卒中后因治疗方法或护理不当（如训练不当）而造成关节肌肉损伤、肩痛、痉挛加重、骨折、异常步态、足尖内翻等。它是由于缺乏正确的康复知识，采用不正确的训练方法或护理所造成的综合征。因此，要根据脑卒中运动恢复的特点，以纠正错误的运动模式为主导，预防误用综合征的关键是在脑卒中早期应进行良肢位和抗痉挛模式的相关护理和训练，以促进分离运动的恢复，而非盲目进行增强肌力的训练。

五、健康教育

(一)出院前康复指导

出院前对患者进行回归家庭的自立生活指导。

1.健康教育

通过健康教育让患者及家属了解疾病过程，理解康复治疗及护理的重要性，明确康复的意义和目标，主动参与康复训练，并掌握各个阶段训练的动作要领及注意事项，建立良好的生活习惯，积极预防及控制脑卒中危险因素。此外，护理人员还应注意发挥患者家庭和社会支持系统的作用，给予患者充分的心理支持，以使其在心理上获得最大的适应。

2. 提高 ADL 能力和动作协调水平

护理人员要指导患者进行上下楼梯、远距离步行等训练，使运动耐力不断提高，活动空间不断扩大，活动种类逐渐增多，生活质量得以提高，但所有的活动均要在绝对安全的前提下进行。对不能适应原来生活环境的患者，可指导进行必要的环境改造，如尽量住平房或楼房底层，去除门槛，台阶改为坡道或两侧安装扶手，厕所改为坐式并加扶手，地面不宜太滑或太粗糙，所有用品要方便患者取放和使用等。老年人和移动能力较差者由于活动空间限制、家属照顾过多或患者的主动性差等原因，易出现功能和能力的退化，甚至造成卧床不起，但即使是不能恢复步行者，也至少应每日练习翻身和坐位，甚至是被动的坐位，这种最低限度的活动可明显地减少压疮、肺炎等合并症的发生，减少护理工作量。

3. 预防脑卒中复发的宣教

告知患者定期到医院或社区康复机构接受再评价和指导，并力争恢复一定的工作。宣教内容包括：①保持血压稳定(必须规范用抗高血压药，避免不规则用药和血压过大波动)；控制血糖、血脂在正常范围；积极治疗心脏病。②生活规律化，避免便秘；戒烟、戒酒。③调整心理状态，切忌激动、发怒。④合理膳食营养。⑤合理安排活动，避免过度疲劳。⑥密切观察病情变化，避免复发或加重。

4. 康复病房可建立外宿制度

在住院后期经医生批准可试行周末回家住宿，以适应院外生活；外宿前，向病人和家属交代注意事项和训练要求；病人回院后要针对外宿时出现的问题，进行有针对性的护理训练。

(二)出院后健康教育

预防脑卒中的发生和复发。

1. 居家环境的评估

社区护士在对脑卒中病人进行家庭访视时，要注意评估病人的居住环境，居室内是否有不利于病人活动的障碍物或可能导致病人受伤的隐患，如蹲式厕所不利于病人自己处理排泄；门槛是否会绊倒病人，是否方便轮椅的出入等问题。护理人员应指导家属进行必要的改造，以方便病人的活动，保障病人的安全。

2. 行为干预

养成良好的生活习惯有助于降低卒中危险。主要包括戒烟、节酒、控制体重、适当运动、合理饮食、劳逸结合和心情舒畅，以及防治便秘等。

3. 康复技术指导

教育患者及其家属正确对待疾病和残疾，对功能障碍者要早期功能训练，防止发生废用或误用综合征；对后遗症期患者要认识此阶段康复的长期性和进行维持性训练的重要性；对高血压患者应告知患者及家属在恢复期坚持正确服用降压药物，定期复查血压，学会正确使用和保管血压计。对长期卧床的患者，要教会其家属正确的护理方法，以防止压疮、肌肉萎缩、感染等并发症的发生。此外，要按时服药、坚持训练、定期医院检查，以获得正确的治疗和训练指导。

4.居家护理

使病人及其家属了解预防再度发病的一些措施，掌握突发患者的家庭救护，如尽快清除病人口鼻中分泌物和呕吐物，昏迷病人头偏向一侧，避免呕吐物逆流引起窒息。运送病人时，保持平卧位，注意头部向上，以减少脑部充血。

5.积极防治原发病

(1)在社区人群中可对35岁以上人群每年一次定期体检，早期的健康干预可减少或推迟本病的发生。

(2)对已确诊为高血压的患者要给予规范化的抗高血压治疗，定期复查。

(3)对合并有心脏病、糖尿病、高血压心脏病的患者，列为监测防治的重点。

(5)对已确诊或拟诊为短暂性脑缺血发作者，应重点干预，定期随访治疗。

第二节　脊髓损伤的康复护理

一、概述

脊髓损伤(SCI)是指由各种原因导致的组织损害，造成损伤水平以下身体的感觉、运动、反射等功能障碍。引发脊髓损伤常见的原因有交通、工业、高空作业、自然灾害的创伤事故及某些脊髓疾病。脊髓损伤是一种严重的致残性损伤，多发生于青年人，常造成截瘫或四肢瘫的严重后果，给病人家庭和社会带来沉重负担。脊髓损伤康复的主要目标是通过各种康复治疗和护理手段，最大限度调动残存功能，代偿已丧失的部分功能，减轻残疾，提高生活质量，为病人重归家庭和社会打下良好基础。

二、康复评估

(一)主要功能障碍

脊髓损伤后，出现损伤平面以下的运动、感觉、反射及括约肌和自主神经系统的功能障碍。

1.脊髓不同节段水平完全性损伤的表现

(1)高颈髓损伤：四肢痉挛性瘫痪，呼吸困难(膈肌及肋间肌瘫痪所致)，发音和咳嗽无力。

(2)下颈髓损伤：上肢呈弛缓性瘫痪，麻木、无力、肌萎缩、腱反射低下，下肢则呈痉挛性瘫痪。

(3)胸髓损伤：双下肢呈痉挛性瘫痪，并存在一个清楚的感觉障碍平面。

(4)腰髓损伤：为下肢呈弛缓性瘫痪，圆锥损伤致膀胱及肛门括约肌功能障碍导致两便失禁。

(5)马尾损伤：多为不完全性，下肢呈弛缓性瘫痪，大小便失禁。

2.常见并发症

脊髓损伤后康复治疗过程的各阶段都可发生并发症，常见并发症如下。

(1)压疮：由于损伤平面以下的皮肤失去正常的神经支配，对压力的耐受性降低，容易发生压疮。

(2)呼吸系统并发症：包括呼吸功能障碍及呼吸衰竭、肺部感染和肺不张，其中呼吸功能衰竭是导致死亡的首要原因。

(3)泌尿系统并发症：脊髓损伤导致排尿障碍，如处理不当可发生膀胱输尿管反流、肾积水、泌尿系统感染、结石和肾功能减退或肾衰竭等。

(4)运动系统并发症：关节挛缩、骨质疏松、异位骨化(发生在软组织内异常位置的骨形成)以及骨折等。

(5)心血管系统并发症：深静脉血栓、直立性低血压、低心率、低体温、心律失常等。

(二)康复评估内容

1. 脊髓损伤水平评估

损伤水平是指脊髓具有身体双侧运动、感觉的最低节段。运动损伤平面是通过检查平面关键肌肉的肌力状况来确定的(肌力按 0～5 分级法来测定)，感觉损伤平面可通过检查身体的皮肤感觉区的水平来确定。脊髓损伤水平的判定以运动损伤平面为主要依据，但 T_2～L_1 损伤的运动平面无法确定，则主要以感觉损伤平面来确定。

2. 脊髓损伤程度评估

根据损伤程度的不同，分为完全性损伤和不完全性损伤。损伤程度的判断采用美国脊髓损伤学会(ASIA)的损伤分级。

3. 功能预后的评估

完全性脊髓损伤的预后与损伤水平密切相关。不完全性脊髓损伤的预后比完全性损伤相对要好。

4. 其他

日常生活能力的评估。

三、康复治疗

(一)康复治疗原则

1. 积极预防和治疗各种并发症。

2. 进行功能锻炼和物理治疗。

3. 改善残存肌力和关节活动，训练身体平衡协调以及使用各种辅助装置(助行器、拐杖、下肢支具等)，最大限度地恢复独立生活的能力。

4. 改善病人心理状况，帮助患者接受现实，增强信心，做到残而不废。

5. 在生活自理的前提下进行职业康复，掌握一门生活技能，为重返家庭和社会打下良好基础。

脊髓损伤的康复治疗包括急性期康复治疗和恢复期的康复治疗，可采用物理治疗、作业治疗、心理治疗等康复措施，并注意预防及及时处理并发症。

(二)康复治疗方法

不同损伤平面的病人治疗方法和康复方法不尽相同，下面以脊髓完全性损伤为例。

四、康复护理

康复护理应围绕全面康复目标，与康复医师、PT 师、OT 师、社会工作者、心理矫形师的密切配合，最大限度发挥患者残存功能，以代偿致残的部分。同时脊髓损伤者常有明显心理障碍，护理人员应密切配合康复计划实施，辅导、督促、保证各种训练的完成，防止各种并发症，采用重点讲授和示范的方法，指导鼓励患者完成 ADL 的学习，并指导家属完成患者回归家庭和社会的辅助康复护理。

（一）急性期康复护理

是指自受伤开始至 1 个月内的时间。康复护理应始于受伤现场，受伤后不要随便搬动病人，因有 1/4 患者的损伤是由于现场处置和护理不当所引起的，如错误的搬运或移动可造成脊髓损伤或损伤加重，故需采用正确的方法固定脊柱后再进行搬运，这是非常重要的。

急性期康复治疗的关键在于通过整复脊椎骨折脱位，早期解除脊髓的压迫，恢复脊柱的稳定性，为康复创造条件，同时要积极预防和治疗并发症。急性期康复护理内容如下。

1. 皮肤护理

保持皮肤清洁，勤换内衣、床单；定时翻身，避免局部机体长时间受压。卧床患者每 2 小时翻身 1 次，操作时应注意沿身体轴线同时翻转，严禁扭转；选择合适的防压疮气垫或液压垫；经常观察皮肤有无发红破坏；使用支具或夹板者要警惕压迫和摩擦损伤皮肤。

2. 体位处理

为防止挛缩畸形，患者宜卧于硬板床上。身体要保持正确位置，原则是将肢体安放在与挛缩倾向相反方向的位置上，而且瘫痪肢体不能受压。

3. 排泄护理

留置导尿，开放导尿管，保持尿道口清洁，导尿管每周更换 1 次，运用防返流尿袋以避免尿路感染。定时排便，可采用口服缓泻剂、肛门内甘油注入等方法。

4. 开展早期床上康复训练

在主动运动能力基本恢复之前，必须经常给患肢各关节作全范围被动运动，以保持关节活动度和牵伸软组织，防止关节挛缩，防止深静脉血栓形成。

5. 保持气道通畅

鼓励患者多做深呼吸运动、咳嗽，帮助咳痰，体位引流等；痰黏不易排出时予超声雾化吸入和使用祛痰剂。备好呼吸骤停抢救器械，保证床旁负压吸引器处于完好状态。

6. 心理护理

做好脊髓损伤患者的心理护理。

（二）恢复期康复护理

脊髓损伤恢复期是指受伤后 2~6 个月内。此期脊柱骨折已愈合，病情已稳定，进入全面康复训练阶段，同时为配合回归家庭和社会做好准备。此期中必须帮助患者本人和家属在集中康复训练期间掌握所有康复护理内容，重点在于加强康复训练效果，防止各种并发症，为顺利回归社会创造条件。具体康复内容如下。

1. 预防并发症护理

（1）预防压疮：这是患者须终身注意的问题。预防压疮措施：①必须保持皮肤清洁、干燥，服装宜宽松。②应鼓励患者多翻身及改变体位，有条件者可选用气垫床。坐轮椅者应每 30 分钟伸直双上肢撑起躯干使臀部离开坐垫 20~40 秒，防止坐骨结节受压时间过长。四肢瘫痪者可轮流向一侧侧身，使单侧臀部减压。③加强营养注意蛋白质、维生素的补充以增加皮肤的抵抗力。

（2）维持气道通畅：加强护理，鼓励患者翻身、咳嗽、排痰，多做深呼吸运动。痰黏者做体位引流，胸背部叩击，指导家属学会单手或双手推压下胸部协助排痰。

（3）膀胱功能管理与训练：由于脊髓损伤造成膀胱功能失调而出现排尿功能障碍，同时由于脊髓损伤造成感觉神经障碍，使尿路黏膜感染的防御功能下降，极易导致泌尿系统的感染，长期的泌尿系统的感染又可引起肾功能低下，以至出现肾衰竭。由于因此，膀胱功能的管理与训练十分重要。

因脊髓损伤造成膀胱功能失调的排尿功能障碍者需实施导尿护理：①留置导尿管由一直开放改为 4～6 小时定时开放 1 次。②定时饮水（＞125 ml/h），以训练膀胱扩张和收缩能力。③每次导尿时应进行排尿意识和正常排尿动作训练，使协同肌配合以利于排尿反射的形成。④出院前教会患者或家属自我导尿技术。上胸段脊髓损伤患者大多可以建立膀胱排尿反射，护理人员要指导患者寻找刺激排尿反射的触发点，如叩击耻骨上区、摩擦大腿内侧、牵拉阴毛、挤压龟头、扩张肛门或叩击骶尾部等，以促使自发性排尿反射。也可试用按压下腹部，利用增加腹压的方法，促使膀胱内压力增高，引起排尿。定期查残余尿量，排尿后残余尿量＞100ml 时须作处理。

（4）排便功能训练：训练患者建立有规则的排便功能，养成定时排便的习惯，无论有无便意，可根据患者脊髓损伤前的排便规律，每 1～3 日排便 1 次；给予高纤维饮食，多吃蔬菜、水果，必要时可服用缓泻剂或开塞露，便后清洁肛门。

（5）预防深静脉血栓形成：注意观察是否有水肿；尽早应用弹力袜和弹力绷带；早期靠床站立训练，可使截瘫的肢体血管、神经舒缩功能得到恢复。

2. 配合 PT、OT 训练

（1）早期坐起及起立训练：尽早开始坐位训练，每日 2 次，每次半小时至 2 小时，床头抬高从 30°开始，观察有无头晕、眼花、心慌、无力、恶心等不良反应，如无不良反应每天可将床头升高 15°，直至正常坐位 90°并维持继续训练；如有不良反应则应减少升高的角度及速度。患者经过坐起训练后，如无直立性低血压等不良反应即可行起立训练。利用起立床，从倾斜 20°开始，角度渐增，8 周后达到站立 90°，同时应注意观察患者反应，如有直立性低血压的不良反应发生，应及时降低起立床的高度。

（2）增强肌力训练：指增强残存肌力，主要是通过训练增强背部、肩部、上肢肌肉、腹肌的肌力。患者可以运用这些肌群完成平时不能做的活动，代偿丧失功能的肌群，如依靠骨盆上背阔肌的活动，截瘫患者可主动重心转移，四肢瘫患者运用胸大肌可产生主动呼气。训练一般采用抗阻训练，根据条件可选用徒手或哑铃、弹簧拉力器以及重物滑轮系统等简单器械进行抗阻练习。训练可在床上、垫上及轮椅上进行。

（3）手功能训练：首先要保持适当的关节活动度，特别应注意腕关节、近端指间关节和虎口区，必要时可用夹板来保持这些关节的活动度。四肢瘫患者大部分时间应训练上肢和手的功能，如伸肘、拇食指对捏、手抓握等功能。给病人提供健身球或让病人主动抓握笔来训练病人抓握和手指屈曲灵活性；抓握力弱的患者，训练使用腕驱动抓握支具；对于不能主动伸腕的病人可用夹板来保持该关节活动度，或行被动运动。

（4）日常生活活动训练：训练患者日常生活中自理的能力，如进食、洗漱、排泄、更衣等。生活自理能力的明显提高往往被视作是康复成功的标志。

（5）座位平衡训练：正确独立的坐姿是进行转移、轮椅和步行训练的前提。训练患者能直腿坐在床上，令其两臂伸直前平举，维持坐位姿势，也可对患者身体施以少许推力，使其用力维持平衡，还可在坐位下与他人传球或两手轮流向前击拳等。

（6）转移训练：积极进行各种转移训练，如从卧位到坐位转移、床至轮椅和轮椅至床的转移、轮椅到凳和凳到轮椅的转移，从轮椅到厕所马桶的相互转移，以及轮椅到地和地到轮椅的转移等。C_7 以下的脊髓损伤均应达到轮椅与床之间的独立转移，C_6 的患者也可能需要滑板的协助。四肢瘫患者的转移可借助转移装置进行。

(7) 轮椅训练：可以根据情况选用标准手动轮椅或电动轮椅，在轮椅上训练坐位平衡、减压动作、轮椅移乘和操作轮椅的基本动作，如前后轮操纵、左右转，进退操纵，前轮翘起行走和旋转操纵等。注意每坐 30 分钟，必须用上肢撑起躯干，或侧倾躯干，使臀部离开椅面减轻压力，以避免坐骨结节发生压疮。

(8) 行走训练：脊髓损伤患者步行的基本条件是上肢有足够的支撑力和控制力。根据不同的情况，选择适合的支具固定膝关节、踝关节，利用双杠或双拐、助行器练习站立和行走。训练的目标分为社区功能性行走(能终日穿戴矫形器，独立进行日常生活活动，能连续行走 900m)、家庭功能性行动(能完成上述活动，但行走距离达不到 900 m)及治疗性步行(不能达到上述要求，但可借助矫形器进行短暂步行)。

3. 心理护理

脊髓损伤后患者的心理反应是强烈的，从受伤起经历休克期、否认期、愤怒期、悲痛期和承受期等各个阶段，医护人员要针对各期特点采取不同的措施，如在愤怒期多予以谅解，悲痛期耐心规劝并防止自杀，适应期多鼓励患者，同时积极协助患者安排新的生活。此期还应注意患者瘫痪造成家庭成员的不平衡及烦恼心理，指导家属以积极心态对待患者。

4. 职业训练

通过职业训练，使患者能够掌握一门技艺(如写作、编织、雕刻、绘画、电脑运用等)，为其走向社会自食其力创造条件，可结合患者的自身条件、文化程度和兴趣爱好进行训练。

5. 其他

理疗因子、生物反馈的应用以及功能性电刺激等。

五、健康教育

健康教育关系到患者终身的自我健康管理，是回归家庭和社会的根本保障，具有十分重要的意义。

(一)疾病知识教育

教育患者学习有关脊髓损伤的基本问题及自己解决问题的方法，让患者和家属学会如何在残疾的状态下生活，重点是指导患者如何进行自我护理，如何预防各种合并症，完成由"替代护理"到"自我护理"的转换。患者的功能训练必须由医护人员、家属和病人共同参与制订计划，患者家属应介入训练，掌握基本康复知识和训练技能，防止发生并发症和二次残疾。

(二)培养良好的心理素质

坚持做好心理护理，进行适应教育及战胜疾病的信念教育，树立坚强的信念，最大限度发挥患者的潜在能力，提高功能训练水平，改善生活质量。

(三)配合社会康复和职业康复

配合社会康复部门，协助患者做好回归社会的准备，指导家庭和工作单位根据患者需求改造环境设施以方便患者。

(四)合理的膳食结构

合理饮食是增加体能，增强免疫力的重要措施，应保证足够的热能、蛋白质和维生素摄入，注意钙的补充，多食用纤维素食物以防止便秘。

（五）加强两便的管理教育

务必使患者学会自己处理大小便，高位颈髓损伤患者的家属要学会协助患者处理大小便问题。

（六）实施长远继续康复计划

制订长期的康复训练计划，教育患者及家属掌握基本康复知识和训练技能，指导患者如何在自己现实的家庭和社区条件下持之以恒地进行康复训练，达到康复目标。

第三章　骨科疾病的康复护理

第一节　髋关节和膝关节置换的康复护理

一、概述

人工关节置换就是用人工材料制成的假体取代被疾病或肿瘤破坏的关节，解决疼痛、畸形和功能障碍，以重建一个接近正常功能的关节，并恢复和改善关节的运动功能。全髋关节置换术和全膝关节置换术手术技术操作已逐渐完善及提高，但术后通常需较长时间卧床，影响患者功能恢复。术后早期康复训练对恢复患者肢体功能十分重要，并直接影响到手术治疗效果及患者以后的生活质量。为此，有必要制定关节置换术后康复训练程序，目的在于指导患者如何在术后早期开始康复训练，促进患者早日康复。几乎全身活动的关节均可进行人工关节置换，目前关节置换术已应用于治疗肩关节、肘关节、腕关节、指间关节、髋关节、膝关节及踝关节等疾患，但以全人工髋关节（THA）和膝关节置换（TKA）最为普遍。

（一）主要功能障碍

1. 运动功能下降

疼痛或者关节结构异常，受累关节的活动范围都会有不同程度的下降，而关节活动范围的下降会导致活动的减少、肌力的下降，肌力的下降反过来又会造成关节活动范围的下降。

2. 生活自理和社会参与能力下降

手术后要卧床休息导致生活自理能力下降，如穿衣、洗漱、如厕、行走、吃饭等。社会参与能力下降。

（二）康复治疗

1. 肌力训练

等长收缩和等张收缩及等速收缩训练。

2. 关节活动度训练

常用的有被动和主动的关节活动度训练。

3. 负重与行走

及早负重可降低深静脉栓塞、压疮等并发症的发生。

4. ADL 训练

ADL 训练包括卧一坐转移、坐一站转移等。

5. 物理因子治疗

低中频脉冲电刺激、超短波等。

（三）护理

1. 主要护理问题

（1）舒适的改变：与关节置换后所致的疼痛有关。

(2)生活自理能力下降：与关节置换所致感觉运动功能下降有关。

(3)焦虑/恐惧：与患者对疾病知识了解较少有关。

(4)潜在并发症：骨折、跌倒、坠床、压疮、深静脉栓塞、失用综合征、假体振动。

(5)相关知识缺乏：与缺乏如何锻炼的方法和相关药物的用法有关。

2. 康复护理目标

(1)患者主诉疼痛、肿胀等症状减轻或消失。

(2)生活自理能力提高。

(3)患者焦虑/恐惧程度减轻，配合治疗及护理。

(4)康复治疗期间未发生相关的并发症。

(5)患者掌握了相关用药知识及健康预防知识。

3. 康复护理措施

(1)髋关节置换术后康复护理。全髋关节置换术后的康复护理包括许多方面。在骨科的早期康复也很重要，术后鼓励患者早期活动、早期离床、早期功能锻炼，主要包括膝部运动、患侧髋、膝关节被动运动、股四头肌等长收缩训练，也可以通过双肘支撑，在他人帮助下或双手握住床上方吊环挺起上半身，同时臀部抬离床面，以锻炼上肢肌力。

(2)膝关节置换后康复护理

1)术后功能锻炼要求在无痛情况下进行，并遵循早期开始、循序渐进的原则。同时还要将心理康复贯穿整个训练全过程。早期康复护理，在整个治疗中十分重要。一般为术后麻醉清醒后至术后 5 天内。

2)经过骨科的术后护理及早期的康复护理后，患者的心情及下肢肌力、关节活动都有一定的增加，但还是要进行系统的康复治疗和护理。

3)经过中期的康复治疗及护理，下肢肌力进步增加，但是还要进行系统的行走训练。

(四)健康宣教

坚持锻炼，锻炼间歇充分休息；活动或休息时注意不内旋或内收膝关节、交叉双腿，或弯腰拾地上的物品，保持髋关节的外展中立位，以免引起髋关节脱位；髋关节置换术后 8 周内避免性生活，性生活时要防止术侧下肢极度外展，并避免受压；详细告诉患者及家属坚持康复锻炼的目的、方法及注意事项，并让其熟练掌握；许多关节置换术后患者虽在住院期间对术后康复充满信心，但回家后稍有挫折，就可能对手术的疗效和自身的康复能力产生怀疑，从而自行停止功能锻炼。因此，对这部分患者及家属需帮助其树立起战胜疾患的信心。

(五)重点关注

1. 髋关节置换术后 8 周内避免性生活。

2. 早期上肢肢体肌力的锻炼。

第二节　脊柱骨折与骨盆骨折后的康复护理

一、概述

脊柱构成人体的中轴，具有支持保护胸、腹、盆内脏器的功能。椎骨的后方都有椎孔，相邻椎孔的上下缘以韧带相连后形成椎管，椎管的内容物就是脊髓和马尾神经。脊髓的顶端部分与大脑是直接连接的，无论在结构上还是在功能上，脊髓都是大脑的延伸，是中枢神经的一部分。脊髓在向下行走的过程中，每经过一个椎间孔就向外发出一对脊神经。由于发育上的原因，成年人在腰以下的椎管内没有脊髓，而只有脊神经，这部分脊神经就是马尾神经。脊髓和大脑一样娇嫩，椎管的作用就是保护脊髓和马尾不受损伤。骨盆骨折是一种严重的损伤，通常由直接暴力造成。移位的骨折片可能会刺伤其周围的血管、神经、输尿管、尿道、阴道、膀胱、直肠等结构，造成严重的合并损伤或开放性骨折；骨盆本身的血供非常丰富，骨折后出血量可达 1000～2000ml 以上，造成失血性休克。而且，骨盆骨折是一种高能量损伤，患者常常伴发有其他脏器的严重损伤，如肝破裂、脾破裂、脑外伤、血气胸等。因此，对于这类患者，治疗的第一任务是抢救生命，先治疗肝脾破裂、脑外伤、血气胸等会直接危及生命的病情。在血容量补充足够的前提下，骨盆骨折本身不会直接致命，因此应留待患者情况稳定以后再予处理。即便对于不伴有其他损伤的骨盆骨折，手术也应于伤后 7～14 天进行，3 周以上的骨盆骨折不应再奢望做解剖复位。

二、主要功能障碍

1.感觉运动功能下降

（1）颈椎损伤患者：颈部疼痛，屈伸及旋转功能受限，头部处于强迫性姿势。严重的骨折脱位或没有骨折的脱位，均可造成脊髓和神经根损伤，同时检查上肢的感觉和运动障碍区来判断颈部脊髓损伤的具体平面。

（2）胸腰椎损伤：疼痛，不能站立行走，常出现腹胀、腹痛、便秘等症状。受伤部位肿胀和压痛，检查时应注意是否存在脊髓损伤的体征。

（3）骨盆骨折：骨盆骨折患者局部疼痛、压痛、肿胀，下肢活动受限或不能站立。应及时发现膀胱、尿道损伤。

2.生活自理和社会参与能力下降

长期卧床，运动感觉功能障碍致生活自理能力下降，如吃饭、穿衣、如厕、洗漱、上下楼梯等。不能参加社会活动。

三、康复治疗

颈椎骨折多不稳定，以手术治疗为妥。胸腰椎不稳定型脊柱骨折脱位或者爆裂性骨折，常伴有脊髓损伤，手术减压、复位内固定是首选的治疗方法。骨盆盆弓完整的骨折中，髂骨翼骨折患者卧床休息 4～5 周。骨盆骨折合并大出血，应根据情况，以补充血容量为主，采取综合疗法，如骨折的复位与固定、动脉血管内栓塞止血及髂内动脉结扎等。尿道损伤、膀胱损伤、直肠损伤、阴道损伤应早期进行手术治疗。脊柱脊髓损伤和骨盆骨折的早期，对损伤不重的患者可以在损伤区域采用冷敷的办法来减少出血、肿胀及疼痛。在损伤组织结构的修复期，可以使用物理因子治疗以消肿、止痛、软化瘢痕，改善脊柱和髋关节的活动范围。采用电针疗法和各种具有温热效应的治疗方法，改善局部血循环、防止肌肉萎缩，促进神经功能恢复。手法治疗用于颈椎骨折已经建立了稳定性的患者，治疗过程中以放松颈部肩部肌肉为主。作业治疗的主要目的是改善脊柱的活动范围，恢复脊柱功能。环枢椎脱位、颈椎骨折、颈椎脱位或颈椎损伤手术后的固定均可采用相应的颈椎矫形器。

四、护理

（一）主要护理问题

1.舒适的改变

与骨折后所致的疼痛有关。

2.生活自理能力下降

与骨折所致感觉运动功能下降有关。

3.焦虑/恐惧

与患者对疾病知识了解较少有关。

4.潜在并发症

失用综合征、骨折、跌倒、坠床、压疮。

5.相关知识缺乏

缺乏预防疾病和用药的相关知识。

(二)康复护理目标

(1)者主诉疼痛、肿胀等症状减轻或消失。

(2)生活自理能力提高。

(3)患者焦虑/恐惧程度减轻，配合治疗及护理。

(4)康复治疗期间未发生相关的并发症。

(5)患者掌握了相关用药知识及健康预防知识。

(三)康复护理措施

1.脊柱骨折康复护理

(1)急救与特别注意事项：脊柱骨折脱位的急救处理有时在很大程度上关系着患者的预后，当患者有脊柱骨折或骨折脱位而没有发生脊髓损伤时，搬运不当可以引起脊髓损伤而造成严重后果。对任何一个怀疑有脊柱损伤的患者，搬运时应轴线翻身，搬运过程中应避免患者的脊柱发生任何形式的屈伸活动和旋转活动。对于怀疑颈椎损伤时，应用颈托固定颈部后再搬动。在患者被转运时，患者应该平卧于垫有相当厚度的软垫上，对于颈椎损伤患者还应该于头两侧放置限制物品，以防转运过程中头部左右摇摆，引起脊髓损伤或加重脊髓损伤。在患者运送途中，应定时为患者翻身，每次翻身间隔时间不能超过 2 小时，翻身时同样需要让整个脊柱在翻身过程中不发生扭转运动，因为这样的运动也会造成脊髓损伤或加重脊髓损伤。

(2)床上运动：伤后应卧于硬板床，并在骨折部位垫约 10cm 高的枕头，使脊柱处于过伸位，以利用前纵韧带的张力，使骨折稳定。并开始卧床保健体操，包括四肢运动、呼吸练习、背肌练习腹腹肌练习等，练习中应避免脊柱前屈及旋转，注意保持脊柱稳定，可通过下肢直腿抬高训练腹肌，以维持腰、腹平衡，增强脊柱的稳定性，进行以上训练时，动作应平稳、缓解，以不引起明显疼痛为度。

(3)翻身训练：翻身时腰部应维持伸展位，注意使肩和骨盆同步旋转，避免脊柱屈曲与旋转，翻身后进行俯卧位的背肌练习。背肌练习时，负荷应逐步增加。常用的方法有：

1)双臂支撑抬起上身与头，髋部不离床；双下肢交替后伸，膝关节保持伸直；不用上肢支撑，抬起上身与头；双下肢同时后伸，上体保持不动。

2)轴线翻身：由 2～3 人操作完成，操作者站于患者同侧，将患者平移至操作者同侧床旁。患者有颈椎损伤时，一操作者固定患者头部，沿纵轴向上略加牵引，使头、颈随躯干一起缓慢移动，第二操作者将双手分别置于肩部、腰部，第三操作者将双手分别置于腰部、臀部，使头、颈、肩、腰、髋保持在统一水平线上，翻转至侧卧位。患者无颈椎损伤时，可由 2 位操作者完成轴线翻身。

(4)上下床姿势：指导患者下床。其方法见腰椎间盘突出康复护理章节。

(5)需石膏固定者：待石膏干燥后可开始卧床下的背肌等长收缩练习。1～2 周后可离床下地行走，但应不觉得疼痛，活动要适度。

2.对于颈椎损伤患者，颈部被动运动训练应特别小心，不能因为治疗而加重损伤。对于胸腰椎稳定性骨折，在患者卧床期间，应尽早开始脊柱的功能训练，以求得脊柱功能的完全恢复。伤者头顶床头枕头，双手扶床，双膝屈曲，双足着床，把脊柱向上挺举，即使脊柱过伸，使压缩的椎体在前纵韧带及椎间盘牵张状态，逐渐完成复位。卧床 8 周后，患者可在腰围保护下，下床适当活动，至 3 个月，X 线片显示椎体坚固愈合，患者才能弯腰自由活动，继续进行背伸肌锻炼，再配合腹肌锻炼(双手抱头，做仰卧起坐)。这时已愈合的椎体不易再被压缩变形，脊柱后突畸形也不易复发。

3.骨盆骨折康复护理。骨盆骨折后的床上运动，如指腿运动、指臀运动上肢日常生活练习及转移训练(具体内容及方法见髋关节置接术后的康复护理)。

五、健康宣教

坚持锻炼，锻炼间歇充分休息；骨盆骨折患者活动或休息时注意不内旋或内收膝关节；术后 8 周内避免性生活，性生活时要防止术侧下肢极度外展，并避免受压；详细告诉患者及家属坚持康复锻炼的目的、方法及注意事项，并让其熟练掌握。患者虽在住院期间对术后康复充满信心，但回家后稍有挫折，就可能对手术的疗效和自身的康复能力产生怀疑，从而自行停止功能锻炼。因此，应帮助这部分患者及家属树立战胜疾患的信心。

第二篇 内科护理

第一章 内科疾病护理常规

第一节 一般护理

1. 入院后护士热情接待，根据病情安排床位，危重病人应安置在抢救室或监护室，并及时通知医师。

2. 病室保持清洁、整齐、安静、舒适，室内空气保持新鲜，光线充足，保持室温在18℃～22℃，湿度50%～70%。

3. 危重、特殊检查和治疗的病人需绝对卧床休息，根据病情需要采取卧位，病情轻者可适当活动。

4. 新入院病人，应立即测血压、心率、脉搏、体温、呼吸。轻病人每天测体温、脉搏、呼吸各一次，体温超过37.5℃以上或危重病人，每4～6小时测一次，体温较高或波动较大者，随时测量。

5. 责任护士采集主、客观资料，填写护理病历首页，并对病人进行入院指导。

6. 按病情及等级护理要求，定时巡视病房，严密观察病人生命体征，如呼吸、血压、心率、瞳孔、神志等变化及其他临床表现，注意观察分泌物、排泄物、治疗效果及药物的不良反应等，发现异常，及时通知医师。

7. 遵医嘱安排病人饮食，并做标记。

8. 及时准确地执行医嘱，认真制定护理计划，有针对性地进行健康指导。

9. 入院24小时内留取大、小便，及其他的标本并及时送检。

10. 认真执行交接班制度，做到书面交班和床头交接相结合。

11. 按病情及护理问题认真实施护理措施，及时评价护理效果。

12. 根据内科各专科特点备好抢救物品，做好抢救护理。

13. 了解病人心理需求，给予心理支持，做好耐心细致的解释工作，严格执行保护性医疗制度。

14. 病人出院前，做好出院指导。

第二节 消化系统疾病

一、一般护理

1. 按内科疾病一般护理常规执行。

2. 观察有无恶心、呕吐、嗳气、反酸、腹痛、腹胀、腹泻、便秘、便血、巩膜及皮肤黄染等。病情严重者，观察生命体征。

3. 视病情适当休息及活动。

4. 出血期应禁食，恢复期给予营养丰富、易消化、无刺激饮食。

5. 指导病人用药如：肝硬化食管静脉曲张病人口服药要研碎服；溃疡病病人抑酸药宜饭前或空腹服等。

6. 了解病人的化验检查及一般检查项目。。

7. 讲解消化系统检查项目的注意事项，并做好检查前后的护理。

8. 备好各种物品及药品，严格三查七对。

9. 严格执行无菌操作制度和消毒隔离制度。

10. 做好病人及家属的安慰工作，使病人保持乐观情绪，避免不良因素的刺激。

二、上消化道出血

（一）评估

1. 血压、脉搏、血氧饱和度。

2. 24 小时出入量如尿少，常提示血容量不足。

3. 呕血与黑便的量、次数、性状。

4. 皮肤颜色及肢端温度变化。

5. 估计出血量

(1) 胃内出血量达 250ml～300ml，可引起呕血。

(2) 出现黑便，提示出血量在 50ml～70ml 甚至更多。

(3) 大便潜血试验阳性，提示出血量 5ml 以上。

(4) 柏油便提示出血量为 500ml～1000ml。

6. 有无再出血先兆如头晕、心悸、出汗、恶心、腹胀、肠鸣音活跃等。

（二）症状护理

1. 呕血的护理

(1) 侧卧位或半卧位，意识不清头偏向一侧，必要时准备负压吸引器。

(2) 观察出血情况，并记录颜色、量。

(3) 遵医嘱输血、输液、止血，保持静脉通畅。

2. 便血的护理

便后应擦净，保持肛周清洁、干燥。排便后应缓慢站立。

3. 疼痛的护理

(1) 硬化治疗后，观察疼痛的性质、程度，及时通知医师。

(2) 遵医嘱给予抑酸、胃粘膜保护剂等药物。

4. 发热的护理

硬化治疗后可有发热，遵医嘱给予输液及抗炎药物，定时观察体温变化情况。

（三）一般护理

1. 出血期卧床休息，随着病情的好转，逐渐增加活动量。

2. 呕血时，随时做好口腔护理，保持口腔清洁。

3. 出血期禁食，出血停止后，按顺序给予温凉流质、半流质及易消化的软食。

4. 经常更换体位，避免局部长期受压。保持床单位平整清洁、干燥，无皱褶。

5. 安慰、体贴病人，消除紧张恐惧心理。及时清理一切血迹和胃肠引流物，避免恶性刺激。

（四）健康指导

1. 保持良好的心境和乐观主义精神，正确对待疾病。

2. 指导进餐，避免过饥、过饱，避免粗糙、酸辣刺激性食物，如；醋、辣椒、蒜、浓茶等，避免食用过冷、过热食物。

3. 戒烟、禁酒。

4. 遵医嘱服药，避免服用某些药物，如阿司匹林、消炎痛、激素类药物。

5. 定期复查，如出现呕血、黑便，立即到医院就诊。讲解消化疾病，生活要规律，戒烟禁酒，忌暴饮暴食。

三、胃及十二指肠溃疡

（一）评估

1. 有无腹痛及腹痛的性质、部位、时间、程度以及疼痛的规律性和饮食的关系。

2. 大便的性质及便潜血和肠鸣音情况。有无头晕、心悸、出汗、黑便等症状，有无出血的可能。

3. 有无腹胀、嗳气、反酸、恶心、呕吐，呕吐后症状是否缓解。

4. 了解饮食、生活习惯，即往有无溃疡病史。

5. 有无紧张、焦虑等。

（二）症状护理

1. 疼痛的护理

遵医嘱给予抗酸、胃粘膜保护剂等药物，必要时给予解痉止痛药。

2. 恶心的护理

指导病人进行缓慢的深呼吸。

3. 呕吐的护理

(1) 病人采取适当卧位。

(2) 呕吐后协助病人漱口，及时清理呕吐物。

(3) 及时更换衣物，室内通风。

4. 上消化道出血的护理

按消化道出血护理常规，遵医嘱给予输液、止血、抗酸等药物治疗和护理。

5. 并发溃疡穿孔的护理

注意观察腹痛的性质，有无压痛反跳痛，并随时观察生命体征变化。

6. 合并幽门不全梗阻的护理

(1) 医嘱胃肠减压时，注意观察 24 小时出入量。

(2) 观察有无排便及肠鸣音情况（正常 3～5 次/分）。

（三）一般护理

1. 急性期或有并发症时应卧床休息。恢复期适当活动，避免劳累。

2. 指导服药及用药方法，避免服用非甾体抗炎药和皮质激素药物如：阿司匹林、芬必得、强的松等。

3. 指导病人饮食要规律，少食多餐，吃易消化食物，禁粗糙多纤维饮食，避免酸性及辛辣刺激性食物，避免暴饮暴食。

4. 保持乐观情绪，避免情绪紧张、焦虑、忧伤等。

(四)健康指导

1. 禁烟、酒、浓茶、咖啡等刺激性食物。

2. 如有溃疡病复发迹象，如疼痛、反酸、呕吐等症状时及时就医。

3. 生活规律，劳逸结合，保证睡眠。

四、急性胰腺炎

(一)评估

1. 生命体征变化。

2. 腹痛的部位、性质、程度及放射部位。

3. 有无恶心、呕吐、腹胀、排气、排便等消化道症状。

(二)症状护理

1. 疼痛的护理

(1)剧烈疼痛，注意安全，必要时加用床挡。

(2)按医嘱给予镇痛、解痉药。

(3)遵医嘱禁食给予胃肠减压，记录 24 小时出入量，保持管道通畅。

2. 恶心呕吐的护理

(1)取侧卧位或平卧，头偏向一侧。

(2)呕吐后协助病人漱口，及时清理呕吐物。

(3)及时更换污染的衣物、被服。

(4)开窗通风，减轻呕吐物的气味。

(5)遵医嘱给予解痉、止吐治疗。

(三)一般护理

1. 卧床休息，保证睡眠。

2. 禁食期间，病人口渴，可用水漱口或湿润口唇，待症状好转逐渐给予清淡流质、半流质软食，恢复期仍禁止高脂饮食。

3. 急性期按常规做好口腔、皮肤护理。

4. 说明禁食的重要性，消除不良心理活动，指导病人使用放松技术，如缓慢的深呼吸，使全身肌肉放松。

(四)健康指导

1. 禁食高脂饮食，避免暴饮暴食，以防疾病复发。

2. 戒烟禁酒。

3. 定期门诊复查，出现紧急情况，随时到医院就诊。

五、溃疡性结肠炎

(一)评估

1. 腹泻的性质、次数、量、肉眼血尿的程度。

2. 腹痛的部位、程度、体温变化、体重减轻情况。

(二)症状护理

1. 腹痛的护理：观察腹痛部位、性质、时间。必要时遵医嘱应用解痉剂，观察生命体征情况、肠鸣音，及时发现有无急性肠穿孔、弥漫性腹膜炎等并发症，病情变化及时通知医师。

2.腹泻的护理

(1)准确记录大便次数号陛质，血便量多时应估计出血量及时留取化验标本，并通知医师，遵医嘱给予止血药物。严重者观察生命体征变化、准确记录出入量。

(2)营养支持指导病人食刺激性小、纤维素少、高热量饮食。大出血时、禁食，根据病情过渡到流食和无渣饮食，慎用牛奶和乳制品。

(三)一般护理

1.轻者应鼓励从事一般轻工作，重者应卧床休息保证睡眠。

2.给予足够热卡富有蛋白质、维生素、少渣饮食、少量多餐，避免肠道刺激性的食物。严重者可采用静脉高营养治疗。

3.腹泻频繁者应作好肛周皮肤清洁护理。

4.药物保留灌肠时宜在晚睡前执行，先嘱病人排净大便，行低压保留灌肠。

5.给予心理支持，促进早日康复。

(四)健康指导

1.指导病人保持情绪稳定。

2.指导病人正确服药。

六、肝硬化

按内科及本系统疾病的一般护理常规执行。

(一)评估

1.有无病毒性肝炎、慢性中毒、肠道感染及胆汁淤滞病史，饮食习惯、饮酒史、长期服药史及职业和工作环境。

2.肝功能代偿期表现：乏力、食欲不振、恶心、厌油、腹胀、肝功轻度异常、肝脏肿大、全身营养状况、有无消化道症状、内分泌功能失调。

3.有无门脉高压失代偿表现及出血情况。

4.有无精神神经症状。

(二)症状护理

1.营养失调的护理

饮食以高热量、优质蛋白、低脂肪、低盐、高维生素饮食。忌吃过硬食物。

2.腹胀及水肿的护理

限制水和盐摄入，准确记录出入量，定期测量腹围和体重，协助医师作好腹腔穿刺的护理。

3.皮肤的护理

避免病人搔抓皮肤，注意皮肤清洁卫生。

4.便秘的护理

遵医嘱给予缓泻剂，保持大便通畅。

5.腹水的护理

(1)大量腹水时取半卧位。

(2)饮食：按病情给予低盐或无盐饮食，每日液体摄入量不超过 1000ml。

(3)皮肤护理：保持床铺干燥平整，受压局部经常给予热敷和按摩。

(4)观察病人腹水消退情况注意有无呼吸困难和心悸表现，准时记录每日出入量，定期测量版围和体重。

6.并发症的护理

(1)胃底静脉曲张破裂出血　参照肝硬化术前术后护理及三腔管的护理。

(2)感染　遵医嘱给予抗炎药物，有发热时给予物理降温。

(3)肝性脑病　定时监测生命体征及意识情况。

(4)有功能性肾衰竭、电解质紊乱出现时，及时通知医师。

(三)一般护理

1.适当活动，避免过度疲劳，保证充足睡眠。失代偿期应卧床休息，以减少肝脏负担，有利肝细胞恢复。

2.给予高热量、易消化、无刺激的软食，选用优质蛋白。适量脂肪，限制动物脂肪的摄入，补充维生素，有肝昏迷先兆时应暂禁蛋白质，有腹水者应给少盐或无盐饮食。

3.黄疸可致皮肤瘙痒，应避免搔抓皮肤，定时翻身，清洁皮肤。

4.指导按时、按量服药，并告知口服药研碎服。

5.肝硬化病程漫长，病人常有消极悲观情绪，应给以精神上安慰和支持，保持愉快心情，安心休养，有助于病情缓解。

(四)健康指导

1.合理安排作息时间，保证充足睡眠，防止便秘，减少有害物质的产生，避免应用对肝脏有害的药物。

2.禁止饮酒、吸烟。

3.注意保暖，防止感染。

4.避免食管静脉曲张破裂的诱发因素，如粗糙食物、剧烈咳嗽、腹压增高等。

5.定期门诊随访。

七、原发性肝癌

按内科及本系统疾病的一般护理常规执行。

(一)评估

1.有无腹痛、腹胀、腹泻情况，肝区疼痛的性质、部位、程度、持续时间，有无恶心、呕吐症状及强迫体位。

2.意识状态有无烦躁不安或嗜睡。

3.有无门脉高压所致的出血现象，如：肠鸣音情况、有无黑便、呕血、便潜血。

4.皮肤的完整性和病人躯体活动能力。

5.进食情况及营养状态。

(二)症状护理

1.疼痛的护理

遵医嘱给予适量止痛药。提供安静环境及舒适体位，进行心理疏导。

2.意识障碍参照。

3.出血的护理

动态观察血压变化及大便颜色、性质，肠鸣音、便潜血、血红蛋白的变化。

4.腹水的护理

(1)大量腹水病人取半卧位，以减轻呼吸困难。

(2)每日液体摄入量不超过 1000ml，并给予低盐饮食。

(3)应用利尿剂时，遵医嘱记录 24 小时出入量，定期测量腹围和体重。

5.营养失调的护理

(1)与营养师和病人商量制订病人的食谱，成年休息者每日每公斤给予热量 25～30kcal，轻体力劳动者每日每公斤给予热量 30～35kcal。

(2)调整饮食色、香、味增进病人食欲。

(3)重症病人协助进食。

(三)一般护理

1.视病情卧床休息。

2.病重时进行特殊口腔护理。

3.保持床单位整洁，避免某一局部长期受压，鼓励病人在床上活动或协助病人变换体位，定时翻身。

4.高热量、高维生素饮食。保证蛋白质摄入，有肝昏迷者应禁蛋白，清醒后恢复期给予低蛋白饮食 30g/d，没有肝性脑病者可正常饮食。

5.鼓励病人树立战胜疾病的信心，使病人保持心情愉快。对家属给予精神安慰，说明病情变化的可能性，加强与家属的联系。

(四)健康指导

1.休息和营养。

2.避免受凉、感冒等各种不良刺激。

3.高蛋白饮食，以免增加肝脏负担诱发肝性脑病。

第三节　呼吸系统疾病

一、一般护理

1.按内科疾病一般护理常规执行。

2.保持病室内空气新鲜，阳光充足，每日定时通风。有条件者可用湿化器和干湿计，调节室内湿度在 50%～70%，温度在 18℃～22℃。

3.给予高蛋白、高热量、多维生素、易消化的饮食，避免刺激性和产气的食物。

4.正确留取各种标本，取样要新鲜，送检要及时，标本容器要清洁、干燥。

5.严密观察病情，随时注意病人的体温、脉搏、呼吸、血压、神志等变化。观察咳痰、咯血的量、性质，呼吸困难的类型，胸闷气短的程度。

6.根据病情备好抢救仪器、物品、药物等。

7.病人进行特殊检查时，如支气管造影、纤维支气管镜、胸腔穿刺、胸腔测压抽气、胸膜活检术等应做好术前准备，术中配合和术后观察的护理。

8.呼吸困难的病人应及时给予合理氧疗。

9.教会病人使用气喘气雾剂的方法及使用后的口腔护理。

10.高热、咯血的病人

11.做好健康指导工作，积极宣传预防和治疗呼吸系统疾病的知识。指导病人戒烟，适当进行体育锻炼，注意保暖和预防感冒。

二、肺炎

（一）评估

1.神志、体温、脉搏、呼吸及血压的变化。

2.咳嗽、咳痰的程度和性质。

3.有无其他伴随症状，如胸痛、呼吸困难、全身酸痛、恶心、呕吐及食欲下降。

（二）症状护理

1.呼吸困难的护理

2.高热的护理

3.咳嗽、咳痰的护理

（1）鼓励病人多饮水。

（2）指导病人有效地咳嗽、咳痰。

（3）遵医嘱给予祛痰药和雾化吸入。

（4）无力咳痰者给以吸痰，并严格执行无菌操作。

4.胸痛的护理

（1）协助病人取舒适卧位。

（2）避免诱发及加重疼痛因素。

（3）指导病人使用放松技术或分散病人注意力。

5.休克性肺炎的护理

（1）予去枕平卧位，保持脑部血氧供应。

（2）密切观察病情变化意识状态、血压、脉搏、呼吸、尿量、体温、皮肤粘膜色泽及温湿度、出血倾向。

（3）遵医嘱给予氧气吸入。

（4）出现末梢循环衰竭时，应迅速建立两条静脉通道，以补充血容量，保证正常组织灌注。

（三）一般护理

1.注意保暖。忌用热水袋。急性期应卧床休息，以减少组织对氧的需要，帮助机体组织修复。

2.高蛋白、高热量、高维生素，易消化的饮食。高热时给以清淡半流质饮食。鼓励病人多饮水，有利于毒素排出。

3.遵医嘱给予抗生素，并观察疗效及有无不良反应。

4.做好心理护理，消除病人烦躁、焦虑、恐惧的情绪。

（四）健康指导

1.积极预防上呼吸道感染，如：避免受凉、过度劳累。天气变化时及时增减衣服，感冒流行时少去公共场所。

2.减少异物对呼吸道刺激，鼓励病人戒烟。

3.适当锻炼身体，多进营养丰富的食物。保持生活规律、心情愉快，增强机体抵抗力。

三、自发性气胸

（一）评估

1.咳嗽、咳痰、胸痛、呼吸困难的程度和性质。

2.体温、脉搏、心率、血压和动脉血气指标。

3.心理状态。

(二)症状护理

1.避免剧烈咳嗽，必要时给以止咳剂。

2.剧烈胸痛时给以止痛剂。严密观察胸腔闭式引流是否通畅及伤口情况。

3.血气胸病人的护理

(1)保持病室清洁、安静、体位舒适。

(2)监测生命体征。如血压、心率、呼吸等。

(3)注意观察引流液的性质及量。每日更换胸腔闭式引流瓶，避免逆行感染。

(4)吸氧。

(三)一般护理

1.卧床休息，减少不必要的搬动。

2.饮食以多维生素、粗纤维食物为宜，预防便秘。

3.胸腔闭式引流术时，应准备好物品，配合医师完成。更换引流瓶时，应确保玻璃管下端在水面下 1～2cm。密切观察引流管是否通畅。

4.消除紧张心理情绪，促进身心休息。

(四)健康指导

1.预防上呼吸道感染，避免剧烈咳嗽。

2.保持大便通畅，避免用力屏气，平时多吃粗纤维食物。

3.气胸痊愈后，一个月内避免抬举重物，避免复发。

4.一旦出现胸痛、呼吸困难立即到医院救治。

四、支气管哮喘

(一)评估

1.既往有无特应性病史，家族性病史。

2.发病的诱因及是否接触过敏原。

3.咳嗽、咳痰的性质、量、颜色是否有异常。

4.呼吸困难的程度、呼吸形态，是否有哮鸣音。

5.有无意识的改变。

6.心理状况。

(二)症状护理

1.呼吸困难的护理

(1)取坐位或半卧位。

(2)保持适宜温湿度，空气洁净清新，避免和去除诱发因素。

(3)保持呼吸道通畅，遵医嘱给以支气管解痉药。

(4)观察呼吸的次数、比例、深浅度和节律的变化及水、电解质、酸碱平衡情况，准确记录出入量。

(5)去除紧身衣服和厚重被服，减少胸部压迫。

2.咳嗽、咳痰的护理

(1)观察咳嗽性质、时间，有无痰液产生。.

(2)嘱多饮温开水以湿润呼吸道。

(3)指导病人深呼吸和有效的咳嗽。协助翻身、拍背，鼓励病人咳出痰液。

(4)遵医嘱给予雾化吸入。

(三)一般护理

1.环境安静，避免精神刺激，减少对病人情绪的影响，保证充分休息。给予营养丰富、清淡的饮食。多吃水果和蔬菜，忌食诱发哮喘的食物，如鱼、虾。

2.根据哮喘发作的规律制定作息时间。

3.保持口腔清洁，增进食欲。保持皮肤干爽。

4.急性发作期，医护人员态度要沉着冷静，给病人以安全感。缓解期病人会产生焦虑、悲观的情绪，查找致敏原和诱发因素。

(四)健康指导

1.指导病人认识到哮喘发作的先兆征象：鼻、咽痒，干咳，打喷嚏，胸闷。

2.避免接触刺激性气体，如烟雾、灰尘、油烟。

3.居室内禁放鲜花，禁养猫狗等宠物。

4.缓解期加强体育锻炼，提高机体免疫力。

5.积极预防上呼吸道感染，劳逸结合。

6.指导病人正确使用气雾喷雾器。

五、支气管扩张咯血

(一)评估

1.咳嗽、咳痰、咯血情况并观察痰的量、性质、颜色和气味。

2.心理状态。

(二)症状护理

1.顽固性咳嗽的护理保持室内适宜温湿度，减少病人与刺激物的接触，必要时给以止咳祛痰剂。

2.大量脓痰的护理

(1)根据不同部位每日定时进行体位引流，并在饭前进行。认真观察并正确记录每日引流出的痰量、性质。

(2)体位引流前给予雾化吸入，效果更佳。引流后可用淡盐水漱口，保持口腔清洁，增加食欲。

3.咯血的护理

(1)嘱卧床休息。

(2)给予心理安慰使病人保持镇静，解除恐惧。鼓励病人将血咯出。

(3)注意观察有无咽痒、发干、胸闷、心悸、面色苍白等大咯血先兆。有异常及时与医必要时采取抢救措施。

4.大咯血的护理

(1)立即取头低脚高位或俯卧位，并拍背。

(2)及时吸出口腔内的血块。

(3)应用止血药注意观察用药效果和不良反应的发生。

5.呼吸衰竭的护理

（三）一般护理

1.给以高蛋白、多纤维素的饮食。

2.做好口腔清洁。

3.遵医嘱合理使用抗生素。并观察疗效和不良反应。

（四）健康指导

1.避免呼吸道感染和刺激。

2.补充营养，加强锻炼或接受人工被动免疫。

3.注意保暖，冬季外出时戴好口罩。

4.使病人了解坚持体位引流的意义和目的。

六、肺结核

（一）评估

1.体温、脉搏、呼吸和血压。

2.有无咳嗽、咳痰、胸痛、咯血、等症状。

3.有无全身中毒症状。如乏力、午后低热、食欲减退、体重减轻和夜间盗汗等。

4.有无接触史。了解病人的生活条件，生活环境。

5.心理状态。

（二）症状护理

1.咳嗽、咳痰的护理

遵医嘱给予相应止咳祛痰药。喉痒时可用局部蒸气湿化。痰多时采取体位引流。

2.发热的护理

应卧床休息，多饮水，必要时给予物理降温或遵医嘱给予小剂量解热镇痛药。并监测体温变化，高热护理

3.盗汗的护理

及时擦身，更换衣服，避免衣被过厚。

4.咯血的护理

5.胸痛的护理

采取患侧卧位，遵医嘱给止痛药。

（三）一般护理

1.活动期或咯血时应卧床休息，恢复期病人可以参加户外活动和适当体育锻炼。

2.进高蛋白、高维生素、高热量、富含钙质食物。

3.了解病人服药情况，询问病人用药后的不良反应，发现异常，及时与医师联系。

4.宣传结核病的知识，切断传播途径，控制传染源。

5.易产生悲观情绪。当出现大咳血时，病人会感到紧张、恐惧。护士要做耐心细致的解释工作，使病人建立信心，积极配合治疗。

（四）健康指导

1.宣传消毒隔离的方法，预防传染；严禁随地吐痰，不要对着他人咳嗽或打喷嚏。尽可能和家人分餐、分床、分碗、分筷、分毛巾等，物品定时消毒。

2.定期复查，以便调整治疗方案。

3. 说明药物治疗坚持早期、联合、规律、适量、全程五大原则的重要性。介绍有关药物的剂量、用法取得病人及家属的主动配合。

4. 指导病人合理安排生活，保证充足的睡眠和休息时间。注意营养搭配和饮食调理，增加机体抗病能力，避免复发。

七、呼吸衰竭

(一)评估

1. 呼吸衰竭的程度、类型。

2. 神志、血压、呼吸、脉搏、尿量等。

3. 心理状态。

(二)症状护理

1. 呼吸困难的护理

2. 咳嗽、咳痰的护理

(1)危重病人定时翻身拍背，无力咳痰给予吸痰。

(2)如建立人工气道要加强湿化，遵医嘱气道内滴药，并预防感染。滴药后及时吸痰。

3. 睡眠障碍的护理

出现烦躁不安、睡眠昼夜颠倒者，应注意病人的安全。

4. 肺性脑病的护理

(1)观察生命体征神志、血压、脉搏、呼吸及皮肤粘膜、球结膜、尿量的变化。

(2)保持皮肤、口腔的清洁。

(3)危重病人取半卧位。定时翻身、拍背，帮助排痰。备好吸痰器和抢救物品。

(4)病情危重者建立人工气道。

(三)一般护理

1. 提供安静、整洁、舒适的环境。

2. 急性发作时，护理人员应保持镇静，减轻病人焦虑。缓解期病人进行呼吸运动和活动。协助他们适应生活，根据身体情况，做到自我照顾和正常的社会活动。

3. 给予高蛋白、高热量、多维生素、易消化的饮食。少量多餐。

4. 密切观察呼衰程度及血压、脉搏、尿量、和神志。

5. 遵医嘱给予合理氧疗。

6. 严格限制探视，防止交叉感染。

(四)健康指导

1. 指导病人缩唇呼吸，改善通气。

2. 预防呼吸道感染，根据季节更换衣服。

3. 戒烟，减少对呼吸道粘膜的刺激。

4. 饮食采取少量多餐。进高蛋白、高维生素、易消化软食。

5. 坚持适当的室外活动。也可采取人工被动免疫。

第三节 心血管系统疾病

一、一般护理

1. 了解病人主诉

如胸闷、胸痛、心悸、气急，并观察疼痛的部位、性质、持续时间，及时通知医师采取相应措施。

2. 观察生命体征

定时测量脉率、脉律、心率、心律、呼吸和血压。

3. 护士应做到

熟练掌握常用仪器、抢救器材及药品的使用。

4. 抢救用品五固定

定点放置、定人保管、定量供应、定时核对、定时消毒，使其保持完好备用状态。

5. 氧疗护理

一般缺氧病人遵医嘱给予氧疗；急性肺水肿病人采用配置 30%～50%酒精间断吸氧；慢性肺源性心脏病病人予以持续低流量吸氧；呼吸功能不全者使用面罩加压吸氧或必要时行机械通气。

6. 排泄护理

鼓励卧床病人多食蔬菜、水果、及富含纤维食物，养成每日排便习惯。连续数日未排便者可给予缓泻剂或低压温水灌肠，对危重病人记录 24 小时尿量，定时测体重。

7. 生活护理

对心功能不全、急性心肌梗死、严重心律失常、急性心肌炎病人，协助其生活起居及个人卫生。

8. 休息及卧位

重症病人绝对卧床休息，病情稳定者逐渐床上活动乃至下床活动，长期卧床者每 2 小时更换体位，心功能不全者采取半卧位或端坐位。

9. 饮食护理

宜给高维生素、易消化饮食；少量多餐、避免刺激。高血压、冠心病、心功能不全病人应限制钠盐的摄入。

10. 药物护理

掌握心血管常用药物的剂量、方法、作用及副作用，正确指导服药。

11. 心理护理

护士应保持良好工作情绪，关心、体贴、鼓励病人，做好充分的解释、安慰工作，避免他人谈论任何令病人烦恼、激动的事，协助病人克服各种不利于疾病治疗的生活习惯和嗜好。

12. 健康指导

(1) 向病人及家属宣传有关的防治与急救知识。

(2) 鼓励病人积极治疗各种原发病，避免各种诱因。

(3) 劳逸结合，保证足够睡眠，避免任何精神刺激。

(4) 根据不同疾病指导病人选择不同的饮食，少量多餐，忌烟酒。

(5) 安装起搏器病人应随身带好保健卡，冠心病病人应随身备好急救药。

(6) 病人应遵医嘱按时服药，定期复查。

二、慢性心功能不全

（一）评估

1.体重变化。

2.增加活动时对氧的需要量。

3.呼吸困难的改善情况。

4.胃肠道状态。

5.对有关疾病的病因、治疗及有关护理的了解。

（二）症状护理

1.咳嗽、咯血

了解咳嗽发生的时间，咯血的性状及量。

2.呼吸困难

（1）观察神志、面色、呼吸（频率、节律、深度）、心率、心律、血压、尿量等变化。

（2）呈坐位或半坐位双下肢下垂，并给予30%～50%酒精湿化间断吸氧，每次持续20～30分钟。

（3）遵医嘱及早、准确使用镇静、强心、利尿、血管扩张剂。

3.呼吸道感染

注意保暖，保持室内空气新鲜；定时翻身拍背，鼓励和协助病人咳嗽。

4.栓塞

鼓励病人做床上肢体活动或被动运动。当病人肢体远端出现疼痛、肿胀时，应及时检查及早诊断处理。

（三）一般护理

1.休息

根据心功能受损程度而定。

心功能Ⅰ级——病人应适当休息，保证睡眠，注意劳逸结合。

心功能Ⅱ级——病人应增加休息，但能起床活动。

心功能Ⅲ级——病人应限制活动，增加卧床休息时间。

心功能Ⅳ级——病人绝对卧床休息，原则上以不出现临床症状为限。

2.饮食

以高维生素、低热量、少盐、少油、富含钾、镁及适量纤维素的食物，宜少量多餐，避免刺激性食物，对少尿病人应根据血钾水平决定食物中含钾量。

3.吸氧

4.排泄

5.皮肤及口腔

重度水肿病人，应定时翻身，保持床单位整洁、干燥。呼吸困难者易发生口干、口臭，应做口腔护理。

6.心理护理

（四）健康指导

1.根据病人接受能力讲解本病相关知识，使病人学会自我护理的方法。

2.根据病人心功能情况适度安排活动与休息。.

3.加强宣传避孕和节育的重要性。

三、急性心功能不全

（一）评估

1. 呼吸频率、节律、深度、有无气短、是否使用呼吸机。

2. 精神状态。

3. 焦虑的程度及其正常的应对机制。

4. 皮肤的颜色、温度、湿度。

（二）一般护理

1. 安置于危重监护病房，予持续心电、呼吸、血压等监护，注意心率、心律、心音强弱变化，详细记录护理内容。

2. 观察病人神志、尿量、出汗等变化。

3. 协助病人咳嗽，保持呼吸道通畅。

4. 遵医嘱给予快速、强效的强心剂及利尿剂，准确记录出入量。

5. 严格控制输液速度。

6. 心理护理

四、心律失常

（一）评估

1. 有无既往病因。

2. 心律失常原因。

3. 监测心电图，判断心律失常的类型。

4. 脉搏的频率、节律的变化。

5. 有无心排出量减少的症状。

（二）症状护理

1. 用药护理

遵医嘱准确给予抗心律失常药物并观察疗效。

2. 心电监护

对严重心律失常进行心电监护，护士应熟悉监护仪的性能、使用方法，要注意有无引起猝死的危险征兆，一旦发现立即报告医师，做出紧急处理。

3. 阿-斯综合征抢救的护理配合

(1) 立即叩击心前区及进行人工呼吸，通知医师，备齐各种抢救药物及物品。

(2) 建立静脉通道，遵医嘱按时正确给药。

(3) 心室颤动时积极配合医师做电击除颤或安装人工心脏起搏器。

4. 心脏骤停抢救的护理配合

(1) 同阿-斯综合征抢救配合法。

(2) 保证给氧，保持呼吸道通畅，必要时配合医师行气管插管及应用呼吸机辅助呼吸，并做好护理。

(3) 建立静脉通道，准确、迅速、及时的遵医嘱给药。

(4) 脑缺氧时间较长者，头部可置冰袋或冰帽。

(5) 注意保暖，防止并发症。

(6) 监测 24 小时出入量，必要时留置导尿。

(7)严密观察病情变化及时填写特护记录。

5. 室上性心动过速发作较频，再次发作时间较短者，可用以下方法进行自救

(1)刺激咽部，诱发恶心。

(2)深吸气后屏气，再用力做呼气动作。

(3)按压一侧颈动脉窦 5～10 秒。

6. 护士应做好复律前、中、后护理。

（三）一般护理

1. 鼓励其正常工作和生活，注意劳逸结合；轻度心律失常病人应适当休息，避免劳累；严重心律失常病人应卧床休息；为病人创造良好的安静休息环境，协助做好生活护理。

2. 测量各种心律失常脉搏时，每次测量时间不少于 1 分钟。

3. 饮食不宜过饱，保持大便通畅。

4. 特殊检查，要向病人解释其注意事项，鼓励病人消除顾虑配合检查。

5. 在用药过程中应密切观察药物反应，防止过量或严重的毒副作用发生，并给予相应的护理。

6. 备好抢救用品，包括各种抢救药品和抗心律失常药物及各种抢救器械，如除颤仪、氧气、起搏器等要处于备用状态。

7. 消除病人焦虑、恐惧情绪，给予必要的解释和安慰，对于进行心电监护的病人，需加强巡视，给予病人较多的心理支持，有利于配合治疗。

（四）健康指导

1. 积极防治原发疾病，避免各种诱发因素，如：发热、疼痛、饮食不当、睡眠不足等。应用某些药物(抗心律失常药、排钾利尿剂等)后产生不良反应时应及时就医。

2. 适当休息与活动。无器质性心脏病者应积极参加体育锻炼，调整自主神经功能，器质性心脏病病人可根据心功能情况适当活动，注意劳逸结合。

3. 教会病人及家属测量脉搏和听心律的方法。

4. 指导病人正确选择食谱。饱食、刺激性饮食、嗜烟酒等均可诱发心律失常，应选低脂、易消化、清淡、富营养、少量多餐饮食；合并心力衰竭及使用利尿剂时应限制钠盐的摄入，多进含钾的食物，以减轻心脏负荷和防止低血钾症而诱发心律失常。

5. 保持大便通畅。

6. 让病人知道坚持服药的重要性，不可自行减量或撤换药物，如有不良反应及时就医。

7. 定期复诊，以便及早发现病情变化。

8. 加强锻炼，预防感染。

五、心绞痛

（一）评估

1. 疼痛部位、性质、持续时间、诱发因素、缓解方式。

2. 血压、心率、心律的变化，注意病人的面色，有无大汗、胸闷、心悸、恶心及呕吐。

3. 定期监测心电图变化。

（二）症状护理

1. 急性期

(1)发作时安静坐下或半卧，协助满足生活需要，掌握给氧浓度。指导病人采用放松

技术，如缓慢深呼吸，全身肌肉放松等。

(2)遵医嘱舌下含服硝酸甘油，观察用药效果。

2.恢复期

(1)遵医嘱预防性应用硝酸酯制剂、β-受体阻滞剂、钙离子拮抗剂和中药等。

(2)心绞痛或心绞痛发作频繁、持续时间较长、含服硝酸甘油不能缓解，或出现心率减慢、血压波动、呼吸急促，同时恶心、呕吐、出冷汗、烦躁不安的病人，应立即报告医师及早处理。

(三)一般护理

1.心绞痛发作时应立即就地休息、停止活动。

2.给予高维生素、低热量、低动物脂肪、低胆固醇、适量蛋白质、易消化的清淡饮食，少量多餐，避免过饱及刺激性食物与饮料，避免寒冷刺激，禁烟酒，不饮浓茶、咖啡，多吃蔬菜、水果。

3.保持大便通畅，见循环系统护理常规。

4.针对病人个性特点，了解发作原因及病人的顾虑，耐心向病人解释病情，在精神、工作及生活方面给予帮助。针对病人存在的危险因素制订教育计划，帮助病人建立良好的生活方式。

(四)健康指导

1.指导病人学会控制自己的情绪，合理安排工作和生活，急性发作期间应就地休息，缓解期注意劳逸结合。

2.消除紧张、焦虑、恐惧情绪，避免各种诱发因素，识别急性心肌梗死的先兆症状。

3.掌握心绞痛发作的自我保健。

4.宣传饮食保健的重要性，取得病人主动配合。

5.去除危险因素，积极治疗高脂血症、高血压病、糖尿病等。

6.根据病人文化背景和生活习惯不同，讲解发病有关知识，嘱病人戒烟酒。

7.定期复查。

第二章　呼吸科护理

第一节　慢性支气管炎

慢性支气管炎(简称慢支)是指由于感染或非感染因素引起气管、支气管黏膜及其周围组织的慢性非特异性炎症。临床上以咳嗽、咳痰或伴有喘息及反复发作的慢性过程为特征。长期反复发作可并发阻塞性肺气肿，甚至发展为慢性肺源性心脏病。是一种严重危害人民健康的常见病，尤以老年人多见。

一、病因和发病机制

迄今为止慢性支气管炎的病因尚未阐明，一般认为发病与以下因素有关：

(一)感染因素

是慢性支气管炎发生、发展的重要因素，包括病毒感染与细菌感染。常见病毒为流感病毒、鼻病毒、腺病毒及呼吸道合胞病毒等。常见细菌为肺炎链球菌和流感嗜血杆菌等。

(二)非感染因素

1.大气污染

大气中的刺激性烟雾、有害气体，如二氧化硫、二氧化氮、氯气及臭氧等的吸入，可对支气管黏膜造成损伤，纤毛清除功能降低，黏液分泌增加，使细菌易于侵入。

2.吸烟

吸烟与慢性支气管炎的发生密切相关。长期吸烟可使纤毛运动减弱，纤毛脱落；支气管黏膜充血、水肿；支气管杯状细胞增生，黏液分泌增多；肺泡中吞噬细胞功能减弱等，这些变化均有利于细菌移植到支气管。

3.过敏因素

可能与喘息型慢性支气管炎有关。过敏反应可造成支气管收缩或痉挛、组织损伤和炎症反应，继而发生慢性支气管炎。

4.其他

如自主神经功能失调，可使副交感神经功能亢进，气道反应性升高；老年人呼吸道防御功能下降；维生素 A 及维生素 C 缺乏；遗传因素等机体内在因素也与慢性支气管炎的发生有关。

二、临床表现

(一)症状

缓慢起病，病程较长，主要症状为慢性咳嗽、咳痰及喘息。早期症状较轻，只在吸烟、吸入刺激性气体、气候寒冷或突变时或受凉感冒时引起急性发作或加重，气候转暖后可自然缓解。

1.咳嗽

一般晨起咳嗽较重，白天较轻，晚间睡前有阵咳或排痰，咳嗽严重程度因病情而异。咳嗽原因是由于支气管黏膜充血、水肿及分泌物积聚于支气管腔内所致。

2.咳痰

晨起及体位变动时常引起排痰，尤以清晨排痰较多，痰液多为白色黏液泡沫状，偶可带血。当发生感染时，痰量增多，并转为脓性及黏液脓性。

3.喘息或气促

多见于喘息型支气管炎，由于支气管痉挛而出现喘息。早期无气促，并发阻塞性肺气肿时，可伴有程度不同的气促，严重时喘息明显，生活不能自理。

(二)体征

早期可无异常体征，病期长者可在背部及肺底部出现散在的干、湿啰音，急性发作时，啰音可增多。喘息型者可听到呼气延长及哮鸣音。并发肺气肿时有肺气肿体征。

(三)临床分型及分期

1.分型

分为单纯型及喘息型两型：

①单纯型：主要具有咳嗽、咳痰两项症状。

②喘息型：除有咳嗽、咳痰外，伴有喘息，并有肺部哮鸣音。

2.分期

①急期发作期：指1周内出现脓性或黏液脓性痰，痰量明显增加，或伴有发热等炎症表现，或1周内咳、痰、喘中任何一项症状明显加剧。

②慢性迁延期：指不同程度的咳、痰、喘症状迁延1个月以上。

③临床缓解期：症状自然缓解，或经治疗症状基本消失，或仅偶有轻微咳嗽、少量痰液，持续2个月或2个月以上。

三、有关检查

(一)血液检查

在慢性支气管炎急性发作期，白细胞总数及中性粒细胞比例增多。喘息型者嗜酸粒细胞增多。缓解期多无变化。

(二)痰液检查

痰涂片中可见大量中性粒细胞和已破坏的杯状细胞。涂片或培养还可见肺炎链球菌、流感嗜血杆菌等。

(三)X线检查

早期可无变化。疾病反复发作胸部平片可显示肺纹理增多及紊乱，呈网状、条索状或斑点状阴影，以下肺野较明显。

(四)呼吸功能检查

早期可正常。出现小气道阻塞时，最大呼气量一容量曲线在50%和25%肺容量时，流量明显降低。发展至气道狭窄或阻塞时，出现阻塞性通气功能障碍，表现为第1秒用力呼气量占用力肺活量的比值减少(<70%)，最大通气量减少(<预计值的80%)。

四、诊断要点

根据咳嗽、咳痰或伴喘息，每年发病持续3个月，连续2年或以上，并排除其他心、肺疾患(如肺结核、支气管哮喘、支气管扩张、肺癌、心功能不全等)，即可作出诊断。如每年发病持续不足3个月，而有明确的客观检查依据(如X线、呼吸功能等)亦可诊断。

五、治疗要点

由于慢性支气管炎为慢性病，具有反复发作的特点，应采取防治结合的综合措施。

（一）急性发作期及慢性迁延期

1.控制感染

是慢性支气管炎急性发作期治疗的关键，应根据致病菌的性质及药物敏感程度选择抗菌药物。在未确定病原菌之前，则需按经验用药，较轻患者，多选择口服及肌注抗菌药，而对于较重患者，多选用静脉注射、抗菌谱较广的抗菌药物。常用的药物包括青霉素类、头孢菌素类、大环内酯类、氨基糖苷类和喹诺酮类。

2.祛痰、止咳

常用的药物如复方氯化铵合剂、溴己新（必嗽平）、乙酰半胱氨酸（痰易净）等，也可使用中药化痰、止咳。对老人、体弱者及痰多者，不应使用强镇咳剂，如可卡因等。

3.解痉、平喘

茶碱类如氨茶碱；肾上腺素能 β 受体兴奋剂如沙丁胺醇（舒喘灵）；抗胆碱能药物如异丙托溴铵（溴化异丙托品）等，可缓解支气管痉挛。必要时可应用糖皮质激素。

4.雾化吸入

对痰液黏稠者可采用生理盐水气雾湿化吸入，并可在湿化液中加入抗生素及痰液稀释剂，有利于排痰。

（二）临床缓解期强锻炼，增强体质，提高机体免疫力，改善个人及环境卫生，避免各种诱发因素，特别应劝导病人戒烟，防止复发。还可选用气管炎菌苗或核酪注射液等肌注。

六、护理

主要护理诊断

1.清理呼吸道无效：与痰液黏稠、支气管痉挛等有关。

2.睡眠型态紊乱：与夜间频繁咳嗽影响睡眠有关。

3.知识缺乏：缺乏治疗、预防及自我保健知识。

七、健康教育

1.加强体育锻炼、呼吸和耐寒锻炼，应根据病情选择适合的运动项目，循序渐进。增加营养、增强体质，提高机体免疫力。

2.避免各种诱发因素：如预防感染，避免去空气污浊、人多的公共场所；避免吸入刺激性烟雾、有害气体；避免接触或吸入过敏物质；寒冷季节、气候变化时注意保暖；特别是宣传吸烟对人体的危害，劝导病人戒烟，并帮助其制定具体的戒烟计划。

3.教会病人自我监测病情变化，发现异常及时诊治。

4.告诉病人慢性支气管炎如无并发症预后良好，如迁延不愈或反复发作，易并发阻塞性肺气肿，甚至肺心病，预后较差。

第二节　慢性阻塞性肺气肿

肺气肿（pulmonary enlphysema）是指终末细支气管远端（呼吸性细支气管、肺泡管、肺泡囊和肺泡）的气道弹性减退，过度膨胀、充气和肺容量增大，并伴有气道破坏的病理状态。按病因不同分为四种类型，其中慢性阻塞性肺气肿是最常见的类型。由于大多数肺气肿患者同时伴有慢性咳嗽、咳痰病史，很难将肺气肿和慢性支气管炎的界线截然分开，因此，临床上统称为慢性阻塞性肺部疾病(简称慢阻肺，COPD)。COPD 在我国是一种常见病，其中一部分人经过一定时间可发展至呼吸衰竭及右心功能不全。

一、病因和发病机制

肺气肿的发病机制尚未完全阐明，一般认为是多种因素协同作用形成的。凡引起慢性支气管炎的各种因素，如吸烟、感染、大气污染、有害气体的长期吸入、过敏等均可引起阻塞性肺气肿，其中吸烟是主要因素。其发病机制为：①各种慢性刺激因子引起支气管结构和功能的改变，造成气道狭窄、不完全阻塞，吸气时空气较易进入肺泡，而呼气时因胸腔内压增加，使气管闭塞，空气滞留于肺泡内，引起肺泡内压力增高，肺泡过度膨胀，压迫肺泡间隔，加之局部炎症的直接侵蚀，使肺泡壁破坏、弹性减低，或融合成肺大泡，久之，受损范围扩大而形成肺气肿；②肺部慢性炎症使白细胞和巨噬细胞释放蛋白分解酶增加，损害肺组织和肺泡壁，使多个肺泡融合成肺大泡或肺气肿；③肺泡壁的毛细血管受压，肺组织血供减少，也可致肺泡弹力减低，更易促进肺气肿的发生。

关于弹性蛋白酶及其抑制因子失衡学说，此学说认为，人体内存在弹性蛋白酶及弹性蛋白酶抑制因子(主要是 α_1-AT)。肺组织中的弹性蛋白酶来自巨噬细胞和中性粒细胞，弹性蛋白酶能够分解弹力纤维，引起肺气肿病变。在正常情况下，α_1-AT 能抑制此酶的活力，避免肺气肿的发生。在支气管、肺部感染或长期吸入有害气体的情况下，肺泡巨噬细胞和中性粒细胞大量聚集并活化，当释放出的游离弹性蛋白酶的活性和量超过了弹性蛋白酶抑制因子的抑制能力时，发生不平衡状态，损伤肺组织和肺泡壁，可发生肺气肿。此外，还有先天性缺乏 α_1-AT 者，也可发生肺气肿，属遗传家族性肺气肿，我国少见。

根据肺气肿累及肺小叶的部位在病理学上可分为：①小叶中央型肺气肿，较多见。②全小叶型肺气肿；③混合型肺气肿。

二、临床表现

(一)症状和体征

1. 症状

慢性支气管炎久治不愈，反复加重即可逐渐转变为阻塞性肺气肿。除慢性支气管炎所具有的咳嗽、咳痰等症状外，主要症状为逐渐加重的呼吸困难，初期可在劳累、上楼或登山时出现气促，随病情发展，甚至在静息时也感到呼吸困难。继发感染时呼吸困难明显加重。全身症状有纳差、乏力和体重下降等。严重时可出现 II 型呼吸衰竭症状，如发绀、嗜睡及神志障碍等。也有些病人可出现右心功能不全的症状。

2. 体征

早期体征不明显。典型肺气肿的体征为桶状胸；胸部呼吸运动减弱，触觉语颤减低或消失；叩诊过清音，肺下界及肝浊音界下移，心浊音界缩小或消失；听诊心音遥远，肺动脉瓣区第二心音亢进。如剑突下出现心脏搏动，提示并发早期肺源性心脏病。

(二)临床分型

根据其临床及病理生理特征可分为以下类型：

1. 肺气肿型(又称红喘型，PP 型，A 型)

多见于老年人，明显瘦弱。起病隐匿，病程较长，呼吸困难明显，但无发绀，有明显肺气肿征。由于通气增强，PaO_2 降低不明显，$PaCO_2$ 正常或稍低。晚期可发生呼吸衰竭或伴右心衰竭。其主要病理改变为全小叶型或伴小叶中央型肺气肿。

2. 支气管炎型（又称紫肿型，BB 型，B 型）

年龄较轻，多肥胖。发绀明显，咳嗽及咳痰症状较重，可无明显肺气肿征。PaO_2 显著降低，$PaCO_2$ 常明显升高。易反复感染导致呼吸衰竭及右心衰竭。其主要病理改变为严重慢性支气管炎伴小叶中央型肺气肿。

3. 混合型

以上两型特征同时存在者。

（三）并发症

可有自发性气胸、肺部急性感染、慢性肺源性心脏病等，出现相应症状及体征。

三、有关检查

（一）X 线检查

胸廓扩张，肋间隙增宽，肋骨平行，横膈低平，活动度减弱。肺野透明度增加，有时可见肺大泡。肺血管纹理外带纤细、稀疏和变直，而内带的血管纹理可增粗和紊乱。心脏呈垂直位，心影狭长。

（二）肺功能检查

①第一秒用力呼气量占用力肺活量的比值（$FEV_1/1F$、VC）＜60%；②最大通气量降低，低于预计值的 80%；③残气量增加，残气量/肺总量＞40%，说明肺过度充气，对诊断阻塞性肺气肿有重要意义。

（三）动脉血气分析

早期无变化。随着病情发展，可出现动脉 PaO_2 降低，$PaCO_2$ 升高，并可出现代偿性呼吸性酸中毒，pH 降低。

四、诊断要点

根据慢性支气管炎病史、肺气肿的症状及体征、胸部 X 线检查及呼吸功能检查一般可以做出诊断。

五、治疗要点

对阻塞型肺气肿患者的治疗主要为改善呼吸功能，以改善活动能力，提高生活质量。

（一）一般治疗

1. 去除病因

积极防治引起肺气肿的各种支气管、肺部疾病。

2. 加强呼吸肌功能锻炼及全身锻炼

呼吸肌功能锻炼可作腹式呼吸、缩唇呼气训练，以增强呼吸肌的活动能力。全身锻炼可作气功、太极拳、散步或登楼梯等活动。

（二）控制感染

急性发作期根据病原菌药敏试验或经验选择有效抗菌药物。

（三）对症治疗

1. 应用止咳、祛痰、平喘药物。

2. 有缺氧表现者给予吸氧，可采用家庭氧疗，以延长患者寿命，提高生活质量。

六、护理

（一）主要护理诊断

1. 气体交换功能受损：发绀：与肺气肿继发感染有关。

2. 低效性呼吸型态：与支气管阻塞、呼吸阻力增加有关。

3. 活动无耐力：与低氧血症、营养不良有关。

4. 焦虑：与呼吸困难、家庭支持不足或缺乏有关信息有关。

（二）主要护理措施

1. 病情观察

咳嗽、咳痰情况，如痰外观、痰量、是否易咳出；呼吸频率、有无辅助呼吸肌参与活动等呼吸困难情况；发绀、意识状态；当病人突发胸痛要警惕气胸。

2. 休息与活动

急性发作期需卧床休息，采取舒适的体位或半坐位。病情缓解后鼓励患者适当增加体力活动。

3. 饮食

COPD 患者应给予高热量、高蛋白饮食；少吃产气食品如豆类、薯类；食物要易嚼、易咽，并应少量多餐；如无禁忌每日饮水量至少要 1.5L。因 COPD 患者呼吸负荷加重，能量消耗增多；又因呼吸困难、缺氧及药物副作用等使进食减少，因此，此类病人营养不良十分常见，这可使肺功能和呼吸肌功能减弱、机体免疫力降低，故应注意增加患者营养摄入，改善机体营养状态。

4. 呼吸肌功能锻炼

（1）腹式呼吸：肺气肿患者常呈浅而速的呼吸，呼吸效率低。让患者作深而慢的腹式呼吸，通过腹肌的主动收缩与舒张来加强膈肌运动幅度，可使呼吸阻力减低、肺泡通气量增加、呼吸效率提高、耗氧量减少，从而减轻呼吸困难，提高活动耐力。训练方法如下：可采取立位、坐位或半卧位。开始训练时以半卧位、双膝半屈曲最适宜。如采取立位时上半身应略向前倾，以使腹肌放松、舒缩自如，全身肌肉特别是辅助呼吸肌尽量放松。嘱病人用鼻吸气，经口呼气，呼吸要缓慢、均匀，切勿用力呼气。吸气时腹肌放松，腹部鼓起；呼气时腹肌收缩，腹部下陷。开始训练时，患者可将一手放在腹部，一手放在前胸，以感知胸腹起伏。呼吸时应使胸廓保持最小的活动度，呼气与吸气时间比例为 2～3∶1，每分钟 10 次左右，练习数次后可稍事休息，两手交换位置后继续进行训练。每日训练 2 次，每次 10～15 分钟。熟练后可增加训练次数和时间，并可在各种体位随时进行练习。如能将缩唇呼气融人其中，更能有效增加呼吸运动的力量和效率，调动通气的潜能。

（2）缩唇呼气：在呼气时缩唇，将口唇缩成吹口哨状，气体经缩窄的口唇缓慢呼出称缩唇呼气。吸气与呼气时间之比为 1∶2 或 1∶3，7～8 次/分，每次 10～20 分钟，每日训练 2 次。因肺气肿患者肺泡弹性回缩力减低，小气道阻力增高，呼气时小气道提早闭合致使气体滞留在肺内。缩唇呼气的作用是提高支气管内压，防止呼气时小气道过早陷闭，以利肺泡气排出，改善肺泡通气量。

5. 家庭氧疗的护理

一般采用鼻导管低流量持续吸氧，氧流量 1～2L/min（氧浓度 24%～28%），每日 12～15 小时，维持 PaO_2 在 60mmHg 以上。

6. 药物治疗的护理

按医嘱应用抗菌、止咳、祛痰、平喘等药物时，注意观察药物疗效及不良反应。

7. 心理护理

由于病人长期呼吸困难，生活质量明显下降，家庭支持也会因久病而减少，因此病人多有焦虑、抑郁等心理障碍，护士应作好病人的心理护理，帮助其建立战胜疾病的信心；做好病人与家属、单位间的沟通，给予其心理、经济支持。

七、健康教育

1. 教育群众避免诱发因素，如劝导群众戒烟、改善生活方式及环境、预防感染等。

2. 防治原发病如慢性支气管炎，是预防肺气肿发生的重要措施。

3. 指导病人①戒烟；②坚持呼吸肌功能锻炼，以改善呼吸功能；③坚持全身锻炼及耐寒锻炼，以增强体质及机体免疫力；④家庭氧疗：说明氧疗目的、作用及注意事项；⑤加强营养摄入，改善营养状况。⑥保持良好的心态，正确对待疾病，建立战胜疾病信心。

4. 肺气肿的预后与病情的轻重程度及合理的治疗有关，积极的防治可提高生活质量、延缓病情发展、改善预后及延长生存时间。

第三节　支气管扩张症

支气管扩张症(bronchiectasis)是慢性支气管异常扩张的疾病，系因支气管及其周围组织慢性炎症及支气管阻塞，引起支气管组织结构较严重的病理性破坏，以导致支气管管腔扩张和变形。临床上以慢性咳嗽、大量脓痰和(或)反复咯血为特征。随着麻疹、百日咳疫苗的预防接种和抗生素的及时应用等，本病的发病率已明显降低。

一、病因和发病机制

(一)支气管-肺组织感染和支气管阻塞

支气管-肺组织感染和支气管阻塞是支气管扩张的重要发病因素。病因以婴幼儿期的麻疹、百日咳、支气管肺炎最为常见。肺结核、重症肺炎、COPD、吸入异物、肿瘤及支气管外肿大淋巴结的压迫等也可引起。反复或严重的感染损伤支气管各层组织，尤其是平滑肌和弹力纤维的破坏，削弱了管壁的支撑作用。支气管周围纤维增生和肺不张等牵拉管壁，也是引起支气管扩张的因素。异物吸入、肿瘤及支气管外肿大淋巴结的压迫等可引起呼吸道阻塞，导致远端支气管-肺组织感染。总之，感染引起支气管阻塞，阻塞又加重感染，两者互为因果，促使支气管扩张的发生和发展。

(二)先天性支气管发育缺损、遗传因素及机体免疫功能失调

以上因素也与支气管扩张的发生有关，但较少见。

病理改变：支气管扩张主要累及 4～6 级支气管，也可累及较远端支气管。下叶最易受损，左肺多于右肺。扩张的支气管形态呈柱状、囊状或囊柱状。病变区域常伴毛细血管扩张，或有支气管动脉和肺动脉的终末支扩张与吻合，形成血管瘤，破裂时可出现反复、大量咯血。

二、临床表现

(一)症状

呈慢性过程，多在小儿或青年期发病，多数病人在童年期患有百日咳、麻疹或支气管肺炎迁延不愈及此后常有反复发作的下呼吸道感染的病史。典型表现如下：

1. 慢性咳嗽伴大量脓痰

约有 90%病人有此症状，咳嗽、咳痰常在晨起和夜间卧床转动体位时加重，痰量每日

可达数百毫升。痰液静置后可分三层：上层为泡沫、中层为黏液、下层为脓性物和坏死组织，伴有厌氧菌感染时痰液有恶臭味。

2.反复咯血

50%～70%病人表现为反复咯血，咯血量不等，从痰中带血到大量咯血，常因呼吸道感染诱发。

3.反复发生肺部感染

其特点是同一部位反复发生肺炎。

4.慢性感染中毒症状

可有间歇发热或高热、食欲下降、消瘦、贫血、乏力等。儿童可影响其生长发育。

（二）体征

早期可无肺部异常体征。病变重或继发感染时在下胸部、背部可闻及固定的、持续存在的较粗湿啰音。部分病人有杵状指（趾）。

三、有关检查

1.影像学检查

典型的 X 线胸部平片显示为粗乱肺纹理中有多个不规则的蜂窝样透亮阴影或卷发样阴影，感染时阴影内出现液平面。支气管造影显示受累支气管呈囊状、柱状或囊柱状改变。高分辨率的 CT 检查可更好的显示支气管扩张病变影像。

2.纤维支气管镜检查

可明确出血、扩张或阻塞部位。

四、诊断要点

根据慢性咳嗽、大量脓痰及反复咯血的病史，以及儿童时期反复发作的呼吸道感染史；病变肺部有部位固定、持久存在的湿性啰音；典型的 X 线胸部平片、支气管造影及 CT 检查所见，临床即可作出诊断。

五、治疗要点

（一）保持呼吸道引流通畅

和抗菌治疗同样重要，它可保持气道通畅，减少继发感染和减轻全身中毒症状。

1.祛痰剂

常用复方甘草合剂、氯化铵、溴己新等口服。如痰液黏稠加用超声雾化吸入。

2.支气管扩张剂

有喘息者加入支气管扩张剂以提高祛痰效果，常用氨茶碱或其他缓释茶碱制剂。

3.体位引流

应根据病变部位采取相应体位进行引流，引流时（尤其是进行头低脚高位引流时）要密切观察患者的心肺功能及咳痰的情况，以防发生意外。

4.纤维支气管镜吸痰

如体位引流仍难以排出痰液，可用纤维支气管镜吸痰，及用生理盐水冲洗稀释痰液，或可局部滴入抗生素。

（二）控制感染

急性感染时应根据病情、痰培养及药物敏感试验选用合适抗菌药物。轻症感染常用阿莫西林、环丙沙星，或一、二代头孢菌素口服。严重感染时可用第三代头孢菌素加氨基糖苷类药物静脉滴注。

（三）手术治疗

病灶较局限，内科治疗无效者应考虑手术治疗。

（四）其他

加强营养，纠正贫血等。

六、护理

（一）主要护理诊断

1. 清理呼吸道无效

与大量脓痰滞留呼吸道有关。

2. 有窒息的危险

与痰多、痰黏稠有关；与大咯血有关。

3. 恐惧

与大咯血有关。

4. 营养失调

低于机体需要量：与消耗增多、摄入不足有关。

（二）主要护理措施

1. 病情观察

观察体温、咳嗽、咳痰或咯血的情况，记录痰量、颜色、黏稠度、气味等。大咯血时观察病人咯血量、次数、有无窒息表现，以及监测生命体征。

2. 休息

急性感染时或咯血者应卧床休息，症状不重者可适当活动。

3. 饮食护理

给予病人高热量、高蛋白、高维生素饮食，采取各种措施增进食欲，注意给以含铁丰富的饮食纠正贫血。保证足够入量，每日饮水量应在 1500ml 以上，以利于稀释痰液。

4. 药物治疗的护理

应用抗菌、祛痰、支气管扩张剂等药物时，应指导病人掌握用药剂量、疗程；观察药物疗效及不良反应。

七、健康教育

1. 指导群众积极防治麻疹、百日咳、支气管肺炎、肺结核等急、慢性呼吸道感染，并注意防止异物吸入气管，对预防支气管扩张的发生具有重要意义。

2. 应使病人对支气管扩张的症状、发生、发展、治疗、预后有所了解。支气管扩张为不可逆病变，病人对此要有充分认识，应学会自我监测病情，避免呼吸道感染等诱发因素，掌握体位引流等有效的治疗方法。

3. 加强体育锻炼，增加营养，增强体质和机体免疫力，减少急性发作。

第三章　消化科护理

第一节　胃炎患者的护理

胃炎(gastritis)是指不同病因所引起的胃黏膜炎症。胃黏膜对损伤的反应包括上皮损伤、黏膜炎症、上皮再生三个过程，有时可仅有上皮损伤和细胞再生，而无黏膜炎症。胃炎是最常见的消化道疾病之一，大多数患者可无症状，主要依靠内镜检查及病理学检查诊断。按临床发病急缓和病程长短，一般将胃炎分为急性胃炎(acute gastritis)和慢性胃炎两大类型。

一、急性胃炎患者的护理

（一）概述

急性胃炎(acute gastritis)系指由多种病因引起的急性胃黏膜炎症。临床上为急性发病，表现为上腹部症状。急性胃炎主要包括：①急性腐蚀性胃炎；②急性化脓性胃炎；③急性糜烂出血性胃炎(acute erosive-hemorrhagic gastritis)，是指由各种病因引起的，以胃黏膜多发性糜烂、出血为主要表现的急性胃黏膜病变，可伴有一过性浅表溃疡形成，临床最常见，本节将予以重点讨论。前两种极为少见，本文不再详述。

（二）病因及发病机制

许多因素均可引起急性糜烂出血性胃炎，常见的原因主要有以下几种。

1. 药物

最常见的药物有非甾体类抗炎药(NSAID)，如阿司匹林、吲哚美辛等，某些抗肿瘤药、铁剂或氯化钾口服液、某些抗生素等。这些药物可刺激、损伤胃黏膜上皮细胞。NSAID还可以通过抑制环氧合酶(cyclooxygenase, COX)而抑制了胃黏膜生理性前列腺素的产生，而前列腺素在维持黏膜屏障完整方面起着很重要的作用，从而降低了胃黏膜的保护作用。此外，某些抗肿瘤药(如氟尿嘧啶)对胃肠道的黏膜细胞会产生明显的细胞毒作用。

2. 急性应激

各种严重的脏器病变、严重创伤、大面积烧伤、大手术、脑血管意外和休克，甚至精神心理因素等均可引起胃黏膜糜烂、出血，如烧伤引起者称 Curling 溃疡(Cuerling's ulcer)，中枢神经系统病变引起者称 Cushing 溃疡(Cushing's ulcer)。虽然急性应激导致急性糜烂出血性胃炎的发病机制尚未完全明确，但多数认为在严重应激情况下机体的生理代偿功能不足以维持胃黏膜微循环的正常运行，使胃黏膜缺血、缺氧、细胞黏液和碳酸氢盐分泌减少、局部前列腺素合成不足、上皮细胞再生能力减弱等，导致黏膜屏障破坏、氢离子反弥散，致使黏膜内 pH 降低，进一步损伤黏膜和血管，引起胃黏膜糜烂和出血。

3. 酒精

酒精具有亲脂性和溶脂性。高浓度酒精引起上皮细胞损伤，导致胃黏膜水肿、出血、糜烂。

4. 十二指肠反流液

胆汁和胰液中的胆盐、溶血磷脂酰胆碱、磷脂酶 A 及其他胰酶可破坏胃黏膜屏障。幽门括约肌功能不全可引起显著的十二指肠-胃反流。

5.感染或病毒摄入

某些细菌或病毒感染可引起急性胃炎，幽门螺杆菌(简称 Hp)也可引起本病，将在慢性胃炎中讨论。维持胃腔与胃黏膜内氢离子高梯度状态是胃黏膜屏障的正常保护功能。当以上因素导致胃黏膜屏障受损，胃腔内氢离子便会反弥散进入胃黏膜内，从而进一步加重胃黏膜的损害，最终引起胃黏膜糜烂和出血。

(三)诊断要点

1.临床表现

多数患者无明显症状，或症状被原发病掩盖，或仅有上腹不适、腹胀、食欲减退等消化不良的表现。大量出血可引起晕厥、休克，伴贫血，查体可有上腹不同程度的压痛。对急性应激、服用 NSAID(如吲哚美辛)的患者或行机械通气的危重患者行胃镜检查，多数可发现急性糜烂、出血的表现。临床上急性糜烂出血性胃炎患者多因突发的呕血和(或)黑便而就诊。据统计，所有上消化道出血病例中，由急性糜烂出血性胃炎所致者占 10%~25%，为上消化道出血的常见病因之一，仅次于消化性溃疡。

2.辅助检查

(1)粪便检查

粪便隐血试验可呈阳性。

(2)胃镜检查

因病变(特别是 NSAID 或酒精引起者)可在短期内消失，胃镜检查一般应在出血后 24~48 小时内进行，可以见到胃黏膜充血、水肿、糜烂和出血、浅表溃疡为特征的急性胃黏膜损害。一般急性应激引起的胃黏膜损害以胃体、胃底部为主，而 NSAID 或酒精引起者则以胃窦部为主。

(四)治疗

主要针对病因和原发疾病积极采取措施。

急性应激状态者在积极治疗原发病的同时，应使用具有黏膜保护作用或抑制胃酸分泌作用的药物，以预防发生急性胃黏膜损害；由药物引起者须立即停药。常用 H₂ 受体拮抗剂或质子泵抑制剂抑制胃酸分泌，硫糖铝和米索前列醇等保护胃黏膜。以恶心、呕吐或上腹痛为主要表现者应用甲氧氯普胺、多潘立酮、山莨菪碱等药物对症处理。

(五)主要护理问题

1.舒适的改变

与上腹痛有关。

2.知识缺乏

缺乏关于本病的病因及防治知识。

3.潜在并发症

上消化道大量出血、水电解质紊乱。

(六)护理目标

1.去除致病因素。

2.患者疼痛缓解。

3. 未发生相关并发症，或并发症发生后能得到及时治疗与处理。

（七）护理措施

1. 休息与活动

患者应适当休息，减少活动。对急性应激所致或伴有消化道出血者应卧床休息，同时做好患者的心理疏导，减轻或解除其精神紧张，保证身、心两方面得以充分的休息。

2. 饮食护理

饮食应定时、有规律，少量多餐，避免辛辣、生硬刺激食物，忌暴饮暴食、饮酒等。一般进食营养丰富的温凉半流质饮食。若有少量出血者可给牛奶、米汤等流质以中和胃酸，有利于黏膜的修复。急性大出血或呕吐频繁时应暂禁食。

3. 用药护理

指导患者正确服用阿司匹林、吲哚美辛等对胃黏膜有刺激的药物，必要时应用制酸剂、胃黏膜保护剂预防本病的发生。

4. 心理护理

耐心解答患者及家属提出的相关问题，以消除其紧张情绪。紧张、焦虑还可影响其食欲及消化能力，而对治疗的信心及情绪稳定则有利于减轻患者症状。必要时按医嘱使用镇静剂。

5. 健康宣教

（1）休息与活动：生活要有规律，应保持轻松愉快的心情，避免过度劳累。

（2）饮食指导：注意饮食卫生，进食应有规律，避免过热、过冷、辛辣食物及咖啡、浓茶等刺激性饮料；嗜酒者应戒酒，以防止酒精损伤胃黏膜。

（3）用药指导：合理使用对胃黏膜有刺激的药物，使用时应同时服用制酸剂。

（4）随访指导：若患者出现呕血、黑便等消化道出血征象时，及时就诊。

二、慢性胃炎患者的护理

（一）概述

慢性胃炎（chmnic gastritis）是各种病因引起的胃黏膜慢性炎症。慢性胃炎是一种常见病、多发病，其发病率在各种胃病中居首位。男性稍多于女性。任何年龄都可以发病，但随着年龄增长发病率逐渐增高。我国属于幽门螺杆菌高感染率国家，人群中幽门螺杆菌的感染率达 40%～70%。幽门螺杆菌感染几乎无例外地引起胃黏膜炎症，且感染后机体一般难以将其清除而变成慢性感染。因此估计人群中成人慢性胃炎患病率超过 50%。

（二）病因及发病机制

1. 幽门螺杆菌感染

目前认为幽门螺杆菌感染是慢性胃炎最主要的病因，其机制为：①幽门螺杆菌有鞭毛结构，可在胃内黏液层自由活动，并依靠其黏附素与胃黏膜上皮细胞紧密接触，直接损伤胃黏膜上皮细胞；②幽门螺杆菌所分泌的尿素酶，分解尿素产生氨，中和胃酸，形成了有利于幽门螺杆菌定居及繁殖的中性环境，同时损伤了上皮细胞膜；③幽门螺杆菌产生细胞毒素诱导上皮细胞释放 IL-8，引起黏膜损害和炎症；④幽门螺杆菌的菌体胞壁还可作为抗原诱发免疫反应，损伤胃上皮细胞。

2. 饮食和环境因素

慢性胃炎的发生与高盐饮食和缺乏新鲜蔬菜、水果密切相关。

3.自身免疫和遗传因素

胃体萎缩为主的慢性胃炎发生在自身免疫基础上，称为自身免疫性胃炎。

4.物理及化学因素

长期饮浓茶、咖啡、烈酒，食用过冷过热、过于粗糙的食物，服用大量非甾体类抗炎药，各种原因引起的十二指肠液反流、慢性右心衰竭、肝硬化门脉高压症等。

（三）病理

慢性胃炎的实质是胃黏膜上皮遭到反复损害后，由于黏膜特异的再生能力，引起黏膜发生改建，最终导致不可逆的胃腺体的萎缩、消失。在慢性胃炎的进程中，若炎性细胞(主要是淋巴细胞、浆细胞)浸润局限于胃小凹和黏膜固有层的表层，胃腺体完整无损，称为慢性浅表性胃炎。若有中性粒细胞浸润，显示存在有活动性炎症，称为慢性活动性胃炎。多提示有幽门螺杆菌感染。病变发展累及腺体，引起腺体萎缩、消失，胃黏膜变薄，常伴有肠化生，称为慢性萎缩性胃炎。慢性胃炎进一步发展，胃上皮或化生的肠上皮在再生过程中过度增生和丧失分化，在结构、功能上偏离正常轨道，形成异型增生(dysplasia，又称不典型增生)，异型增生被认为是胃癌的癌前病变。

不同类型胃炎病理改变在胃内的分布不同。幽门螺杆菌引起的慢性胃炎，炎症呈弥漫性分布，但以胃窦部为重；自身免疫性胃炎的萎缩和肠化生主要局限在胃体。

（四）诊断要点

1.临床表现

慢性胃炎进展缓慢，病程迁延，缺乏特异性症状。70%～80%的患者可无任何症状。部分有上腹痛或不适、饱胀、恶心和呕吐、嗳气、反酸、食欲不振等非特异性的消化不良的表现，症状无节律性，与进食或食物种类有关。症状的有无和严重程度与慢性胃炎的内镜所见和组织病理学分级无明显相关性。胃黏膜糜烂者可有少量上消化道出血。自身免疫性胃炎可出现畏食、贫血和体重减轻。患者体征多不明显，有时可有上腹轻压痛。

2.辅助检查

（1）胃镜及胃黏膜活组织检查：是最可靠的诊断方法。通过胃镜在直视下观察黏膜病变。慢性浅表性胃炎可见红斑(点、片状、条状)、黏膜粗糙不平，出血点/斑；慢性萎缩性胃炎可见黏膜呈颗粒状，黏膜血管显露，色泽灰暗，皱襞细小。两种胃炎均可见糜烂、胆汁反流。在充分活体组织检查(取3块组织)基础上以病理组织学诊断明确病变类型。

（2）幽门螺杆菌检测：可通过侵入性(如快速尿素酶测定、组织学检查等)/非侵入性(如13C或14C尿素呼气试验等)方法检测幽门螺杆菌。

（3）血清学检查：自身免疫性胃炎患者，抗壁细胞抗体和抗内因子抗体可呈阳性，血清促胃液素水平可明显升高。多灶萎缩性胃炎患者，血清促胃液素水平可正常或偏低。

（4）胃液分析：自身免疫性胃炎患者，胃酸缺乏；多灶萎缩性胃炎患者，胃酸分泌正常或偏低。

（五）治疗

1.对症处理

根据病因给予相应对症处理。如因非甾体类抗炎药引起，应停用药并给予抗酸药；如因胆汁反流引起，可用氢氧化铝凝胶吸附，或给予硫糖铝及胃动力药以中和胆盐，防止反流；有胃动力学改变者，可服用多潘立酮、西沙必利等。

2. 自身免疫性胃炎的治疗

目前尚无特殊治疗，有恶性贫血者可肌注维生素 B_{12}。

3. 抗氧化剂的应用

维生素 C 等对预防胃癌有一定作用。

4. 胃黏膜异型增生的治疗

除积极给予上述治疗外，关键在于定期随访。对明确的重度异型增生患者可选择预防性内镜下胃黏膜切除术。

（六）主要护理问题

1. 腹痛

与胃黏膜炎性病变有关。

2. 营养失调

低于机体需要量与畏食及消化吸收不良等有关。

3. 焦虑

与病情反复、病程迁延有关。

4. 活动无耐力

与自身免疫性胃炎致恶性贫血有关。

5. 知识缺乏

缺乏对慢性胃炎病因和预防知识的了解。

（七）护理目标

1. 缓解胃部不适。

2. 摄取合理营养，患者营养状况得到改善或维持。

3. 患者焦虑程度减轻，积极配合治疗及护理。

4. 患者的活动耐力增加。

5. 去除致病因素。

（八）护理措施

1. 休息与活动

指导患者急性发作时卧床休息，并注意腹部保暖。病情缓解时，进行适当锻炼，以增强机体抗病能力。

2. 饮食护理

（1）饮食治疗原则：向患者说明摄取足够营养素的重要性，鼓励患者少量多餐，以进食高热量、高蛋白、高维生素、易消化的饮食为原则。避免摄入生硬、过甜、过咸、过辣的刺激性食物。

（2）制定饮食计划：与患者及家庭共同制定饮食计划，指导他们改进烹饪技巧，增加食物的色、香、味，以刺激患者食欲。胃酸低者食物应在完全煮熟后食用，以利于消化吸收，同时可给刺激胃酸分泌的食物，如肉汤、鸡汤等；高胃酸者应避免进食酸性及多脂肪食物。

3. 用药护理

遵医嘱给药以根除幽门螺杆菌感染治疗时，注意观察药物的疗效和不良反应。

（1）胶体铋剂：枸橼酸铋钾（CBS）在酸性环境中方起作用，故宜在餐前半小时服用。服

CBS 过程中可使牙齿、舌变黑，可用吸管吸入。部分患者服药后出现便秘、粪便变黑，停药后可自行消失。少数患者可有恶心、一过性血清转氨酶升高等，极少出现急性肾衰竭。

(2)抗菌药物：服用阿莫西林前应询问患者有无青霉素过敏史，使用过程中注意有无迟发性过敏反应，如皮疹。甲硝唑可引起恶心呕吐等胃肠道反应，应在餐后半小时服用，并可遵医嘱使用甲氧氯普胺、维生素 B_{12} 等拮抗。

4.心理护理

及时了解患者的焦虑情绪，并采用转移注意力、深呼吸等方法来减轻焦虑、缓解疼痛。

5.缓解疼痛

可采用热敷和针灸。用热水袋热敷胃部，以解除胃痉挛，缓解腹痛；也可用针灸内关、合谷、足三里等穴位来减轻疼痛。

6.健康宣教

(1)休息与活动：生活应有规律，合理安排工作和休息，注意劳逸结合，积极配合治疗。教育患者保持良好的心理状态。介绍本病的病因，指导患者避免诱发因素。

(2)饮食指导：指导患者注意饮食卫生和饮食营养，养成规律的饮食习惯；避免过热、过冷、辛辣饮食及浓茶、咖啡等刺激性饮料；嗜酒者应戒酒，防止酒精损伤胃黏膜。

(3)用药指导：根据患者的病因、具体情况进行相关指导，如尽量避免使用对胃黏膜有刺激的药物，必须使用时应同时服用制酸剂或胃黏膜保护剂；介绍药物的不良反应。

(4)随访指导：定期门诊复查，如有异常及时就诊。

第二节　消化性溃疡患者的护理

一、概述

消化性溃疡(peptic ulcer)泛指胃肠道黏膜在某些情况下被胃酸/胃蛋白酶消化而造成的溃疡，可发生于食管、胃、十二指肠，亦可发生于胃一空肠吻合口附近或含有胃黏膜的 Meckel 憩室内。因为胃溃疡(GU)和十二指肠溃疡(DU)最常见，故一般所谓的消化性溃疡，是指胃溃疡和十二指肠溃疡。

临床上 DU 较 GU 多见，二者之比约为 3:1。DU 多见于青壮年，GU 多见于中老年，DU 发病的年龄一般比 GU 早 10～20 年。无论是 DU 还是 GU 均好发于男性。冬春和秋冬之交是本病的好发季节。

二、病因及发病机制

消化性溃疡是一种由多种病因所致的异质性疾病群，即患者之间的病因、发病机制可能不同，而临床表现相似。其中幽门螺杆菌(HP)感染、服用非甾体类抗炎药(NSAID)是已知的主要病因。溃疡发生是由于对胃、十二指肠黏膜有损伤的侵袭因素与黏膜自身防御一修复因素之间失去平衡的结果。对胃、十二指肠黏膜有损伤的侵袭因素包括高浓度胃酸、胃蛋白酶、微生物、酒精、胆盐、药物及其他有害物质；胃、十二指肠黏膜的自身防御一修复因素包括黏液/碳酸氢盐屏障、黏膜屏障、丰富的黏膜血流量、上皮细胞更新、前列腺素和表皮生长因子等。正常情况下，胃、十二指肠黏膜的这一有效的防御一修复机制，足以抵抗侵袭因素的损害作用。只有当侵袭因素增强和(或)黏膜自身防御一修复因素减弱，才有可能发生溃疡。DU 和 GU 在发病机制上有不同之处，前者主要是侵袭因素增强，后者主要是黏膜自身防御—修复因素减弱。

（一）幽门螺杆菌感染

大量研究充分表明幽门螺杆菌感染是消化性溃疡的主要病因。其主要证据为：①消化性溃疡患者胃黏膜中幽门螺杆菌检出率高：消化性溃疡患者的幽门螺杆菌检出率显著高于对照组的普通人群，DU 患者的幽门螺杆菌检出率为 90%～100%，GU 为 80%～90%（幽门螺杆菌阴性的消化性溃疡患者大多能找到服用 NSAID 的病史或其他原因）；②根除幽门螺杆菌明显降低溃疡复发率：大量临床研究证实，常规抑酸治疗后愈合的溃疡年复发率高达 50%～70%，而根除幽门螺杆菌治疗可使其溃疡年复发率明显降低（降至 1%～5%以下）；根除幽门螺杆菌还可明显降低消化性溃疡出血等并发症的发生率。但前瞻性研究显示，在幽门螺杆菌感染的人群中仅 15%～20%的人会发生消化性溃疡，一般认为这与幽门螺杆菌（不同毒力菌株）、宿主（遗传及机体状态）和环境因素三者相互作用结果不同有关。幽门螺杆菌感染导致消化性溃疡的机制尚未完全阐明，有如下假说。

1. 幽门螺杆菌-促胃液素-胃酸学说

幽门螺杆菌直接或者间接（炎性细胞因子）作用于胃黏膜的 G 细胞、D 细胞（能分泌生长抑素）、壁细胞，导致胃酸分泌增加，使十二指肠的酸负荷增加。

2. 十二指肠胃上皮化生学说

研究发现十二指球部溃疡多位于胃上皮化生处。幽门螺杆菌只能定植在胃上皮组织上，胃上皮化生是十二指肠对酸负荷的一种代偿反应。因此十二指肠的胃上皮化生为幽门螺杆菌在十二指肠定植提供了条件，从而导致十二指肠炎症，黏膜屏障破坏，最终发展为DU。

3. 十二指肠碳酸氢盐分泌减少

幽门螺杆菌感染可减少十二指肠碳酸氢盐分泌，使黏膜屏障削弱，导致 DU 发生。

幽门螺杆菌引起 GU 的发病机制一般认为是幽门螺杆菌感染引起的胃黏膜炎症削弱了胃黏膜的屏障功能、胃酸对屏障受损的胃黏膜的侵蚀作用，导致 GU 的发生。

（二）非甾体类抗炎药

NSAID 直接作用于胃、十二指肠黏膜，透过细胞弥散入黏膜上皮细胞内，细胞内高浓度 NSAID 产生毒性作用而损害胃黏膜屏障。此外，NSA1D 还可抑制环氧合酶，使胃肠道黏膜中经环氧合酶途径产生的具有细胞保护作用的内源性前列腺素合成减少，削弱胃十二指肠黏膜的防御作用。

（三）胃酸和胃蛋白酶

胃酸、胃蛋白酶是胃液的主要成分，消化性溃疡的最终形成是由于胃酸/胃蛋白对黏膜的自身消化所致，而胃酸又在其中起主要作用。这是因为胃蛋白酶原需要盐酸激活才能转变为胃蛋白酶，胃蛋白酶能降解蛋白质分子，对黏膜有侵袭作用；而胃蛋白酶的活性取决于胃液 pH，当胃液 pH<4 时，胃蛋白酶活性才能得到维持。

（四）其他危险因素

如吸烟、遗传因素、胃十二指肠运动异常、应激和心理因素、饮食如饮浓茶、咖啡、酒、某些饮料等。

三、病理

DU 多发生于球部，前壁较后壁多见；GU 多在胃角和胃窦小弯。消化性溃疡大多为单发，也可多个，呈圆形或椭圆形。 DU 的直径一般<10mm，GU 则稍大、直径一般<20mm。溃疡浅者累及黏膜肌层，深者则可贯穿肌层，甚至浆膜层。穿透浆膜层时引起穿孔，血管破溃时引起出血。溃疡的边缘常有增厚、基底光滑、清洁，表面覆盖有灰白或灰黄色纤维渗出物。

四、诊断要点

(一)临床表现

本病的临床表现不一，部分患者可无症状，或以出血、穿孔等并发症为首发症状。但是多数患者有慢性过程、周期性发作和节律性上腹痛的特点。发作多在冬春和秋冬之交，常与情绪波动、不良精神刺激、饮食失调等有关。

1.症状

(1)腹痛：可为隐痛、钝痛、胀痛、灼痛甚至剧痛，或呈饥饿样不适感。疼痛部位多位于上腹中部、偏右或偏左。

节律性疼痛是消化性溃疡的特征之一，与进食有关。多数患者疼痛有典型的节律性。DU 的疼痛常在餐后 3～4 小时开始出现，持续不缓解至下餐进食或服用抗酸剂后才缓解，即疼痛-进餐-缓解，故又称空腹痛；DU 患者约半数于午夜出现疼痛，称"午夜痛"。GU 的疼痛多在餐后 1 小时内出现，至下次餐前逐渐缓解，直至下次进餐后再复现上述节律，即进餐-疼痛-缓解；DU 患者午夜痛少见。

疼痛的周期性是消化性溃疡的又一特征，以 DU 较为突出。上腹痛发作可在持续数天、数周或数月后，继以较长时间的缓解，继之又复发。溃疡一年四季均可发病，但以秋末春初较冷的季节更为常见。

(2)其他：可有反酸、嗳气、烧心、恶心、呕吐、食欲减退等消化不良的症状；也可有多汗、失眠、脉缓等自主神经功能失调的表现。

2.体征

消化性溃疡缺乏特异性体征。在溃疡活动期，多数患者可有上腹部固定而局限的轻压痛，DU 压痛点常偏右。缓解期则无明显体征。少数患者可因营养不良或慢性失血而有贫血。部分 GU 患者的体质较弱。

3.特殊类型的消化性溃疡

①无症状性溃疡：15%～35%消化性溃疡患者无任何症状。②老年人消化性溃疡：临床表现不典型，有许多方面与青壮年消化性溃疡不同。溃疡常较大，常无任何症状或症状不明显、疼痛多无规律，食欲不振、恶心、呕吐、消瘦、贫血等症状较突出。③胃十二指肠复合溃疡：指胃与十二指肠同时存在溃疡。④幽门管溃疡：较为少见。其主要表现为进餐后立即出现较为剧烈而无节律性的中上腹痛，对抗酸剂反应差，易出现幽门梗阻、穿孔、出血等并发症。⑤十二指肠球后溃疡：指发生在十二指肠球部以下的溃疡，多具有 DU 的临床特点，其夜间痛和背部放射性疼痛较为多见，较易并发出血，药物治疗的反应差。

4.并发症

出血、穿孔、幽门梗阻是消化性溃疡主要的并发症，此外极少数 GU 可发生癌变。

(1)出血：是消化性溃疡最常见的并发症，DU 并发出血的发生率比 GU 高。

(2)穿孔：溃疡病灶向深部发展穿透浆膜层则并发穿孔。消化性溃疡穿孔在临床上可分为 3 种形式：①急性穿孔；②慢性穿孔；③亚急性穿孔。溃疡急性穿孔主要出现急性腹膜炎的症状，突发的剧烈腹痛，多自中上腹或右上腹开始，呈持续性，可蔓延至全腹，腹肌强直，有明显压痛、反跳痛，肝浊音区缩小或消失，肠鸣音减弱或消失，部分患者出现休克。慢性穿孔所致的症状不如急性穿孔剧烈，往往表现为腹痛规律发生改变，变得顽固、持久，疼痛多放射至背部。亚急性穿孔症状较急性穿孔轻且体征较局限。

（3）幽门梗阻：见于 2%～4% 的消化性溃疡患者。其中 80% 以上由 DU 引起。临床上主要表现为上腹饱胀不适和呕吐。上腹饱胀以餐后为甚，呕吐后可减轻，呕吐物量多，为酸腐味的发酵宿食。患者因不能进食和反复呕吐可引起体弱、脱水和低钾低氯性碱中毒等。上腹部空腹振水音、胃蠕动波是幽门梗阻的特征性表现。空腹时抽出胃液量>200ml，即提示有胃滞留。

（4）癌变：1%～2% 的 GU 可发生癌变，DU 则极少见。

（二）辅助检查

1.胃镜和胃黏膜活组织检查

是确诊消化性溃疡的首选检查方法。胃镜检查能直接观察溃疡的部位、病变大小及性质，并可在直视下取活组织做幽门螺杆菌检测和病理检查。内镜下，消化性溃疡多呈圆形、椭圆形或线形，边缘光滑，底部有灰黄色、灰白色渗出物，溃疡周围黏膜可见充血、水肿，皱襞向溃疡集中。

2.幽门螺杆菌检测

其结果可以作为选择根除幽门螺杆菌治疗方案的依据。通过侵入性（如快速尿素酶测定、组织学检查和幽门螺杆菌培养等）、非侵入性（如 ^{13}C 或 ^{14}C 尿素呼气试验、粪便幽门螺杆菌抗原检测等）方法检测出幽门螺杆菌。其中 ^{13}C 或 ^{14}C 尿素呼气试验检测幽门螺杆菌感染的敏感性及特异性均较高而无需胃镜检查，常作为根除治疗后复查的首选方法。

3.X 线钡餐检查

适用于对胃镜检查有禁忌或者不愿接受胃镜检查者。溃疡的 X 线直接征象为龛影，对溃疡诊断有确诊价值。

4.粪便隐血试验

隐血试验阳性提示多有溃疡活动。如 GU 患者持续隐血试验阳性，应怀疑有癌变的可能。

（三）诊断

慢性过程、周期性发作和节律性上腹痛，上腹痛可被进食或抗酸药所缓解是诊断消化性溃疡的重要临床线索。确诊有赖于胃镜检查。X 线钡餐检查有龛影对溃疡诊断有确诊价值。

五、治疗

治疗的目的在于消除病因、解除症状、愈合溃疡、防止复发、避免并发症。

1.降低胃酸的药物治疗

包括抗酸药和抑制胃酸分泌药两类。常用碱性抗酸药有氢氧化铝、铝碳酸镁及其复方制剂等，抑制胃酸分泌的药物有 H_2 受体拮抗剂（H_2 RA）和质子泵抑制剂（PPI）两大类。常用 H_2RA 药物有西咪替丁每天 1 次，每次 800mg；雷尼替丁每天 1 次，每次 300mg；法莫替丁每天 1 次，每次 40mg。三者的 1 天量也可分为每天 2 次口服或睡前顿服，服药后基础胃酸分泌尤其是夜间胃酸分泌明显降低。常用 PPI 药物有奥美拉唑每天 1 次，每次 20mg 埃索美拉唑每天 1 次，每次 40mg；兰索拉唑每天 1 次，每次 30mg；泮托拉唑每天 1 次，每次 40mg。一般疗程为 DU 治疗 4～6 周，GU 治疗 6～8 周。

2. 保护胃黏膜治疗

常用的胃黏膜保护剂主要有硫糖铝、枸橼酸铋钾(CBS)、米索前列醇。

3. 根除幽门螺杆菌治疗

对于幽门螺杆菌阳性的消化性溃疡患者，采用一种 PPI 加上克拉霉素、阿莫西林、甲硝唑(或替硝唑)和呋喃唑酮等抗生素中的两种，组成三联疗法(tripletherapy)。根除幽门螺杆菌的疗程一般为 7 天。在根除幽门螺杆菌疗程结束后，继续给予该根除方案中所含抗溃疡药物常规剂量完成 1 个疗程，如 DU 患者总疗程为 4～6 周；GU 患者总疗程为 6～8 周，并应在根除幽门螺杆菌治疗结束至少 4 周后复查幽门螺杆菌。

4. 手术治疗

对于大量出血经内科紧急处理无效、急性穿孔、瘢痕性幽门梗阻、内科治疗无效的顽固性溃疡、胃溃疡疑有癌变者应选择手术治疗。

六、主要护理问题

1. 疼痛

腹痛与胃酸刺激溃疡面，引起化学性炎症反应有关。

2. 营养失调

低于机体需要量与疼痛致摄入量减少、消化吸收障碍有关。

3. 焦虑

与疾病反复发作、病程迁延有关。

4. 知识缺乏

缺乏有关消化性溃疡病因、防治知识等。

5. 潜在并发症

上消化道大量出血、穿孔、幽门梗阻。

七、护理目标

1. 疼痛缓解或消除。

2. 饮食习惯改善，摄取合理营养，患者营养状况得到改善或维持。

3. 患者焦虑程度减轻，积极配合治疗及护理。

4. 去除致病因素。

5. 溃疡愈合。

八、护理措施

1. 休息与活动

溃疡活动期且症状较重或者有并发症时，嘱其卧床休息，可使疼痛等症状缓解。病情较轻者则应鼓励其适当活动，以分散注意力。生活有规律，注意劳逸结合，避免过度劳累。

2. 饮食护理

合理有效的饮食能促进溃疡愈合。

(1)食物选择：选择易消化、营养丰富的食物。若并发急性大出血伴恶心、呕吐者应禁食。少量出血无呕吐者，可进温凉、清淡流质。症状较重的患者以面食为主，因面食柔软易消化，且其含碱可有效中和胃酸。不习惯面食者可用米粥或软米饭替代。蛋白质类食物如脱脂牛奶，具有中和胃酸作用，宜安排在两餐之间饮用，但牛奶中的钙质吸收有刺激胃酸分泌的作用，故不宜多饮，只可适量摄取。脂肪到达十二指肠时能刺激小肠分泌抑胃肽(GIP)，抑制胃酸分泌，但同时又可引起胃排空减慢、胃窦扩张，致胃酸分泌增多，故脂肪摄取亦应适量。避免食用机械性或化学性刺激强的食物。机械性刺激强的食物指硬、生、冷及含粗纤维多的蔬菜、水果，如韭菜、洋葱、芹菜等；化学性刺激强的食物如浓肉汤、咖啡、浓茶和辣椒、酸醋等。食物的温度应适宜。

(2)进餐方式：指导患者规律进食，使胃酸分泌有规律，以维持正常消化活动的节律。在溃疡活动期，以少食多餐为佳(每天进餐 4～5 次)，定时进餐，避免餐间零食、睡前进食。饮食不宜过饱，以免因胃窦部过度扩张而增加促胃液素的分泌。进餐时避免急食，注意细嚼慢咽，咀嚼可增加唾液分泌，唾液具有稀释和中和胃酸的作用。

3. 用药护理

根据医嘱给予相应药物治疗，并注意观察药效及不良反应。

(1)抗酸药：如氢氧化铝凝胶，应在饭后 1 小时或睡前服用。服用片剂时应嚼服或碾碎后服，服用乳剂前应充分摇匀。酸性的食物及饮料不宜与抗酸药同服，抗酸药应避免与奶制品同时服用，因二者相互作用可形成络合物。

服用镁制剂则易引起腹泻。氢氧化铝凝胶能阻碍磷的吸收，引起磷缺乏症，临床表现为食欲不振、软弱无力等，甚至可引起骨质疏松。长期大量服用还可引起严重便秘、代谢性碱中毒与钠潴留，甚至造成肾损害。

(2)H_2 受体拮抗剂：应在餐中或餐后即刻服用，也可在睡前服用。若需同时服用抗酸药，则两药间隔时间应在 1 小时以上。若静脉给药应注意控制给药速度，给药过快可引起低血压和心律失常。西咪替丁对雄性激素受体有亲和力，可导致男性乳腺发育、阳痿、性功能紊乱，且因其主要经肾排泄，用药期间应监测肾功能。此外，少数患者还可出现一过性肝损害和粒细胞缺乏，亦可出现头痛、头晕、疲倦、皮疹、腹泻等症状，如出现上述反应需及时协助医生进行处理。西咪替丁可随母乳排出，哺乳期应停止用药。

(3)质子泵抑制剂：奥美拉唑可引起头晕，尤其是用药初期，故应嘱患者用药期间避免开车或做其他必须高度集中注意力的工作。兰索拉唑的主要不良反应包括荨麻疹、皮疹、瘙痒、口苦、头痛、肝功能异常等，轻度不良反应不影响继续用药，较为严重时应及时停药。泮托拉唑的不良反应较少，偶可引起头痛、腹泻。

(4)其他药物：硫糖铝片宜于在进餐前 1 小时服用，可有口干、便秘、皮疹、眩晕、嗜睡等不良反应。避免与多酶片同服，以免降低二者的效价。枸橼酸铋钾和某些抗菌药物用药护理。枸橼酸铋钾(CBS)在酸性环境中方起作用，故宜在餐前半小时服用。服 CBS 过程中可使牙齿、舌变黑，可用吸管吸入。部分病人服药后出现便秘、粪便变黑，停药后可自行消失。少数患者可有恶心、一过性血清转氨酶升高等，极少出现急性肾衰竭。

服用阿莫西林前应询问患者有无青霉素过敏史，使用过程中注意有无迟发性过敏反应，如皮疹。甲硝唑可引起恶心呕吐等胃肠道反应，应在餐后半小时服用。并可遵医嘱使用甲氧氯普胺、维生素 B_{12} 等拮抗。

4. 心理护理

本病的发生和心理因素有很大关系，因此对患者的心理护理十分重要。向患者介绍本病的规律及治疗效果，增强其信心。

5.疼痛的护理

(1)帮助患者认识和去除病因：向患者解释疼痛的原因、机制，指导其尽量减少或去除加重和诱发疼痛的因素：①对服用 NSAID 者，若病情允许应停药。若必须用药，可遵医嘱换用对胃黏膜损伤少的 NSAID；②避免进食刺激性饮食和暴饮暴食，以免加重对胃黏膜的损伤；③对嗜烟酒者，劝其戒除。突然戒断烟酒可引起焦虑、烦躁，会刺激胃酸分泌，故应与患者家属共同制订切实可行的戒烟酒计划，并督促其执行；④需手术治疗者，告知手术前后的注意事项，解答患者的各种疑问，使患者能积极配合。

(2)指导缓解疼痛：密切观察及详细了解患者疼痛的规律和特点，并根据其疼痛特点指导缓解疼痛的方法。如 DU 表现为空腹痛、午夜痛，指导患者在疼痛前或疼痛时进食碱性食物(如苏打饼干等)，或服用制酸剂。也可采用局部热敷、针灸止痛等。

6.消化道大出血的护理

7.穿孔的护理

密切观察临床表现，及时发现外科手术指征。立即予以禁食、胃肠减压、建立静脉通路输液、备血等术前准备。及时手术治疗。

8.幽门梗阻的护理

轻者可进食流质饮食，重者需禁食，胃肠减压、补液，准确记录出入液量，监测电解质结果。经胃肠减压、纠正水电解质紊乱、抗溃疡治疗无缓解者应做好手术准备。

9.手术患者的护理

(1)缓解疼痛：遵医嘱用止痛药，指导患者缓解疼痛的方法。

(2)预防并发症和促进康复：①观察和预防胃大部切除术后的并发症，如出血、感染、吻合口瘘、消化道梗阻、倾倒综合征、吻合口综合征、残胃癌；②观察和预防迷走神经切除术后并发症，如胃潴留、胃小弯坏死和穿孔、腹泻和吞咽困难等。

10.健康宣教

(1)休息与活动：保持乐观情绪。指导患者规律生活，避免过度紧张、劳累，选择适当的锻炼方式，提高机体抵抗力。向患者及家属讲解引起及加重溃疡病的相关因素。

(2)饮食指导：指导患者建立合理的饮食习惯与结构，避免摄入刺激性食物，戒除烟酒。胃大部切除术后 1 年内胃的容量受限，饮食宜少量多餐、营养丰富、定时定量，少食盐腌及烟熏食品，避免过冷、过烫及过辣、油煎及油炸食品。

(3)用药指导：教育患者按医嘱正确服药，学会观察药物疗效及不良反应，不随便停药、减量，防止溃疡复发。指导患者慎用或勿用致溃疡药物，如阿司匹林、咖啡因、泼尼松等。若出现呕血、黑便时，应立即就医。

(4)随访指导：定期复诊(规则治疗 1 个月应复查)。若出现上腹疼痛节律发生变化或加剧等症状应及时就诊。

第三节　溃疡性结肠炎患者的护理

一、概述

溃疡性结肠炎(UC)是一种病因尚未清楚的直肠和结肠的慢性非特异性炎症性疾病。病变主要位于大肠的黏膜及黏膜下层，少数重症者可累及肌层。主要临床表现为腹泻、黏液脓血便、腹痛。病程漫长，病情轻重不等，常反复发作。

本病多发生于 20～40 岁，也可见于儿童和老年。男女发病率无明显差别。本病在我国较欧美少见，并且病情一般较轻，但是近年来患病率似有增高，重症病例亦常有报道。

二、病因及发病机制

溃疡性结肠炎的病因和发病机制至今尚未完全明确，已知肠道黏膜免疫系统异常反应所导致的炎症反应在发病中起重要作用，目前认为这可能是多种因素相互作用所致。

1. 环境因素。

2. 遗传因素。

3. 感染因素。

4. 免疫因素。

三、病理

病变位于大肠，呈连续性、弥漫性分布。多数在直肠和乙状结肠，可延伸到降结肠、横结肠，甚至累及全结肠。

活动期黏膜呈弥漫性炎症反应，肉眼可见黏膜弥漫性充血、水肿，表面为细颗粒状，脆性增加，触之易出血。由于黏膜及黏膜下层有炎性细胞浸润，大量中性粒细胞在肠腺隐窝底部聚集，形成小的隐窝脓肿。当隐窝脓肿融合破溃时，黏膜出现广泛的浅小溃疡，且可逐渐融合成不规则的大片溃疡。病变很少侵入肌层，并发结肠穿孔较少见。少数发生中毒性巨结肠，常常并发急性穿孔。

结肠炎症在反复发作的慢性过程中，黏膜因不断破坏、修复，致使正常结构破坏，大量新生肉芽组织增生，可形成炎性息肉。由于溃疡愈合形成瘢痕和黏膜肌层增厚，使结肠变形缩短、结肠袋消失，甚至肠腔狭窄。少数患者发生癌变，以恶性程度较高的未分化型多见。

四、诊断要点

(一)临床表现

多数起病缓慢，少数急性起病，偶见急性暴发起病。病程呈慢性经过，常表现为发作期与缓解期交替，少数症状持续并逐渐加重。临床表现与病变范围、病型、病期等有关。饮食失调、劳累、精神因素、感染可使疾病复发或加重。

1. 症状

(1)消化系统表现

腹泻：黏液脓血便是本病活动期的重要表现。

腹痛：伴有里急后重。

其他症状：可有腹胀、食欲不振、恶心、呕吐等。

(2)全身表现：常有低热或中度发热，甚至高热；可出现消瘦、衰弱、贫血、低蛋白血症、营养不良、水与电解质平衡紊乱等表现。

(3)肠外表现：结节性红斑、外周关节炎、坏疽性脓皮病、虹膜睫状体炎、口腔复发溃疡等。

2. 体征

慢性病容，可出现消瘦贫血貌。轻症患者仅有左下腹轻压痛，偶可触及痉挛的降结肠和乙状结肠。重症患者常有明显腹部压痛和鼓肠。若出现反跳痛、腹肌紧张、肠鸣音减弱等，应注意中毒性巨结肠和肠穿孔等并发症的发生。

3. 并发症

可并发中毒性巨结肠、直肠结肠癌变、大出血、急性肠穿孔、肠梗阻等。

4. 临床分型

临床上根据本病的病程、程度、范围和病期进行综合分型。

(1)根据病程经过分型：初发型、慢性复发型、慢性持续型、急性暴发型。

(2)根据病情严重程度分型：轻型、中型、重型。.

(3)根据病变范围分型：可分为直肠炎、直肠乙状结肠炎、左半结肠炎、广泛性或者全结肠炎。

(4)根据病期分型：分为活动期和缓解期。

(二)辅助检查

1. 血液检查

C-反应蛋白增高及血沉加快表明处于活动期

2. 粪便检查

肉眼常见黏液脓血便，镜检可见脓细胞及红细胞，急性期查见巨噬细胞。

3. 自身抗体检测

4. 结肠镜检查

结肠镜检查是诊断本病最重要的手段之一。内镜下可见病变黏膜弥漫性、连续性充血水肿，粗糙颗粒状，黏膜血管质脆、易出血。黏膜上可有浅溃疡，呈多发性，表面可附有脓性分泌物。慢性病变可见假性息肉形成，结肠袋往往变钝或消失。

5. X线钡剂灌肠检查

重症患者不宜做钡剂灌肠检查。准确度不如结肠镜。

五、治疗

治疗方面主要为控制急性发作、缓解病情、减少复发以及防治并发症。

1. 一般治疗

休息、饮食和营养。

2. 药物治疗

氨基水杨酸制剂，如柳氮磺吡啶(简称 SASP)、美沙拉嗪、奥沙拉嗪、巴柳氮等；糖皮质激素，如泼尼松、琥珀氢化可的松、甲泼尼龙等；免疫抑制剂，如硫唑嘌呤和他克莫司等；生物制剂如英夫利西等。

3. 手术治疗

经内科保守治疗无效者或出现肠穿孔、中毒性巨结肠及大出血者可选择行外科手术治疗。

六、主要护理问题

1. 腹泻

与肠道炎症导致肠黏膜对水钠吸收障碍以及炎性刺激致肠蠕动增加有关。

2. 舒适的改变

与肠道黏膜的炎性浸润及溃疡导致的腹痛有关。

3. 营养失调

低于机体需要量与长期频繁腹泻及吸收不良有关。

4. 焦虑

与病程长、病情易反复有关。

5. 知识缺乏

缺乏自我保健知识有关。

6. 潜在并发症

中毒性巨结肠、直肠结肠癌变、肠道大出血、肠梗阻。

七、护理目标

1. 患者腹泻次数减少或恢复正常。

2. 患者疼痛程度减轻或消失。

3. 患者营养状况得到改善或维持。

4. 患者焦虑、恐惧程度减轻，配合治疗及护理。

5. 患者了解疾病的相关知识和自我保健知识。

八、护理措施

1. 休息与活动指导

(1) 在急性发作期或者病情严重时均需卧床休息。

(2) 轻症或缓解期患者，应鼓励其参加一般的轻松工作，适当休息。

(3) 避免过度劳累，注意劳逸结合。

2. 饮食指导

(1) 急性发作期，应进食流质或半流质饮食；病情严重者应禁食，使肠道得到休息，以利于减轻炎症、控制症状。

(2) 保持室内空气新鲜，提供良好的进餐环境，避免不良刺激以增加食欲。

(3) 合理选择饮食：摄入高热量、高蛋白、多种维生素、柔软、少纤维的食物，少食多餐。

(4) 避免食用生冷、刺激性强、易产生过敏反应的食物。因服用牛奶导致腹泻加重者，应避免服用牛奶及乳制品。

3. 用药指导

(1) 告知患者及家属坚持用药的重要性，说明药物的具体服用方法及不良反应。

(2) 嘱患者坚持治疗，勿随意更换药物、减量或停药。服药期间要定期复查血常规。

(3) 告知患者及家属勿擅自使用解痉剂，以免诱发结肠扩张。

(4) 教会患者家属识别药物的不良反应：服用柳氮磺胺吡啶(SASP)时，可出现恶心、呕吐、食欲不振、皮疹、粒细胞减少、再生障碍性贫血、自身免疫性溶血等；应餐后服药，多饮水；服用糖皮质激素者，要注意激素不良反应，不可随意减量、停药，防止反跳现象发生；应用硫唑嘌呤或巯嘌呤可出现骨髓抑制的表现，需注意监测白细胞计数。出现异常情况如疲乏、头痛、发热、手脚发麻、排尿不畅等症状时要及时就诊，以免耽误病情。

4. 心理指导

(1) 正确认识此病，树立信心。

(2) 保持心情平和、舒畅，自觉地配合治疗。

(3) 情绪波动是本病起因或加重的诱因，注意心理状态变化，及时宣泄不良情绪，及时给予心理疏导和心理支持。

(4)在病情许可时，可参加适当的活动分散注意力，能自己控制情绪，调节心理状态避免精神过度紧张焦虑，避免因为压力过大致使高级神经功能紊乱，进而加重病情。

5.病情观察及护理

(1)观察排粪的次数、颜色、性状及量。

(2)准确记录出入量。

(3)观察腹痛变化，如毒血症明显、高热伴腹胀、腹部压痛、肠鸣音减弱或消失，或出现腹膜刺激征提示有并发症。遵医嘱给药，采用舒适的体位，指导患者使用放松技巧。

(4)物理降温，可用冰袋冰敷、乙醇擦浴、温水擦浴等，必要时给予退热剂。

(5)保护肛门及周围皮肤的清洁和干燥；手纸应柔软、动作要轻柔；排便后可用温开水清洗肛门及周围皮肤，必要时可局部涂抹紫草油或鞣酸软膏以保护皮肤。

(6)选择个性化的灌肠时间，行保留灌肠治疗前，患者应排尽大、小便，取左侧卧位，抬高臀部 10cm 左右，使药液不易溢出，灌肠速度缓慢。

6.恢复期指导

(1)应增强自我保健意识，提高其依从性。

(2)避免溃疡性结肠炎复发的常见诱因，如精神刺激、过度劳累、饮食失调、感染、擅自减药或停药。

(3)建立积极的应对方式，提供较好的家庭及社会支持。

(4)避免情绪激动，减少生活事件的刺激。

(5)定期复诊，如有腹泻、腹痛、食欲不振、消瘦等症状随时复查。发生腹痛加剧或出现黑便时，应立即就诊。

九、特别关注

1.溃疡性结肠炎的饮食护理。

2.溃疡性结肠炎的用药护理。

3.溃疡性结肠炎的定期随访。

第四章　心内科护理

第一节　心力衰竭病人的护理

一、心力衰竭概述

(一)概念

心力衰竭是指在静脉回流正常的情况下，由于心脏收缩或舒张功能障碍，心排血量绝对或相对减少，不能满足全身组织代谢所需的一种综合征。临床上以肺循环和(或)体循环淤血以及组织灌注不足为主要特征，又称为充血性心力衰竭。

(二)病因

1.原发性心肌损害

(1)心肌病变：心肌炎、心肌病、心肌纤维化等。

(2)心肌缺血：冠心病、贫血、低血压。

(3)心肌代谢障碍性疾病：糖尿病心肌病、维生素 B_1 缺乏。

2.心脏负荷过重

(1)压力负荷过重：高血压、主动脉狭窄、肺动脉高压等。

(2)容量负荷过重：各瓣膜关闭不全、房间隔或室间隔缺损伴左向右分流。

(三)临床类型

(1)根据发病急缓可分为急性心力衰竭和慢性心力衰竭，以慢性居多。

(2)根据发生部位可分为左心衰竭、右心衰竭和全心衰竭。

(3)根据有无舒缩功能障碍分为收缩性心力衰竭和舒张性心力衰竭。

(4)对已有心功能不全、射血分数降至正常以下而无临床症状者称为无症状性心力衰竭。

(四)心力衰竭的常见诱因

常见诱因有感染、心律失常、电解质和酸碱平衡紊乱、妊娠与分娩、过度体力活动、情绪激动、气候骤变、血容量增加等。

(五)心功能分级

根据纽约心脏病协会(NYHA)1928年制定的,美国心脏病协会(AHA)1994年修订的标准，将心功能分为4级。

Ⅰ级：体力活动不受限制。日常活动不引起乏力、心悸、呼吸困难或心绞痛。

Ⅱ级：体力活动轻度受限。休息时无症状，日常活动可引起上述症状。

Ⅲ级：体力活动明显受限。休息时无症状，轻于日常活动可引起上述症状。

Ⅳ级：不能从事任何体力活动。休息时可有症状，体力活动后加重。

(六)临床分期

2001年，ACC/AHA 建议将心力衰竭分为4期。

第一期：心力衰竭易患期，为有发展为心力衰竭可能的高度危险，但没有心脏结构性病变；没有出现心力衰竭症状和体征。

第二期：无症状性心力衰竭期，为有器质性心脏病，但从来没有出现心力衰竭症状和体征。

第三期：心力衰竭期，为有器质性心脏病，过去或目前有心力衰竭症状和体征。

第四期：顽固性或终末期心力衰竭，器质性心脏病严重，即使合理用药，静息时仍有心力衰竭症状。为终末期病人，需要特殊治疗，例如，机械循环装置、持续静脉使用正性肌力药物、心脏移植或临终关怀。

(七)治疗

1.原则

(1)积极治疗原发病。

(2)稳定心衰的适应或代偿机制，如拮抗神经内分泌的激活，防止心肌细胞的进一步坏死和左心室进行性扩大等。

(3)缓解心室功能异常，如减轻心脏负荷、增加心排血量等。

2.目的

(1)纠正血流动力学异常，缓解症状。

(2)提高运动耐量，改善生活质量。

(3)阻止或延缓心室重塑，防止心肌损害进一步加重。

(4)降低死亡率。

3.方法

(1)一般治疗

1)改善生活方式，降低新的心脏损害的危险性。

2)去除或缓解基本病因。

3)去除诱发因素。

(2)药物治疗：抗心力衰竭药物作用及分类。

3.心室再同步化治疗(CRT)

心室再同步化治疗是通过植入右室及左室电极同时起搏左右心室，通过多部位起搏恢复心室同步收缩，可改善心力衰竭伴心室失同步患者的心室整体功能，增加左室充盈时间，减少间隔矛盾运动及二尖瓣反流。

二、急性心力衰竭病人的护理

急性心力衰竭是指由于急性心脏病变引起左心排血量急剧减少，而右心排血量正常，导致肺严重淤血。临床常有四种不同表现：晕厥、休克、急性左心衰、心脏骤停。最常见的是急性左心衰所引起的急性肺水肿。严重者可导致心源性休克或心跳骤停，是常见的心脏病急、重症。

(一)护理评估

1.是否具备引发心衰的原发病及诱因。

2.有无严重呼吸困难、端坐呼吸、咳嗽、咳大量粉红色泡沫状痰。

3.查体双肺满布湿啰音和哮鸣音、心尖部奔马律、P_2亢进。

4.有无心源性休克的表现。

(二)护理措施

1. 体位

取坐位或半卧位休息，两腿下垂，同时加床档防止病人坠床。

2. 给氧

高流量>5L/min，湿化瓶内加入 50%的乙醇，降低肺泡内泡沫表面张力，改善通气功能。必要时给予麻醉机加压吸氧或双水平气道正压通气，但应注意观察患者的二氧化碳潴留情况。对已经出现严重低氧血症合并二氧化碳潴留时可以考虑行有创通气进行治疗。

3. 吗啡

3～5mg 静脉注射，可每 15min 重复一次。不仅起到镇静、解除焦虑作用，而且能扩张动、静脉，减轻心脏前、后负荷。应注意观察患者是否有恶心的症状，避免吸人性肺炎的出现。

4. 快速利尿

呋塞米 20～40mg 静脉注射，减少血容量，扩张静脉，缓解肺水肿。应注意观察并准确记录尿量，必要时行导尿。

5. 血管扩张剂

硝酸甘油、硝普钠。

6. 速效洋地黄制剂

一般选用毛花苷 C 或毒毛花苷 K。应先利尿，后强心，避免左、右心室排血量不均衡而加重肺淤血和肺水肿。

7. 支气管解痉剂

氨茶碱 0.25g 加入 40ml 葡萄糖液中缓慢静脉注射，20 分钟注射完。可解除支气管痉挛，降低肺动脉压，增加心肌收缩力。

8. 观察病情

①严密观察生命体征变化，如心率、心律、血压、意识情况。②注意病人的呼吸频率、节律、深度，呼吸困难的程度及改善情况。③观察咳嗽、咳痰情况，痰的色、量，肺内啰音变化。

9. 病因治疗

在紧急对症处理的同时，应积极配合医生对病因和诱因进行治疗。

10. 心理护理

护理人员应从容、镇静，以娴熟的技术、和蔼的态度，给予病人安慰、鼓励，增强信任感，减轻恐惧与焦虑。

11. 健康指导

向病人及家属讲解急性心衰的病因及诱因，指导其避免诱发因素，坚持治疗，定期复诊。

急性心力衰竭是最常见的心脏急症之一，多种心脏疾病的患者均可以出现这种急症，预后不良，发作时往往会危及患者的生命。在急性心力衰竭发作时，积极有效地进行处理，是使患者转危为安的关键。

三、慢性心力衰竭病人的护理

目的：配合治疗、提高运动耐量、改善生活质量。

(一)护理评估

1.评估患者引起心衰的原发病病史及治疗情况，此次引起心衰及心衰加重的诱因。

2.评估患者目前的症状、体征：呼吸困难、咳嗽、咳痰、咯血、乏力、食欲不振、恶心、呕吐、水肿、尿量等；有无心脏扩大、颈静脉怒张、肝大、发绀、胸水、双肺底湿啰音；是否有低血压状态及交替脉。

3.评估 X 线片、UCG、血气、血电解质、肝、肾功能及血糖等。

4.评估患者心理状态：情绪不稳定、心情忧郁、焦虑不安、悲观等。

5.评估患者用药情况及疗效。

（二）常见护理诊断

1.气体交换受损与左心衰导致肺循环淤血有关。

2.体液过多与右心衰致体循环淤血有关。

3.活动无耐力与心排血量下降有关。

4.潜在并发症洋地黄中毒。

（三）护理措施

1.无症状心衰期与心衰易患期的护理

约 90%的心力衰竭的加重或发作是有诱因的，最常见的有感染、心律失常、电解质酸碱平衡紊乱、妊娠分娩、过度体力活动、情绪激动、气候骤变、治疗护理不当等。早期纠正危险因素、减少心衰的发生和加重是护理的首要目标。

（1）加强对原发病的治疗与护理。

（2）减少和避免上述诱发因素。

（3）改善不良生活方式，降低心脏发生新的损害的危险，如戒烟、酒，减轻体重，低盐低脂饮食，饮水注意出人动态平衡，每日适量运动。根据体重变化及早发现液体潴留。

2.有症状慢性心力衰竭的护理

（1）休息：休息是减轻心脏负荷的重要方法，休息的方式和时间需根据心功能情况安排。长期卧床的病人，应定时翻身，做好皮肤护理，防止压疮；并鼓励其做自主下肢活动，预防下肢深静脉血栓形成。体力休息原则如下：

Ⅰ级：不限制一般的体力活动，积极参加体育锻炼，但必须避免剧烈运动和重体力劳动。

Ⅱ级：适当限制体力活动，增加午睡时间，强调下午多休息，可不影响轻体力工作和家务劳动。

Ⅲ级：严格限制一般的体力活动，每天有充分的休息时间，但日常生活可以自理或在他人协助下自理。

Ⅳ级：绝对卧床休息，取舒适体位，生活由他人照顾，待病情好转后活动量逐渐增加。

（2）饮食护理：原则：低热量、低盐、高蛋白、高维生素、高纤维素清淡的食物。少食多餐，不宜过饱，否则会加重心脏负担，诱发心衰。根据病人情况限制每日的食入液体量；限盐及高钠食品，心功能Ⅰ～Ⅱ级病人<5g/d，心功能Ⅲ级病人 2.5～3g/d，心功能Ⅳ级病人<1g/d。在应用利尿剂的情况下，密切观察电解质变化，防止低氯、低钠血症。

（3）排便的护理：指导病人养成每日定时排便的习惯，排便时勿过度用力。长期卧床的病人定期变换体位，多做腹部顺时针按摩，必要时给予润肠药或缓泻剂。

（4）吸氧：病情轻者间断吸氧，病情重者采用持续吸氧，流量 2～4L/min，注意观察病人呼吸频率、节律、深度的改变，随时评估呼吸困难的改善情况并及时记录。

（5）用药护理

1）使用利尿剂的护理：①每日体重变化是最可靠的监测利尿效果和调整利尿剂剂量的指标。每日应在晨起排空膀胱后立即测量体重，以保准确。②准确记录出入量，观察水肿消退情况，以判断利尿效果。③应用噻嗪类利尿剂应注意有无电解质紊乱、高尿酸血症和高血糖。④应用袢利尿剂应注意电解质紊乱、消化道症状、听力障碍等。⑤应用保钾利尿剂应注意胃肠道反应、嗜睡、乏力、皮疹等，监测血钾浓度，高血钾者禁用。

2）使用 β 受体阻滞剂的护理：①严密监测心率、心律，注意有无心率减慢、房室传导阻滞。②注意水钠潴留情况，通知医生及时增用利尿剂，防止心衰加重。③防止首剂低血压。④静脉推注时必须在心电、血压监护下进行，推药后密切观察生命体征。⑤观察有无低血糖、高血脂及支气管痉挛情况发生。

3）使用血管紧张素转换酶抑制剂（ACEI）的护理：ACEI 可以引起刺激性干咳、低血压、高血钾、肾功能减退及血管性水肿。血管性水肿较为罕见，但可出现声带水肿，甚至喉头水肿，危险性较大，应予注意，多见于首次用药或治疗最初 24h 内，应注意观察，发现不良反应，及时通知医师对症处理。

4）使用洋地黄制剂的护理

①洋地黄用量个体差异很大，老年人、心肌缺血缺氧，如冠心病、重度心力衰竭、低钾低镁血症、肾功能减退等情况对洋地黄较敏感，使用时应严密观察病人用药后反应。

②注意不与奎尼丁、普罗帕酮、维拉帕米、钙剂、胺碘酮等药物合用，以免增加药物毒性。

③必要时监测血清地高辛浓度。

④严格按医嘱给药，教会病人服地高辛时应自测脉搏，当脉搏<60 次/分或节律不规则应暂停服药并告诉医师。用毛花苷 C 或毒毛花苷 K 时务必稀释后缓慢静脉注射，并同时监测心率、心律及心电图变化。

⑤密切观察下列器官的洋地黄毒性反应：A. 心脏；B. 胃肠道反应；C. 神经系统。

⑥洋地黄中毒的处理：A. 停用洋地黄；B. 补充钾盐，停用排钾利尿剂；C. 纠正心律失常。

5）使用血管扩张剂的护理：①严密观察血压、心率及药物副作用，如直立性低血压、头痛、干渴、皮疹等，出现晕厥、恶心、乏力时，立即平卧，取头低足高位，以促进静脉回流，增加脑部血流量；指导病人改变体位时动作要缓慢。②每日监测中心静脉压，有条件情况下应采用有创方法，监测肺毛细血管压力变化。③应用硝普钠时应注意严格掌握静脉滴速，严密监测血压，现配现用，每 6 小时更换一次，避光使用。防止久用致氰化物中毒，应严密观察肾功能变化，适时改用压宁定等药物治疗。

6）使用非洋地黄类正性肌力药物的护理：长期应用非洋地黄类正性肌力药物可引起心律失常，应密切观察心律变化，发现异常应及时处理。如患者有持续体液潴留，出现低血压是心衰恶化的表现。一般应用多巴酚丁胺、米力农等正性肌力药，加强心肌收缩力，升高血压，一般短期应用 3～5 天。

（6）病情观察：观察呼吸困难、发绀有无减轻，体位是否适宜；水肿的部位、程度有无变化；输液的量及速度是否适宜；每日的出入量情况；卧床时间长、水肿严重、营养不良的病人应注意皮肤情况，保持床单位清洁、干燥、无渣，并定期变换体位。

(7)心理护理：加强与病人的沟通，指导病人进行自我心理调整，减轻因长期疾病带来的焦虑，对病人积极配合治疗给予鼓励，增强战胜疾病的信心。

(8)心室再同步化治疗(CRT)的护理：主要按起搏器术前、术后护理，特别注意术前应向患者解释清楚心室再同步化治疗的必要性、安全性及疗效、CRT可逆转心室重塑，改善心脏功能，降低住院率、死亡率，减轻家庭及社会负担，节约治疗费用。

(9)健康指导

1)每日醒后、早餐前、同样衣着条件下自测体重。

2)报告1周内在无饮食变更时，体重增加超过3kg的情况。

3)保持低盐饮食，包括低钠食物，忌用含钠量高的食物。

4)严格按处方服用所有药物，了解其名称、剂量、不良反应和每一种药物作用。

5)报告用药过程中的任何不良反应与问题。

6)了解慢性心力衰竭的症状，及时报告呼吸困难、疲乏、踝部水肿、腹胀、多汗或常发生上呼吸道感染等情况。

7)按康复计划参加经常性的运动训练和压力松弛技术训练。

8)为保存能量，应预先计划好一天的活动量。

9)康复运动指导

①运动康复疗法：病人处于病情稳定状态时应进行体力和休闲活动，这些活动以不引起症状为准，这样可以预防肌肉的颓废。

②规律运动：可增加体力耐受性15%～25%，改善心功能Ⅱ～Ⅲ级心力衰竭病人的症状，提高生活质量。

A.心功能Ⅰ～Ⅱ级病人的康复运动：应先行步行运动法，逐渐过渡到其他量较大的运动，如医疗体操、骑自行车、登山、老年门球、太极拳、舞蹈、手臂运动器械等。

B.心功能Ⅲ级病人的康复运动：应先行床边坐立法，每日2次，每次10～30min，逐渐增加活动量，直至步行、爬楼梯等肢体活动。

C.心功能Ⅳ级：每日被动运动肢体，定时协助患者翻身。

四、心脏移植病人术前护理

长期以来，心脏病终末期的治疗一直是医学界的难题之一。随着医学的发展，对于内科治疗无效、反复发生心跳骤停、充血性心衰的终末期心脏病患者，大多为扩张型心肌病、心脏瓣膜疾病等，不能经一般外科手术治愈的，只有通过心脏移植来挽救病人的生命。心脏移植分原位心脏移植、异位心脏移植和心肺联合移植。原位心脏移植是将病心切除后，将异位的供心移植在心脏正常解剖位置上；异位心脏移植术则不切除患者自身的病心，而另外植入一个供心起辅助循环作用，相当于一个生物泵；心肺联合移植术是切除患者自身的心肺后，将供体的心肺联合移植在胸腔内。

(一)术前检查

1.常规检查

(1)一般检查：做好出凝血时间、生化、细菌学、病毒血清学、免疫学配型等化验检查以及胃镜、肾图、胸片、超声心动、腹部B超、心电图等辅助检查。

(2)心脏功能测试：受体的肺动脉高压是心脏移植的高危因素，供心的右心室与受体的肺动脉高压不相适应，可导致移植后急性有心衰。

1)血流动力学监测及判定。

2)肺血管阻力(PVR)可逆性测试：是心脏移植适应证选择的一个重要依据，应用血管扩张药物测试肺血管是否已属于固定性病变。肺动脉收缩压＞45 mmHg 或 PVR＞2 wood 单位时，应作肺血管阻力可逆性测试。方法：纯氧吸入后静脉点滴血管扩张药，如应用硝普钠，使肺动脉收缩压＜45 mmHg，从而使 PVR 下降。但必须注意动脉压在 80～85 mmHg 以上。由于硝普钠的作用时间短，近年来采用米力农、PGEI 或 NO 吸入法，认为这些药物可以稳定和延长降压状态。

2.特殊检查

(1)供、受体 ABO 血型相容性试验：是最主要的检测内容，血型相同而且相容的血型。

(2)淋巴细胞毒抗体试验：采取一定人数(40～60 人)的人体淋巴细胞，分别加入受体的血清，观察淋巴细胞破坏溶解的数量，＞5%(或 10%)为阳性，说明受体血中已存在抗 HLA 抗体，移植容易发生超急性排异反应，如为阳性做下一步试验。

(3)淋巴细胞交叉配合试验：用受体血清和供体的淋巴细胞做直接试验，淋巴细胞破坏溶解的数量＞10%为阳性。

(4)组织相容性位点抗原(HLA)配型试验：因试验所需时间较长，供心缺血时间有限。临床上逐渐少用。有些移植中心认为 HLA-A2 或 A3 位点与移植后冠状动脉粥样硬化的发生有关。

(二)术前准备

1.受体术前准备

(1)术前将患者心功能矫正到最佳状态是心脏移植成功的前提。应积极采取强心、利尿、扩血管、抗心律失常(药物或起搏器)、抗凝血等措施纠正心衰。

(2)改善营养，是提高心功能的重要手段。鼓励病人进食高蛋白、低脂肪富含维生素的饮食，进食不佳可给予静脉高营养，间断少量输入新鲜血浆及白蛋白，必要时应用促进消化吸收的药物。

(3)改善肺功能，间断吸氧，3 次/日，每次 30 分钟。定时雾化吸入，指导病人深呼吸及正确地咳嗽、咳痰方法。

(4)等待供心期间，应用 IABP、ECMO 及心室辅助的护理。各种有创管路应保持清洁干燥，为防止感染，要彻底清除患者潜在的感染灶。

(5)纠正酸碱、电解质紊乱，预防心律失常的发生。发生低钾血症时，补钾的同时注意补镁。限制液体入量，准确记录出入量。

(6)注意休息，条件允许可鼓励病人多下地运动，不宜长久卧床，预防感冒。保持大便通畅。

(7)术前常规过敏试验、配血，皮肤、胃肠道准备及镇静等。

(8)受体的心理准备需要心脏移植的病人住院时间较长，对治疗已失去信心，而且对心脏移植手术又存在怀疑、恐惧和焦虑的心理，常表现为郁闷不乐，对是否手术举棋不定。焦虑的心理可诱发心力衰竭和心律失常，所以要与病人坦诚交谈，鼓励病人及家属表达出所担心的问题，并尽早给病人及家属成员以心理支持。

2.供体术前准备

(1)供体年龄男性应小于 35 岁，女性应小于 40 岁。

(2)供体体重、身高与受体相差应在 20%以内，以保证供心大小适宜受体。

(3)供体心脏经各项检查证实健康、正常，无重大脏器病史，无传染病、性病史。组织免疫配型、ABO 血型相容性及淋巴细胞毒抗体试验相符。

(4)供心安全缺血时间为 3 小时，上限 4～5 小时。

第二节　心律失常病人的护理

一、心律失常概述

(一)定义

心律失常是指心脏冲动的频率、节律、起源部位、传导速度与激动次序的异常。按其发生原理，可分为冲动形成异常和冲动传导异常两大类。

(二)心脏传导系统的解剖组成

心脏传导系统：窦房结→结间束→房室结→希氏束→左右束支→浦肯野纤维网。

(三)处理要点

1.药物治疗

(1)治疗快速心律失常药物

(2)治疗慢速心律失常药物

2.介入治疗和手术治疗

治疗心律失常可行心脏电复律、心脏起搏；治疗快速性心律失常可用导管射频消融，亦可实施外科手术。

二、临床常见心律失常的护理及治疗进展

(一)心律失常病人的护理

1.护理评估

(1)健康史

1)既往有无心源性疾病：如冠状动脉粥样硬化性心脏病、风湿性心脏病、心肌炎、高血压心脏病、肺源性心脏病、先天性心脏病等。

2)诱发心律失常的因素：如自主神经功能紊乱，内分泌代谢大常(如甲状腺功能亢进或低下)，酸中毒和电解质紊乱(如低血钾、高血钾症和高血钙等)，强心苷、抗心律失常药物或麻醉药物过量，以及急性感染、颅脑病变、导管直接刺激等。正常人在过度吸烟、饮酒、饱餐、疲劳、紧张、情绪激动、猛然用力等情况下也可能发生心律失常。

(2)症状评估

1)评估心律失常的类型、发作频率、持续时间、起止方式、发作时自理程度。

2)窦性心律失常：窦性心动过速病人可无症状或感心悸；窦性心动过缓，可引起头晕、乏力、胸痛等。

3)早搏：病人无症状，或感心悸、心跳暂停；频发室早可致心悸不适、乏力、头晕、晕厥，室早连续时间过长，可诱发或加重心绞痛、心力衰竭。

4)异位性心动过速：阵发性室上性心动过速在无器质性心脏病的年轻病人，多感心悸、胸闷、乏力，而心脏病人发作时可出现头晕、黑朦、晕厥、血压下降、心力衰竭。阵发性室性心动过速发作时多有晕厥、呼吸困难、低血压，甚至晕厥、抽搐、心绞痛等。

5)心房颤动：多有心悸、胸闷、乏力，严重者出现心力衰竭、休克、晕厥及心绞痛。

6)心室颤动：病人立即出现阿—斯综合征，即意识丧失、抽搐、心跳呼吸停止。

7)房室传导阻滞：一度房室传导阻滞病人常无症状；二度Ⅰ型房室传导阻滞病人感心跳停顿或心悸；二度Ⅱ型房室传导阻滞病人感乏力、头晕、活动后气急、短暂晕厥；三度房室传导阻滞病人出现心力衰竭和脑缺血症状，严重时出现阿—斯综合征，甚至猝死。

(3)护理查体：重点检查脉搏频率及节律是否正常，同时心脏听诊有助于心律失常的诊断。

1)早搏：心律不规则，早搏后有较长的代偿间歇，第一心音增强，第二心音减弱，桡动脉触诊有脉搏缺如。

2)阵发性室上性心动过速：心律规则，第一心音强度一致。

3)阵发性室性心动过速：心律略不规则，第一心音强度不一致。

4)心房颤动：心音强弱不等、心律绝对不规则、脉搏短绌、脉率＜心率。

5)心室颤动：病人意识丧失、大动脉摸不到搏动，继而呼吸停止、瞳孔散大、发绀。

6)房室传导阻滞：一度房室传导阻滞听诊时第一心音减弱；二度Ⅰ型房室传导阻滞听诊有心搏脱漏；二度Ⅱ型房室传导阻滞听诊心率可慢而整齐或不齐；三度房室传导阻滞听诊心律慢而规则，第一心音强弱不等，收缩压增高，脉压增宽。

(4)辅助检查

1)心电图：是诊断心律失常最重要的一项无创检查，应记录12导联心电图。

2)动态心电图：连续记录患者24小时心电图，便于了解心悸与晕厥的发生是否与心律失常有关，明确心律失常或心肌缺血发作与日常活动的关系以及昼夜分布特征，协助评价抗心律失常药物、起搏器或埋藏式心脏复律除颤器的疗效。

3)运动试验：运动时出现心悸等症状，可协助诊断心律失常，但敏感性不如动态心电图。

4)食管心电图：解剖上左心房后壁与食管相邻，所以插入食管电极导管并置于心房水平时，能记录到清晰的心房电位，并能进行心房快速起搏或程序电刺激。

(5)心理社会因素：病人可由于心律失常引起不适而紧张不安，过于注意脉搏、焦虑、恐惧，严重者不能自理生活，安装人工心脏起搏器者对手术及自我护理缺乏认识，因而情绪低落、信心不足。

2.护理问题

(1)心排血量减少：与严重心律失常有关。

(2)焦虑：与心律失常反复发作，对治疗缺乏信心有关。

(3)猝死：与心室颤动、缓慢心律失常或心室停顿、持续性室性心动过速使心脏射血功能突然中止有关。

(4)晕厥：与严重心律失常导致心排血量降低，或血管迷走反射致脑供血减少有关。

(5)心绞痛：与严重心律失常导致心排血量降低、心肌血供减少有关。

3.护理目标

(1)病人生命体征平稳，心慌、乏力等不适感减轻或消失。

(2)病人忧虑、恐惧情绪减轻或消除，积极配合治疗。

（3）心律失常的危险征兆能被及时发现并得到处理，未发生猝死、晕厥、心绞痛。

4. 护理措施

（1）一般护理

1）休息：病人心律失常发作时应保证充足的休息和睡眠，避免左侧卧位，以防感觉到心脏搏动而加重不适。护士为病人创造良好的休息环境，协助做好生活护理，关心病人，减少和避免任何不良刺激。

2）饮食：给予富含纤维素的食物，防止便秘；避免饱餐和进食刺激性食物，如咖啡、浓茶等。

（2）心理护理

1）帮助病人认识自己的情绪反应，如焦虑、恐惧，指导病人使用放松术。

2）安慰病人，告诉病人较轻的心律失常一般不会危及生命。尽量避免与其他焦虑病人接触。

3）多巡视病房，了解病人需要，帮助其解决问题，耐心解答与疾病相关的问题。

（3）病情观察及治疗配合

1）观察生命体征，数脉搏时间为一分钟，同时听心率。

2）对严重心律失常病人连接心电监护仪，观察病人心律、心率的变化，及早发现危险征兆。病人出现频发性、多源性、成联律的室性早搏或 R-on-T 室性早搏、室性心动过速、二度Ⅱ型及三度房室传导阻滞，心室颤动时，及时通知医生并配合处理。

3）监测电解质变化，尤其是血钾。

4）抢救配合：准备抢救仪器（如除颤器、心电图机、心电监护仪、临时起搏器等）及各种抗心律失常药物和其他抢救药品，做好抢救准备。

①室性心动过速：备除颤器、利多卡因。

②房性、结性心律失常：备洋地黄、β 受体阻滞剂。

③心动过缓：备阿托品，心率小于 45 次/分，用药不佳者，需安装起搏器。

5）特殊治疗的护理配合。

（4）用药护理

1）用药前护士应回顾患者病史，评估是否能够安全用药护士应注意患者用药前后心律、心率、血压的变化，从而评价是否达到治疗效果并监测有无药物中毒和不良反应的发生。护士还应协助医生对患者进行 ECG、电解质检查。对于有心功能问题的患者应从小剂量开始使用并注意监测是否有心绞痛或消化道、神经系统等不良反应的发生。

2）护士应评估患者坚持长期服药的依从能力。他们需要建立规律的服药计划并坚持每天服药。对于需更换不同生产厂家的药物时，应咨询专业人士如医生、药剂师、健康指导者等，因为不同厂家生产的药物可能在包装剂量上有所差异。

3）预激综合征合并房颤者，首选射频消融治疗，应禁用洋地黄类和钙拮抗剂，此类药能增加心房激动，经房室旁路传导，有诱发室颤的危险。目前认为，预激综合征伴房颤者，口服胺碘酮能有效预防房颤发作，但对静脉应用胺碘酮有争议，因为临床上有静脉推注后出现室颤的现象。胺碘酮主要通过肝脏排泄，所以肾衰竭患者也可使用。预激综合征伴房颤，且有血流动力学恶化的患者，首选直流电转复。室速病人血流动力学不稳定及室颤病人应尽早转复，胺碘酮可终止室速，预防复发，减少电击次数，建议电击成功后口服维持。

4）房颤病人的华法林抗凝治疗

①心房颤动是最常见的持续性心律失常，它对病人的主要危险是血栓形成。

②房颤病人服用华法林抗凝治疗可显著减少 2/3 的卒中危险。

③华法林是抑制肝脏环氧化还原酶，使维生素 K 无法还原，而使维生素 K 依赖性凝血因子不能羟化，而达到抗凝的目的。

④应注意的问题

A. 治疗窗窄，很小剂量的变化就能导致血栓或出血，要严密监测 INR 在 1.8～2.5（文献指出，在欧洲 INR 应为 2.0～3.0），临床上用药前三天、一周、十天应抽血，达标后 20 天或 1 个月应再查，此后每个月查一次。

B. 开始作用迟缓但作用持续时间长，治疗初 3 天由于血浆抗凝蛋白细胞被抑制，可存在短暂高凝状态，剂量调整后数天 INR 才会变化，所以剂量调整不要太频繁。

C. 易受机体和许多食物、药物的影响，个体差异大，治疗时严密观察口腔、鼻腔和皮下有无出血，有无大便潜血及血尿，避免过度劳累和易致损伤的活动。保持富含维生素 K 的食物摄入的平衡稳定，有助于维持稳定的抗凝强度。增减药物剂量或停药时要监测 INR。

（5）健康教育

1）疾病知识指导：向病人讲解心律失常的原因及常见诱发因素，如情绪紧张、过度劳累、急性感染、寒冷刺激、不良生活习惯（吸烟、饮浓茶和咖啡）等。

2）生活指导：指导病人劳逸结合，生活规律。无器质性心脏病者应积极参加体育锻炼，调节自主神经功能；有器质性心脏病者可根据心功能情况适量活动。保持情绪稳定，避免精神紧张、激动。改变不良饮食习惯，戒烟、酒，避免浓茶、咖啡、可乐等刺激性食物。应选择低脂、清淡、易消化、营养丰富的食物，少食多餐。合并心力衰竭及应用利尿剂时应限制钠盐摄入，多进食含钾食物，以减轻心脏负担和防止低血钾诱发心律失常。保持大便通畅，避免排便用力而加重心律失常。

3）自我监测指导：教会病人及家属数脉搏和听心率的方法，每天至少一次，每次一分钟。告知病人及家属心律失常发作时的应对措施及心肺复苏术，以便自我监测病情和自救。对安置心脏起搏器的病人，讲解自我监测与家庭护理方法。如发生下列情况应及时就医：

①每分钟脉搏小于 60 次/分，并有头晕、目眩感。

②每分钟脉搏大于 100 次/分，休息不减慢。

③心律不齐，有漏搏，每分钟 5 次以上。

④原来脉律齐，现在节律不齐，强弱不等。

4）用药指导：让病人认识规律服药的重要性，说明所用药物的名称、剂量、用法、作用及不良反应，不可自行增减药物的剂量或种类，若发生不良反应及时就医。

（5）终止阵发性室上性心动过速的方法——兴奋迷走神经

1）用压舌板刺激腭垂，诱发恶心、呕吐。

2）深吸气后屏气，再用力做呼气动作。

3）颈动脉窦按摩：取仰卧位，先按摩右侧 5～10 秒，无效后再按左侧，不可同时进行，要数心率，减慢就要停止。

4）压迫眼球：病人平卧闭眼并眼球向下，用拇指在一侧眶下压迫眼球，每次 10 秒（青光眼或高度近视禁用）。

5) 定期随访, 经常复查心电图, 及早发现病情变化。发现异常及时就诊。

(二) 房颤的导管射频消融治疗的最新进展及护理科研

1. 房颤定义

房颤是心房颤动的简称, 是一种极为常见的快速心律失常。房颤时, 心房内激动传导的方向不一致, 频率快而且不规整, 这使得心房丧失了有效的收缩功能。房颤时心房的激动频率高达 300~600 次/分, 虽然由于房室结的保护作用可使这些激动不能全部到达心室, 但是心室率 (心率) 仍然可达到 100~200 次/分, 不仅比正常窦性心率快得多, 而且节律绝对不整齐。

研究表明, 我国房颤病人可能已多达 1000 万人, 成年人的房颤患病率 1%~6% 不等, 而且随年龄增长, 房颤的患病率急剧升高, 在 75 岁以上人群甚至已达到 10%。

近几年, 对于房颤发病机制的认识取得了长足的进展, 众多电生理学者已经认识到射频消融是治疗房颤重要的最有前景的手段, 房颤导管消融已经成为对于房颤治疗的研究热点。对于复发性的阵发性和持续性房颤, 尤其是没有明显器质性心脏病证据的患者, 导管消融是有效控制房颤复发的理想治疗方法, 可以说房颤的治疗已经进入了导管消融时代。

2. 适应证

随着导管射频消融治疗房颤技术的不断成熟和发展, 手术适应证也在不断扩大。2006 年, ACC/AHA/ESC (美国心脏病学学院/美国心脏学会/欧洲心脏病学学会) 房颤患者治疗指南中指出, 对于年龄<75 岁, 无或轻度器质性心脏疾患, 左心房直径<50mm 的反复发作的阵发性房颤病人, 在有经验的电生理中心, 可以考虑将射频消融作为一线治疗手段。对于其他的房颤病人, 射频消融可以考虑作为二线治疗。但由于抗心律失常药物 (AAD) 维持窦律的效果不佳, 副作用大, 部分病人难以耐受, 实际上有更多的房颤病人将射频消融作为一线治疗。但有些专家认为对于有些无症状性房颤患者用导管消融恢复窦性心律, 以替代长期抗凝治疗, 这不应作为合适的选择标准。同时左房存在血栓是房颤导管消融的禁忌证, 因此持续性房颤患者消融前应进行经食管超声检查 (TEE) 判断是否存在血栓。

3. 房颤的机制

任何一种有前景的治疗方法, 都必须建立在对疾病发生机制充分的认识和了解的基础上, 导管消融治疗房颤也不例外。在 1998 年 Haisseggurre 教授首先报告了 95% 的阵发性房颤是起源于肺静脉内的局灶电活动所触发, 针对肺静脉内触发灶的局灶消融可有效控制房颤的复发。他首次提出肺静脉触发性房颤的概念, 被称为 "触发性房颤之父"。

目前, 随着房颤触发机制和维持机制的深入研究, 认为阵发性房颤的主要机制是肺静脉电活动的触发 (大约 90%), 部分非肺静脉性触发灶可以位于上腔静脉、左右心房和冠状静脉窦内, 而对于有持续性和慢性房颤, 尤其是有基础心脏疾病者, 尽管肺静脉在房颤持续中有着重要作用, 但心房的解剖和电生理特征的可逆、不可逆性改变 (所谓房颤基质) 是房颤得以持续和不易转复的主要基础, 同时认为, 所谓房颤基质并不是心房的整体, 而是相对的局部。

多年来外科迷宫手术一直是能够根治房颤的唯一一种受到公认的方法, 而随着 1998 年肺静脉触发房颤的重要概念诞生以来, 针对肺静脉触发灶的各种导管消融治疗方法不断涌现, 且取得了惊人的理想效果。近年来, 众多学者认为能根治或治愈房颤的创伤小、实用有效的导管消融治疗有着很好的前景。

4.消融策略

目前，临床上常以环肺静脉线性消融为核心，将其他消融方法(碎裂电位消融、神经节消融、额外线性消融)作为辅助消融策略。

在经验较多的中心，对于心脏正常的阵发性房颤，以肺静脉电隔离为确切指标的导管消融术能够使得 80%以上的患者免于房颤的复发，而对于持续性房颤也可以有望在经过两次以上的消融后使成功率达到 70%以上。

所有接受房颤导管消融的患者都应该至少随访 3 个月，然后每 6 个月随访一次，至少 2 年。尽管房颤早期复发是失败的独立危险因素，但是它的出现不说明要立即行第二次消融手术，因为 20%～57%的患者在消融后第一个月经历这种事件后，在长期随访中，并没有发生任何心律失常。随着消融术后房颤机制的变化和炎症的消退，心律失常会完全消失。所以第二次消融手术应该推迟至第一次手术后至少 3 个月进行。

三、电复律病人的护理

(一)定义

心脏电复律(cardioversion)是指应用高能脉冲电流使心肌瞬间同时除极，治疗异位性快速心律失常，使之转复为窦性心律的方法。若用于消除心室颤动，则称为心脏电除颤(defib rillation)。

心室颤动时已无心动周期，可在任何时间放电。而电复律不同于电除颤，任何异位快速心律失常只要有心动周期，心电图上就会有 R 波，放电时需要与心电图上 R 波同步，以避开心室的易损期。

(二)电复律与电除颤的种类

1.按电复律时发放的脉冲电流是否与心电图 R 波同步，可分为同步电复律和非同步电复律。同步电复律主要用于心房颤动、心房扑动等的复律；非同步电复律主要用于心室颤动和心室扑动等的复律。一般除颤器上设有同步装置，同步电复律前一定要检查仪器上的"同步"功能是否处于开启状态。

2.按电复律时电极板放置位置不同，可分为胸外电复律和胸内电复律。胸内电复律常用于心脏手术或急症开胸抢救的时候，一个电极板置于右室面，另一个电极板置于心尖部，由于电极板直接贴紧心室壁，故所需电能较小，一般常为 20～30J，最大不超过 70J。

3.按除颤器波形不同分为单相波除颤器和双相波除颤器，不同的波形对能量的需求有所不同。一般建议单相波除颤，首次电极能量 200J，第二次 200～300J，第三次 360J。早期临床试验表明，使用 150J 的有阻抗补偿双相波除颤可有效终止院前发生的室颤。虽然临床上多数除颤器使用的是单相波除颤，但双相波除颤是新近除颤器发展的主要趋势。低能量双相波除颤器虽释放的能量无法递增，却能达到与可递增能量的单相波除颤器相同的临床效果。双相波形技术改变了除颤治疗的施加方法，使用单相波除颤时，医师通常必须将能量水平逐步升级(200-300-360J)；相反，使用双相波除颤器时，能量可维持在一个不变的水平上(成人除颤是推荐为 150-150-150J)，从而减少病人心肌功能的障碍。

(三)电复律的适应证和禁忌证

1.适应证

(1)各种严重的甚至危及生命的恶性心律失常

1)室性心动过速，药物治疗不能很快纠正或血流动力学恶化。如伴意识障碍、严重低血压等。

2)心室颤动和扑动,是电复律的绝对指征。

(2)各种持续时间较长的快速型心律失常,总原则是对于任何快速型心律失常,如导致血流动力学障碍或心绞痛发作加重,而且对药物不起反应者,均应考虑电复律。心房颤动或扑动并血流动力学不稳定者,应首选电复律。

2.禁忌证

(1)需紧急电复律者一般无禁忌证。

(2)择期电复律者有以下禁忌证

1)病史多年,心脏(尤其是左心房)明显增大及心房内有新鲜血栓形成或近 3 个月内有栓塞史。

2)伴高度或完全性房室传导阻滞的心房颤动或扑动。

3)伴病态窦房结综合征的异位性快速心律失常。

4)有洋地黄中毒、低钾血症时,暂不宜电复律。

(四)电腹律前、后的护理配合

1.复律前准备

(1)患者准备

1)选择非同步电复律时,如心室颤动,此时患者意识已丧失,需紧急心肺复苏,电复律抢救,无需向家属详细交待,立即电除颤。

2)对于择期电复律的患者,应向病人及家属介绍电复律的目的、对于患者的利弊、操作过程及如何配合,从而消除病人的思想顾虑。

3)复律前 1～2 天遵医嘱停用洋地黄类药物,给予应用奎尼丁、胺碘酮等抗心律失常药物,防止转复后复发,并需观察心律、心率、血压及抗心律失常药物的反应。

4)术前复查心电图,观察 QRS 波时限及 QT 间期变化。

5)房颤有栓塞史或左房血栓者,术前应用抗凝治疗 2 周,复律前全面体格检查及电解质、肝肾功能等检查,应测定凝血酶原时间和活动度。

6)复律前禁食 4～6 小时,以避免复律中发生恶心、呕吐,排空膀胱。

7)建立静脉通道,最好用套管针穿刺,固定稳妥,保持静脉通路通畅。

(2)物品准备:除颤器(检测功能完好)、心电图机、心肺复苏所需的抢救设备和药品。

2.操作过程

(1)病人仰卧于硬板床上,连接除颤器的心电监测导联,记录常规心电图,选择一个 R 波高耸的导联,进行示波观察。

(2)松解病人衣领、腰带,复律前测血压,可以吸氧。

(3)配合麻醉静脉缓慢注射地西泮 0.3～0.5mg/kg、氯胺酮 0.5～1mg/kg 或力月西麻醉(力月西起效快,持续时间短,可产生短暂的顺行性记忆缺失,使患者不能回忆起药物高峰期所发生的事情),达到病人出现朦胧或嗜睡状态,睫毛反射开始消失的深度。麻醉中注意观察病人呼吸情况,有呼吸抑制时给予面罩吸氧。

(4)患者达到理想的麻醉状态后,充分暴露其前胸,将两个涂有导电糊或放置盐水纱布的电极板分别放置于胸骨右缘第 2、3 肋间和心尖部,电极板要紧贴皮肤,并给予一定压力。

（5）选择所需电量，按同步放电钮放电，放电时操作人员及其他人员不可接触患者、病床以及相连接的仪器，以免发生触电。

（6）放电后马上观察心电图变化。

3. 复律后护理

（1）病情监测：复律后立即进行心电监测，持续 24 小时，注意心律、心率、血压、呼吸、甚至瞳孔、皮肤以及肢体活动的情况，及时发现电复律的并发症，如心律失常、心肌损伤、皮肤灼伤、栓塞事件、急性肺水肿、呼吸道感染、发热等，并协助医生给予处理。电极板接触局部皮肤可有红斑及肌肉酸痛，持续 2～3 天可消退，一般不需特殊处理。

（2）休息与饮食：病人清醒后，卧床休息 1～2 天，清醒后 2 小时内避免进食水，以防恶心、呕吐，2 小时后给予高热量、高维生素、易消化饮食，保持排便通畅，说明避免情绪激动、过劳、吸烟、进食刺激性食物的重要性。

（3）药物治疗：继续服用奎尼丁、胺碘酮等抗心律失常药物，以维持窦性心律。有栓塞史者，术后继续服药抗凝 2 周，以防新生成的血栓于转复时脱落，并定期复查凝血时间及凝血酶原时间。

（4）健康指导：电复律比药物治疗见效快、成功率高，但其本身无法维持窦性心律，复律后有可能复发，应告知病人有心理准备，同时指导病人坚持规律服药以维持疗效。

四、人工心脏起搏病人的护理

（一）概述

人工心脏起搏（artificial cardiac pacing）是一种用电子仪器，通过人工心脏起搏器发送脉冲电流，导线和电极的传导刺激心肌，使之激动和收缩，从而替代正常心脏起搏点，模拟心脏的冲动形成和传导，使心脏有效地搏动，以治疗由于某些心律失常所致的心脏功能障碍。人工心脏起搏器由脉冲发生器、电极及其导线、电源三部分组成。

1. 人工心脏起搏器命名代码

例如 DDD，第一个 D 代表起搏器起搏的是心房及心室，第二个 D 代表起搏器感知的是自身心房和心室信号，第三个 D 代表自身心房和心室信号被感知后抑制或触发起搏器在不应期内发放一次脉冲。

2. 起搏方式

（1）临时心脏起搏器：常见植入途径有经皮、经静脉、经食管、经心外膜，其中临床常见的是经静脉临时性心内膜起搏器，占 95% 以上，即将双极电极导管经外周静脉穿刺（常用右股静脉，其次是贵要静脉、左锁骨下静脉）送入有心室心尖部，将电极接触到心内膜，起搏器置于体外。该方法适用于急需起搏救治或需"保护性"应用的患者，但放置时间不宜超过 1 个月，以免发生感染。

（2）永久性经静脉心内膜起搏器：将单极电极导管从头静脉或锁骨下静脉、颈外静脉送至右心室心尖部，将带有无关电极的起搏器埋藏于前胸壁胸大肌皮下。该方法适用于需要长时间起搏的缓慢心律失常的患者。

（3）埋藏式复律除颤器（ICD）：年来随着临床上对于预防恶性心律失常复发的重视，ICD 的应用越来越多。ICD 体积小，可埋藏于胸大肌和胸小肌之间，甚至像起搏器一样可埋藏于皮下囊袋中，通过心腔内电极感知心室颤动，能于 20 秒后发放 20～30J 的电能除颤，如一次放电无效，可每隔 20～40 秒再放电一次，放电次数可预先设置。多次临床实验证实， ICD 是减少心脏猝死的有效方法。近几年其功能日益强大，同时具备抗心动过缓起搏、抗心动过速起搏和低能电转复以及高能电除颤等功能，同时其适应证也在不断扩展。对于现在所有心跳骤停生存者，有过致命性室速，不明原因高度怀疑因室性心律失常，包括室速、室颤导致的晕厥或明确是室性心律失常导致的晕厥者，推荐植入 ICD 进行二级预防。

3. 手术过程

(1)在上胸部左侧或右侧进行局麻后，在皮肤上作一个 2～4cm 长的切口。

(2)将电极导线经静脉直接插入心脏

1)被动固定：导线齿固定在心肌肌小梁(纤维样网状结构)上。

2)主动固定：螺旋(或螺丝)延伸至心内膜组织，电极可以固定在心脏腔室内任何部位。

(3)在皮肤下面做一个小"囊袋"，将脉冲发生器放入囊袋，并将它和电极导线连接。

(4)测试脉冲发生器功能。

(5)X 线下确定起搏电极位置良好，缝合皮肤，需要缝 3～4 针。

4. 适应证

(1)心脏传导阻滞：伴有临床症状的完全性房室传导阻滞，二度 II 型房室传导阻滞，双侧分支和三分支传导阻滞。

(2)病态窦房结综合征：心室率极慢引起心力衰竭、黑矇、晕厥、心绞痛等症状或伴有心动过缓-心动过速综合征。间歇发生心室率<40 次/分或者长达 3 秒的 RR 间隔，虽无症状也应植入起搏器。

(3)反复发作的颈动脉窦性晕厥和心室停顿。

(4)异位性快速心律失常药物治疗无效者，可采用抗心动过速起搏器或自动复律起搏器。

(5)外科手术前后的"保护性"应用，主要预防发生心动过缓。

(6)心脏病的诊断包括快速起搏负荷试验，协助进行心脏电生理检查等。

(二)起搏器植入术护理

1. 术前护理

(1)心理护理：向病人介绍病情、安置起搏器的意义、手术的安全性、手术基本过程技术中如何配合等，以消除紧张心理。

(2)皮肤准备永久起搏器备皮范围是上至下颌，下至乳头，双侧至腋中线，包括腋下。

(3)青霉素皮试，建立静脉通路。

(4)禁食术前 4～6 小时禁食，急诊手术者可随时进行手术。

(5)术前停用抗凝剂。

(6)病情需要心电监护时，粘贴电极片位置避开手术区域。

2. 起搏器术后护理

(1)临时起搏器植入术术后护理

1)持续心电监护，严密观察心电监测变化，当出现心脏压塞三联征(即血压突然下降或休克、心音低弱遥远、颈静脉显著怒张)，或出现感知不良时，应及时通知医生，备好抢救用品。

2)固定体外电极与起搏器的连接，无松动。

3)固定临时起搏器，放置于安全位置，避免磕碰。

4)监测并记录病人情况及起搏器参数，详细记录交班。

5)检查起搏器是否按需起搏，指示灯闪烁正确。当低电量报警时，通知医生，及时处理。备好备用电池。

6)如穿刺部位选择股静脉，嘱病人术肢制动，避免弯曲，每2小时进行下肢被动按摩，防止下肢静脉血栓形成。每日观察双下肢皮温、颜色、腿围是否对称，有无变化。

7)观察局部穿刺部位有无出血、渗血及血肿，保持伤口敷料清洁干燥。

8)如需搬动病人时注意妥善固定，以防电极脱位。

9)监测体温变化，保持床单位整洁，遵医嘱应用抗生素，避免感染。

(2)永久起搏器植入术术后护理

1)迎接病人：将病人抬至床上，与手术医生了解术中情况及起搏频率，连接心电监护，注意心率和起搏频率是否一致。

2)活动与饮食：术后平卧休息1~3天，防止电极脱位。勿用力咳嗽，必要时用手按压伤口。卧床期间协助病人生活护理，保持床单位整洁，观察皮肤受压情况，鼓励并指导患者做下肢活动，防止下肢静脉血栓形成。卧床期间因胃肠蠕动减慢，禁食易胀气食物。第一次起床活动，动作应缓慢，防止摔倒。埋入起搏器的一侧手臂在1~2周内最好不要高举，但可以轻微活动手臂。电极植入后1~2个月便可以稳定固定，避免植入起搏器囊袋处摩擦与撞击。

3)伤口护理：伤口沙袋压迫6小时，观察伤口有无渗血、血肿，术肢有无肿胀，皮温、颜色有无异常，按无菌原则定期更换敷料，一般术后7天拆线。

4)预防感染：术后遵医嘱给予抗生素3~5天。3天内注意观察体温、脉搏、呼吸、血压等，有异常及时联系医师。.

5)观察并发症：起搏器植入术后易发生电极脱位，起搏感知障碍、伤口出血、感染，以及心肌穿孔等并发症，故术后应观察心电变化，监测生命体征及心脏压塞等症状，以便及早发现、及时处理。

3.健康指导

(1)告诉病人起搏器的设置频率及使用年限。

(2)教会病人自己数脉搏，每天在静息情况下计数脉搏次数1~2次，与医师告知的脉搏比较，如出现脉搏明显过快、过慢(低于起搏频率5次/分以上)或有头晕、疲乏、晕厥等不适时应及时就医。

(3)装有起搏器的一侧上肢应避免做过度用力或幅度过大的动作，如打网球、举重物等，避免影响起搏器功能。衣服不可过紧，女性勿用过紧胸罩，避免使用挂肩背包。

(4)不可靠近的设备或场所：工业用电磁感应炉、天线、广播电视发射天线的限制区域、大型电机、高压设备强磁场发生的地方、电锯、除草机、床垫式或枕式磁疗仪、高压电力传输线、发电厂的限制区域、电弧焊接设备、工业磁铁。

(5)需要注意的设备或场所：正在修理的汽车引擎(发动状态下)、电子防盗装置、电子安检系统、汽油动力工具、业余无线电天线、家用电磁感应炉。请不要使用在身上通电的仪器及产生强磁场的器械，如电浴盆、电针灸治疗、肩膀酸痛治疗仪、高频治疗仪、医用电治疗仪、磁力按摩仪等。

(6)有影响的机器设备或治疗方法磁共振诊断仪、电手术刀、除颤仪、透热疗法治疗、放疗、δ射线装置、冲击波碎石仪、经皮电神经刺激。

(7)需注意的机器设备或治理方法　超声检查及治疗、人工呼吸机及呼吸频率检测仪器。

(8)使用移动电话：将电话与起搏器部位保持一定距离(22cm以上)，建议用未装起搏器一侧的耳朵接听移动电话。

(9)使用家用电器需注意　直接与身体接触或向外发出强电磁波的电器应避免使用。例如电磁灶、低高频治疗仪等，不要使用或靠近。

(10)驾驶车辆没有特别的限制。但不要靠近发动机，更不要打开汽车引擎盖修理发动机。

(11)旅行乘飞机时向航空公司有关人员出示安装起搏器的证明或起搏器植入卡。

(12)一旦接触某种环境或电器后出现胸闷、头晕等不适，应立即离开现场或不再使用该种电器。

(13)妥善保管起搏器卡，注明起搏器类型、品牌、有关参数、安置日期等，外出时随身携带，便于出现意外时为诊治提供信息。

(14)定期随访，测试起搏器功能。出院后每1~3个月随访1次，情况稳定后每半年随访1次，电池消耗使起搏脉冲减慢，此时应缩短随访间隔，在电池耗尽之前及时更换起搏器。此外当出现呼吸困难、胸痛、头晕、手脚浮肿、不停打嗝或感到异常发热时应及时与负责医师联系进行检查。

五、电生理检查及射频消融术癌人的护理

(一)概述

1.电生理检查入路

(1)常规电极放置：进行电生理检查时，一般穿刺股静脉，放置刺激电极、标测电极，包括右室心尖部电极(RVA)、高位右房电极(HRA)、低位右房电极(LRA)、希氏束电极(His)。

(2)冠状窦电极放置：穿刺左侧锁骨下静脉，经上腔静脉，到达右房，经冠状窦口进入，走行于左侧房室沟，其目的是区分左右心脏的电活动的激动顺序。

2.常用电生理检查方法

(1)S_1S_1刺激——心脏分级递增刺激。

(2)S_1S_2或$S_1S_2S_3$刺激——Strauss刺激(早搏刺激)。

(3)RS_2刺激。

以上常用刺激方法分别在心房或心室进行刺激，来探明心律失常的发生机制，以进一步明确诊断。

3.射频消融治疗

射频消融对于房室折返性心动过速、房室结折返性心动过速、特发性室性心动过速、经典心房扑动具有很高的治愈率，并有望根治心房颤动、房性心动过速。

对于左侧旁道，需穿刺股动脉，沿主动脉逆行至心脏，跨主动脉瓣，在二尖瓣下进行消融。

对于右侧旁道、房室结双径路介导的心动过速、经典房扑，都可以经静脉系统在三尖瓣环周围进行消融。

(二)电生理检查及射频消融的护理

4. 术前护理

(1)取得病人及家属对检查的同意，向病人详细解释检查的目的、操作方法及可能发生的感觉或危险性等，应取得病人(或)及亲属签字同意。

(2)检查前停用所有抗心律失常的药物 5 个半衰期以上。

(3)尽量避免术前用药，以免影响检查结果。对焦虑病人或有紧急电复律可能性者，可口服地西泮(检查前 1 小时含 5～10mg)，该药没有明显的电生理作用。穿刺过程中，尽量减少麻醉药的用量。

(4)检查前 6 小时禁食，以便必要时紧急电复律。

(5)会阴区及双侧腹股沟备皮，需做锁骨下静脉穿刺者双侧前上胸备皮。

(6)保留静脉通路。

(7)练习在床上排尿、排便。

5. 术后护理

(1)一般护理：术后穿刺静脉者局部需压迫 3～5 分钟，止血后用弹力绷带包扎，平卧 4～6 小时，卧床 12 小时。穿刺动脉者需压迫 10～20 分钟，止血后用弹力绷带包扎，沙袋压迫 6 小时，加压包扎 12 小时，平卧 24 小时。卧床期间保持大腿伸直，切勿屈腿，为减轻局部僵硬、麻木感，病人可活动脚趾关节，避免长时间卧床，以防发生深静脉血栓。协助病人饮食及床上排便，选择低脂、易消化、清淡饮食。

(2)病情观察：术后测血压，复查 12 导联心电图，心电监测，观察心率、心律变化，遵医嘱口服抗血小板聚集药物，注意穿刺处有无局部出血、血肿，观察病人有无心慌、气急、恶心、胸痛等症状，及时通知医生，以便早期发现血气胸、血栓栓塞、房室传导阻滞、心脏压塞(即血压突然下降或休克、心音低弱遥远、颈静脉显著怒张)等并发症。自下肢穿刺者，观察足背动脉搏动及皮温，若发现足背动脉搏动减弱或消失，皮温异常，应及时报告医生处理，以免造成下肢供血不足引起坏死。

(3)术后常规给予抗生素预防感染治疗。

(4)出院指导

1)术后 2～3 日可出院，但不要负重或剧烈运动，1～2 周可进行相对正常的生活和工作，1～2 个月恢复完全正常的生活和工作。

2)术后常规需遵医嘱服用抗凝剂。

3)术后如有心悸，及时在当地医院做心电图检查，如有复发，来院就诊，必要时可重新手术。

第三篇　外科护理

第一章　普外科护理

第一节　胃、十二指肠疾病病人的护理

胃大部分位于腹腔的左上方。胃的位置取决于人的姿势、体型、胃和小肠的充盈程度和腹壁的张力。胃有两个开口，上端与食管相连，称为贲门。下端与十二指肠相连，称为幽门，胃分上下两缘，上缘偏右，凹而短，称胃小弯；下缘偏左，凸而长，称胃大弯。临床上将胃分为3部分：①胃底部：位于贲门的左上方，是胃的最上部分；②胃体部：介于胃底与窦部之间，是胃的最大部分；③胃窦部：胃小弯下部有一凹入的刻痕，称为胃角切迹，自此向右为胃窦部。

胃壁从外向内分为浆膜层、肌层、黏膜下层和黏膜层。胃的浆膜层即腹膜脏层。肌层在贲门和幽门处均增厚形成贲门和幽门括约肌，黏膜下层有丰富的血管、淋巴管及神经丛。黏膜层有丰富的腺体，有功能不同的细胞组成：①主细胞，分泌胃蛋白酶和凝乳酶原。②壁细胞，分泌盐酸和抗贫血因子。③黏液细胞，分泌碱性黏液，有保护黏膜、对抗胃酸腐蚀的作用。胃底和胃体腺由主细胞、壁细胞和黏液细胞组成，而胃窦只含黏液细胞。④胃窦部有G细胞，分泌促胃液素。⑤胃底部尚有功能不明的嗜银细胞。

胃的动脉由腹腔动脉发出分支，在胃小弯和胃大弯分别组成动脉弓供应。胃小弯的动脉弓由胃左动脉和胃右动脉（源于肝动脉）组成；胃大弯的动脉弓由胃网膜左动脉（源于脾动脉）和胃网膜右动脉（源于十二指肠动脉）组成。胃底部尚有胃短动脉（源于脾动脉）。上述动脉之间有丰富的吻合，形成网状分布。胃的静脉基本与同名动脉伴行，彼此之间有丰富的交通支，分别注入脾静脉、肠系膜上静脉，并汇集或直接注入门静脉。

胃的淋巴非常丰富，胃壁各层中部分布着毛细淋巴管，经淋巴输入管注入胃周围淋巴结；①胃小弯上部淋巴液引流到腹腔淋巴结群；②胃小弯下部淋巴液引流到幽门上淋巴结群；③胃大弯右侧淋巴液引流到幽门下淋巴结群；④胃大弯上部淋巴液引流至胰脾淋巴结群。胃壁的淋巴管相互之间有大量吻合。胃黏膜下淋巴网最为丰富。胃的淋巴最后均经腹主动脉周围淋巴结汇入胸导管。

胃的神经包括交感和副交感神经，分别起抑制和促进胃分泌和运动的作用，两种神经纤维在肌层和黏膜下组成神经网，以协调胃的分泌和运动功能。胃副交感神经即左、右迷走神经。左迷走神经在贲门前分出肝支和胃前支，右迷走神经在贲门背侧分出腹腔支和胃后支。迷走神经的胃前、后支都沿胃小弯行走，分别发出分支与胃动、静脉分支伴行，并进入胃前、后壁；其终末支在距幽门约5～7cm处进入胃窦，形成"鸦爪"。

胃是储存食物和消化食物的重要脏器，具有运动和分泌两大功能。胃的运动方式包括近端胃经常而缓慢的紧张性收缩和远端胃的蠕动。胃的排空受近端胃慢缩程度、远端胃的

蠕动强度和幽门活动三者协调管理。混合性食物从进食至胃完全排空约需 4～6 小时。

胃液由壁细胞和非壁细胞分泌的成分组成。壁细胞分泌盐酸，而非壁细胞分泌的成分几乎相当于细胞外液，呈碱性，钠是主要离子。胃酸的酸度取决于酸性和碱性成分的比例，并与分泌速度、胃黏膜血流量有关。胃液分泌可分为自然分泌（消化间期分泌）和刺激性分泌（消化期分泌）。自然分泌是指不受食物刺激时的基础胃酸分泌，量甚小。刺激性分泌则可以分三个时相：①迷走相或称头相：食物经味觉、视觉或嗅觉的刺激，引起迷走神经兴奋，促使胃液分泌。②胃相：食物进入胃内，通过机械性刺激，产生促胃液素，引起胃酸大量分泌。③肠相：食糜刺激十二指肠和空肠上端黏膜，也能促进胃酸分泌，但作用较小。当促进迷失神经兴奋的因素消失和胃酸浓度升高时，胃酸分泌即受抑制。此外，交感神经兴奋、脂肪、酸性物、高渗液作用于十二指肠都可以抑制胃酸分泌。

胃液有如下生理功能：①消化功能。通过胃液和胃的蠕动将食物研磨搅拌成半液状食糜；胃酸可以软化食物中的纤维，唾液淀粉酶对淀粉有分解消化作用，胃蛋白酶原在胃酸的作用下转变成胃蛋白酶，对蛋白质有分解作用，但脂肪在胃内基本无消化作用。②灭菌作用。正常情况下胃液是无菌的，这对预防胃肠道疾病有重要作用。③保护胃黏膜作用。胃内大量的黏蛋白对消化酶有抵抗力。④血液再生作用。胃液中所含内因子对红细胞的正常成熟有重要作用，缺乏内因子可导致贫血。⑤钙和铁的吸收作用。胃酸作为一种酸性媒介有助于钙和铁的吸收。

十二指肠位于幽门和空肠之间，呈"C"形，长约 25cm，分为 4 部分：①上部，又称球部，较短，大部分有腹膜覆盖，活动，为十二指肠溃疡好发部位。②降部，与球部呈锐角下行，固定于后腹壁，内侧紧贴胰头，在其后内侧中部有胆总管和胰管的总开口。③横部，又称水平部，自降部向左走行，完全固定于腹后壁，肠系膜上动、静脉在横部的末端前方下行。④升部，为横部的延续，先向上行，然后急转向下、向前，与空肠相接，由十二指肠悬韧带固定。十二指肠的血液供应来自胰十二指肠上、下动脉。胰十二指肠上动脉源于胃十二指肠动脉，胰十二指肠下动脉源于肠系膜上动脉。胰十二指肠上、下动脉之间相互吻合成环。

十二指肠除接受胆汁和胰液外，其本身还能分泌碱性十二指肠，内含多种消化酶，如肠蛋白酶、乳糖酶、脂肪酶等。同时，它还有分泌激素的作用，如促胃液素、肠抑胃肽、缩胆囊素等。

一、胃、十二指肠溃疡穿孔

(一)概述

胃、十二指肠黏膜的局限性圆形或椭圆形的全程黏膜缺损，称之为胃、十二指肠溃疡。胃、十二指肠溃疡急性穿孔是胃、十二指肠溃疡常见的严重并发症之一。溃疡穿孔是活动期胃、十二指肠溃疡逐渐向深部侵蚀、突破浆膜的结果。急性十二指肠溃疡穿孔多见于十二指肠球部前壁偏小弯侧，急性胃溃疡穿孔多发生在近幽门的胃前壁，也多偏小弯侧。溃疡穿孔直径一般在 0.5cm 左右，其中胃溃疡穿孔较十二指肠溃疡穿孔直径略大。

(二)护理评估

1.健康史

病人多有长期溃疡病史和近期加重病史。急性穿孔前常有暴食、进刺激性食物、情绪激动、过度疲劳等作为诱发因素。评估病人的一般情况，如体位、腹痛、腹部体征等。

2. 临床表现

典型的溃疡穿孔表现为突发性剧烈腹痛，如刀割样，呈持续性或阵发性加重。疼痛从上腹部开始，很快扩散到全腹。有时，消化液可沿升结肠旁沟向下至右下腹，引起右下腹疼痛。由于腹痛十分强烈，难以忍受，病人常出现面色苍白、出冷汗、肢体发冷、脉搏细速等休克症状。与原来胃痛的性质和程度不一样，病人往往非常清楚地记得这次剧痛突发的明确时间，伴随腹痛，常有恶心、呕吐。数小时后，由于腹膜大量渗出液将消化液稀释，腹痛可以减轻。如病人未得到及时治疗，病情加重，病人可出现全身感染中毒症状。

查体可见病人为急性痛苦面容，仰卧拒动，腹式呼吸减弱，全腹有压痛和反跳痛、腹肌紧张，可呈"木板样"强直，上述体征仍以上腹部最明显。约有 75%的病人可出现肝浊音界缩小或消失。

3. 辅助检查

X 线检查发现，约有 80%的病人可在膈下见到半月形的膈下游离气体影。根据过去的溃疡病史和这次发作经过(突然发生的持续性上腹剧烈疼痛，很快扩散到全腹，并有轻度休克症状，检查时有明显的腹膜刺激征)，特别是肝浊音界缩小或消失以及 X 线检查有游离气体，即能确定诊断。必要时，可行腹腔穿刺。

4. 治疗原则

接近一半病人的溃疡穿孔可自行闭合或经非手术治疗而闭合，非手术治疗期间必须严密观察病人的症状和腹部体征的变化，如治疗 6～8 个月后病情无好转甚至加重，应及时中转手术治疗。

5. 心理社会因素

消化性溃疡好发于青壮年，病程长，常反复发作，经久不愈，可直接影响病人的学习和工作，因而病人往往产生焦虑、急躁情绪。年龄大、病程长的病人往往惧怕癌变，产生恐惧、担忧心理，急性严重并发症病人也会由于发病突然、病情危重需紧急手术而产生焦虑、恐惧心理。此外，长期的慢性病程还会影响病人的家庭生活及经济状况。

(三)护理问题

1. 疼痛

与穿孔后胃肠内容物对腹膜的刺激及手术切口有关。

2. 有体液不足的危险

与禁食、胃肠液大量外漏有关。

3. 营养失调，低于机体需要量

与胃肠液大量外漏、炎症和创伤等所致的高消耗有关。

4. 焦虑

与痛觉刺激和担心预后有关。

5. 知识缺乏

缺乏预防胃、十二指肠溃疡急性穿孔的相关知识。

6. 潜在并发症

出血、腹腔感染、吻合口瘘、消化道梗阻、倾倒综合征和低血糖综合征等。

(四)护理目标

1. 病人疼痛减轻或消失。

2.病人的水、电解质维持平衡。

3.病人营养状况得到改善和维持。

4.病人焦虑程度减轻。

5.病人能复述预防胃、十二指肠溃疡急性穿孔的相关知识。

6.病人并发症能得到预防或及时发现和处理。

（五）护理措施

1.一般护理

（1）禁食、持续胃肠减压：目的在于减少胃肠内容物继续外漏，有利于穿孔的闭合和腹膜炎的消退。

（2）维持水、电解质和酸碱平衡：建立静脉通道，按医嘱准确、匀速输入林格液、血浆等液体。

（3）疼痛护理：采取宽慰病人、分散患者注意力、保持舒适体位、促进有效通气等措施以缓解疼痛，如疼痛剧烈且诊断明确者，可适量使用镇静镇痛药物。

（4）病情观察：严密观察病人的症状和腹部体征的变化，每15～30分钟测量生命体征一次，注意观察病人腹痛范围是否加大等。如保守治疗病人病情无好转甚至加重，要及时报告医生，做好急诊手术准备。

2.心理护理

向病人说明本病的发病规律、诱因及治疗效果，指导病人保持乐观的情绪和采取放松疗法增强其对治疗的信心。

3.术后护理

（1）病情观察：密切观察生命体征、腹部体征，胃管、腹腔引流管中引流液的颜色、量和性质。

（2）体位：术后病人血压平稳后给予半卧位，可减轻腹部切口张力，减轻疼痛，还有利于呼吸和循环。鼓励病人早期下床活动。

（3）饮食：术后禁食，肛门排气后给予少量清流质，逐渐增加至流质，以后可改少渣半流质、半流，逐渐过渡到软饭或普食。

（4）术后并发症的观察和处理：掌握各并发症的病因、临床表现及处理原则，加强病情观察，做到及时发现、及时处理。

胃十二指肠溃疡的手术方式包括胃大部切除术和迷走神经切断术两种。

1）胃大部切除术后并发症：①术后出血包括腹腔内出血和胃出血。A.腹腔内出血的原因是血管结扎不够确切或是腹腔内有感染或吻合口瘘，使裸露的血管受腐蚀而出血。如果术后发现病人有失血的临床表现，腹腔引流管又有较多的新鲜血引出，要及时报告医生。B.胃出血。在正常情况下，术后经胃管可有少量出血，一般24小时不超过300ml，并逐渐减少、变淡至自行停止。若短期内从胃管内引流出大量新鲜血，提示术后出血。多数病例经非手术治疗，如禁食、输血、止血药物及胃镜下止血等措施可使出血停止。少数病人非手术治疗无效、病情逐渐加重，需手术治疗。②十二指肠残端破裂是 Billroth Ⅱ 式胃大部切除术后近期的严重并发症，可因十二指肠溃疡切除困难、溃疡大、瘢痕水肿严重，使缝合处愈合不良；或因肠胃吻合口输入端梗阻，使十二指肠内压力升高而致残端破裂。多发生在术后 24～48 小时。主要症状是突然发生右上腹疼痛、发热、腹膜炎体征及血白细胞数升高。应立即手术处理，并分别于十二指肠内和腹腔置管，术后予以持续减压引流，同时，纠正水、电解质的失衡；给予肠外营养或术中行空肠造瘘，术后予以肠内营养；应用抗生素抗感染；用氧化锌软膏保护引流管周围皮肤。③吻合口破裂或瘘，这是胃切除术后早期严重合并症之一，多发生在术后一周内，其发生的主要原因为缝合技术不良、吻合口有张力、低蛋白血症、组织水肿等。临床主要表现为高热、脉速、全身中毒症状、腹膜炎以及引流管引出混浊含胃肠内容物的液体。口服或经胃管注入亚甲蓝稀释液后经引流管引出蓝色液或腹穿抽出蓝色液即可确诊。处理包括因吻合口破裂而发生弥漫性腹膜炎者，需立即手术修补；无弥漫性腹膜炎病人可禁食、肠胃减压、充分引流。若尚未拔除腹腔引流管，应设法保证其通畅；若已拔除，应开腹重新放置；肠外营养支持，纠正水、电解质紊乱，维持酸碱平衡；全身应用广谱抗生素。经上述处理后，多数病人在 4～6 周可愈合。此外，生长激素联合静脉营养支持能加速瘘口的愈合。④术后梗阻包括输入襻梗阻、吻合口梗阻和输出襻梗阻。A. 输入襻梗阻是 Billroth Ⅱ 式胃大部分切除术后较为常见的合并症。a. 慢性不完全性输入襻梗阻较为多见。临床上表现为进食后 30 分钟左右，即感上腹部胀痛或绞痛，并可放射至肩胛部，随即突然喷射性呕吐出大量不含实物的胆汁样液，呕吐后症状立即消失。b. 急性完全性输入襻梗阻多见于结肠前 Billroth Ⅱ 式输入襻对胃小弯吻合术后的病人。临床表现为突发性上腹部剧烈疼痛，呕吐频繁但量不大，也不含胆汁，呕吐后症状不缓解。上腹部有压痛，甚至可触及可疑肿块。病情进展快，不久即出现烦躁、脉快、血压下降等休克表现。B. 吻合口梗阻多在术后由流食改为半流食时出现。主要临床表现为上腹部膨胀感和溢出性呕吐，呕吐物含有或不含有胆汁。查体时有时可触到压痛性肿块，胃肠减压可引出大量液体，减压后症状也可随之缓解，但进食后可再次发作。一般持续 10～20 日开始缓解，且一旦缓解，症状很快消失，2～3 日即可进食。⑤倾倒综合征和低血糖综合征。A. 倾倒综合征，多在进食后 30 分钟以内发生。原因为胃大部切除术后大量高渗食物过快地进入十二指肠或空肠，刺激嗜铬细胞等内分泌细胞分泌 5-羟色胺、缓激肽样多肽、血管活性肽、神经紧张素、血管活性肠肽等，致使大量的细胞外液渗入肠腔、循环血容量骤减而引起胃肠功能和血管舒张功能的紊乱。临床表现为上腹饱胀不适、腹泻、心悸、乏力、出汗、头昏、昏厥、大汗淋漓、面色苍白、呼吸深大等。治疗上应少食多餐及进食低糖、高脂肪、高蛋白质饮食和餐后立即平卧 20 分钟，经过一段时间后多可治愈。B. 低血糖综合征也称晚期倾倒综合征。多在餐后 2～4 小时出现，表现为心慌、出汗、眩晕、无力、苍白、手颤等。其原因是胃大部切除术切除了胃窦，含糖食物快速进入空肠后，葡萄糖被过快吸收入血使血糖急速升高，刺激胰岛 β 细胞释放大量胰岛素。而当血糖下降后，胰岛素未能相应减少，故出现上述症状。此时，稍进食物即可缓解。症状明显者可用奥曲肽 0.1mg 皮下注射，每日 3 次，可改善症状。

　　2）迷走神经切断术后并发症：①吞咽困难多见于迷走神经干切断术后，因食管下段运动失调或食管炎所致，常出现于手术后早期开始进固体食物时，下咽时有胸骨后疼痛。X线吞钡检查见食管下段狭窄、贲门痉挛。多于术后 1～4 个月能自行缓解。②胃潴留可发生于各类术后，但高选择性迷走神经切断术后较少见，系迷走神经切断术后胃张力减退、蠕动消失所致。表现为术后 3～4 日，拔除胃管后出现上腹不适、饱胀、呕吐胆汁和食物。X 线钡餐造影见胃扩张、大量潴留、无排空。治疗包括禁食，持续胃肠减压，用温热、高渗盐水一日多次洗胃，输血、输液。也可用新斯的明皮下或肌内注射。症状一般于术后 10～

14 天逐渐自行消失。③胃小弯坏死穿孔见于高选择性迷走神经切断术后。胃小弯无黏膜下血管丛，系潜在易缺血区；胃小弯坏死、穿孔多与手术因素或胃小弯缺血坏死形成溃疡有关。穿孔后突然发生上腹部剧烈疼痛和急性弥漫性腹膜炎症状，需立刻进行手术修补。④腹泻多因迷走神经切断术后肠道功能紊乱、胆道和胰腺功能失常，或胃酸低致胃潴留后食物发酵和细菌繁殖所致。注意饮食或口服助消化的药物及收敛剂，多数病人于术后数月症状可逐渐减轻或消失。

4. 健康教育

(1)讲解胃十二指肠溃疡穿孔的诱因，说明病人暴饮暴食、进刺激性食物、情绪激动、过度疲劳等都是引起溃疡穿孔的诱因，日常生活中要避免这些不良刺激。保持心情舒畅，合理饮食。对吸烟、酗酒病人劝其戒烟、戒酒。

(2)指导治疗胃部不适常用药物的正确服用方法。避免服用对胃黏膜有损害的药物，如阿司匹林、吲哚美辛、皮质类固醇等。

(3)讲解手术后期可能出现的并发症的表现和防治方法。

1)碱性反流性胃炎：多发生于术后数月至数年，由于碱性十二指肠液、胆汁反流入胃，破坏了胃黏膜的屏障作用所致。主要临床表现有：①剑突下持续性烧灼痛，进食后加重，制酸剂无效；②呕吐物含胆汁，吐后疼痛不减轻；③体重减轻或贫血。症状轻者用 H_2 受体拮抗剂、考来烯胺(消胆胺)等治疗，严重者需手术治疗。

2)吻合口溃疡：多数发生在术后 2 年内，主要症状为溃疡病症状重现，可有消化道出血；纤维胃镜检查可明确诊断，可行手术治疗。

3)营养不良性合并症：由于胃肠道吸收功能紊乱或障碍所致，常有体重减轻、贫血、腹泻与脂肪泻、骨病等。应注意调节饮食.少量多餐，多食富含维生素、高蛋白质、低脂肪的食物，必要时定时补充铁剂、钙剂、叶酸、维生素 D 制剂和维生素 B_{12} 等营养素。

4)残胃癌：指因良性疾病行胃大部切除术 5 年以上，发生在残胃的原发癌。多发生于术后 20～25 年，与胃内低酸、胆汁反流及肠道细菌逆流入残胃引起慢性萎缩性胃炎有关。病人有胃癌的症状行纤维胃镜检查可明确诊断，需行手术治疗。

二、胃、十二指肠溃疡大出血

(一)概述

胃、十二指肠溃疡大出血是指那种引起明显出血症状的大出血而言，即表现为大量呕血或柏油样粪便，血红蛋白值明显下降，以致出现休克前期症状或很快陷入休克状态。因此，不包括那些小量出血或在检查粪便时发现有隐血的情况。约 5%～10%的胃、十二指肠溃疡大出血用非手术治疗不能止血，需要进行外科手术治疗。胃、十二指肠溃疡大出血是溃疡侵蚀基底血管破裂的结果，大多为中等动脉出血。大出血的溃疡一般位于胃小弯或十二指肠后壁。大出血后因血容量减少、血压降低、血流变缓、血管破裂处血凝块形成等原因可使出血自行停止，但由于溃疡病灶与胃十二指肠内容物的接触以及胃肠的不断蠕动，仍有可能再次出血。

(二)护理评估

1. 健康史

病人既往有典型溃疡病史，出血前可有饮食失调、劳累或精神紧张、受寒等诱因。评估病人呕血、便血的量及时间，评估病人的生命体征及血红蛋白、红细胞计数和血细胞比容变化，根据临床表现估计失血程度。

2.临床表现

主要症状是急性大呕血或黑粪，但多数病人仅有柏油样黑粪。迅猛而大量的十二指肠溃疡出血，也可以出现色泽较鲜红的黑粪。呕血前病人常有恶心。便血前突感便意，便血时病人感到乏力、身软、双眼发黑、心慌，甚至在排便时或排便后发生晕厥。

一般说来，当失血量短期内超过 400ml 时，可出现面色苍白、口渴、脉搏快速有力、血压正常或略偏高的循环代偿现象；但当失血量超过 800ml 时，可出现明显的休克表现：神情紧张、烦躁或淡漠、出冷汗、脉搏细速、呼吸浅促、血压降低等。腹部无明显体征，可能有轻度腹胀，上腹部相当于溃疡所在部位有轻度压痛，肠鸣音增多。

3.辅助检查

大量出血后，血红蛋白值、红细胞计数和血细胞比容均下降。但在早期，由于血液浓缩，可能下降不明显。因此，需短期反复测定，可以见到进行性的下降。

必要时行胃十二指肠纤维内镜、X 线钡餐等检查，这些检查不仅可以确定病因和出血的部位、指导选择手术方式，而且部分病人也可同时获得止血治疗。

4.治疗原则

非手术治疗原则：止血、补充血容量和防止复发。大多数病人经过非手术治疗后，出血可以停止，但有 5%～10%的病人需要手术治疗方能止血。

5.心理社会因素

急性大呕血或黑粪等视觉刺激和全身失血性休克症状使病人感到紧张、恐惧，甚至感觉濒临死亡等心理反应。担心疾病预后，急切想了解疾病的治疗方式、转归、疾病预防等相关知识。

(三)护理问题

1.体液不足

与大量失血或呕血、禁食有关。

2.营养失调，低于机体需要量

与失血、炎症和创伤等所致的高消耗有关。

3.焦虑或恐惧

与失血症状刺激和担心预后有关。

4.潜在并发症

出血、腹腔感染、吻合口瘘、消化道梗阻、倾倒综合征和低血糖综合征及肝、肾功能障碍等。

(四)护理目标

1.病人体液平衡得到维持。

2.病人营养状况得到改善和维持。

3.病人焦虑程度减轻。

4.并发症能得到预防或及时发现和处理。

(五)护理措施

1.一般护理

(1)禁食、持续胃肠减压：保持胃肠减压持续负压吸引状态，及时吸引出胃内积血，了解出血情况，减轻胃肠道张力。

(2)病情观察：严密监测病人的血压、脉搏、尿量、周围循环状况、中心静脉压等，准确记录出入量，为医生补充血容量和诊断提供准确的依据。如病人烦躁不安、面色苍白、皮肤湿冷、四肢冰凉，提示微循环灌注不足，而皮肤逐渐转暖、出汗停止，则提示微循环灌注好转。

(3)呕血和便血的护理

1)病人绝对卧床休息，取平卧位头偏向一侧，防止误吸或窒息，必要时用负压吸引器清除口腔、气道内的分泌物和血液，保持呼吸道通畅。

2)准确记录呕血和便血的发生时间、次数、量及性状，以便估计出血量和速度。

3)呕血或便血后要及时清除血迹、污物，以减少对病人的不良刺激。

4)预防休克，建立可靠的静脉通道，根据病人失血量输入血浆代用品、红细胞或新鲜全血等补充血容量。若病人失血性休克症状未改善或病情加重，要做好急诊手术准备。

2.心理护理　说明安静休息、良好心态有利于止血，关心、安慰病人。抢救工作应迅速而不忙乱，以减轻病人的紧张情绪。解释各项检查、治疗措施等相关知识，听取并解答病人及家属的提问，减轻他们的疑虑。

3.术后护理

(1)病情观察：严密监测病人的血压、脉搏、呼吸、尿量及切口渗液情况。

(2)胃管及腹腔引流管的护理：妥善固定，密切观察引流液的颜色、性质及量，若有较多鲜血，提示有再出血的可能。

(3)饮食：拔除胃管后当日可少量饮水或米汤；第2日进半量流质饮食；第3日进全量流质；若进食后无腹痛、腹胀等不适，第4日可进少渣半流质饮食，以稀饭为好；第10～14日可进软食。少食牛奶、豆类等产气食物，忌生、冷、硬和刺激性食物。注意少量多餐，开始时每日5～6餐，以后逐渐减少进餐次数并增加每次进餐量，逐步恢复正常饮食。

(4)术后并发症的观察和护理：参照胃、十二指肠穿孔术后并发症的观察和护理。

4.健康教育

(1)向病人及家属讲解引起胃、十二指肠溃疡出血的病因和诱因、预防、治疗和护理知识，以减少再度出血的危险。避免长期大量服用非甾体抗炎药，如布洛芬等，以减少胃肠道黏膜损伤。

(2)注意饮食卫生和饮食规律，进食营养丰富、易消化的食物，避免过饥或暴饮暴食，避免粗糙、刺激性食物或过冷、过热的食物，合理饮食是避免诱发溃疡出血的重要环节。

(3)生活起居要有规律，劳逸结合，保持乐观精神，保证身心健康。避免长期精神紧张，过度劳累。应戒烟、戒酒，在医生指导下用药，勿擅自用药。

(4)病人及家属掌握早期识别出血征象及应急措施：出现头晕、心悸等不适，或呕血、便血时，立即卧床休息，保持安静，呕吐时取侧卧位以免误吸，立即送医院治疗。

(5)讲解手术后期可能出现的并发症如碱性反流性胃炎、吻合口溃疡、营养性合并症、残胃癌的表现和防治方法。做到定期复查，出现胃部不适，及时就诊。

三、胃、十二指肠溃疡瘢痕性幽门梗阻

(一)概述

胃、十二指肠溃疡愈合过程中所形成的瘢痕，发生收缩时可以造成幽门梗阻。高度的瘢痕性梗阻使食物和胃液不能通过，以致病人的营养和水、电解质酸碱都发生失调，需要用外科手术治疗，占外科治疗溃疡患者的11%～30%。

瘢痕性幽门梗阻形成的过程是缓慢的，但呈持续的进行性加重，梗阻由部分性逐渐趋向完全性。梗阻初期，胃壁肌呈相对的肥厚，蠕动增强，胃轻度扩大。到了晚期，由于代偿功能减退。胃呈高度扩大，但蠕动减弱，胃内容物滞留；经常发生呕吐，引起水、电解质等物质的严重丢失。由于大量氢和氯离子随胃液呕出，血液中氯离子降低，碳酸氢根离子增加，出现代谢性碱中毒。同时又因为钾从胃液呕出和较多的从尿中排出(由于小管细胞内氢离子的缺乏)，可以出现低血钾症。因此，低氯低钾性碱中毒在幽门梗阻的病人中较为多见。

(二)护理评估

1. 健康史

病人既往有长期溃疡病史。评估病人胃潴留程度、呕吐的量及胃内容物性质，并留置胃管，可抽出大量酸臭的胃液和食物残渣。评估病人的生命体征及营养状况。

2. 临床表现

主要表现为呕吐，其特点是，常定时发生在晚间或下午，呕吐量大，一次可达1 000～2 000ml。呕吐物多为隔夜宿食，甚至有前1～2天所进食物，且有酸臭味，不含胆汁。呕吐后自觉胃部舒适，因此，病人常自行诱吐以缓解症状。

体检可见病人营养状况不良，腹部检查可见上腹隆起，有时可见自左肋弓下向右腹的胃蠕动波。手拍上腹可闻水振水音。

3. 辅助检查

X线钡餐检查可见胃高度扩大、胃张力减低，钡剂入胃后即下沉。正常情况下，胃钡剂4小时后即排空，如6小时尚有25%钡剂存留，即证明有胃潴留；在瘢痕性幽门梗阻时，24小时后仍有钡剂存留。

4. 治疗原则

胃、十二指肠引起的幽门梗阻有3种情况。

(1)痉挛性：因幽门括约肌反射性痉挛所致。

(2)水肿性：溃疡附近炎症性水肿所致。

(3)瘢痕性：溃疡愈合过程产生的瘢痕收缩所致。

前两种梗阻是暂时性的，不构成外科的适应证；而瘢痕性梗阻则是永久性的，必须施行外科手术。手术治疗的目的在于解除梗阻，消除病因。但是瘢痕性幽门梗阻也可同时有痉挛性和水肿性因素存在，而使梗阻加重。据统计，十二指肠溃疡所致的幽门梗阻较胃溃疡引起者为多。

5. 心理、社会因素

长期的溃疡病史、病情的反复发作和加重，使病人产生焦虑急躁情绪，对疾病的治疗失去信心。

(三)护理问题

1. 营养失调，低于机体需要量

胃潴留、大量呕吐有关。

2. 体液不足

与大量呕吐、禁食有关。

3.焦虑

与长期患病和担心预后有关。

4.潜在并发症

出血、腹腔感染、吻合口瘘、消化道梗阻、倾倒综合征和低血糖综合征等。

(四)护理目标

1.病人营养状况得到改善和维持。

2.病人体液平衡得到维持。

3.病人焦虑程度减轻。

4.并发症能得到预防或及时发现和处理。

(五)护理措施

1.一般护理

(1)禁食水、持续胃肠减压：有效吸引出胃腔内潴留物和胃液，减轻胃内张力，改善血液循环。每日用温盐水洗胃以减轻胃组织水肿，利于术后愈合。

(2)呕吐的护理：病人应卧床休息，取平卧位头偏向一侧，防止误吸或窒息，必要时用负压吸引清除口腔内的胃液和食物，保持呼吸道通畅。准确记录呕吐的发生时间、次数、量及性状，以便估计梗阻程度。呕吐后要及时清除污物，保持床单位整洁，以减少对病人的不良刺激。

(3)补液、营养支持：建立静脉通道，按医嘱准确、匀速输入林格液、电解质、血浆等液体，保持水、电解质、酸碱平衡和营养需要，必要时采取全肠外营养疗法，观察电解质与酸碱平衡指标变化，记录出入液量。梗阻严重的病人手术前更应注意改善病人的营养状态，纠正脱水、低氯低钾性碱中毒。

(4)病情观察：严密监测病人的血压、脉搏、呼吸，做好急诊手术准备。

2.心理护理

与病人一起分析焦虑产生的原因，耐心倾听病人的诉说，理解和同情病人；向病人说明手术的必要性和安全性，解释手术方式及溃疡病的可治愈性，宽慰病人，使之保持良好的心理状态，增强病人对手术的了解和信心，以消除其紧张的心理；为病人创造安静、无刺激的环境，并与其一起确定合适的应对机制，及时鼓励和肯定病人的合作与进步。

3.术后护理

(1)病情观察：严密监测病人的血压、脉搏、呼吸、尿量及切口渗液情况。

(2)胃管及腹腔引流管的护理：妥善固定，密切观察引流液的颜色、性质及量。保持胃管通畅，使之持续处于负压引流状态，可用少量生理盐水冲洗胃管，防止血凝块堵塞胃管。

(3)饮食：拔除胃管后当日可少量饮水或米汤；第2日进半量流质饮食；第3日进全量流质；若进食后无腹痛、腹胀等不适，第4日可进少渣半流质饮食，以稀饭为好；第10~14日可进软食。少食牛奶、豆类等产气食物，忌生、冷、硬和刺激性食物。注意少量多餐，开始时每日5~6餐，以后逐渐减少进餐次数并增加每次进餐量，逐步恢复正常饮食。

(4)活动：鼓励病人术后早期活动。早期活动可促进肠蠕动，预防肠粘连，可增加肌肉收缩力，防止肌肉萎缩和关节僵直，避免骨突处组织受压过久而发生压疮；还可增加肺通气量，避免肺泡萎缩，有利于气管内分泌物排出，预防坠积性肺炎、肺不张；还可加强心肌收缩力，增加心搏量，改善血液循环，从而增加局部组织灌流量。

（5）术后并发症的观察和护理：参照胃、十二指肠穿孔术后并发症的观察和护理。

4.健康教育

（1）保持心情舒畅，注意劳逸结合，3个月内避免重体力劳动。

（2）向病人解释并强调溃疡的治愈需靠术后长期的配合。定期门诊复查。

（3）与病人讨论并计划其治疗性饮食。胃大部切除术后胃内容量受限，宜少食多餐，进食营养丰富的饮食，以后逐渐过渡至均衡饮食。术后早期不易进过甜食物，餐后应平卧片刻，食物应易消化，不宜选择刺激性食物。

（4）讲解手术后期可能出现的并发症如碱性反流性胃炎、吻合口溃疡、营养不良性合并症、残胃癌的表现和防治方法。如出现胃部不适，及时就诊。

四、胃癌

（一）概述

胃癌是最常见的消化道恶性肿瘤。据统计，胃癌占我国消化道恶性肿瘤的第一位，全身肿瘤的第三位。好发于40～60岁，男女性别之比约为3:1。胃癌发病原因与饮食因素、环境因素、遗传因素及幽门螺旋菌(Hp)感染有关。近年来发现，胃幽门螺旋菌是胃癌发生的重要原因之一。

1.胃癌按肿瘤位置

胃癌一般以胃窦部最为多见，约占半数左右，其次为贲门区，胃体较少，广泛分布者更少。

2.胃癌按病期和大体形状

可分为早期胃癌和进展期胃癌。

（1）早期胃癌：指局限于黏膜或黏膜下层的胃癌，表现为隆起型、表浅型和凹陷型3种。

（2）进展型胃癌：指病变深度已超越黏膜下层的胃癌，分以下3型。

1)肿块型：肿块向胃腔突出。小的如息肉，大的呈蕈状巨块，表面常破溃出血、坏死，此型生长缓慢，转移较晚。

2)溃疡型：癌肿四周隆起，中心溃疡，发生出血、穿孔多见。此型转移早，预后差。

3)浸润型：癌细胞侵及胃壁全层，胃壁僵硬，胃腔缩窄呈"革袋状"。此型的恶性程度高，淋巴转移早，预后差。

3.组织学分型

有腺癌、黏液腺癌、低分化癌、未分化癌等，其中以腺癌最为多见，未分化癌恶性程度最高。

4.转移途径

（1）直接蔓延：直接向胃壁四周或深部浸润并侵及腹壁临近器官及组织，也可沿黏膜下层淋巴网蔓延，向上侵犯食管下端，向下侵及十二指肠。

（2）淋巴转移：是主要的转移途径。胃淋巴引流有16组淋巴组，分为三站按顺序转移，沿胃大、小弯各组为第1站，腹腔动脉及其分支周围淋巴结分为第2站，余为第3站。肿瘤浸润越深，转移越远，也可直接转移到锁骨上淋巴结或经肝圆韧带至脐周，均属晚期转移。

(3)血行转移：晚期胃癌细胞可通过血液循环转移到肝、肺、骨等器官。

(4)腹腔种植：癌肿穿透胃壁，癌细胞脱落种植于腹膜、大网膜或盆腔表面。

(二)护理评估

1.健康史

患者既往有长期溃疡病史或慢性萎缩性胃炎、胃息肉等胃癌前期疾病史。评估胃癌病人的营养状况、特殊检查结果，了解疾病性质和病理分期。

2.临床表现

胃癌早期症状多不明显，也不典型，故常被忽视，待症状显著已属晚期。病人开始常出现上腹不适、隐痛、嗳气、反酸、食欲减退等类似胃十二指肠溃疡或慢性胃炎等症状。

病情进展后可有上腹疼痛、食欲不振、消瘦、体重减轻、贫血等。发生溃疡或梗阻后可出现相应的症状，如进食哽噎感、呕吐、上消化道出血、穿孔等。

晚期可出现腹部肿块及其转移症状，如肝肿大、腹水、锁骨上淋巴结肿大，并出现消瘦、贫血、恶病质等晚期癌肿的全身消耗性表现。涉及神经者可引起剧烈疼痛。

3.辅助检查

(1)X线钡餐检查：表现为边缘不规则的充盈缺损，黏膜皱襞中断或破坏；轮廓不规则的龛影；胃黏膜皱襞粗乱，胃壁僵硬，蠕动波消失，呈狭窄的"革袋状胃"。

(2)纤维胃镜：胃镜下可见癌肿突出胃腔内，表面有大小不等的结节，晚期可见糜烂，或者为形态不规则的溃疡，边缘不整，多呈锯齿状。溃疡底部凹凸不平、苍白，常糜烂，周围黏膜皱襞中断。

(3)细胞学检查：可以应用一般冲洗法。找到可疑病变时，采取纤维胃镜直接冲洗。

(4)胃液分析：游离胃酸减少或缺乏。

(5)粪便潜血试验阳性：血液检查表现为血红蛋白、红细胞计数均下降，血浆白蛋白减少，但早期胃癌并不明显。

(6)其他：B超和CT检查有助于诊断及分期。

4.治疗原则

胃癌最有效的治疗方法是外科手术切除。胃癌根治术应遵循以下3点要求：①充分切除原发癌灶。②彻底廓清胃周围淋巴结。③完全消灭腹腔游离癌细胞和微小转移灶。

5.心理、社会因素

胃癌患者在心理和躯体上受到双重折磨，此时最需要亲人、朋友、医护人员的关怀和体贴。对癌症的恐惧及错误理解使患者情绪低落，产生恐惧甚至绝望的心理。

(三)护理问题

1.焦虑、恐惧或绝望

与对疾病的发展及预后缺乏了解、对疾病的治疗效果没有信心，与死亡威胁、手术、化疗等治疗，以及住院和生活方式改变等因素有关。

2.疼痛

与癌肿侵及或压迫神经及手术创伤有关。

3.体液不足

与呕吐、胃肠减压有关。

4.营养失调，低于机体需要量

与食欲减退、恶心、呕吐、疼痛、术后禁食或限量进食、消化不良、肿瘤高代谢等因素有关。

5.潜在并发症

吻合口瘘、吻合口梗阻、胃潴留、倾倒综合征。

6.知识缺乏

缺乏有关胃癌疾病及术后康复知识。

(四)护理目标

1.病人焦虑恐惧减轻。

2.病人疼痛减轻或缓解。

3.病人组织灌注良好，表现为循环血容量正常，皮肤黏膜颜色、弹性正常，生命体征平稳，尿量每小时>30ml。

4.病人营养不良得到改善。

5.病人并发症得到预防、及时发现与处理。

6.病人能复述有关疾病、自我保健、预防及饮食等方面的知识。

(五)护理措施

1.术前护理

(1)营养支持：给予高蛋白、高热量、高维生素、易消化的食物。进食少的患者术前应给予静脉输液高营养，补充足够的营养和水、电解质，必要时给予血浆、成分血，以改善营养状态。每周称体重一次，监测血浆白蛋白及血红蛋白、尿素氮等生化指标的变化，并记录。

(2)减轻胃黏膜水肿：有幽门梗阻者，术前3天每晚用温盐水洗胃，消除胃内积存物，减轻胃黏膜水肿。严重幽门梗阻者，应于术前1～3天行持续胃肠减压，使胃体积缩小。

(3)肠道准备：胃癌波及横结肠时应做肠道准备，术前3日开始口服肠道不易吸收的抗生素，如新霉素、卡那霉素、庆大霉素、甲硝唑等，术前一日口服硫酸镁、甘露醇泻药以清洁肠道。

(4)其他：术前备皮，手术日早晨置胃管，防止麻醉及手术过程中呕吐、误吸，便于术中操作，减少手术时腹腔污染。介绍术后护理活动，如翻身、咳嗽、深呼吸、下肢运动方法。

2.心理护理

对病人表现出的恐惧、悲观情绪要予以理解和安慰。引导病人正确认识癌症，积极治疗和树立战胜癌症的信心，使病人认识到癌症并非都是不治之症。向病人讲解胃癌手术的治愈性及手术的必要性，以具体病例讲明手术的安全性和效果。

要体谅病人。癌症病人对孤独的生活非常敏感，有一种被抛弃感。有的病人患胃癌后饮食与其他人分开，这会增加病人的痛苦和精神压力，不利于疾病的恢复。事实上，胃癌并未发现有传染性，因此，对胃癌病人进行隔离是不必要的。提供有关疾病的治疗和自我护理的知识，介绍癌症治疗的最新技术及其发展前景，增强患者自信心。鼓励其树立生活的勇气，解除顾虑，消除焦虑厌世心态，增强战胜疾病的信心。加强与其支持系统如亲戚、朋友的联系、激发他们的责任感，多给病人生活上的照顾和心理上的支持。鼓励患者积极参与社会活动，促使患者尽快适应新生活。

3. 术后护理

(1) 病情观察：术后定时监测病人的血压、脉搏、呼吸、神志、肤色、尿量、切口渗液情况。

(2) 禁食、胃肠减压：保持胃管引流通畅，每日用生理盐水冲洗胃管以防血痂堵塞胃管；观察引流液的性质及量，术后 24 小时内可由胃管引流出少量血液或咖啡样液体 100～300ml。若有较多鲜血，应警惕吻合口出血，要及时与医生联系并处理；妥善固定胃管，胃管是术中放置在吻合口附近，一旦脱出，难以重新放置到合适位置，告诉病人留置胃管的重要性，不能自行拔出；若胃管脱出，要在医生的指导下重新放置，动作要轻柔，以防造成吻合口出血。

(3) 解除疼痛不适：协助患者取舒适的体位，如术后患者神志清楚、血压平稳后，给予半坐卧位，松弛腹肌，减轻疼痛，同时膈肌下移，促进呼吸和循环。告诉患者咳嗽时用手或小枕头按压伤口。固定好引流管，以免翻身活动时牵拉引起伤口疼痛。必要时按医嘱给予止痛药，同时观察止疼药的效果、副作用，并予以记录。

(4) 加强营养：术后早期继续给予胃肠道外静脉营养治疗，待肠功能恢复后给予肠内营养治疗。肠内营养更有利于营养素的吸收，还有助于维持肠黏膜结构和屏障功能的完整性。

(5) 饮食指导：胃大部或全胃切除后病人的治疗既要补充营养，又要结合患者自身对饮食的耐受情况，区别对待，切不可强求一律。一般在胃手术后 24～48 小时内禁食，第 3～4 日肠道恢复功能、肛门开始排气后先进少量多餐的清流饮食，然后改为全量流质饮食、"胃切一号"，而后逐步由无渣、少渣半流质饮食过渡到普食。一般坚持半年以上的半流质饮食才能逐渐恢复到正常饮食。

饮食过程中要遵循以下原则。

1) 限制餐间、餐后液体食物的进量，液体食物更易加速残胃的排空，使未经消化的高渗食糜倾入小肠，造成小肠膨胀和蠕动增快，引起腹泻或不适。所以，对胃切除术后病人的饮食，应尽量缩短流食阶段，改为半流食或软饭。在停止流食后可按干稀搭配原则配餐，每餐都配以烤面包干、烤馒头干、饼干等干食。如欲饮用汤汁、饮料、茶水等，宜安排在餐前或餐后 0.5～1 小时。牛奶视病人耐受情况而定，能进流食后酸奶更适合病人。

2) 减少糖类，增加蛋白质和脂肪入量。糖类在肠道水解和吸收速度快于蛋白质和脂肪。胃切除术后如若出现反应性低血糖(多发生于餐后 1～3 小时)，只要减少糖类进量，尤其是单双糖的进量，病情即可改善。故在饮食中应少进糖类食物，更要禁用或少用糖果甜食。

3) 少量多餐。这种进食方式可以减缓过量高渗食糜倾入小肠而引起的不适感，也是增加营养摄入较为可行的方法。一日 3 次正餐，2～3 次加餐。

4) 解除惧食心理，摄入营养充足的平衡膳食。胃切除后病人体重减少或不增加的现象十分多见，这与术后不敢进食、怕引起不舒服而导致的能量摄入不足有关。

(6) 术后并发症的观察和护理

1) 术后胃出血：术后 6 小时内应每 15～30 分钟测生命体征一次，待病情平稳后可改为 4～6 小时测一次。如病人出现烦躁不安、脸色苍白、大汗淋漓、生命体征不稳、胃管内引流出鲜红色的胃液，甚至呕血或黑粪持续不止，需警惕胃内大出血，应立即报告医生，做好紧急处理的准备。

2）术后梗阻：如出现上腹发作性剧烈疼痛、上腹饱胀、频繁呕吐等症状，则提示有梗阻发生，应立即给予禁食，持续胃肠减压、输液治疗。如不能自行缓解，则应行再次手术。

3）胃潴留：注意观察术后 3～4 天肠蠕动的恢复情况，拔除胃管后患者是否出现上腹不适、饱胀、呕吐胆汁和食物，并注意有无排气。处理方法为症状出现后禁食、持续胃肠减压、输液。每日用温热盐水多次洗胃，亦可用新斯的明 0.5～1mg，每日 1～2 次皮下或肌内注射。

4）倾倒综合征：进餐后 30 分钟内出现上腹饱胀不适、心悸、乏力、出汗、头昏、大汗淋漓、面色苍白等症状，可考虑倾倒综合征的发生，向患者和家属详细讲解引起倾倒综合征的机制，告诉其临床表现。指导患者术后早期应少量多餐。避免进食甜的、过热流食，进食后平卧 30 分钟，多数患者在半年到 1 年内逐渐自愈。

4. 健康教育

（1）保持心情舒畅，注意劳逸结合。胃癌的病人病情得到缓解或相对平稳后，生活要有规律，建立和调节好自己的生物钟，采用适当放松技巧，缓解生活及工作的压力，从而控制病情的发展和促进健康。

（2）与病人一起制定饮食计划，胃癌术后一年胃容量受限，应注意少量多餐，避免辛辣刺激食物的摄入。以高蛋白、高热量、高维生素、低脂肪饮食为主，禁止吸烟和饮酒。由于胃肠道消化吸收功能减弱，应注意定期补充铁剂、钙剂、叶酸、维生素 D 制剂和维生素 B_{12} 等营养素。

（3）定期门诊复查。术后 1 年内，每 3 个月或半年复查 1 次，如正常可改为 1 年检查 1 次。

（4）向病人讲解有关化疗的知识及必要性，告诉病人胃癌联合化疗的基本方案，说明化疗的不良反应有恶心、呕吐、白细胞下降、脱发等，以及处理这些不良反应的对策，使病人有心理准备。腹腔化疗时嘱病人改变体位，使药物在腹腔内均匀分布，增加药液与腹膜的接触面。指导病人做好口腔护理，预防口腔炎等并发症的发生。

（5）做到早发现、早诊断、早治疗是提高胃癌治愈率的关键。应通过健康教育提高大众的自我保健意识。对下列情况，应深入检查并定期复查：

1）原因不明的上腹不适、隐痛、食欲不振及消瘦，特别是中年以上者。

2）原因不明呕血、便血或粪便潜血阳性者。

3）原有长期胃病史，近期出现胃部症状。

4）中年既往无胃病史，短期内出现胃部症状。

5）已确诊为胃溃疡、胃息肉或萎缩性胃炎者。

6）多年前因胃良性疾病做胃大部切除手术，近年又出现消化道症状者。

第二节　肝脏疾病的护理

一、肝损伤病人的护理

（一）概述

在腹部创伤中，肝损伤较为常见，占 15%～20%。肝脏是腹腔最大的实质性器官，质地脆而缺乏弹性，周围韧带的固定限制了它的退让余地，尽管位于右侧膈下和季肋深面，受到胸廓和膈肌保护，仍可在肋骨无损伤的情况下发生肝创伤。人自高处坠落，暴力虽未直接伤及肝脏，但仍可因惯性的反冲及应力作用，使肝脏发生严重的撕裂伤。肝脏因病变而肿大或变性时，受外力作用更易受损伤。

肝损伤后常伴有严重的出血性休克，因胆汁漏入腹腔引起胆汁性腹膜炎和继发感染，如处理不及时或不当，后果严重。

1. 病因

肝损伤时，根据腹壁有无穿透，可将其分为开放性损伤和闭合性损伤两种。

(1)开放性损伤：因锐性外力，如利刃枪弹或弹片贯穿腹壁而损伤肝脏。

(2)闭合性损伤：多因钝性外力，如打击、挤压、车祸、爆震或高处跌伤等原因使肝脏受到间接冲力作用而损伤。

2. 病理

肝外伤的主要病理改变是肝组织破裂出血、胆汁外溢和肝组织坏死。大量出血导致循环量减少，出现不同程度的休克。呼吸动作可以加重创伤组织撕裂出血。胆汁外渗引起腹膜刺激症状和继发性胆汁性腹膜炎。大量血液和胆汁积聚于第三间隙，引起脉速、电解质紊乱，可能有代谢性酸中毒，肾功能衰竭和休克肺等。肝中央型破裂系深部实质破裂，肝表层组织损伤不明显，可以形成巨大的肝内血肿，造成较广泛的肝组织坏死和创伤性胆管出血。肝包膜下血肿大小不等，有时可容纳2000 3000od血液。

一般而言，肝右叶遭受创伤的机会较左叶高出 5～6 倍。因右肝膈面向前上方呈穹隆状。且右肝的表面积和体积均较左肝叶大，下胸及上腹部受挤压伤时，右肝呈向上的折力，下胸部肋骨骨折或前腹壁创伤时，肝右叶首当其冲。在所有的肝损伤中，右膈顶部伤占38%～42%。

3. 临床表现

肝损伤的临床表现取决于肝损伤的病理类型及范围。主要表现是腹腔内出血或休克和腹膜刺激症状。

(1)肝表浅裂伤：出血和胆汁外渗不多，甚至无胆汁明显外渗，在短期内多能自行停止，临床上一般仅有上腹部疼痛，可随时间推移症状减轻或消失。

(2)中心型肝挫裂伤或贯通伤：多有广泛的肝组织碎裂和肝内较大的胆管及血管断裂，腹腔内较多的出血和胆汁，病人可有不同程度的休克、腹部剧痛、腹肌紧张、腹部压痛，常伴有恶心、呕吐、脉速、面色苍白等。严重肝脏裂伤或合并有大血管损伤时，伤后短期内即出现严重休克及意识不清，腹部逐渐膨隆、脉细速、呼吸困难等，如处理不及时常因失血过多而死亡。

(3)肝包膜下血肿和中心型破裂：因血液和胆汁局限在肝包膜下或肝实质内，无腹肌紧张，有时可触及到右上腹局限性压痛包块，肝肿大变形。叩诊肝浊音界扩大，伤员呈进行性贫血。如血肿与胆管相通，可表现为胆管出血；如因肝包膜张力过大而突然破裂，可出现急性腹痛和内出血等症状；如血肿出现继发性感染，则出现肝脓肿的临床表现。

除有失血性休克外，腹部有不同程度的肌紧张、压痛和反跳痛、肝区叩击痛以及肠鸣音减弱或消失等腹膜刺激综合征。如腹腔内有大量出血和胆汁，可有明显的移动性浊音。血液、胆汁刺激膈肌可引起呃逆和右肩牵涉痛。腹腔内大量积血时，直肠指检直肠膀胱陷窝饱满和触痛。

肝损伤的同时可伴有右下胸皮肤擦伤和皮下淤血，也可能因肋骨骨折产生皮下气肿，故应注意检查有无其他合并伤，以免延误治疗。

4.诊断要点

肝损伤的诊断应及时，特别当闭合性肝损伤合并有胸、腹部严重复合伤时，伤势重，病情复杂，应结合受伤的情况、临床表现和各种必要的诊断辅助方法迅速作出判断。

(1)超声波检查：是诊断肝破裂的首选方法。

(2)腹腔穿刺：是一种安全、有效和操作简易的诊断方法，阳性率可达90%左右。当肝包膜下出血量少时，腹腔穿刺诊断可能有困难。

(3)腹腔穿刺灌洗术：对诊断少量腹腔内出血者很有帮助，但临床应用少。

(4)实验室检查：定时检查红细胞计数、血红蛋白和血细胞比容、白细胞计数及血清GPT、GOT值等，因为GPT选择性地在肝内浓缩，损伤后大量释放，所以GPT较GOT更具有特殊诊断意义。

(5)X线检查：如发现右下胸肋骨骨折、右侧膈肌抬高、肝脏阴影增大变形、升结肠阴影向内侧移位，均提示有肝损伤内出血的可能。

(6)其他：如CT、选择性肝动脉造影、放射性核素肝扫描、MRI等。对肝内血肿、隔下感染、肝组织缺血坏死、胆管出血、肝脓肿等，常需要借助这些方法作进一步的检查及病灶定位。

5.治疗

(1)手术治疗：严重的肝外伤必须施行手术治疗，抢救的基本原则是及时诊断，加强复苏；早期手术，彻底清创、止血，消除胆汁溢漏和建立通畅的引流，如肝单纯缝合术、肝部分切除术、肝动脉结扎术和选择性肝动脉结扎术等。对于严重肝脏损伤者可急诊施行肝移植术。

(2)非手术治疗：①入院时意识清楚；②血流动力学隐定，收缩压在90mmHg以上，脉率低于100次/分；③无腹膜炎体征；④B超或CT检查确定为轻度肝损伤，且无其他内脏合并伤，可在严密观察下进行非手术治疗。

(二)肝损伤病人的护理

1.术前护理

(1)护理评估

1)健康史

①一般资料：年龄、生活饮食习惯、营养状况等。

②发病史：病人伤情及受伤后病情发展经过，包括受伤时间、地点，暴力的性质、大小、速度和作用部位以及就诊前的急救措施等。若伤员神志不清，应询问现场目击者及护送人员。

2)生理状态

①局部：疼痛部位、性质，有无腹膜刺激征、其程度和范围；有无肝浊音界变化或移动性浊音；有无肠鸣音减弱或消失，直肠指诊有无阳性发现。

②全身：受伤后意识状态、生命体征的变化，有无面色苍白、出冷汗、脉搏细速、血压不稳定等休克征象；有无合并伤等。

③辅助检查：血生化检查和 B 超、CT、X 线检查和诊断性腹腔穿刺检查等。

3）心理状态

①心理反应：肝损伤大多在意外情况下突然发生，伤口、出血等对视觉的刺激，造成伤者的恐惧和焦虑，有濒死感。伤者及家属对损伤后治疗和可能发生的并发症的知晓程度和心理、经济承受能力。

②认知情况：伤者及家属对伤情的发展、治疗、护理方法了解情况。

（2）护理诊断

1）体液不足：与损伤后出血导致有效循环血量减少有关。表现为心悸、面色苍白、血压下降等症状。

2）疼痛：与肝外伤有关。主要表现为腹部剧痛、腹肌紧张、腹部压痛。

3）焦虑和恐惧：与意外创伤的刺激、担心伤情预后和剧烈疼痛有关。表现为情绪紧张/表情淡漠、烦躁不安等。

（3）护理目标

1）病人生命体征平稳，出血被控制。

2）病人能配合完成应对疼痛的办法，自诉疼痛缓解或可以忍受。

3）病人自诉恐惧或焦虑程度减轻或消失，情绪稳定。

（4）护理措施

1）急救肝损伤特别是合并其他脏器损伤时，情况急、病情重，应迅速处理危及病人生命的情况，如心脏骤停、窒息、大出血、张力性气胸等。及时补液、输血是抢救严重肝外伤的重侧措施，对已发生休克者应迅速建立静脉通道。给予林格乳酸盐溶液，经中心静脉或大的肢体静脉输入，必要时建立两条静脉通道。因肝外伤可合并下腔静脉损伤，故输液通道应选择上肢静脉。由于低温不利于凝血，可使用加温器使液体升温至 40℃输入，血型确定后再输入全血。对开放性损伤者，应妥善处理伤口、及时止血和包扎固定。

2）病情观察及护理

严密观察生命体征的变化每 15～30 分钟观察记录脉搏、呼吸、血压 1 次；及时判断有无意识障碍；注意有无脉压缩小、脉搏减弱，呼吸运动是否受限，有无发热、寒战、四肢湿冷等。

每 30 分钟检查记录腹部的症状和体征注意腹膜刺激征的程度和范围变化，有无恶心、呕吐等消化道症状及呕吐物的性状、数量、气味，肝浊音界有无缩小或消失，有无移动性浊音，有无排气、排便、肠鸣音变化等。

注意观察病人排尿情况，记录尿的颜色、量及性质等。

观察期间病人应绝对卧床休息，不随便搬动，待病情稳定后改为半卧位。同时禁用吗啡类镇痛药物，禁止灌肠，以免掩盖病情。

配合医师动态观察红细胞计数、白细胞计数、血红蛋白和血细胞比容的变化，以判断腹腔有无活动性出血，

观察期间如出现生命体征不稳定；持续剧烈腹痛，并进行性加重，同时伴恶心、呕吐等消化道症状；明显的腹膜刺激征；肝浊音界缩小或消失；腹胀、肠蠕动减弱或消失；腹部出现移动性浊音等情况，应通知医师，并做好紧急手术的准备。

肝损伤初期应禁食，行胃肠减压，待病情稳定，肠蠕动恢复后可拔除胃管，进食流质

饮食。禁食期间需及时补充液体，防止水、电解质和酸碱失衡。

做好心理护理，解释手术的必要性，肝损伤后可能出现的并发症、相关的医疗和护理，以取得配合，稳定情绪，消除恐惧心理。

（5）护理评价

1）病人的血容量是否充足，生命体征是否稳定。

2）病人对疼痛的处理是否满意，有无疼痛加剧。

3）病人情绪是否稳定，是否配合治疗和护理。

2.术后护理

（1）护理评估

1）手术情况：手术名称、麻醉方式、术中情况、引流情况。

2）生理情况：生命体征、伤口情况、引流是否通畅、引流液的情况、有无并发症。

3）心理情况：病人对术后康复知识的掌握情况、对术后不适的承受能力。

（2）护理诊断

1）舒适的改变：主诉疼痛，全身不适，与手术创伤、术后置管及体位不适有关。主要表现为痛苦面容、呼吸加快、血压升高等。

2）体液不足：与创伤所致大量出血和手术时体液丢失等因素有关。主要表现为引流管有多量血液流出、血压低、心率快等。、

3）体温过高：与术后感染有关。

4）知识缺乏：与缺乏肝损伤后相关知识有关。表现为反复询问和不能配合治疗、护理。

5）潜在并发症：出血、感染、胆瘘、肝昏迷等。

（3）护理目标

1）病人自诉疼痛缓解，感觉舒适，能掌握引流管的自护方法。

2）病人体液保持平衡，生命体征稳定。

3）病人能了解术后康复知识，如活动计划、术后饮食，配合治疗护理。

4）病人术后未发生并发症或并发症得到及时发现和处理。

（4）护理措施

1）术后给予平卧位，保持呼吸道通畅。行心电监护、给氧，肝动脉结扎及肝叶切除术后的病人要持续给氧 24～72 小时。每 30 分钟观察记录脉搏、血压、呼吸的变化，平稳后 1～2 小时测量记录 1 次。及时准确记录尿量，保持输液通畅，维持体液平衡。对危重病人尤应注意循环、呼吸、肾功能的监测和维护。

2）加强巡视，倾听病人主诉，观察有无高热、肋缘下疼痛、呃逆等膈下脓肿的表现。循环稳定后给予半卧位，以利引流。

3）根据病情给予舒适卧位，协助定时翻身拍背，指导有效咳嗽，预防肺部并发症。鼓励并协助病人多翻身、多活动，预防肠粘连和压疮。促进肠蠕动恢复。

4）有效引流可以减少渗出血液及胆汁在腹腔内聚积所致的感染，可以减少无效腔的形成。各种引流管标记应清楚，妥善固定，保持通畅，避免扭曲、滑脱。引流管一般术后 3～4 天无渗出物时拔出，应密切观察引流液中有无血液、胆汁，并准确记录其颜色、数量、性质的变化。如引流管内引流液为大量鲜血或引流出胆汁，应及时通知医师处理。

5）肝叶切除术后的病人，可能有不同程度的代谢紊乱、肝功能损害和凝血功能障碍，

这与创伤程度、肝切除范围、失血量多少、休克时间长短和术后并发症有直接关系。因而术后 5～7 天内应积极进行护肝治疗，防止出血、休克、感染、肠麻痹和肝功能衰竭。注意观察病人有无出血、水肿、意识改变等情况，补充维生素 K 和止血药物，必要时补充白蛋白、血浆或鲜血，有利于肝功能恢复。及时发现肝昏迷早期症状，给予谷氨酸钠或精氨酸，并控制蛋白的摄入。

6）术后禁饮食期向，补充水、电解质，加强营养支持，维持酸碱平衡。肠功能恢复后，可给予高热量、高蛋白和易消化的饮食。

（5）护理评价

1）病人的舒适程度，术后疼痛是否缓解。

2）病人体液平衡情况，有无水、电解质、酸碱失衡或休克表现。

3）病人掌握术后康复知识的程度。

4）术后并发症得到及时发现和处理。

（6）出院指导

1）宜进食富含蛋白质、维生素及高热量、易消化饮食，遵循循序渐进、少量多餐的原则，促进创伤愈合。应避免刺激性食物，禁止饮酒、吸烟。

2）注意休息，鼓励病人适当活动，术后早期不可剧烈运动。

3）交代复诊时间，如有不适应及时就诊。

二、肝脏感染性疾病病人的护理

肝脏感染性疾病种类很多，各种病毒、细菌、原虫和其他微生物、寄生虫均可引起肝脏感染性疾病的发生，本章仅讨论临床常见的肝脏感染性疾病病人的护理，如肝脓肿病人的护理和肝结核病人的护理。

（一）肝脓肿病人的护理

肝脓肿是肝脏继发性疾病，肝脏被某种病原性微生物或寄生虫感染后，未得到及时、合适的处理即形成肝脓肿。由于病原菌不同，肝脓肿可分为细菌性肝脓肿和阿米巴肝脓肿，其中以细菌性肝脓肿最为常见。

1．细菌性肝脓肿

细菌性肝脓肿是指细菌侵入肝脏形成的肝脏化脓性病灶。

（1）病因病理：由于肝脏接受肝动脉和门静脉双重血液供应，胆管与肠道相通的解剖特点，肝脏发生感染的机会很多。可引起细菌性肝脓肿最常见的病原菌为大肠杆菌、厌氧性链球菌、葡萄球菌、变形杆菌、铜绿假单胞菌和产气杆菌等。

病原菌经下列途径入侵肝脏：

1）胆管系统：是主要的侵入途径，胆管逆行感染是肝脓肿最重要的病因。胆囊炎、胆管炎、胆囊结石、胆管狭窄、肿瘤、蛔虫等导致急性梗阻化脓性胆管炎时，细菌沿胆管上行，导致肝脏的化脓性感染而形成脓肿。在西方，高位胆管炎症、壶腹周围癌所致的恶性梗阻是肝脓肿最常见的病因。但在我国，肝胆管结石是引起肝脓肿最常见的病因。

2）门静脉系统：腹腔感染（坏疽性阑尾炎、胰腺脓肿、憩室炎、盆腔炎）、肠道感染（溃疡性结肠炎、菌痢）、痔核感染均可引起化脓性门静脉炎。脱落的脓毒栓子经门静脉侵入肝脏形成脓肿，随着抗生素广泛应用及腹腔疾病治疗技术和方法的进步，这种途径的感染明显减少。

3) 肝动脉：肺炎、细菌性心内膜炎、败血症、疖、痈、骨髓炎、中耳炎、肾周脓肿等机体任何部位的化脓性感染，细菌经血循环由肝动脉入肝，引起肝脓肿，其中以肺炎引起者最常见。

4) 邻近脏器感染的直接蔓延：胃、十二指肠球部溃疡。胆囊穿孔，隔下脓肿，胃周脓肿，胰腺脓肿，脓胸等肝脏毗邻脏器的感染病灶内的细菌可经淋巴管等途径蔓延入肝引起肝脓肿。

5) 肝损伤：肝脏开放性损伤（如肝脏刀刺或枪击伤），细菌经伤口直接侵入感染，闭合性外伤血肿继发感染，肝动脉结扎栓塞肝组织坏死感染，肝癌肿瘤坏死合并细菌感染。

6) 隐源性感染：临床上将查不出引起肝脓肿的病灶来源的感染，称为隐源性感染。病人常有免疫功能低下和全身代谢性疾病，如癌症病人化疗后、糖尿病等。

肝脓肿形成发展中可以引起败血症、中毒性休克、多器官功能衰竭。脓肿向隔下、腹腔、胸腔穿破，可形成隔下脓肿、脓胸、化脓性腹膜炎，侵袭胆管可引起胆管出血等。

(2) 临床表现

1) 症状

①寒战、高热：为常见的早期症状，约半数表现为弛张热，其余可表现为稽留热、不规则发热等热型，体温一般在 38～40℃之间，伴有大量出汗，脉率增快。

②肝区疼痛：疼痛为持续性钝痛或胀痛，可向右肩部放射并伴有胸痛、咳嗽和呼吸困难等。

③消化道症状：可出现恶心、呕吐、食欲不振等消化道症状，半数病人可出现腹泻、腹胀、顽固性呃逆等。

④全身症状：全身乏力、体重减轻等。

⑤并发症：感染性休克、脓毒症、多器官功能衰竭、肝内感染扩散、肝脓肿破裂及胆管出血等。

2) 体征：常见体征为肝肿大，肝区触痛、叩痛，巨大肝脓肿可见右季肋部饱满或局限性隆起，肋间隙或下胸、腰背皮肤可有凹陷性水肿，脓肿位于肝下缘较表浅部位者可有上腹肌紧张及病灶局部明显触痛，偶尔可扪及触痛的包块，少数病人可出现右肺呼吸音减弱、啰音或摩擦音，继发于胆管梗阻者可有黄疸，后期病人可能会有腹腔积液、脾肿大等。

3) 实验室检查

①血常规：白细胞计数和中性粒细胞比例明显增高，多伴有核左移；部分病人可出现红细胞和血红蛋白减少。

②肝功能：碱性磷酸酶升高最为常见，血清总胆红素、丙氨酸转氨酶、门冬氨酸转氨酶多有升高，血蛋白浓度下降。

③血培养：可出现血细菌培养阳性。

4) 影像学检查

①常规 X 线检查：可见右膈肌抬高，活动受限，肝阴影增大，胸腔积液，右下肺不张。

②B 超：诊断肝脓肿的阳性率可达 96%以上，可作为首选的检查方法，它能分辨肝内直径 2cm 的脓肿病灶，可以测定部位、大小及距体表深度。对于小于 2cm，肝膈顶部、急性浸润期的脓肿难以发现。典型肝脓肿表现为液性暗区，其内可有大小不等的点、片、絮状回声。

③CT：可分辨直径 0.5～1cm 的脓肿病灶，表现为肝内单个或多个的低密度区。

④其他： ERCP 可明确肝脓肿的胆管原发病灶；放射性核素扫描对较大脓肿的存在和定位有诊断价值；选择性肝动脉造影，可从血管分布改变角度显示病变，由于是一种有创检查，不能作为首选检查。另外，MRI 也用于肝脓肿的诊断，但费用较高。

(3)治疗：细菌性肝脓肿的治疗原则是早期诊断，早期给予抗生素治疗，加强全身支持疗法，通畅引流或切除病灶，防治并发症。

1)非手术治疗： 适用于急性期炎症，感染尚未局限形成液化区及多发性的小脓肿。

①抗感染：抗感染是治疗细菌性肝脓肿最基本的措施，一旦诊断明确，应早期联合应用抗生素，选用对需氧菌和厌氧菌均有效的抗生素，如第三代头孢类(头孢塞肟、头孢他啶等)加杀灭厌氧菌类药物(替硝唑、甲硝唑)。通过穿刺抽脓或血液细菌培养，取得病原体药敏试验结果，再改用适宜有效的抗生素。

②全身支持治疗：病人的全身症状对各种治疗效果影响较大，应积极补液，补充足够热量，纠正水、电解质及酸碱失衡，给予多种维生素，少量多次输血或血浆，纠正低蛋白质血症，改善肝功能，增强机体抵抗力。

脓肿穿刺引流直径<5cm 的脓肿，可在 B 超或 CT 引导下行穿刺抽脓，抽吸干净后再注入抗生素，必要时可反复穿刺抽脓。脓肿直径>5cm 者，可行经皮穿刺置管引流术。经皮穿刺置管引流术：A.适应证：大多数单发的和少数大的多发性细菌性肝脓肿且没有需要处理的腹腔原发灶。症状重，年老体弱，不能耐受手术的病人；B.禁忌证：肝门区、肝裸区的脓肿，伴有大量腹腔积液或有凝血功能障碍性疾病者；C.方法：在 B 超或 CT 引导下采用套管针穿刺，将引流管置入脓肿底部，吸净脓汁，持续引流，并间断用抗生素液冲洗。

2)手术治疗

①切开引流术：适用于经皮穿刺置管引流治疗症状未见好转而恶化者，有可能或已穿破并发腹膜炎、脓胸者，多发的大脓肿不适合经皮引流者。方法有经腹腔切开引流术、经腹膜外切开引流(包括经前方腹膜外途径和经后方腹膜外途径)、腹腔镜脓肿引流术。

②肝脏病灶切除术：适用于左外叶萎缩合并有肝脓肿、慢性的厚壁脓肿、并发支气管瘘或形成胆管支气管瘘，难以修补。各种原因造成的慢性发展。引起周围肝组织萎缩者。可根据病灶的范围相应选用病灶剜出，肝不规则部分切除，肝段、肝叶或半肝切除。

2.阿米巴性肝脓肿

阿米巴肝脓肿是溶组织阿米巴侵入结肠后经门静脉侵入肝脏引起的非细菌性脓肿。

(1)病因病理 阿米巴性肝脓肿是溶组织阿米巴所引起，有的在阿米巴痢疾期间形成，有的发生于痢疾之后数周或数月。溶组织阿米巴是人体唯一的致病型阿米巴，在其生活史中主要有滋养体型和包囊型。经口摄入的阿米巴包囊在胰腺消化酶的作用下脱去包囊，发育成为滋养体，滋养体主要在结肠生长繁殖，引起肠病。一部分滋养体穿过肠粘膜侵入肠壁小静脉，进入门静脉到达肝脏，原虫也可经淋巴系统到达肝脏，在肝内的小静脉中生长繁殖，形成小栓塞，原虫还借其溶组织酶的作用，破坏静脉壁，使肝细胞发生液化、坏死而形成肝脓肿。

典型的肝脓肿分三层，外层早期为炎性肝细胞，随后有结缔组织伸入，最后形成纤维膜，呈巧克力(即果酱色)样，较粘稠、无臭。继发感染后脓液为黄白色，有臭味。脓肿早期呈白色、圆型、无壁，随时间延长脓肿扩大，若机体抵抗力进一步下降。脓肿可迅速扩大占据大半个肝脏，突破肝包膜，穿破至周围脏器(如腹腔，胸腔，胃肠腔内)，形成弥漫性腹膜炎、脓胸、肝-支气管瘘、心包炎、内瘘等。

(2)临床表现

1)症状

①发热：体温多在 38～39℃，且常为弛张热或间歇热，伴大汗，继发细菌感染者可先出现寒战。

②肝区疼痛或上腹痛：最常见，疼痛为持续性钝痛，可向右肩部放射。

③呼吸道症状：是较突出症状，可有胸痛、刺激性咳嗽、白色粘液痰、呼吸急促，有时突咳大量"巧克力"样痰，引起窒息，提示已并发肝-支气管瘘。

④消化道症状：可出现上腹饱胀、恶心、呕吐、呃逆、厌食、腹泻等症状。

⑤全身症状：未经及时诊断和治疗者，病程可持续数月至数年，消耗明显，可出现消瘦、贫血、体力下降，甚至出现恶病质。

2)体征

①肝肿大及肝触痛为常见体征，占 70%～90%。

②右肋下或上腹压痛，占 30%～40%。

③右下胸肋间隙饱满或水肿。

④肺部体征：可扪及右下胸胸膜摩擦感，叩诊为浊音，闻及湿性啰音或胸膜摩擦音。

⑤黄疸：很少出现，若出现黄疸，并逐渐加深，提示病情重，预后不良。

3)实验室检查

①血常规：急性期白细胞总数增高，在(10～20)×10⁹/L，中性粒细胞占 80%以上；慢性期红细胞可减少，白细胞增多不明显。

②肝功能检查：肝功能可无异常，偶有丙氨酸转氨酶、碱性磷酸酶升高，少数胆红素升高。

③血清学检查：血清补体结合试验对阿米巴性肝脓肿阳性率可达 92%～98%，少数阿米巴性肠道炎症病变可有假阳性。其他血清学检查，如间接血凝结试验等。

4)影像学检查

①X 线检查：患侧膈肌抬高，运动受限，局部隆起。有时可见胸膜反应或积液，右下肺炎或盘状肺不张等，穿刺肝脓肿注入造影剂可显示肝支气管瘘。

②B 超检查：B 超显像的诊断准确率可达 96%以上，显示肝区液性暗区，了解脓肿的大小、范围、数目，有助于引导穿刺)定性诊断与治疗。

③CT 检查：可判断肝脓肿的性质。阿米巴肝脓肿多为单发、脓肿较大，形状规则、圆形、壁薄、界限清楚。细菌性肝脓肿为多发小脓肿，边缘不规则。囊肿边缘光滑，周边无充血带。肝肿瘤 CT 密度值明显高于肝脓肿。结合临床，可以提供初步鉴别诊断。

放射性核素扫描对定位诊断有帮助。

(3)治疗：阿米巴肝脓肿的治疗原则是加强营养和全身支持疗法，给予抗生素及抗阿米巴药物治疗，辅以穿刺抽脓。必要时手术治疗。

1)非手术治疗

药物治疗：①抗阿米巴药物：治疗阿米巴肝脓肿常用的抗阿米巴药物有甲硝唑(灭滴灵)，疗效高、不良反应小(恶心、口腔金属味等)、病程短，为首选药，既可杀灭肝脏阿米巴滋养体，又可杀死肠道内滋养体。另外，治疗早期还可以氯化喹宁作为辅助用药与甲硝唑配伍使用。抗阿米巴肝脓肿治疗后，使用抗肠道阿米巴药物，如喹碘方、双碘喹啉，消灭肠道内的滋养体，防止复发。传统用药，如依米丁(吐根碱)、去氢依米丁，因不良反应大(心律失常，明显胃肠道反应)，目前很少使用；②抗生素：证实继发细菌感染，应加用抗生素治疗。

营养支持治疗：给予高碳水化合物、高蛋白、高维生素和低脂肪饮食，必要时补充血浆及清蛋白。

经皮穿刺抽脓主要适用于：①经药物治疗症状体征未见好转者；②不能排除继发感染或细菌性肝脓肿时；③位于肝左叶，较大的肝脓肿；④药物治疗后，有破溃可能的。

经皮穿刺置管引流术适用于经以上治疗无效，需手术引流，但病人一般状况差。不能耐受手术或病人不愿手术时。

2)手术治疗

脓肿切开引流者适用于：①巨大肝脓肿，直径>10cm 者；②抗阿米巴药物治疗及穿刺排脓后症状不改善者；③脓肿合并细菌感染，经综合治疗不能控制者；④表浅位置的脓肿，破溃可能性大者或位置深不易穿刺抽脓者；⑤脓肿穿破胸腔或其他邻近器官。

肝叶切除术适用于慢性厚壁脓肿，单纯引流脓液治疗后，遗留难以闭合的较大残腔或窦道者。

3. 肝脓肿病人的护理

肝脓肿除了积极治疗外，早期预防和症状的护理尤为重要。

(1)术前护理

1)护理评估

①健康史

询问病人有无手术的经验，手术种类、性质等。

询问病人的既往史及评估病人的健康状况。有无疫区接触史，阿米巴痢疾史，细菌性肠炎，体内化脓性病史以及发病的急、缓，病程长短等；有无伴随其他系统疾病，如心血管系统、呼吸系统、生殖泌尿系统、神经系统、血液系统疾病等。

评估病人的心理状况。

②生理状况

局部：有无气急、胸痛、剧烈咳嗽、肝区疼痛等主诉。

全身：有无体液失衡及营养不良表现。

辅助检查：主要脏器功能及与手术耐受性相关指标的检查结果，包括三大常规检查(血常规、尿常规、便常规)，出、凝血功能，血液生化(肝、肾功能，电解质，血糖检查)，肺功能，心电图检查及影像学检查。

③心理和社会支持状况 病人对疾病、手术及可能出现的并发症的心理反应程度，对疾病手术方式、术后治疗方法及康复知识的掌握程度，家庭对病人治疗的经济承受能力。

2)护理诊断

①体温：过高与感染有关。

②疼痛：与肝脓肿致肝包膜张力增加有关。

③营养失调：低于机体需要量与发热、恶心、呕吐、食欲不振、感染等有关。

④潜在并发症：继发二重感染。

3) 护理目标

病人体温逐渐恢复正常。

病人疼痛减轻或缓解。

病人未继发二重感染。

病人营养状况得到改善。

4) 护理措施

①心理支持　做好病人及家属的解释安慰工作，稳定病人情绪，介绍有关的疾病知识，提高其认识并配合治疗和护理，帮助病人勇敢面对疾病，增强战胜疾病的信心和勇气。

②病情观察　密切观察病人生命体征情况和腹部体征，观察有无继发脓毒血症、急性化脓性胆管炎或中毒性休克征象、并积极配合抢救。注意治疗前后对比，动态观察。

③营养支持

鼓励病人多进高蛋白、高热量、富含维生素和膳食纤维的食物。

保证足够的液体摄入量，必要时经静脉输注血制品或给予肠内、外营养支持。

④高热护理

调整室温，使室温维持在 18～22℃ ，湿度为 50%～70%，保证室内空气新鲜，定时开窗通风。

减少病人衣服，床褥勿盖过多，及时更换汗湿的衣裤和床单位。

加强对体温的动态观察。

物理降温体温在 39℃ 以上，应使用酒精擦浴或温水擦浴。

遵医嘱使用解热镇痛药，如复方氨基比林、双氯酚酸钠栓等。

根据病人情况补充水分，以防脱水。

遵医嘱使用有效抗生素，注意观察药物副作用，长期使用抗生素的病人，应警惕继发二重感染。

作好口腔及皮肤护理。

⑤疼痛护理

提供增进病人舒适的方法：A. 减少环境中会对病人造成压力的因素；B. 安排舒适的体位；C. 对待病人耐心温和，动作轻柔；D. 教会病人做肌肉松弛运动。

转移病人注意力，降低病人对疼痛的感受，如聊天、阅读书报、手工艺等。

遵医嘱使用镇痛剂，观察用药后效果及副作用等。

5) 护理评价

病人体温是否恢复正常。

病人疼痛有无减轻或缓解。

病人有无其他部位感染或二重感染征象。

营养状况是否改善，体重是否增加或得到控制。

(2) 术后护理

1) 护理评估

①手术情况：麻醉方式、手术名称、术中情况、引流管位置及数量。

②身体状况：麻醉恢复情况，手术后生命体征恢复情况，引流管是否通畅，引流液量、

色、性状，全身营养状况改善程度，切口情况等；身体各器官功能，如术后肝功能状况。有无肝昏迷、肝功能衰竭等并发症。

③心理和认知状况：病人及家属对肝脓肿手术前、后健康教育内容的掌握程度和出院前的心理状况。

2）护理诊断

①疼痛：与手术创伤有关。

②营养失调：低于机体需要量　与发热、手术创伤有关。

③潜在并发症：出血、感染等。

3）护理目标

疼痛减轻。

营养状况得到改善。

并发症得到及时发现和处理或无并发症发生。

4）护理措施

①病情观察

生命体征：密切观察生命体征变化，30～60分钟测量血压、脉搏、呼吸1次。病情稳定后，改为1～2小时1次，并作好记录。

观察有无出血：观察病人有无脉搏增快、细速及血压下降、脉压变小等休克征象；观察伤口敷料有无渗血；术后引流管中血性液体超过100ml/h，且持续数小时，应高度警惕有无内出血的可能。发现异常，及时通知医师并配合处理。

②保持呼吸道通畅：肝细胞对缺氧非常敏感，肝叶切除术后应给氧3天，及时清除呼吸道分泌物，必要时行雾化吸入，有利于痰液的稀释及排除，术后早期不宜用力咳嗽，以免引起肝断面出血。

③体位与活动：术后绝对卧床休息，定时翻身，动作轻柔。肝叶切除术后为防止肝断面出血，不宜早期活动。

④饮食：术后禁食，根据医嘱合理补充水、电解质和维生素。肠蠕动恢复后，先进流质饮食，观察有无恶心、呕吐、腹痛、腹胀等不适，如无不适，逐渐过渡至普食，鼓励病人进富含蛋白、热量、维生素和膳食纤维的食物。禁食期间作好口腔护理。

⑤疼痛护理

解释切口疼痛原因，安慰病人不要紧张。

指导病人翻身、深呼吸或咳嗽前用手按压切口部位，减少因切口张力增加或震动引起的疼痛。

分散注意力，减轻疼痛，如听音乐、聊天等。

遵医嘱使用镇痛药物。

⑥引流管护理

解释引流管的意义，使病人了解引流管的重要性，自觉保护引流管。

妥善固定引流管，长短适宜，保持通畅。避免扭曲、受压、脱出。

观察引流物量、颜色、性状，并做好记录。

每日更换引流袋一次。

阿米巴肝脓肿为防止继发二重感染，宜采用闭式引流。

⑦预防感染

保持床单元清洁、平整、干燥。

保持伤口敷料清洁、干燥、无污染。发现渗血、渗液时，及时更换。

监测体温及血象情况。

严格执行无菌操作技术。防止交叉感染。

遵医嘱使用有效抗生素，观察药物不良反应。

改善病人营养状况，提高机体抵抗力。

5)护理评价

病人疼痛是否减轻或缓解。

病人营养状况是否改善。

病人并发症是否得到预防，及时发现和处理。

6)出院指导

进高蛋白、高热量、高维生素饮食。

注意休息。

防止感染，养成良好的个人卫生习惯。

出现水肿、黄疸、发热、腹痛等不适及时就诊。

(二)肝结核病人的护理

肝脏结核感染多为继发病变，常继发于体内其他脏器的结核。只有找不到肝脏以外器官结核病灶的肝结核才能称为原发性肝结核。肝结核通常有二种情况，一是作为全身结核病的一个次要部分，一般不出现肝病的临床表现，经抗结核治疗，肝内结核也随之痊愈；二是肝结核为全部或主要表现，在身体其他部位未见结核病灶或仅有轻微非活动性结核病变，病人有结核病的全身中毒反应或肝病的局部表现，这主要是肝内结核病变所引起。

1. 概述

(1)病因病理

1)病因：肝结核的病原菌是结核杆菌，属革兰阳性杆菌，pH呈酸性。由于肝脏的血运及淋巴丰富，又与消化道及胆管相通，结核菌可通过侵入各个系统而造成肝脏感染，但肝脏网状内皮系统具有强大的吞噬能力，肝组织含氧量低，又有胆汁抑制结核菌生长。结核菌到达肝脏后，并不一定都会造成感染，只有当机体抵抗力降低、结核菌致病力较强时才能冲破免疫防线，在肝内造成病变引起肝结核。

传播途径：

①动脉系统：经肝动脉血行播散是引起肝结核的主要途径，结核菌从其他部位的活动性结核病灶进入血循环，引起全身性血行播散性结核病，结核菌经肝动脉侵入肝脏后形成结核病灶。

②门静脉系统：各种消化器官或组织中的结核菌可经门静脉侵入肝脏。

③淋巴系统：胸腹腔内脏结核均可经淋巴入肝形成感染灶。

④直接蔓延：肝脏邻近器官组织结核病灶直接累及肝脏，如腹膜结核。

2)病理分型

①肝浆膜结核(结核性肝浆膜炎)：包膜被结核病灶浸润，有广泛肥厚性改变，又称"糖皮肝"；也可在肝包膜上发生粟粒性结核病灶，呈粟粒性(小结节)改变，属于结核性腹膜

炎的一部分。

②肝实质结核

肝粟粒性结核：最常见，结节直径由粟粒大小至 2cm，质硬呈白色或灰白色弥散全肝。

结节型：结节在 2cm 以上，质硬，呈灰白色，可单发或多发甚至融合成团块，酷似肿瘤。

脓肿型：单发或多发，可呈单房或多房，内容为干酪样脓汁。

肝内胆管型或结核性胆管炎：此型极少见，是干酪样结核病灶或结核脓肿破溃入胆管所致。

(2)临床表现：肝结核病以青年居多，平均年龄为 30 岁，大多数起病缓慢。

1)全身结核中毒反应：以畏寒、发热、夜间盗汗、乏力、食欲不佳、消瘦为主要表现。发热是肝结核最常见的临床症状。热型多为弛张热，也可为午后低热和不规则发热。常伴有腹痛、腹胀，腹痛多为右上腹或肝区持续性隐痛、胀痛。

2)局部表现：肝区隐痛、肝脏肿大呈结节状，有轻度压痛，可出现脾脏增大。

3)实验室检查：绝大多数有轻度或中度贫血，血细胞数正常或偏低，少数可有增高，个别呈类白血病反应。血沉增快。肝功能检查可见白蛋白减低，球蛋白升高，转氨酶及碱性磷酸酶升高。结核菌素试验呈强阳性反应或由阴性转为阳性。

4)影像学检查：X 线检查大多数肝结核病人胸片有肺结核征象，约 50%的腹部平片可见肝内钙化灶。B 超及 CT 可以发现肝脏肿大、肝内占位病变，钙化灶及肝内胆管扩张。

(3)治疗

1)全身支持治疗：注意休息，增强营养，补充各种维生素，加强保肝治疗。

2)药物治疗：药物的选择既要照顾全身原发灶的治疗效果，又要考虑药物对肝脏局部病变的治疗和毒性。常用的药物有异烟肼、链霉素、利福平、利福定、乙胺丁醇。

3)手术治疗：局限性结核病，融合性大结节或团块可行局部切除、肝段切除或肝叶切除；较大的干酪性脓肿可酌情行肝段、肝叶或半肝切除。超越半肝范围的大脓肿宜行排脓引流术，肝内胆管型肝结核需手术引流可行胆管空肠 Roux-Y 吻合。

2.护理

(1)术前护理

1)护理评估

①健康史

一般资料：病人年龄、性别、出生地、居住地、饮食习惯、生活及工作环境、营养状况。

既往史：有无发热、右上腹疼痛发作史；有无呼吸系统、消化道等结核病史；有无引起身体抵抗力下降的因素，如接受过癌症化疗或使用过免疫抑制剂。

家族史：家庭中有无类似病史。

②生理状况

局部：疼痛部位、性质、时间、程度、诱发因素，有无肝肿大。

全身：有无低热、盗汗、食欲不振、消瘦、体重减轻、黄疸、腹腔积液等症状。

辅助检查：全身重要脏器功能。

③心理和社会支持状况

认知程度：病人和家属对疾病治疗方法、预后的认知程度。

心理承受能力：结核病程缓慢、治疗持续时间较长，病人往往有不同程度的焦虑、恐惧等不良情绪。

社会支持系统：家庭对病人治疗及手术的经济承受能力，家庭和社会对病人的支持程度。

2）护理诊断

恐惧/焦虑：与病程长有关。

营养失调：低于机体需要量　与长期慢性消耗性疾病有关。

体温过高：与结核杆菌感染、全身中毒反应有关。表现为畏寒、发热或午后低热和不规则发热。

舒适的改变，疼痛：与肿块刺激肝包膜有关。

知识缺乏：与缺乏抗结核药的相关知识有关。

3）护理目标

病人恐惧/焦虑减轻。

病人营养状况得到改善。

病人体温恢复正常。

病人疼痛缓解或消失。

病人了解抗结核药的相关知识，积极服药。

4）护理措施

①改善营养状况：结核是一种消耗热量的疾病，容易引起蛋白质的大量丢失，应鼓励病人进高蛋白，富含钙、维生素饮食，例如，瘦肉、鸡蛋、牛奶、豆制品、新鲜蔬菜和水果，依病人口味选择病人喜爱的食物及烹调方法，增加病人的食欲，及时补充足够的水分。

②保证充分的休息：休息对病人身心两方面都非常重要。

③药物治疗的护理：病人要进行一定时间的抗结核治疗，注意密切观察病情变化、药物治疗效果及对肝脏的毒副作用，并及时处理。

④心理护理：向病人解释治疗或手术的必要性，找出引起病人焦虑或恐惧的原因，保持病人心情愉快，积极配合治疗和护理。

⑤高热的护理

高热病人按医嘱给予药物或物理降温，并密切观察体温变化，加强营养。

及时更换潮湿被褥、衣服，使病人舒适。

密切观察血压、脉搏、呼吸、神志变化。

⑥疼痛护理：根据病人的情况采取适宜的镇痛措施。

⑦做好病人的思想工作，讲解长期服用抗结核药物的重要性，指导病人正确服药的方法。

5）护理评价

病人是否叙说焦虑减轻，情绪是否稳定。

病人营养状况是否得到改善，有无营养失调发生。

病人体温是否恢复正常。

病人疼痛是否缓解或消失。

病人对抗结核药的相关知识是否了解。

(2)术后护理

1)护理评估

①康复状况：手术情况，术后生命体征情况，引流管数量、是否通畅，引流物量、色、性状，切口情况。

②肝功能状况：术后肝功能的恢复程度。

③心理和认知状况：病人及家属对术后康复知识掌握程度。

2)护理诊断

①疼痛：与手术创伤有关。

②营养失调：低于机体需要量与手术创伤有关。

③潜在并发症：肝性脑病、出血、感染。

3)护理目标

病人疼痛减轻或缓解。

病人接受营养支持治疗或进食富含蛋白、热量、营养均衡的食物。

病人未出现肝性脑病、出血、感染等并发症。

4)护理措施

①病情观察

生命体征：密切观察病人神志、体温、脉搏、呼吸、血压变化，持续心电监护，每30～60分钟监测1次，观察有无性格行为变化，如欣快感、表情淡漠等肝性脑病的前驱症状。

观察有无出血观察伤口敷料有无渗血，引流物量、色、性状，如病人出现脉搏细速、面色苍白、血压下降、出冷汗或1小时内血性引流液超过100ml，并呈持续性增加，应警惕腹腔内出血，及时通知医师，并配合抢救。

②体位：术后24小时绝对卧床休息，不鼓励病人过早活动，以免术后肝断面出血。

③保持呼吸道通畅：术后鼻导管给氧72小时(4～6L/min)，保持血氧饱和度:5%以上，保证痰液及时排出，必要时行雾化吸入。

④饮食：术后2～3天禁食，持续胃肠减压，静脉补充水、电解质、维生素、氨基酸等，以补充机体需要。肠蠕动恢复后，先进流质饮食，逐渐过渡到普食，指导病人进高蛋白、高热，高维生素、膳食纤维、清淡易消化的食物。必要时，可给予肠内、外营养支持治疗，输血浆、白蛋白、新鲜血等。

⑤疼痛护理

心理安慰：向病人及家属解释术后切口疼痛是正常现象，避免紧张。

术后使用镇痛泵，观察镇痛效果、有无副作用，并及时处理。

必要时使用镇痛药物。观察用药后效果及副作用，尽量避免使用对肝脏有损害的药物，如吗啡、巴比妥类药。

⑥引流管护理

妥善固定引流管，防止脱出、受压、扭曲，向病人解释放置引流管的目的，使病人自觉保护引流管。

保护引流管通畅，准确记录引流物量、色、性状。

严格遵守无菌原则，每日更换引流袋1次。

指导病人活动时，不可将引流袋提起过高，防止引流物倒流，引起逆行感染。

⑦预防感染

保持伤口敷料清洁干燥，渗血、渗液要及时更换。

观察切口有无红肿、疼痛等。

保持床单元的清洁干燥。

遵医嘱使用有效、对肝脏无损害的广谱抗生素，观察用药后疗效及不良反应。

⑧保持体液平衡，准确记录 24 小时出入量，肝功能不良伴腹腔积液病人，应严格控制水、钠的摄入，保肝治疗，定期监侧体重、腹围变化。

5）护理评价

病人疼痛是否减轻或缓解。

病人营养状况是否改善，体重是否增加。

病人神志是否清醒，生命体征是否稳定，并发症得到预防和处理。

6）出院指导

注意休息，避免劳累及过度运动。

加强营养。多吃瘦肉、鸡蛋、牛奶等高蛋白、高热量、高维生素饮食，多吃新鲜蔬菜及水果。

出现水肿、黄疸、发热、体重减轻等不适，及时就诊。

继续抗结核药物治疗，防止结核菌扩散。

定期复查，有异常随时就诊。

第三节　胆道疾病的护理

一、常见胆石病病人的护理

胆石病（cholehthiasis）是一种常见病，是指发生于胆管系统任何部位和不同的病理状况下的结石病。包括肝内胆管、胆总管、胆囊的结石以及由于胆管扩张并发的结石。在西方国家，胆石多发生在胆囊。在中国，胆管系统各个部位结石都较常见。人类对胆石病的认识，可以追溯到 2000 多年以前，特别是 20 世纪 70 年代以来，随着超声显像、电子计算机断层扫描、磁共振成像、经皮肝穿刺胆管造影、纤维内镜等的应用以及手术方法的不断改进和非手术方法的不断探索，使胆石病的诊断、治疗和护理进入到一个全新的水平

（一）急性胆囊炎病人的护理

1.概述

结石性急性胆囊炎是结石在胆囊内及其移位过程中发生的一种常见并发症。结石性胆囊炎多是原发性胆囊炎。女性多见，50 岁之前男女之比为 1:3，50 岁之后为 1:1.5。

（1）病因病理

1）病因：结石性急性胆囊炎属于胆囊梗阻性病变，胆囊管梗阻是必备的致病条件。由于结石在胆囊颈部和胆囊管处嵌顿，造成胆囊管突然受阻。胆囊是一个"盲袋"，胆囊管梗阻后，胆汁滞留于胆囊内，浓缩的胆汁刺激胆囊粘膜，导致急性炎症改变，开始时多为化学性炎症，随后发生细菌感染。由于胆囊管的梗阻.胆囊内压力升高，胆囊壁血循环障碍，更加重了炎症进展。

2)病理：胆囊结石原因不明，但与饮食成分、炎症感染有关。急性胆囊炎可分为四种类型，其病理改变不同。

急性单纯性胆囊炎：见于病变早期，由于胆囊管梗阻，胆囊内压力增高，粘膜充血、水肿、急性炎性细胞浸润。

急性化脓性胆囊炎：疾病进一步发展，并发细菌感染及胆囊积脓，病变累及胆囊壁全层，呈明显的急性炎症，有大量中性粒细胞浸润或伴有广泛溢血。

坏疽性胆囊炎：如果梗阻仍未解除，胆囊内压力持续升高，血管受压导致血循环障碍，引起胆囊壁出血及组织坏死。

胆囊穿孔：继发于坏疽胆囊的基础上，穿孔多发于胆囊的底部和颈部。

如果病变过程中胆囊管梗阻解除，炎症可逐渐消退，大部分组织恢复原来结构。

(2)临床表现：结石性急性胆囊炎有腹痛、发热、右上腹压痛为临床表现的三大特点。

1)症状：病人多有胆管疾患病史。起病时多为突发右上腹绞痛，多在饱餐、进油腻食物后、夜间发作。绞痛过后，右上腹持续性疼痛，阵发性加重，牵涉到右肩部、肩胛部、背部。伴有恶心、呕吐。一般为低或中度发热，当发展为化脓性胆囊炎时，可有寒战、高热。约有 1/3 的病人出现黄疸。

2)体征：右上腹饱满，呼吸运动受限，有压痛、反跳痛及肌紧张。Murphy 征阳性。有时可扪及肿大的胆囊，如发生胆囊穿孔、坏死，可出现弥漫性腹膜炎表现。

3)实验室检查：白细胞计数及中性粒细胞增高，肝功能检查血清胆红素、血清转氨酶、血清淀粉酶可能升高。

4)其他：检查 B 超检查，可发现胆囊内结石，胆囊增大，囊壁增厚及"双边"征。此外，还有 ^{99m}Tc-EHIDA 检查、CT 扫描等。

(3)治疗：结石性急性胆囊炎的治疗原则是手术治疗，手术切除病变胆囊。手术时机及方法应根据病人的具体情况而定。手术时机可分为紧急手术、早期手术和择期手术。手术方法有胆囊造瘘术、胆囊切除术。

非手术方法包括禁食、胃肠减压、补液，纠正及维持水、电解质和酸碱平衡，使用抗生素及全身支持疗法。

2.护理

(1)术前护理

1)护理评估

①健康史

一般资料：年龄、饮食习惯、营养状况等。

既往史：有无反酸、吸气、上腹饱胀及类似发作史。

②生理状态

局部：疼痛部位、性质、有无压痛、反跳痛及放射痛；有无腹膜刺激征、有无包块等。

全身：有无恶心、呕吐、发热、黄疸、腹腔积液等症状；意识状态；生命体征情况。

辅助检查胆管系统相关检查及血生化检查结果。

③心理状态

认知情况：病人对疾病的进展、治疗及护理措施了解程度。

心理承受能力：病人对本次发病的心理反应，对手术过程、术后不适、预后所产生的焦虑、恐惧反应及程度。

④社会支持系统：家庭、社会对病人的支持程度，家庭的经济承受能力。

2）护理措施

①协助病人卧床休息，根据病情选择舒适的卧位，有腹膜炎体征者宜取半卧位。

②进食可以促进胆囊收缩，加重胆绞痛，因此，急性期指导病人禁食，病情稳定后，宜食用低脂、高糖、高维生素易消化饮食。

③疼痛的护理

观察腹痛部位及性质变化如出现寒战、高热或腹痛加重，波及全腹，应考虑病情加重，及时报告医师并协助处理。

诊断及治疗方案明确后，遵医嘱可给予镇痛剂，以减轻疼痛。

④高热的护理

高热病人遵医嘱给予药物或物理降温，并密切观察体温变化，加强营养。

及时更换潮湿被褥，增进病人舒适。

密切观察血压、脉搏、呼吸、神志变化。

⑤根据医嘱及时给予静脉补液及抗感染药，防止及纠正水、电解质、酸碱平衡紊乱。

⑥评估病人对疾病及手术的心理反应，耐心解释发病原因、医护措施、手术目的、预后及注意事项，给予鼓励、安慰以取得配合。同情、关心病人，减轻焦虑及恐惧心理。

⑦术前常规备皮、置胃管、药物皮试、配血等。

3）护理评价

病人对疼痛的处理是否满意，有无疼痛加剧或反复发作。

病人的体温是否恢复正常。

病人是否情绪稳定，是否护理合作。

（2）术后护理

1）护理评估

①手术情况：手术名称、麻醉方式、术中各器官系统情况、引流管放置情况。

②生理情况：全麻者是否清醒、是否躁动、心电监护各项指标的变化情况、呼吸情况；伤口有无渗血，各引流管引流液量及性质的变化：出入量的情况。体位是否舒适。

③心理与认知情况：病人及家属对本次手术的满意程度，能否适应监护室环境，对手术后各种不适的心理承受程度，对手术后及康复出院后的相关知识掌握程度。

2）护理诊断

①疼痛：与手术创伤、放置引流管有关。主要表现为自诉伤口疼痛，表情痛苦、呼吸加快、血压升高。

②低效型呼吸型态：与手术、麻醉、伤口疼痛致不敢咳嗽有关。主要表现为血氧饱和度低、听诊两肺有痰鸣音、自诉有痰不易咳出。

③舒适状态的改变：与留置引流管及体位不适、局部受压过久有关。主要表现为自诉全身酸胀不适，局部压痕。

④自理缺陷与活动：无耐力、放置引流管有关。主要表现为自诉多处置管，活动受限。日常活动无法独立完成。

⑤潜在并发症

胆瘘：与手术损伤、术后感染、T管脱落有关。主要表现为发热、腹痛、腹膜刺激征或腹腔引流管引流出胆汁，伤口敷料渗湿、引流管口周围渗液。

出血：与手术后血管缝扎线脱落有关。主要表现为伤口渗血、引流管引流出较多血性液体以及生命体征改变。

⑥有体液不足的危险：与出血、体液丢失、摄入不足有关。主要表现为皮肤弹性差、心率快、血压低、尿量少、中心静脉压低于正常。

3）护理目标

病人能说出引起疼痛的原因及应对方法，维持PCA效能，能安静入睡。

病人呼吸道通畅，肺部听诊音清，能自行有效咳痰，未发生呼吸系统并发症。

病人能说出增加舒适的方法、自诉舒适感增加。

病人生活需要得到满足，恢复到最佳自理能力。

生命体征正常，无伤口渗血、引流管内血性液体逐渐减少，直至停止。

病人无胆瘘发生或胆汁外漏逐渐减少。

病人体液平衡、尿量正常，无脱水征象。

4）护理措施

①密切观察病情变化

监测体温、血压、脉搏、呼吸及血氧饱和度变化并记录。

观察尿量，记录24小时出入量。维持体液平衡。

观察伤口有无渗血；腹腔引流管引流液性质及量的变化，如果短时间内流出大量鲜红色液体，应立即通知医师，并更换引流袋，记录引流液的颜色、量、性质。

观察病人面色、末梢循环情况，有无四肢发凉、出冷汗等休克症状。

观察病人有无发热、腹痛等表现。

②维持腹腔引流管效能　妥善固定，防止扭曲、堵塞及脱落，每1～2小时挤压1次，避免逆行感染。

③呼吸道管理

全麻未清醒者及时吸出口腔分泌物，防止误吸。

指导并协助有效咳痰及深呼吸。

病情稳定后可取半卧位，每2小时翻身拍背1次。

痰液粘稠不易咳出时可行雾化吸入每日2次，吸入后协助拍背排痰。

④及时评估病人舒适状况。协助取舒适卧位并定时翻身；向病人解释疼痛原因及应对方法，必要时，应用镇痛剂以减轻疼痛。

⑤制定活动计划，预防并发症，最大程度地恢复自理能力。

卧床期间提供细致的生活护理，满足病人生理需求。

指导病人行床上功能锻炼，如足背伸曲运动，预防术后并发肌肉废用性萎缩和下肢深静脉血栓。

术后视病情指导并协助病人早期离床活动。

⑥加强营养，促进康复：术后禁食，肠蠕动恢复后进高蛋白、高维生素、高热量、低脂饮食。肝功能不良者给予适量蛋白饮食。

5）护理评价

疼痛是否缓解或能耐受。

病人排痰是否有效，肺部呼吸音是否清晰，血氧饱和度是否正常。

病人是否自述舒适感增加。

病人基本生活需要是否得到保证，自理能力是否逐渐提高。

生命体征是否正常，出血是否减少或停止。

引流是否通畅、有效，引流口皮肤是否正常，胆汁外漏量是否逐渐减少或停止。

病人出入量是否平衡，生命体征及意识状态是否正常。

6)出院指导

饮食　低脂易消化饮食，一般主张 3 个月后进普通饮食。

避免疲劳，增强抗病能力。

如出现腹痛、黄疸、发热等不适及时就诊。

(二)慢性胆囊炎病人的护理

1.概述

慢性胆囊炎是急性胆囊炎反复发作的结果，约 70%有胆囊结石存在。急性胆囊炎与慢性胆囊炎是结石性胆囊炎的两个不同阶段。女性多于男性，约为 2:1。

(1)病因病理

1)由于慢性炎症感染，胆囊壁粘膜呈纤维化增生和炎性细胞浸润，囊壁增厚，胆囊腔缩小，胆囊逐渐萎缩，以至完全失去功能。

2)由于胆固醇代谢紊乱，胆固醇结晶沉着子胆囊粘膜上，使胆囊粘膜充血、增厚、苍白。形似草莓状。

3)胆囊管嵌顿阻塞胆囊管，胆色素被吸收，而胆囊粘膜仍分泌粘液，使胆囊不断增大，内为无色透明液体，形成"胆囊积水"，甚至坏疽穿孔。胆囊内胆汁为白色，称为"白胆汁"。

(2)临床表现　临床症状常不典型，多有急性发作或反复多次发作病史，经常感觉"胃部"不适。亦可出现右上腹隐痛，疼痛可向右肩部、背部放射。

体检时，右上腹可有轻压痛和不适感。B 超提示胆囊缩小，囊壁增厚，胆囊缺乏收缩。CT 可显示结石及与胆囊壁的关系。

(3)治疗　慢性胆囊炎的主要治疗方法是手术切除胆囊。当合并有其他严重疾病或年老体弱等不能耐受手术者，可行非手术治疗，非手术治疗包括进低脂饮食、溶石、中西医结合治疗等。

2.护理

(1)术前护理

1)护理评估

①健康史

一般资料：年龄、籍贯、信仰、饮食习惯、生活习惯、营养状况等。

既往史：有无反酸、吸气、上腹饱胀及类似发作史；有无其他疾病史。

②生理状态

局部：疼痛部位、性质，有无压痛、反跳痛及放射痛；有无腹膜刺激征、有无包块等。

全身：有无恶心、呕吐、发热、黄疸、腹腔积液等症状；意识状态。生命体征情况。

辅助检查：胆管系统相关检查及血生化检查结果。

③心理状态：病人对手术过程、术后不适、预后所产生的焦虑、恐惧反应及程度。

④社会支持系统：家庭、社会对病人的支持程度，家庭的经济承受能力。

2）护理诊断

舒适状态的改变：与结石和慢性炎症的刺激有关。主要表现为上腹胀痛，病人往往以为是胃痛而自服胃药。急性发作时为持续性右上腹疼痛、阵发性加剧。

知识缺乏：与缺乏疾病防治知识有关。

焦虑/恐惧：与担心手术效果有关。主要表现为表情紧张、烦躁不安、呼吸急促，易激动.反复向医护人员询问有关疾病和手术情况。

3）护理目标

病人能说出胀痛的原因及应对方法。

病人能说出手术治疗的必要性，治疗及护理方法。

病人自述恐惧/焦虑感减轻或消失，情绪稳定。

4）护理措施

指导病人进低脂饮食，避免劳累。

周彦明等认为，胆囊痛与慢性胆囊炎关系密切，他们通过研究表明，长期的结石机械刺激和慢性胆囊炎症使粘膜上皮发生癌变。因此，对有症状的慢性胆囊炎病人，应通过健康教育，促使他们与医师合作，争取早期行手术治疗。

评估病人对疾病及手术的心理反应，耐心解释发病原因、医护措施、手术目的、预后及注意事项，给予鼓励、安慰以取得配合。同情、关心病人，减轻焦虑及恐惧心理。同时较多的慢性结石性胆囊炎病人主要症状为上腹饱胀、隐痛感或有恶心、呕吐、厌油等胃部不适症状，并长期按胃病就诊，对于此类病人应耐心解释疾病相关知识，增加病人和家属对诊断和治疗的理解与配合。

术前常规备皮、呈胃管、药物皮试、配血等。

5）护理评价

病人是否感觉胀痛明显减轻，有无疼痛加剧或反复发作。

病人是否有明确的遵医行为。

病人是否情绪稳定，护理是否合作。

（2）术后护理：参照急性结石性胆囊炎相关内容。

出院指导

1.注意休息，进普食，有胆囊结石者进低脂饮食。

2.出现腹痛、腹胀、发热等不适及时就诊。

3.采取中西医结合治疗者，指导正确服药。

（三）胆总管结石病人的护理

1.概述

胆总管结石是指位于胆总管的结石。发病率约为胆石病的 20%，女性多于男性，男女之比约为 2:1，我国农村发病率高。

（1）病因病理：胆总管结石可分为原发性和继发性，其中原发性多见。继发性胆总管结石是胆囊或肝内胆管结石排出到胆总管所至。原发性胆总管结石是在胆管内形成的结石，其生成与胆管感染、胆汁淤滞及胆管寄生虫有关。胆总管结石可引起以下病理变化：

1)胆管梗阻：胆管扩张、胆管内压力增高，含有毒素和细菌的胆汁反流入血。

2)胆管感染：梗阻易继发感染，导致胆囊炎或毛细胆管炎、急性梗阻性胆管炎、胆管出血等。

3)胆源性胰腺炎：结石梗阻于壶腹部可引起胆源性胰腺炎。

4)肝脏及肝胆管受损：可出现肝内胆管扩张、狭窄；胆汁性肝硬化；肝内脓肿等。

(2)临床表现：胆总管结石的临床表现主要取决于是否继发感染及感染的严重程度、梗阻的程度、肝脏病变情况、并发症情况等。当结石梗阻胆管并继发细菌感染时可出现Charcot征，即腹痛、寒战、高热、黄疸。

1)腹痛：疼痛位于右上腹部或心窝处，呈阵发性绞痛或持续性疼痛阵发性加剧，并向右肩背部放射，伴有恶心、呕吐。慢性期可无症状或仅有上腹部不适。

2)寒战、高热：慢性期可偶有发热，急性发作时为寒战、高热，并常伴随腹痛出现，体温可高达40℃以上。

3)黄疸：黄疸出现的时间、严重程度、持续的时间取决于胆总管梗阻的程度。出现皮肤、巩膜黄染，尿黄，粪便呈陶土色，病人皮肤瘙痒。

4)休克：急性梗阻时，由于大量细菌及毒素进入血液循环，可出现脉搏增快、血压下降、意识改变、昏迷。

5)体征：慢性期可仅有腹部深压痛，急性发作时可出现腹膜刺激征、墨菲征阳性、肝肿大等。

6)实验室检查：血白细胞计数及中性粒细胞增高，血清转氨酶、总胆红素及直接胆红素增高，尿胆红素增高。

7)其他检查：B超可提示胆管内结石和胆管扩张。FRCP可提示结石数量、部位、大小等，CT可提示结石位置、胆总管与门静脉的关系。

(3)治疗：以手术治疗为主，手术方法包括胆总管切开取石加 T 管引流术、胆肠吻合术、Oddi 括约肌成形术、经内镜下括约肌切开取石术。

2.护理

(1)术前护理

1)护理评估

①健康史

一般资料：病人年龄、生命体征、饮食情况、睡眠、营养状况等。

既往史：病人有无类似发作史；有无其他合并症及现状；有无药物过敏史。

②生理状况

局部：腹部疼痛的诱因、部位、范围、性质及伴随症状；有无腹部包块。

全身：有无黄疸、寒战、高热；有无尿、粪便颜色的改变；有无食欲减退、恶心、呕吐；有无意识及生命体征改变；有无自理缺陷；皮肤有无瘙痒、是否完整。

辅助检查：血生化检查及胆管系统特殊检查、重要脏器功能检查结果。

③社会心理状况

心理承受能力病人的心理状况、性格特点，既往疾病体验；有无出现烦躁、紧张、恐惧情绪。

认知程度病人及家属对疾病的表现、发展及治疗护理措施、手术方面、预后了解程度。社会支持系统病人家属和社会对病人的支持情况。

2）护理诊断

①焦虑/恐惧：与剧烈疼痛/担心手术效果有关。主要表现为表情紧张、烦躁不安、呼吸急促；易激动；反复向医护人员询问有关疾病和手术情况。

②疼痛：与结石梗阻于胆总管，导致的胆绞痛有关。主要表现为突发的右上腹剧烈疼痛或持续性右上腹疼痛、阵发性加剧。

③舒适状态的改变：与胆红素沉积于皮肤导致皮肤瘙痒有关。主要表现为皮肤及巩膜黄染，病人自诉皮肤痒感，全身皮肤多处抓痕。

④体温过高：与胆管梗阻继发细菌感染有关。主要表现为体温持续超过 40℃。

⑤体液不足：与禁食或呕吐、胃肠减压有关。主要表现为头昏、脉搏增快、血压下降、口渴、皮肤弹性差、尿量减少。

⑥有受伤的危险：与疾病导致意识改变有关。主要表现为躁动，可能致外伤、坠床、拔除胃管或输液管及监护设施等。

3）护理目标

病人能配合完成应对疼痛的办法，自诉疼痛缓解或可以耐受。

病人体温降至 39℃以下或恢复正常。

病人学会应对皮肤瘙痒的方法，皮肤完整。

病人自述恐惧/焦虑感减轻或消失；情绪稳定；能积极配合医护人员的诊治、护理。

病人保持体液平衡，各项指标正常。

病人无坠床、外伤，各项措施实施顺利。

4）护理措施

①观察病情变化，注意并预防急性梗阻性胆管炎或胆源性胰腺炎发生。胆总管结石发生急性完全性梗阻时，可出现急性梗阻性胆管炎，表现为在 Charcot 的基础上又出现休克和神经精神症状。

监测生命体征变化　胆总管结石合并细菌感染时可出现发热，体温可在 40℃以上，如果高热后体温下降或不升、脉搏细弱、呼吸深快（严重时呼吸减慢）、血压下降（收缩压低于 90mmHg，脉压低于 20mmHg），说明已出现休克。

观察意识变化　意识反映脑组织灌流情况，休克早期，脑组织灌流无明显减少，缺氧较轻，神经细胞兴奋，患者表现为烦躁、激动。休克加重时，神经细胞受到抑制，表现为表情淡漠，意识模糊。

观察皮肤颜色及温度皮肤颜色和温度反映人体体表灌流情况，休克时四肢皮肤苍白、湿冷；口唇发绀；轻压甲床时，颜色变苍白，持续 1～2 秒不消失。

观察腹痛变化，监测血、尿淀粉酶和血清脂肪酶变化，及时发现和处理胆源性胰腺炎。

②疼痛的护理

向病人解释腹痛的原因及应对措施。指导卧床休息。

观察腹痛部位及性质变化如腹痛经治疗后持续不缓解或加重，波及全腹，应考虑病情加重，及时报告医师并协助处理。

诊断及治疗方案明确后，遵医嘱可给予镇痛剂，以减轻疼痛。

③高热的护理

寒战及体温不升时予以保暖。

高热病人遵医嘱给予药物或物理降温，并密切监测体温变化。

及时更换潮湿被褥，增进病人舒适。

密切观察血压、脉搏、呼吸、神志变化。

静脉补充水、电解质、维生素、蛋白质等。

④积极抗休克抗感染护理　迅速建立静脉通道，遵医嘱准确应用升压药及调节补液速度，监测血压的变化，防止血压忽高忽低，影响心、脑、肾血液灌流。有计划地正确应用抗生素，维持药物的最高疗效。在积极抗休克抗感染治疗的同时，积极做好术前准备。

⑤给予有效吸氧，改善缺氧状况。

⑥保持皮肤完整　穿棉质、柔软舒适衣裤，勤剪指甲，皮肤瘙痒者忌搔抓，可予温热水擦洗并适当应用止痒剂。

⑦保证病人安全　躁动病人加强床边守护，妥善固定胃管、输液管、监护设施。

⑧急性期禁食，由静脉补充营养。慢性期给予高蛋白、高维生素、低脂饮食，肝功能不良者给予适量蛋白饮食。

⑨补充维生素 K_1 可肌注或静脉输注。

⑩练习深呼吸及有效咳痰方法。

⑪术前常规备皮、禁饮食，术前晚普通灌肠，手术当日早晨留置胃管、导尿管。

5）护理评价

病人能否说出引起焦虑/恐惧的原因、应对方法；情绪是否稳定；护理是否合作。

病人是否能说出引起疼痛的诱因并主动避免，饮食是否合理，应对疼痛的措施是否有效。

病人是否能说出引起皮肤瘙痒的原因及应对措施，皮肤是否完整。

病人意识状态是否正常。是否发生坠床，应对措施是否有效。

出入量是否平衡，生命体征是否正常。

病人体温是否在 39℃以下或恢复正常。

（2）术后护理

1）护理评估

①手术情况：手术名称、麻醉方式、术中各器官系统情况、引流管放置情况。

②生理情况：全麻者是否清醒、是否躁动，心电监护各项指标的变化情况，有效呼吸，有无缺氧、缺血表现；伤口有无渗血，各引流管引流液量及性质的变化，皮肤情况，出入量的情况。

③心理与认知情况：病人及家属对本次手术的满意程度，能否适应监护室环境，对手术后各种不适的心理承受程度。对手术后及康复出院后的相关知识掌握程度。

2）护理诊断

①低效性呼吸型态：与手术、麻醉、伤口疼痛致不敢咳嗽有关。主要表现为血氧饱和度低、听诊两肺有痰鸣音、自诉有痰不易咳出。

②疼痛：与手术创伤、放置引流管有关。主要表现为自诉伤口疼痛，表情痛苦、呼吸加快、血压升高。

③舒适状态的改变：与留置引流管及体位不适、局部受压过久有关。主要表现为自诉全身酸胀不适，局部压痕。

④自理缺陷与活动无耐力、放置引流管有关。主要表现为自诉多处置管，活动受限。日常活动无法独立完成。

⑤营养失调：低于机体需要量与营养物质吸收障碍、机体消耗大、禁食时间长有关。主要表现为精神疲乏、皮肤干燥、伤口延迟不愈、血生化指标低于正常、三头肌皮褶厚度低于正常值的60%。

⑥潜在并发症

出血：与手术、应激性溃疡、感染有关。主要表现为伤口渗血、引流管引流出较多血性液体；应激性溃疡、胆管出血所致呕血、黑便以及生命体征改变。

胆瘘：与手术损伤、术后感染、T管脱落有关。主要表现为腹腔引流管引流出胆汁、伤口敷料渗湿、引流管口周围渗液、皮肤发红、溃烂，病人有发热、腹痛、腹膜刺激征。

⑦有体液不足的危险：与出血、体液丢失、摄入不足有关。主要表现为皮肤弹性差、呕吐、心率快、血压低、尿量少、中心静脉压低于正常。

3）护理目标

病人呼吸道通畅。肺部听诊音清，能自行有效咳痰，未发生呼吸系统并发症。

病人能说出引起疼痛的原因及应对方法，维持PCA镇痛效能，能安静入睡。

病人能说出不适的感受。自诉舒适感增加。

病人生活需要得到满足，恢复到最佳自理能力。

病人能得到有效营养素供应，伤口正常愈合，血生化指标正常，体重稳定。

生命体征正常，无呕血、黑便或伤口渗血、引流管内血液、呕血、黑便逐渐减少，直至停止。

病人引流管固定妥善、引流通畅，皮肤无破损、溃烂，胆汁外漏逐渐减少。

病人体液平衡、尿量正常，无脱水征象。

4）护理措施

①密切观察病情变化

监测血压、脉搏、呼吸及血氧饱和度变化并记录。

观察尿量，记录24小时出入量，维持体液平衡。

观察伤口有无渗血，各引流管引流液性质及量的变化。

术后遵医嘱及时抽血监测肝功能变化。

②维持各引流管效能术后引流管分别标示，妥善固定，防止扭曲、堵塞及脱落，每1～2小时挤压1次，避免逆行感染。

③呼吸道管理

全麻未清醒者及时吸出口腔分泌物，防止误吸。

指导并协助有效咳痰及深呼吸。

病情稳定后可取半卧位，每2小时翻身拍背1次。

雾化吸入每日2次，吸入后协助排痰。

④减轻疼痛　解释疼痛原因，协助取舒适卧位，必要时应用镇痛剂。

⑤制定活动计划，预防并发症，最大程度地恢复自理能力。

卧床期间提供细致的生活护理，满足病人生理需求。

及时协助病人翻身及取舒适卧位，按摩受压部位，增加舒适感。

指导病人行床上功能锻炼，如足背伸曲运动，预防术后并发肌肉费用性萎缩和下肢深静脉血栓形成。

术后视病情早期离床活动。

⑥加强营养，促进康复术后禁食，静脉补充营养，肠蠕动恢复后进高蛋白、高维生素、高热量、低脂饮食。肝功能差的病人进适量蛋白饮食。

⑦出血的观察及护理

严密监测体温、脉搏、呼吸、血压，观察病人腹痛情况。

观察腹腔管、T 管引流液变化，一旦短时间内流出大量鲜红色液体，应立即通知医师，并更换引流袋，记录引流液的颜色、量、性质。

观察病人面色、末梢循环情况，有无四肢发凉、出冷汗等休克症状。

做好解释，关心、安慰病人，解除病人紧张情绪，并嘱其安静，头偏向一侧，以防误吸呕吐物。

及时清除呕吐物，保持呼吸道通畅，给予氧气吸入。

立即开放两条静脉通路，补充血容量，及时输入药物和新鲜血，维持病人有效循环血量。

准确记录 24 小时尿量，密切观察病人生命体征变化和神志改变。

对准备行介入栓塞治疗和手术治疗的病人，作好术前准备。

⑧胆瘘的观察及护理

妥善固定引流管，保留适当的长度以利翻身，防止牵扯引流管导致胆汁外漏。

按时挤压引流管，防止堵塞。保证瘘口引流通畅，防止胆汁性腹膜炎。

观察腹部置管处有否胆汁流出或病人有无腹痛、发热等感染症状。

注意更换置管处渗湿的敷料，并涂以氧化锌软膏。保护周围皮肤。

胆汁外渗多时，可给予引流口处持续负压抽吸，以保护皮肤干燥。

加强营养，可经胃肠道或静脉补充。

如需行手术治疗，应作好术前准备。

5）护理评价

病人排痰是否有效，肺部呼吸音是否清晰，血氧饱和度是否正常。

疼痛是否缓解或能耐受。

病人是否能说出不适的感受，并积极应对。

病人基本生活需要是否得到保证，是否自理能力逐渐提高。

病人体重是否增加，血生化指标是否正常，伤口是否愈合。

生命体征是否正常，出血是否减少或停止。

引流是否通畅、有效，引流口皮肤是否正常，胆汁外漏量是否逐渐减少或停止。

病人出入量是否平衡，意识状态是否正常。

6）出院指导

饮食：低脂易消化饮食。

避免疲劳，增强抗病能力。

带管回家者，指导引流管护理方法。

如出现腹痛、黄疸、发热等不适，及时就诊。

(四)肝内胆管结石病人的护理

1.概述

肝内胆管结石(hepstolithiasis)占胆石病的 16%～30.5%，属于原发性胆管结石。临床表现以不明原因的发热、寒战为主要特征。女性多于男性，约为 2:1。

(1)病因病理：肝内胆管结石的发病原因是胆管感染、胆管寄生虫、胆汁淤滞。结石的性质 99.5%为胆色素性。结石形成后引起的病理改变主要为胆管梗阻和感染。胆管梗阻可引起胆管胆汁淤滞、胆管扩张、胆汁性肝硬化，胆管内炎症累及肝实质可引起肝脓肿、肝萎缩，胆石长期刺激和慢性炎症可并发胆管癌或肝癌。结石落入胆总管可引起胆总管结石的临床表现。

(2)临床表现

1)当肝内胆管结石合并胆总管结石时，其临床表现与胆总管结石相似。

2)肝区和胸、背部胀痛不适。

3)发生梗阻时可出现寒战、高热。

4)并发肝脓肿、胆管出血、肝癌、胆管癌。

5)体征：肝呈不对称性肿大，肝区压痛、叩击痛。

6)CT：能清楚地显示结石、肝内胆管扩张及肝实质的改变。

(3)治疗：肝内胆管结石的治疗多采取以手术为主的综合治疗。手术方法有高位胆管切开及取石、胆肠内引流、肝叶切除术。

2.护理

肝内胆管结石病人的特点是再次手术率高，本人曾经护理一位第七次手术的病人，对于反复多次手术的病人，其心理和生理状态的调整，成为我们护理的重点。本节将着重陈述再次胆管手术病人术前的护理，一般护理内容请参见胆总管结石和肝叶切除护理的相关内容。

(1)术前护理

1)护理评估

①健康史

一般资料：病人年龄、文化程度、生命体征、饮食、睡眠、营养状况、留置引流管情况等。

既往史：病人既往肝胆手术时间、手术方式、手术次数；有无其他合并症及现状；药物过敏史。

②生理状况

局部：腹部疼痛的诱因、部位、范围、性质及伴随症状；有无腹部包块。

全身：有无黄疸、寒战、高热；有无尿、便颜色的改变；有无食欲减退、恶心、呕吐；有无意识及生命体征改变；有无自理缺陷；本次发病与以往手术的关系。

辅助检查：血生化检查及胆管系统特殊检查、重要脏器功能检查结果。

③社会、心理状况

心理承受能力：病人的心理状况、性格特点，既往疾病体验；有无出现烦躁、紧张、恐惧情绪；有无不合作行为。

认知程度：病人及家属对疾病的表现、发展及治疗护理措施、预后了解程度。

社会支持系统：病人家属及社会对病人的支持情况。

2）护理诊断

营养失调：低于机体需要量与长期消化不良、多次手术导致消耗增加有关。主要表现为食欲差、活动无耐力、血生化指标低于正常、病人消瘦等。

预感性悲哀：与疾病反复复发有关。主要表现为病人害怕再次手术、对治疗失去信心、情绪低落、护理不合作。

支持系统不健全：与反复手术有关。主要表现为病人缺乏家属和社会的关心、支持和照顾。

3）护理目标

病人低蛋白血症和贫血改善、体重增加、血生化指标正常，可以耐受手术。

病人能接受再次手术，积极配合治疗和护理。

病人得到家人的照顾，得到社会的支持。

4）护理措施

给予营养支持，遵医嘱给予静脉补充营养，指导病人进食高维生素、高碳水化合物、适量蛋白饮食。

遵医嘱及时抽血检测血清蛋白等生化指标，给予输血。定时监测病人体重。

及时评估病人的心理反应，同情、关心、支持病人，耐心解释疾病和治疗、护理相关知识，及时满足病人的合理要求，尽量增进病人舒适。

了解病人家庭情况：了解家属对病人的态度、经济状况、社会关系等。鼓励和指导病人及家属参与护理，尽力调节病人和家属的关系；对于经济困难的病人可以指导并参与寻求多方支持，以保证病人得到及时的治疗。

5）护理评价

病人各项血生化指标是否正常、体重是否增加、是否能耐受手术。

病人是否积极参与治疗和护理、是否情绪稳定。

病人是否得到家人的关心和照顾，是否能及时手术。

（五）Mirizzi 综合征病人的护理

Mirizzi 综合征是胆囊结石病不常见的并发症，指胆囊管或胆囊颈部结石嵌顿引起的胆管炎、胆管狭窄、胆管梗阻。1948 年由 Mirizzi 首先报告并命名。其发病率为 0.7%～0.8%。

1.病因病理

胆囊结石与肝总管的解剖变异是发生本病的因素。分为两型：

Ⅰ型：结石嵌顿压迫肝总管，胆囊管周围炎症，肝总管扩张、梗阻、炎症。

Ⅱ型：胆囊管肝总管瘘。胆囊三角粘连致密、胆囊萎缩、胆囊管肝总管粘连、肝总管扩张。易形成难治性胆管出血。

2.临床表现

（1）反复发作上腹痛、寒战、高热。

（2）梗阻性黄疸。

(3)心窝部右下方深压痛。

(4)实验室检查血清总胆红素、直接胆红素升高,碱性磷酸酶增高。

(5)B超可发现胆囊结石、胆囊管开口上方的肝总管扩张、胆总管直径正常。

(6)PDC或ERCP可显示肝总管圆形充盈缺省、梗阻以上胆管扩张、梗阻以下胆管不扩张。

3.治疗

Mirizzi必须手术切除胆囊、行胆囊肝总管瘘处理、胆总管切开引流、胆肠吻合等。

4.护理

参照慢性结石性胆囊炎及胆总管结石、肝内胆管结石相关护理内容。

(六)胆管蛔虫症病人的护理

胆管蛔虫症(biliary ascariasis)是常见的外科急腹症,多见于青壮年和儿童,农村发病率高于城市。

1.概述

(1)病因病理:蛔虫寄生于人体中下段小肠,当寄生环境发生变化时,有钻顶习性的蛔虫钻入胆管。蛔虫活动的机械刺激可诱发胆绞痛、急性胰腺炎;虫体钻入胆囊可致胆囊穿孔;虫体带入的细菌可引发胆管感染,甚至导致急性重症胆管炎、肝脓肿;虫体死亡后,以虫体为中心形成结石。

(2)临床表现:典型的临床表现是突发性剑突下钻顶样疼痛,可向右肩部放射。疼痛可突然缓解,病人正常。疼痛发作时病人疼痛难忍、大汗淋漓、呻吟不止,可伴有恶心、呕吐或吐出蛔虫。当合并胆管感染时,会出现胆管炎症状。

体检可有剑突下或稍右深压痛,如并发胆管感染、急性胰腺炎、肝脓肿则会有相应体征。

B超可显示胆管内有强回声带,偶尔可见胆管内有蠕动的蛔虫。ERCP偶可见胆总管开口处有蛔虫。

(3)治疗:胆管蛔虫症以非手术治疗为主,非手术治疗无效和出现严重并发症时可选择手术治疗。

非手术方法有解痉镇痛、利胆驱虫、抗感染及ERCP治疗。手术方式为胆总管切开探查取虫加T管引流,如有合并症可根据病情选择手术方式。

2.护理

(1)术前护理

1)护理评估

①健康史

一般资料:年龄、籍贯、爱好、饮食卫生习惯、营养状况等。

既往史:有无反酸、吸气、上腹饱胀及类似发作史;有无肠道寄生虫史;有无其他合并疾病;既往就医史;药物过敏史。

②生理状况

局部:疼痛部位、性质,有无压痛、反跳痛及放射痛;有无包块等。

全身:有无恶心、呕吐、发热、黄疸、腹腔积液等症状;意识状态;生命体征情况。

辅助检查:胆管系统相关检查及血生化检查结果,其他主要脏器检查结果。

③社会、心理状态

认知情况：病人对疾病的进展、治疗及护理措施了解程度。

心理承受能力：病人对本次发病的心理反应，对治疗方法的认同程度。

社会支持系统：病人家庭的经济情况、家庭及社会的支持情况。

2）护理诊断

疼痛：与蛔虫进入胆管引起括约肌强烈痉挛有关。主要表现为突发的右上腹持续性绞痛，剧痛时病人弯腰抱腹、坐卧不安、甚至满地打滚。但绞痛过后，病人顿觉舒适如常人。

体温过高：与蛔虫进入胆管引起管道感染、炎症反应有关。一般表现为低至中度发热，当发展为急性化脓性胆管炎、肝脓肿时，可有寒战、高热。

焦虑/恐惧：与剧烈疼痛体验/担心疾病效果有关。主要表现为表情紧张、烦躁不安、呼吸急促；易激动；反复向医护人员询问有关疾病和手术情况。

潜在并发症：有并发急性胰腺炎、肝脓肿、急性胆管炎、胆管出血的可能。

知识缺乏：与缺乏疾病预防、治疗护理知识有关。主要表现为不良的卫生习惯、合作性差。

3）护理目标

病人能配合完成应对疼痛的办法，自述疼痛缓解或可以耐受。

病人体温降至39℃以下或恢复正常。

病人自述恐惧/焦虑感减轻或消失，情绪稳定。

及时发现并发症并处理。

病人能说出发病与行为的关系，治疗护理目的、方法及配合要求。

4）护理措施

①疼痛的护理

密切观察疼痛的性质、部位，安慰病人，解释疼痛原因。

床边守护保证病人安全，可给予阿托品、654-2肌注，疼痛剧烈时可用阿托品加哌替啶肌注。

②休息：静息期指导病人卧床休息.可饮水或静脉补充液体。及时更换潮湿衣服、被褥。

③心理护理：剧烈疼痛的体验，引起病人和家属的极端恐惧，这种不良的心理反应，导致病人的抗病能力减弱，同时容易对治疗护理不合作。因此，应关心、体贴、同情病人，引导病人和家属说出心理不适的原因及要求；耐心解释疾病相关知识，满足病人和家属的合理要求；作好疼痛时的护理，增加病人的舒适感。

④驱虫护理

指导口服驱虫药，如驱回灵，同时服用利胆剂。

姑息治疗"治愈"后仍服一段时间利胆剂，以期将胆管内的虫卵及蛔虫体片冲出。

指导病人定期复查，通过服药治疗后胆管内仍有蛔虫，则行内镜治疗。

龙晓英等应用高压氧治疗80例胆管蛔虫的护理报道，对驱虫护理有积极意义。

⑤内镜治疗的护理

心理护理：介绍内镜治疗的目的、方法、注意事项，消除紧张心理，取得合作。

治疗过程中关心鼓励病人，以减轻痛苦，随时观察病人反应。

治疗后观察有无出血及其他并发症，如恶心、腹痛、发热等。

⑥病情观察：在保守治疗期间观察病情变化，防止并及早发现并发症。

腹痛症状是否缓解或加重。

监测体温、血压、脉搏变化，高热者，按高热护理。

观察有无黄疸出现。

观察呕吐物及粪便性质、颜色，观察有无出血征象。

及时完成各种检查，监测血淀粉酶变化。

5)护理评价

病人是否疼痛缓解，疼痛过程中有无意外受伤。

病人体温是否正常。

病人及家属是否情绪稳定，护理是否合作。

病人能否说出不良卫生习惯的危害，是否有积极的遵医行为。

有无并发症发生，有无严重的后果。

(2)术后护理

1)参见胆总管结石术后护理。

2)置有T管病人，应保持引流通畅，观察并记录引流液变化，特别注意有无蛔虫体。

出院指导

1)指导病人定期来院复查，必要时定期行驱虫治疗。

2)指导病人当出现恶心、呕吐、腹痛等症状时及时就诊。

3)注意合理膳食及饮食卫生。

(七)老年人结石性急性胆囊炎病人的护理

结石性胆囊炎随着年龄的增长，发病率增高。60岁以上则属于老年人结石性急性胆囊炎。黄志强报道，中国60岁以上的老年人进一步增多，胆囊结石的发病率升高，峰值年龄段后移。老年人对手术创伤的应激反应能力下降和防御能力减弱，增加了手术后发生感染、多器官功能障碍综合征等并发症的机会。所以老年人胆囊结石病的护理成为现代护理的重要问题。

1.概述

(1)病因病理：老年人各生命器官功能减弱，随着年龄的增长，胆囊的排空速度减慢，使胆汁排空延迟、胆汁淤滞、胆汁粘稠度增高。同时，老年人胆汁分泌减少以及经常发生的胆管感染，加深了老年人发生胆管系统感染、结石的基础。

(2)临床表现：老年急性结石性胆囊结石的临床表现有两方面的特点：一是老年病人的特点；二是老年病人胆石病的特点。

1)腹痛：老年人腹痛程度与病情的严重程度不成正比，因此，易发展为胆囊穿孔、急性梗阻性胆管炎等。

2)发热：可有低或中度发热。

3)并发病：如胆囊肠道内瘘、胆囊穿孔、急性梗阻性胆管炎等。

4)胆囊结石与其他老年性疾病并存：如并发肝肾功能不全、心血管疾病、慢性支气管炎等。而心血管、肺部疾病成为结石病老年人手术后死亡的主要原因。

(3)治疗：老年人急性期手术的并发症发生率高，死亡率高。因此，老年人结石性胆囊炎的治疗是胆管外科的重要问题。治疗方法有手术治疗和非手术治疗。手术方法有胆囊切除和胆囊造瘘、胆管引流等。

2. 护理

（1）术前护理

1）护理诊断

①舒适状态的改变：与疼痛有关。

②疾病的不认同：与既往疾病体验有关。

③支持系统不健全：与病人的家庭及社会支持系统缺乏有关。

④潜在并发症：胆囊穿孔、急性梗阻性胆管炎，与胆囊结石和感染有关。

2）护理目标

病人自述疼痛可以耐受，舒适感增加。

病人能说出积极治疗的必要性。

病人得到家庭、社会的关注、支持。

未发生并发症或及时发现并得到控制。

3）护理措施

评估病人疼痛的性质、部位、伴随症状，必要时给予镇痛治疗；评估病人有无躯体移动障碍，协助自理能力缺陷的病人取舒适的卧位，并定时翻身。

老年人有丰富的生活阅历和疾病史，以往对生活的体验和不正确的就医观念会阻碍病人遵从医护人员的治疗和护理，以至延误治疗至病情恶化。因此，应充分掌握病人主要生活经历、对疾病的认识程度。根据个体情况制定不同的心理护理方案。可以请病人最信任的医护人员向他（她）讲解有关疾病的知识或请同类疾病病人讲解亲身体验，也可以请病人最信任的亲人讲解积极治疗的必要性，以增加病人的遵医行为。

我国是发展中国家，社会保障体系正处于不断完善之中，经济条件的不足阻碍着老年人的正常就医。因此，医护人员要作好病人家属的工作和社会协调工作，解除病人的后顾之忧，最大程度地获得家人和社会的支持。

密切观察病情变化，防止发生并发症　老年人各系统对疾病反应的协调性、反应性差，临床表现往往和疾病的严重程度不一致。如老年人急性结石性胆囊炎，有可能腹痛不明显，而仅表现为睡眠障碍或行为习惯异常。笔者曾护理一位 83 岁病人，因为感觉腹部胀满不适多天，直至昏迷被家人送至医院，检查发现为胆囊穿孔致急性腹膜炎。因此，我们应加强对老年人急性结石性胆囊炎的观察及护理，除观察腹痛等典型临床表现外，还要观察病人行为、性格、生活习惯、生命体征的改变，综合判断病情变化，防止发生并发症。

作好充分的术前准备　老年病人常合并有其他老年病，如慢性支气管炎、肾功能减退、心血管疾病、糖尿病、营养不良等，严重地威胁着病人手术和手术后的安全。因此，术前应常规仔细检查各脏器功能，给予必要的支持。同时，积极作好手术准备，避免因准备不足延误手术时机。

4）护理评价

病人是否感觉舒适感增强。

病人是否认同治疗和护理方案，能否说出就医的目的、必要性。

病人是否获得家人和社会的支持。

是否并发胆囊穿孔、急性重症胆管炎等。

（2）术后护理

1）护理评估

①手术情况：手术名称、麻醉方式、术中情况、引流管放置情况。

②生理状况：意识状况、呼吸情况、生命体征、伤口情况、引流管是否通畅、引流液的变化、皮肤情况、活动耐力情况、有无并发症。

③心理和认知情况：病人对术后康复知识的掌握程度、对术后不适的心理承受及护理配合程度，是否担心预后。

2）护理诊断

①疼痛：与手术创伤及留置引流管有关。主要表现为表情痛苦、呼吸加快、呻吟、血压升高

②舒适状态的改变：与留置引流管及体位不适、局部受压过久有关。主要表现为主诉全身酸胀不适，局部压痕，睡眠障碍。

③清理呼吸道低效：与合并有慢性支气管炎、伤口疼痛及留置胃管有关。主要表现为主诉咽喉部不适、咳嗽无力、咳嗽引起伤口疼痛加剧致自主抑制咳痰。

④知识缺乏　与缺乏引流管护理及术后康复知识有关。主要表现为出现有损健康和安全的行为；反复向医务人员询问。

⑤潜在并发症

出血：与手术中止血不彻底，感染侵袭血管，血管结扎线脱落有关。主要表现为生命体征的改变，腹腔管引流出大量血性液体，甚至出现失血性休克。

胆管损伤：与手术创伤有关。主要表现为腹痛、腹胀等胆源性腹膜炎症状及腹腔管引流出胆汁或出现黄疸并进行性加深。

急性肾功能衰竭：与肾功能减弱、低血压、低血容量有关。主要表现为少尿或无尿、酸碱代谢失衡等。

肺部感染：与卧床时间长、咳嗽无力、合并有慢性支气管炎有关。主要表现为发热、呼吸困难、肺部听诊有湿啰音等，肺部感染是导致老年人手术后死亡的主要原因。

心功能不全、心肌梗死：与手术创伤有关。主要表现为自感心悸、胸闷、心前区不适、胸痛等。

3）护理目标

病人自诉疼痛缓解或可以耐受。

病人舒适感增加，能采取有效措施增加舒适。

病人能掌握有效咳嗽的方法，呼吸道通畅。

病人能说出术后饮食及活动计划、目的，积极配合术后活动及进食，能掌握引流管的自护方法。

术后生命体征稳定，出血减少或停止。

病人术后未发生胆瘘、黄疸、肺部感染、急性肾功能衰竭、心肌梗死等并发症或及早发现并得到控制。

4）护理措施

术后床边心电监护 24～48 小时。密切观察意识、体温、脉搏、呼吸、血压、血氧含

量、尿量变化并记录。

保持伤口敷料干燥，观察伤口有无渗血、渗液。

保持腹腔引流管通畅，妥善固定，防止扭曲、堵塞，每 1～2 小时挤压 1 次。观察并记录引流物性质及量的变化，如腹腔引流管内引流液逐渐增加且为鲜血应怀疑为出血，需及时通知医师处理。

卧位及休息　根据麻醉情况取适当卧位，病情稳定后取半卧位。协助定时翻身、按摩，增进病人舒适。

评估病人伤口疼痛情况，解释疼痛原因。必要时遵医嘱使用镇痛剂，置有 PCA 者，维持期效能，防止 PCA 管因翻身而折断。

指导饮食术后禁食，肠蠕动恢复后进半流质，逐渐过渡到普食。

指导有效咳痰，术后伤口可行腹带加压包扎，协助病人翻身拍背，常规行超声雾化吸入，每日 2 次，以利排痰，预防肺部感染。

观察病人有无胆管损伤的症状如术后出现黄疸并逐渐加深，应考虑是手术导致的阻塞性黄疸；如术后出现腹膜炎症状或(和)腹腔引流管引流出胆汁，应考虑是否并发胆瘘，均应及时报告医师处理。

监测病人 24 小时出入量，根据血压、尿量。心功能和肾功能情况调整补液量和补液速度。

及时协助医师完成对各重要脏器的检查。

向病人及家属宣讲手术后活动计划及目的，以取得配合。术后根据病人体力协助病人早期离床活动。

5) 护理评价

病人对疼痛的缓解措施是否满意，是否表情轻松。

病人是否自感舒适度增加，睡眠满意。

病人能否运用有效咳痰方法；呼吸道分泌物能否及时排除；有无发热；肺部听诊有无湿啰音。

病人是否能说出术后饮食、活动计划，饮食是否合理，是否早期离床活动。

术后是否出血或及时发现。

病人是否出现黄疸及胆疾或是否及时发现。

有无并发多器官功能障碍综合征，是否及时发现并得到控制。

6) 出院指导

注意休息，进普食，有胆囊结石者进低脂饮食。

出现腹痛、腹胀、发热、睡眠障碍、行为异常等不适及时就诊。

二、常见胆石病并发症的护理

(一)胆源性肝脓肿

胆源性肝脓肿是一种细菌性肝脓肿，除具有细菌性肝脓肿的各种特点外，还有严重胆管感染症状，治疗护理极为困难。

1. 病因病理

胆管结石引起胆管梗阻，梗阻上端胆汁引流不畅、感染。含结石的胆管扩张，管壁增厚，并发感染时，胆管壁则出现急性、亚急性或慢性化脓性炎性改变或形成胆管炎性脓肿，长时间的胆管梗阻，在受累区形成许多小脓肿。胆源性肝脓肿是一种肝内多发性脓肿，常与急性梗阻性化脓性胆管炎同时存在。由于长时间的梗阻和血循环障碍。脓肿周围肝组织常呈萎缩，当胆管出口梗阻，脓腔体积增大时，脓肿壁可以变得很薄，当腔内压力达到一定程度时，就会向最薄处破溃，带有大量致病菌的脓液可破溃到腹腔、胸腔、肺、支气管、心包等处。

2. 临床表现

大多数病人的症状是在急性梗阻性化脓性胆管炎之后或同时出现，先有畏寒、发热、黄疸，之后出现右上腹、上中腹或右下胸剧烈胀痛，向肩脾部或背部放射。发热可高达 40℃，呈弛张型或稽留型，高热后大量出汗。体格检查，如病变在右肝前叶，可见局部隆起，皮肤有凹陷性水肿，肝脏增大，并有触痛，右上腹压痛明显或出现腹肌紧张；如果病变在肝左叶，则上述症状出现在剑突下，呈危重病容；部分病人可出现黄疸。

3. 治疗

胆源性肝脓肿是一种严重消耗性疾病，常伴有中毒、低蛋白、水电解质紊乱。其治疗方针是尽力去除胆管结石，控制急性梗阻性化脓性胆管炎在内的各种胆管原发疾病，手术是重要的治疗方法，而且手术应尽早施行。主要的手术方式有经皮肝胆管引流术、肝脓肿切开引流术、肝部分切除术等。

(二)急性梗阻性化脓性胆管炎

急性梗阻性化脓性胆管炎(AOSC)又称重症胆管炎或机械化脓性胆管炎，是结石性梗阻伴细菌感染发展的严重阶段，具有发病急、病情重、变化快、并发症多和死亡率高等特点。1955 年 Reynolds 发现，严重病人除了以腹痛、发热和黄疸为典型临床表现的夏科(Chamot)三联征外，还伴有休克和精神症状，后被称为雷诺尔德(Reynoids)五联征。

1. 病因病理

胆管梗阻最常见的原因是结石，其次为蛔虫、胆管狭窄或壶腹部肿瘤。当胆管被梗阻后，胆管扩张，胆管壁水肿、充血、增厚，胆管内压力升高，由于胆管梗阻、胆汁淤滞、细菌的侵入，造成胆汁感染。在革兰阳性菌中，大肠杆菌是主要的致病菌，最常见的革兰阴性菌是金黄色葡萄球菌。病情的轻重与梗阻的程度及胆管压力有一定的关系。动物实验证实，当压力超过 3.72kPa (380cmH₂O)时，肝脏就会停止分泌胆汁，胆管中的脓性胆汁就会逆流，穿过肝细胞进入肝窦，经肝静脉进入肝循环及体循环，大量细菌及毒素进入血内，导致败血症及感染性休克。这种胆血反流是引起一系列全身并发症的根本原因。胆管梗阻有时会波及胰腺，胰腺可呈轻度肿胀、充血及水肿，严重时出现出血坏死灶。

2. 临床表现

病人多有胆管疾病史或胆管手术史。起病急骤，病程进展快，并发症凶险。临床表现除有一般胆管感染的 Charcot 三联征外，还有血压下降、中枢神经受抑制的表现，故常称为 Reynolds 五联征。病人突然出现剑突下或右上腹胀痛或绞痛、高热、恶心、呕吐，继而出现黄疸。腹痛一般较剧烈，呈刀刺样或撕裂样，为持续性，呈阵发性加剧。疼痛位于剑突下或向肩背部放射，高热是此症的特点，体温一般在 39℃以上，不少病人可达 40～41℃，发热常在寒战后出现，多呈弛张热。黄疸则随病程的长短及梗阻的部位而异。低血压是此症的一个重要表现，多发生于病程的晚期，在某次腹痛、发热以后出现。出现低血压之前，病人常有烦躁不安、脉搏增快、呼吸急促，严重者出现中毒性休克，脉搏细速(可达 120 次/分以上)、神志恍惚、继之可出现发钳、昏迷,严重者可在数小时内死亡。体格检查时,可见急性面容,发现病人多有不同程度的黄疸,右上腹及剑突下方有明显的压痛,腹肌紧张,肝脏肿大,肝脏压痛及叩击痛,胆囊有时亦可肿大及压痛,Murphy 征阳性。如果救治不及时可导致死亡。

3.治疗

急性梗阻性化脓性胆管炎严重威胁病人生命。治疗原则是解除梗阻·胆管减压、控制感染、纠正休克。

(1)全身治疗

1)抗休克:首先尽快恢复血容量,静脉补液、输血,可用多巴胺升高血压。

2)纠正酸碱平衡失调。

3)预防肾功能不全:急性梗阻性化脓性胆管炎病人易造成肾功能不全,应予以重视,避免应用减少血容量或有肾毒性的药物。可以给予甘露醇利尿,促进毒素排出,已有肾衰者,要考虑透析治疗。

4)肾上腺皮质激素的应用:氢化可的松 200～300mg,随液体静脉滴注。

(2)抗感染:根据抗菌谱、毒性反应、药物在血液中的浓度及胆汁中排出量而选择抗生素。

(3)胆管减压:常用的方法有十二指肠镜逆行 Oddi 括约肌切开或置管引流、PTCD、胆囊穿刺引流术等。

(4)手术治疗:主要是解除胆管梗阻,充分引流出淤滞在胆管内的脓液和胆汁,减轻肝实质的损害,控制感染和休克。手术的基本方法是胆总管切开引流,取出胆管内结石,放置较粗的 T 管引流。

(三)胆汁性腹膜炎

胆汁性腹膜炎是指腹膜受胆汁及细菌侵犯发生的急性炎症,本病较凶险,延迟治疗或治疗不恰当可造成死亡。

1.病因病理

感染、外伤、先天性异常及肿瘤等原因,使胆汁漏入腹膜腔,从而形成胆汁性腹膜炎。胆汁酸对组织具有强烈的刺激作用,腹膜即大量渗出,引起大量液体丢失以及水、电解质、酸碱平衡失调,体液大量存留在第三间隙,使循环血容量减少,而发生休克。

2.临床表现

腹痛范围迅速扩大,有腹肌紧张,压痛、反跳痛明显,心率加快,体温升高,白细胞计数上升,继而发生肠麻痹、腹胀,出现移动性浊音。胆管少量渗漏病人,如无明显细菌感染,其腹腔积液可慢慢发生,腹痛亦不明显,腹腔穿刺液中发现胆汁才能确诊。

3.治疗

诊断明确后,立即使用抗生素。

适当输血或血浆等胶体溶液,补充水和电解质,纠正休克和水、电解质失衡。

胆汁吸收后引起全身中毒症状,应立即手术治疗。手术原则是建立通畅的引流。

(四)胆瘘

凡胆管、肝外胆管与周围脏器之间的异常通道都称为胆瘘。一般分为两种,一为胆外瘘,即胆管的任一部分通向体外;一为胆内瘘。即胆管与邻近脏器异常相通。

1. 病因病理

(1)胆管结石：约占 90%，结石引起胆囊或胆管感染、坏疽，周围脏器与之粘连包裹，包裹脏器继发性炎症，继而坏疽处脱落，包裹脏器溃破，形成瘘道，溃破过程中结石可能排出胆管，可引起包裹脏器的梗阻，如胆石性肠梗阻。

(2)周围脏器病变：胃十二指肠消化性溃疡、胃癌后期，可浸润溃破胆管，形成内瘘。

(3)创伤：腹部外伤或胆管手术后，并发胆瘘、局限性腹膜炎，继而已局限化的胆汁性脓液再溃破胃肠道或腹壁，形成胆管胃肠道内瘘或胆管皮肤外瘘，少数病人的腹部外伤或 P1CD 等医源性损伤，可造成胆管血管瘘。

2. 临床表现

(1)胆管支气管瘘：常有剧烈咳嗽，痰液中含有胆汁者即可确诊。

(2)胆管十二指肠瘘：以胆囊十二指肠瘘为多见，一般表现慢性胆囊炎症状，排石时可引起胆石性肠梗阻，以老年女性病人为多，往往为反复发作性不完全性远端小肠梗阻。也可表现为完全性远端小肠梗阻。

(3)胆囊结肠瘘：表现为高热、疼痛加剧，严重时可有轻度黄疸。

(4)胆管皮肤瘘：多发生在胆管手术后，切口愈合不佳，裂开后漏胆汁不止或引流管内引流量经久不减，拔除引流管后形成胆外瘘。

(5)胆管血管瘘：表现为周期性胆管出血，出血时常伴有胆绞痛及发热、败血症，出现高热时血培养为阳性，偶可引起胆汁性肺栓塞。

3. 治疗

(1)外伤或手术后胆瘘瘘口不大者，可在内镜下放置胆管支架或鼻胆管，使胆汁通畅引出，逐日减少瘘道瘘量而愈。

(2)手术治疗：行局部引流或置管行造瘘术。

(五)胆管出血

胆管出血是胆管结石的并发症之一，出血量差异极大。胆管出血并不少见。据文献报道，胆管大量出血占胆管疾病的 1.0%～1.8%，占消化道出血的 1.3%～5%。我国病人胆管出血的原因，主要是胆管结石和感染，仅次于外伤占发病原因的第二位。

1. 病因病理

胆管出血一半位于肝内，其次是肝总管左右肝管汇合部，胆囊和胆总管出血较少见。肝动脉分成若干分支与肝胆管并行，并供血给肝胆管系统，胆管结石时，结石长期压迫胆管壁引起胆管溃疡，进一步腐蚀至与胆管并行的血管，使之扩张，粘膜充血、水肿并形成溃疡引起出血。胆汁可溶解纤维蛋白，使管腔血凝块形成较差，小量出血时，血液和胆汁混合时形成软性凝血块，随着胆汁增加和胆流加快，凝血块则不断缩小或溶解。胆管出血量大时，血液和胆汁不能混合，形成坚硬凝血块，粘附于管壁，可阻塞胆管。胆汁还有阻碍损伤组织愈合的作用，以致出现周期性出血表现。

肝内胆管结石引起胆管出血的主要病理变化：

(1)受累肝段或肝叶广泛性感染、多发性小脓肿、炎性溃破入小胆管或胆管周围小静脉或肝动脉，造成胆管血管瘘。

(2)局限性肝脓肿腐蚀肝动脉或门静脉分支，形成血管胆管瘘。

(3)急性弥漫性胆管炎，管壁粘膜广泛渗血。

（4）炎症波及汇管区的肝动脉或门静脉分支，形成感染性动脉瘤或静脉扩张，突入胆管层被炎症腐蚀造成血管胆管瘘。

2. 临床表现

（1）胆管感染：胆管结石病人并发胆管出血，多在胆管感染的基础上，有反复发作的上腹痛、发冷、发热、黄疸等症状，本次发作多因感染加剧，当病情发展至 1～2 周时，突发上消化道出血，出血后病人感染症状即黄疸有所减轻。

（2）腹痛：出血开始常伴有剧烈腹痛，腹痛的程度与出血的速度和胆管内压力增加有关，如出血速度慢，腹痛较轻或只表现为上腹不适、腹胀、胸背酸痛、肝区发胀等不典型症状，当胆管血流入肠道后，由于胆管压力下降，腹痛减轻或缓解。

（3）上消化道出血：上腹部疼痛后，病人出血、便血和呕血，周期性出血是本病的特点。呕血、便血一般继发于剧烈腹痛之后。

3. 治疗

胆管出血是胆管结石的严重并发症，胆管结石引起的胆管出血，应以手术治疗为主。且手术越早越有利。手术可以解除梗阻建立充分引流，除去结石，控制感染，制止出血，防止病情进一步恶化。

（1）手术时机的选择：对于反复大量出血超过 2 个周期，出血量大伴有休克者，经过输血、补液等抗休克处理，并纠正生理紊乱，循环情况稳定后，宜在急诊情况下施行手术。

（2）手术方法的选择：包括出血点缝扎、胆镜取石、胆管引流、肝动脉结扎、肝叶切除等。

（六）急性胆源性胰腺炎

急性胆源性胰腺炎（GP 或 BP）是胆管疾病直接引起的胰腺炎，一般是指胆管结石持续性或一过性嵌顿于肝胰壶腹或胰管开口而引起的急性胰腺炎症。占急性胰腺炎的 40%～50%，也可为慢性反复发作。急性胆石性胰腺炎是胆管结石疾病的严重并发症，有很高的发病率和死亡率。

1. 病因病理

（1）病因：胆管系统结石是最重要、最常见的 GP 发病原因。

（2）病理

1）"共同通道"梗阻：结石梗阻引起胰液流出的减少可能是引起胰腺炎的最初因素，而胆汁反流人胰管只在有关因素的参与下才会引起胰腺炎。

2）高压和（或）感染因素是导致胰腺炎的必备条件。胆石性胰腺炎病人多数胆汁并不引起胰腺感染或损害，只有乳头发生梗阻，胰管压力增高，胰液淤滞才会导致胰腺炎。

3）胰管高压的产生。

4）胆囊疾病的存在是胰腺炎反复发作的原因。

5）肝胰壶腹括约肌功能障碍。

2. 临床表现

胆石性胰腺炎主要表现为腹痛、胃肠道症状、发热、黄疸，严重时呈现腹膜炎体征、休克和重要脏器功能不全。

（1）腹痛：持续性上腹痛是急性胆石性胰腺炎早期具有特征意义的症状。可先有两肋胀满或胆绞痛发生，而后腹痛性质发生变化，出现持续性上腹剧痛，持续时间长，应用一般解痉药物不缓解，腹痛可向右腰背部、左肩或左肩胛区放射，一半左右病人出现这种"放射痛"。腹痛的范围、部位、程度与胰腺病变的受累范围、部位、程度呈正相关。

(2)胃肠道症状：主要表现为恶心、呕吐、腹胀和肠麻痹。

(3)发热：为急性胆石性胰腺炎常见症状之一，轻型急性胆石性胰腺炎病人可无发热或只有低热，若胰腺炎严重、继发感染或合并胆管炎，则出现持续高热，一般在 38.5～39.5℃之间；若高热持续不退则可能合并感染(胰周脓肿或腹腔感染等)；若为感染中毒性休克，则可不发热，甚至体温不升，此为病情严重的信号。

(4)黄疸：胆石性胰腺炎除胰腺炎常见的症状和体征外，骤退性黄疸为其特征。急性胆石性胰腺炎病人约有一般以上伴发黄疸，多呈轻中度，血清胆红素为 2～3mg/L，主要表现为直接胆红素升高。其黄疸可在疾病发作早期出现。

(5)其他严重的症状：胆石性胰腺炎严重时与其他原因引起的重型胰腺炎一样可出现低血压、感染中毒性休克、血糖升高、胰性脑病、胃肠道出血、急性肾功能衰竭、急性肺功能不全、急性心功能不全等严重症状和并发症。

(6)体征：主要表现为腹部压痛、反跳痛，腹肌紧张，肠鸣音减弱或消失。

3.治疗

胆石性胰腺炎因病因及发病机制的特点，治疗上有特殊性，强调的是"根治病因"，即胆管疾病的治疗，主要采用内镜技术和手术治疗。

(七)继发性胆汁性肝硬化

继发性胆汁性肝硬化是肝内或肝外胆管梗阻的最终结局。

1.病因病理

从肝外胆管梗阻到发生胆汁性肝硬化的时间可因原发病的不同而不同。起病于先天疾病者和癌肿者只需 5～8 个月，而良性疾病，如胆管狭窄、反复炎症常需数年。发生的迟早和胆管梗阻的程度、完全性有关，胆管狭窄以手术创伤较多见，胆管结石伴反复炎症未彻底清除者也可导致发病。肝外胆管梗阻时，胆管-淋巴结反流，胆汁漏入汇管区结缔组织，引起周围水肿，胆汁内的石胆酸引起炎症反应，刺激成纤维细胞增殖，以至引起胆管闭塞、萎缩，最后发生胆汁性肝硬化。开始时，肝脏稍增大，以后增大明显，只在末期缩小，与病毒性肝炎肝硬化不同。组织学示小叶中央区胆汁淤积，周围肝细胞有坏死，疾病中后期可有胆管和小胆管消失，残余胆管具有同心圆的胆管纤维化的特点。

2.临床表现

早期一般无自觉症状，无食欲减退，但常有间歇性寒战、发热。肝细胞功能衰退较慢，食管静脉曲张发生于肝细胞功能仍完好时期，门静脉高压及腹腔积液出现较晚。黄疸常由间歇转为持续，但从不退尽，皮肤由黄而有光泽转为黯黄，可有瘙痒、脂肪泻。肝肿大光滑仅稍有结节感，脾脏也可肿大，肝肿大直至疾病末期是本病的特点。B超检查可见，肝内纤维化连接成网状肝内胆管梗阻。

3.治疗

预防本病的发生和发展在于早期解除胆管梗阻，晚期肝硬化行肝移植可获得较满意的效果。

(八)胆心综合征

胆心综合征是指胆管疾患引起心脏功能障碍和/或中毒因素引起的心肌代谢失调，从而出现冠心病症状和相应的心电图异常的临床综合征。

1. 病因病理

目前，对于胆心综合征发病机制的研究主要有 3 种学说。

(1)胆管高压神经反射学说　胆管炎症时，神经末梢应激性增高。更易引起胆心反射。

(2)感染中毒、胰酶毒血症及电解质紊乱学说胆管梗阻时，使胆汁反流伴发胰腺炎，胰蛋白酶原、胰脂肪酶激活、胰淀粉酶升高，造成电解质紊乱、中毒性休克及胰酶毒血症，导致心肌炎及心脏功能改变。

(3)胆管-内脏内分泌学说。

2. 临床表现

胆心综合征的主要临床表现为与胆囊疾病发作有密切相关的心血管综合征，女性多于男性。一般以急性发病多见，诱因主要是受寒、劳累及进脂肪餐后。病人可有不同程度胸闷、心悸、心前区不适、心前区疼痛、剑下疼痛等。其心绞痛呈针刺样、阵缩性或膨胀性，具有上腹到心脏部位的放射痛特征，左肩和左上肢疼痛常在绞痛之前发生或伴有绞痛，这种疼痛突然出现，持续时间较长，可达 3～40 分钟，甚至 10 余小时，以后又突然消失。听诊无心脏杂音，心电图提示 ST 段降低、T 波低平或倒置等。

3. 治疗

以积极处理原发病为主，手术治疗可使绝大多数病人的胆管系统功能及心功能恢复正常。胆管病变较轻，心绞痛发作频繁，而不能耐受手术的胆心综合征病人也可采用中医中药治疗。

(九)肝肺综合征

1. 病因病理

肝硬化病人出现肺通气血流动力学和通气/灌注比例等异常的危险性增加。20%～40%肝硬化病人常见低氧血症和肺内分流，严重的病人氧分压(PA)可低于 60mmHg，并发低氧血症的肝硬化病人被称为肝肺综合征(BPS)，即进展性肝病、肺内血管扩张和低氧血症三联征。

2. 临床表现

呼吸困难是肝病最常见的症状之一。疲劳是进展性肝病病人的普遍主诉，可因贫血引起，表现为病人体力活动时气促和睡眠不佳。从平卧位转变成站立位时有呼吸急促者提示有低氧血症。肝病病人如有杵状指、甲床发绀和皮肤蜘蛛痣，应注意肝肺综合征的可能。

3. 治疗

目前，肝肺综合征的治疗大多为支持性措施，且疗效有限。吸氧可以纠正通气/灌注和低氧性肺血管收缩，改善组织供氧。另外，控制腹腔积液和优化全身和肺内血流动力学，也是重要的辅助治疗措施。

肝肺综合征的处理原则：

(1)吸氧维持 $PaO > 60mmHg$。

(2)大量放腹腔积液和利尿以控制腹腔积液，考虑诊断性和治疗性的胸穿放液。

(3)检测肺活量和胸部 X 线摄片，以排除内在性心肺疾患。

(4)气体交换异常的定量检测，包括肺泡-动脉氧梯度。

(5)采用惰性气体排除法、动脉血气分析，证实肺内血管分流的存在。

(6)采用肺灌注扫描和胸腔对比增强心动超声图检测肺内分流程度。

(7)考虑右心插管、肺血管造影检查。

(8)肝移植术。

（十）常见胆石病并发症的护理

胆管疾病的并发症很多，需要我们认真细致的护理。连续的评估，正确的判断，及时的处理，均有利于早期发现并发症并采取有效的治疗、护理措施。

1. 术前护理

（1）护理评估

1）健康史

①一般资料：性别、年龄、家族史、饮食习惯、居住环境、工作性质、营养状况等。

②既往史：有无腹痛、腹泻、畏寒、发热、黄疸、上腹部胀痛及放射痛，有无心悸、胸闷、气促、呼吸困难、尿少或无尿等症状，既往有无类似发作，有无胆石症和黄疸、消化道出血病史。

2）生理状况

局部腹部疼痛的部位、性质，有无压痛、反跳痛及腹肌紧张，腹痛是否为持续性或间歇性发作，有无腹部包块、移动性浊音等，腹部外观有无膨隆、手术切口、腹壁静脉曲张、切口有无液体外渗，有无皮肤抓痕、肝掌、蜘蛛痣等。

全身：有无恶心、呕吐、发热、黄疸、皮肤水肿、发绀等症状，有无意识状态及生命体征的改变，了解病人的食欲、精神面貌、劳动能力、疲劳程度等。评估病人的手术耐受情况，重要脏器有无器质性病变以及脏器功能情况。

辅助检查：①血常规，了解有无感染、贫血、血小板减少等情况；尿常规，观察尿液颜色、比重和有无红细胞、白细胞、脓细胞、尿糖、尿酮等；便常规，观察粪便的颜色、性质和有无寄生虫虫卵、有无出血等；②出、凝血功能；③血液生化，包括肝功能、肾功能、电解质、血糖、血淀粉酚、血氨等；④肺功能；⑤心电图检查；⑥影像学检查，如 B 超、X 线腹部平片、CT、MRI 等。

3）心理状况

认知情况：病人对疾病的发展、治疗及护理措施了解的程度。

心理承受能力：病人本次发病的心理状态。外科疾病起病急，病人缺乏心理准备，而手术创伤常伴有剧烈疼痛及其他严重不适或功能障碍，因此，除表现为情绪波动、感情脆弱、自尊心和依赖性增强外，最常见的心理反应为担心手术效果，担心被误诊成误治，惧怕麻醉、疼痛，担心治疗效果等。

4）社会支持系统：家庭的经济承受能力，家庭和社会对病人的支持程度。

（2）护理诊断

1）疼痛：与胆管结石、胆汁外漏、胆管梗阻所致胆汁引流不畅、炎症刺激、胆管平滑肌痉挛等因素有关。主要表现为表情痛苦、呻吟、强迫体位，腹部压痛、反跳痛、腹肌紧张等。

2）体温过高：与胆管感染、炎症反应有关。发热可高达 40℃，呈弛张型或稽留型。

3）体液不足：与消化道出血、感染性休克、高热后汗多及腹痛、禁食、禁饮有关。主要表现为血压下降、脉搏增快、全身湿冷，甚至出现休克。

4) 体液过多：腹腔积液或全身水肿，与肝功能减退、低蛋白血症及水、钠潴留。主要表现腹部膨隆，有移动性浊音，全身出现凹陷性水肿，甚至出现张力性水疱、少尿等。

5) 低效性呼吸型态：与腹腔积液或胸腔积液使肺不能充分扩张，气体交换面积减少及肺的顺应性降低有关。

6) 营养失调：低于机体需要量与发热、恶心、呕吐、食欲减退、感染、出血、肝脏代谢功能减退等有关。主要表现为消瘦、贫血等。

7) 皮肤完整性受损：与皮肤瘙痒、高热出汗有关。皮肤有抓痕、褥疮。

8) 有受伤的危险：与放置胃管或三腔二囊管(森斯塔肯－布莱克莫尔管)及肝昏迷时使用约束带有关。主要表现为鼻、咽部粘膜受损，三腔二囊管胃气囊破损导致的窒息及四肢末端血循环障碍。

9) 焦虑/恐惧：与消化道出血、呼吸困难、担心预后有关。主要表现为烦躁、易激动、坐卧不安或拒绝治疗等。

10) 生活自理能力受损：与腹痛、呼吸困难、心悸、贫血有关。主要表现为不能独立完成日常生活活动，不能满足生理需要。

11) 知识缺乏：与文化程度低、既往未接受相关疾病的知识培训有关。主要表现为医护依从性差、不断询问疾病的治疗和预后情况。

(3) 护理目标

1) 病人自述疼痛缓解或减轻，并可以耐受。

2) 病人体温得以控制，逐渐降至正常范围。

3) 病人血容量维持正常范围内，各器官血供正常、功能良好。

4) 病人水、电解质维持平衡，腹腔积液减少或消失，四肢水肿消退。

5) 病人焦虑、恐惧程度减轻，情绪稳定，能积极配合治疗及护理。

6) 病人呼吸平稳，缺氧状态改善。

7) 病人体重增加，营养状态良好。

8) 病人皮肤粘膜完整，无破溃及感染。

9) 病人胃管或三腔二囊管未滑脱，无窒息以及被约束肢体的损伤等并发症。

10) 病人能独立完成日常生活活动。

11) 病人了解疾病的病因、治疗和护理方法，医护的依从性增强。

(4) 护理措施

1) 心理护理：护士热情、主动关心病人，根据其性别、年龄、职业、文化程度、性格、宗教信仰等个体情况，用通俗易懂的语言，解释疾病和手术治疗的重要性和必要性。介绍成功病例，使病人不因盲目焦虑/恐惧而拒绝治疗。经常与病人交流和沟通，让病人及家属充分感受到被尊重和爱护，对医护人员产生信任感，建立良好的护患关系。充分评估病人对疾病的认识程度、对手术和社会支持系统的期望值，及时发现引起情绪或心理变化的诱因，对症实施心理疏导。

2) 病情观察

生命体征：密切观察病人的呼吸、体温、脉搏、血压变化，如脉搏增快、面色苍白、皮肤湿冷为休克症状；如病人出现呕血、便血或引流管有血性液体流出，每小时达 100ml，连续 3 小时，且血压进行性下降，提示有活动性出血；如体温升高，白细胞计数及中性粒细胞比例上升，多为感染；如病人呼吸急促.血氧分压＜60mmHg，提示有发生 ARDS 的倾向。

腹部体征：病人腹痛加剧，并扩散为全腹疼痛，出现腹肌紧张、反跳痛，提示病情加重。如病人伤口有胆汁样液体流出，出现腹膜炎的体征，应疑有胆瘘，立即与医师联系，并协助处理。

意识状态：病人若出现意识不清、烦躁、淡漠，甚至昏迷，提示休克或肝昏迷。

准确记录出入量，提供诊疗依据如出现尿少，应及时通知医师及时处理。

3) 疼痛的护理

加强生命和腹部体征的观察，了解病情演变过程；详细评估疼痛的病因、诱因、性质、部位、程度、持续时间及有无牵涉痛等，掌握病情动态变化的信息。

减轻病人对疼痛的敏感性，指导病人卧床休息，根据病情选择舒适的卧位。血压稳定时，可取半卧位，有利于引流，并可增加肺活动量，改善呼吸。

评估疼痛的原因，有针对性的采取措施以缓解疼痛，并评估效果。

遵医嘱正确使用有效抗生素，控制炎症。

4) 高热的护理

保持病室空气新鲜，定时通风，维持室温为 18～22%，湿度为 50%～60%。

病人衣着适量，勿盖过多衣被，及时更换汗湿的衣裤和被褥，以保持舒适。

观察体温变化，每天测量体温 4 次，及时评估降温效果。

除需控制入水量者，保证高热病人每天至少摄入 2000ml 液体，以防脱水。

物理降温　可采取头枕冰袋、酒精擦浴、灌肠(4℃生理盐水)等降温方法。

必要时，用解热镇痛药，如安乃近、柴胡等。

合理应用抗生素，并注意观察药物的副作用。

加强皮肤护理，保持皮肤清洁干燥；做好口腔护理，保持口腔清洁湿润。

5) 饮食指导

禁食：可减少消化液的分泌，减轻消化道的负担。但禁食期间应补充液体和电解质，维持水、电解质、酸碱平衡。

胃肠减压：胆瘘病人需行胃肠减压，以避免消化液进入腹腔。加重病情；消化道出血的病人行胃肠减压不但有利于观察出血情况，还可使用冰盐水、盐酸肾上腺素局部止血。

如病情稳定，可指导病人进低脂、易消化饮食，禁辛辣刺激性、粗糙食物。若有肝昏迷，应进低蛋白饮食，以减少氨的产生。

进食不足者，可经胃肠外途径补充足够的热量，氨基酸、维生素、电解质，以维持病人良好的营养状态。

6) 呼吸道管理

保持呼吸道通畅昏迷病人去枕平卧.头偏向一侧；无休克情况时，取半卧位，有利于增加肺通气量；及时清除口腔及呼吸道分泌物，防止窒息。

吸氧给予 3L/min 持续吸氧，重度缺氧者，可给予 6～8L/min 鼻导管或面罩吸氧。每日更换鼻导管 2 次。

指导病人进行有效排痰和深呼吸练习，经常给病人翻身拍背。

7) 建立有效静脉通道，保证药物及时有效的输入。

8) 保持皮肤的清洁干燥，及时更换潮湿的衣服，指导并协助病人定时翻身，并按摩受压部位。

9)需手术的病人做好术前准备。

10)做好病人的生活护理，满足病人的生理需要。

（5）护理评价

1)病人对疼痛的缓解是否满意，有无疼痛的症状和体征。

2)病人的体温是否下降，并恢复正常。

3)病人血容量是否正常，各器官血供及功能是否良好。

4)病人是否水、电解质维持平衡，腹腔积液是否减少或消失，四肢水肿是否消退。

5)病人呼吸是否平稳，缺氧状态是否改善。

6)营养状况是否得到改善，体重是否增加。

7)病人皮肤是否完整。

8)病人是否发生与放置胃管或三腔二囊管、使用约束带有关的并发症。

9)病人能否独立完成日常生活活动。

10)病人的情绪是否稳定，能否配合治疗及护理。

2.术后护理

（1）护理评估

1)手术情况：麻醉方式、手术名称、术中情况、引流管放置的情况。

2)身体状况：生命体征、伤口情况、引流管是否通畅、引流液的变化、皮肤情况、有无并发症、活动耐力情况等。

3)心理和认知情况：病人及家属对术后康复知识的掌握程度、对术后不适的心理承受及护理配合程度，是否担心并发症及预后，社会支持力量如何。

（3）护理诊断

1)疼痛：与手术创伤有关。主要表现为表情痛苦、呻吟、呼吸加快、血压升高。

2)躯体移动障碍：与术后留置引流管及活动时伤口疼痛有关。主要表现为体位长时间不更换，皮肤有压痕。

3)清理呼吸道无效：与伤口疼痛、痰液粘稠有关。主要表现为咳嗽时伤口疼痛加剧，自主抑制咳嗽；痰液不易咳出。

4)知识缺乏：与缺乏相关康复知识有关。主要表现为不断向医护人员咨询。

5)潜在并发症：腹腔或伤口出血、肝性脑病、感染、深静脉血栓形成、肠梗阻、尿潴留等。

（4）护理目标

1)病人自诉疼痛缓解或可以耐受。

2)病人能主动或被动在床上活动或下床行走。

3)病人能掌握有效的咳嗽方法，呼吸道通畅。

4)病人能说出术后饮食和活动计划、目的，能掌握引流管的自护方法。

5)病人病情稳定，恢复良好，无并发症发生。

（5）护理措施

1)一般护理：护士根据病人术中或术后的具体情况做好病人及家属的解释工作，并给予对症护理。避免各种不良刺激，缓解不良心理反应，做好针对性的心理疏导，创造安静、舒适的病区环境，保证病人足够的休息和睡眠，以利康复。

2）生命体征的观察：根据病人情况，定时监测体温、脉搏、呼吸、血压。病情不稳定或特殊手术者，将病人安置在监护室内，连续心电监测，及时发现呼吸道梗阻、出血和休克等的早期表现，并对症处理。

血压：大手术或有内出血倾向者，每 15～30 分钟测量生命体征 1 次，条件允许可进行床边心电监护 48～72 小时。病情稳定后，1～2 小时测量生命体征 1 次，并作好记录。

体温：体温变化是人体对各种物理、化学、生物刺激的防御反应。体温升高，常提示某种刺激的存在。术后 24 小时内，每 4 小时测量体温 1 次，体温正常 3 天后，可每天测量体温 1 次。

脉搏：失血、失液导致循环血量不足时，脉搏细数、血压下降、脉压减小；但脉搏增快、呼吸急促，也为心力衰竭的表现。

呼吸：因体温升高、疼痛等而加快，也可受胸腹腔积液、伤口疼痛、呼吸道分泌物增多的影响。若术后呼吸困难或急促，要查明原因后再进行处理，同时警惕肺部感染和急性呼吸窘迫综合征的发生。

3）体位：全麻未清醒或休克的病人取去枕平卧位，头偏向一侧，避免误吸呕吐物或口腔分泌物；椎管内麻醉者，应平卧 6～8 小时，病情允许，可取半卧位，以利于引流、呼吸，缓解伤口疼痛。

4）伤口护理：保持伤口敷料干燥，观察伤口有无渗血、渗液，如有渗血、渗液应及时更换敷料，以防伤口感染。若伤口裂开，应先用无菌纱布或无菌巾覆盖，再行缝合处理。

5）引流管护理：保持引流管通畅，避免阻塞、扭曲、折叠或脱落，每 1～2 小时挤压 1 次，并记录引流物的量、色、质。如腹腔引流管引流出鲜红色血性液体或脓性分泌物，可能为出血或感染，应立刻通知医师。

6）疼痛的护理

了解疼痛的性质、时间和程度，观察病人的面部表情、活动、睡眠等情况，作出正确的评估并对症处理。

妥善固定引流管，防止其移动所致伤口牵拉痛。

指导病人翻身、深呼吸或咳嗽时，用手按压伤口部位，减少伤口张力增加或震动引起的疼痛。

指导病人利用非药物措施，如听音乐、数数等分散注意力的方法减轻疼痛。

医护人员在进行使疼痛加重的操作时，适量应用镇痛剂，以增强病人对疼痛的耐受性。

疼痛剧烈时，可遵医嘱使用哌替啶或曲马多，必要时可 4～6 小时重复使用。置有 PCA 者，要维持其功效，防止滑脱或折断。

7）术后出血的观察

观察伤口敷料情况，发现有血液持续渗出，应拆除部分缝线寻找出血点。腹腔引流管内每小时血液引流量超过 100ml，且持续数小时，提示有内出血。若病人出现低血容量性休克，中心静脉压低于 0.49kPa，尿量少于 25ml/h，均应警惕有术后出血。

一旦确诊为术后出血，迅速建立静脉通道，及时通知医师，紧急处理。

8）感染的预防

术后 3～4 天，病人主诉伤口疼痛加重或减轻后又加重，伴有体温升高、脉搏加快、血白细胞计数及中性粒细胞比例上升。伤口有红、肿、热、痛或波动感等典型体征，应及时检查伤口；咳嗽、咳痰，肺部听诊有湿啰音或有痰鸣音，提示有肺部感染；排尿困难，有尿频、尿急、尿痛，尿常规检查有较多红细胞和脓细胞，提示有泌尿系感染。

预防措施　保持伤口敷料干燥，更换敷料时严格遵守无菌操作原则。防止感染；正确合理应用抗生素，并观察用药后的副作用；保持呼吸道通畅，及时清除口腔及呼吸道分泌物，指导病人进行有效排痰和深呼吸练习，经常给病人翻身拍背，必要时行超声雾化吸入。做好口腔护理，注意保暖，防止呼吸道感染；术后指导病人尽早自主排尿，留置尿管者，做好尿道口护理，保持尿管通畅。

做好皮肤护理，预防褥疮黄疸病人应经常修剪指甲，避免皮肤瘙痒时抓破皮肤而感染。

9) 深静脉血栓形成的护理

术后长期卧床、活动量少的病人，主诉小腿轻度疼痛、压痛或腹股沟区疼痛，体检示凹陷性水肿，腓肠肌挤压试验或足背屈曲试验阳性，提示有下肢深静脉血栓形成。

预防：鼓励病人术后早期活动；卧床期间进行肢体主动和被动运动，每小时 10 次腿部自主伸、屈活动或被动按摩腿部肌肉、屈腿和伸腿等，每天 4 次，每次 10 分钟，促进下肢静脉血回流，防止血栓形成；高危病人，下肢用弹力绷带或穿弹力袜，以促进血液回流；避免久坐，卧床时膝下垫小枕，促进血液循环；血液呈高凝状态者，可用低分子右旋糖酐静脉滴注，以抑制血小板凝集。

处理：抬高患肢、制动；忌经患肢静脉补液；严禁局部按摩、热敷，以防血栓脱落；给予溶栓、抗凝、祛聚治疗，治疗期间加强出、凝血时间的监测，防止出血。

10) 术后康复指导

饮食：术后恢复饮食的时间视手术部位而定，术后 48～72 小时禁食，待肠蠕动恢复、肛门排气、胃管拔除后，开始进液质饮食，逐渐过渡到半流质和普食。指导病人选择低脂、高糖、高蛋白、高维生素易消化的饮食，忌油腻食物及饱餐，养成良好的休息和饮食规律，避免劳累及精神紧张。

活动：术后非制动病人应早期下床活动，以促进康复。根据病情轻重和病人的耐受程度循序渐进，术后 1～2 天，开始床上运动，如深呼吸、足趾和踝关节伸屈、下肢肌肉交替松弛和收缩、定时翻身等；病情允许可试行离床活动，先沿床而坐、再床旁站立，最后至户外活动。

口腔卫生：术后病人因活动受限、生活自理能力下降、禁食期间唾液分泌减少易致口腔炎症，应注意口腔卫生，每天漱口 2 次，如口腔粘膜出现糜烂或小白点，及时进行真菌培养或涂片检查。

(6) 护理评价

1) 病人疼痛是否缓解或可以耐受。

2) 病人能否主动或被动在床上活动或下床行走。

3) 病人能否掌握有效的咳嗽方法，呼吸是否平稳。

4) 病人能否说出术后饮食和活动计划、目的，能否掌握引流管的自护方法。

5) 病人病情是否稳定，有无并发症发生。

(7) 出院指导

1) 饮食：指导病人选择低脂、高糖、高蛋白、高维生素易消化的饮食，忌油腻食物及饱餐。肥胖者应适当减肥，糖尿病者应遵医嘱坚持药物和饮食治疗。养成良好的休息和饮食规律，避免劳累及精神紧张。

2)注意休息，劳逸结合：可进行散步等轻体力活动，以逐渐恢复体力。术后 6 周内不宜负重。

3)切口护理：闭合性切口折线后用无菌纱布覆盖 1～2 天，可视情况淋浴；开放性伤口应遵医嘱定期到医院复查，更换敷料。

4)就诊和随访：出现腹胀、腹痛、发热、肛门停止排气排便、伤口引流物有异味、伤口红肿等不适及时就诊。

5)带 T 管回家者，告知出院后的注意事项。尽量穿宽松柔软的衣服，以防引流管受压；淋浴时用塑料薄膜覆盖引流管处，以防感染。日常生活中避免提举重物或过度活动，以免牵拉 T 管而致其脱出。引流管口每日换药 1 次，周围皮肤涂氧化锌软膏加以保护，若敷料渗湿，应立即更换。每日更换引流袋 1 次，并记录引流液的颜色、量和性质。夹管期间观察有无腹痛、黄疸等情况，若发现引流液异常或身体不适等，应及时就医。

三、胆管腹腔镜手术病人的护理

腹腔镜(Lapamecope)源于希腊，意思是通过将内镜插入腹腔内进行诊断和治疗。1987年，法国 Lydne 的 Phillipe Mouret 医师在进行腹腔镜妇科手术的同时完成了第一例电视腹腔镜胆囊切除术，这是腹腔镜外科发展史上的标志性手术，也为胆管腹腔镜外科揭开了辉煌的一页。1991 年，云南曲靖地区医院的外科医师荀组武开展了我国大陆首例腹腔镜胆囊切除术并获得成功，随后在各地的大的医疗中心及医学院校的附属医院相继开展并不断应用到其他部位，如腹腔镜胆囊造影术、腹腔镜胆管探查术等。腹腔镜技术的开展不仅造就了一大批专业的腔镜外科医师，而且培养了许多优秀的腹腔镜专科护士。在腹腔镜技术广泛应用的今天，迫切需要更多的精通腹腔镜理论和护理技术的专科护士，以适应临床腹腔镜新技术、新业务的开展。

(一)腹腔镜胆囊切除术病人的护理

腹腔镜胆囊切除术(LC)为各种良性胆囊病变需要行胆囊切除的首选术式，随着腹腔镜技术的不断发展，手术器械的不断更新，其适应证的范围不断扩大，许多原列为禁忌证或相对禁忌证的部分病人，在有经验的腔镜外科医师的操作下，也能顺利完成 LC 术。所谓适应证和禁忌证并不是绝对不变的，应根据手术小组的经验和技术来决定。作为腹腔镜专科护士熟悉 LC 的适应证和禁忌证，有助于帮助病人选择治疗方式，做好健康宣教。

1. 概述

(1)适应证：凡全身情况能耐受腹腔镜手术和麻醉者并有以下情况者均可。

1)有症状的胆囊结石：如单纯慢性胆囊炎伴结石、慢性萎缩性胆囊炎伴结石、填满型胆囊结石、慢性胆囊结石嵌顿等，为 LC 的最佳适应证。

2)慢性非结石胆囊炎：多因外伤、大手术以及化学性刺激引起胆囊功能异常或致病菌自血液循环传播而引起。

3)有症状的胆囊良性病变：如胆囊息肉、腺瘤、胆囊腺肌增生症等。对于单发的，大于 1cm，形状不规则的息肉或肿瘤应考虑恶性的可能，选择适当的手术方式。

4)无症状的单纯胆囊结石：如陶瓷胆囊，因慢性炎症反复刺激，使胆囊萎缩、纤维化，其胆囊癌变率高达 25%；胆囊结石大子 3cm 或胆囊结石合并胆囊息肉者，因其胆囊癌的发生率高于其他情况，均应积极行 LC 术。

5)糖尿病病人合并胆囊结石：此类病人行 LC 术存在争议，部分学者认为糖尿病病人免疫功能降低，手术耐受力差，术后并发症和死亡率增加；此外，还认为由于纤维母细胞功能改变，肉芽组织形成减少，伤口难以愈合。但作者所在科室学者认为，糖尿病病人合并胆囊结石更适合、也更应该行 IG 术，因为糖尿病病人易发生急性胆囊炎，一旦发生急性胆囊炎易出现严重并发症。所以应在控制血糖和炎症的情况下择期行 LC 术。此外，LC 术创伤小，从而避免了开腹手术伤口难以愈合的缺点。

6)急性胆囊炎：非手术治疗后缓解期有手术指征者；急性胆绞痛发作早期，仅有胆囊壁充血、水肿、增厚，应在 1～2 天内行 LC 术；胆绞痛伴结石嵌顿应在 24 小时内行 LC 术。

7)肥胖病人合并胆囊结石：因其损伤小，脂肪液化或伤口感染几率较开腹手术小。

8)胆囊结石伴手术史：如中、上腹部手术史和腹膜炎史，但无切口严重感染，腹腔内无致密粘连，经 B 超检查原切口与前腹壁无粘连。

（2）禁忌证

1)急性梗阻性化脓性胆管炎：应先行经皮肝穿刺置管引流术(PTCD)，引流使胆管减压，病人转危为安后，再择期手术。

2)急性坏死性胰腺炎。

3)慢性胆囊结石并有严重的腹腔内感染：如弥漫性腹膜炎、结核性腹膜炎、败血症等。

4)胆囊结石合并其他疾病：如重度心功能不全，严重高血压，肾功能不全，肺部严重慢性疾病者。

5)胆囊结石并有严重肝硬化门静脉高压症者。

6)诊断明确或疑有恶性病变者。

7)胆囊结石伴有出血倾向：如凝血功能障碍或伴有严重出血性疾病者。

8)Mirrzzi 综合征因其技术要求高、风险大，在设备、技术条件不成熟的医院不宜开展。

9)妊娠合并胆囊结石。

10)年老体弱不能承受手术和麻醉者。

（3）相对禁忌证

1)发展期肝硬化门静脉高压症合并胆囊结石：属于困难的 LC 术，因为门静脉高压症胆囊周围及 Calot 三角区血管丰富，易出血，易粘连，所以作 LC 术时应慎重。

2)急性胆囊炎并发胆囊积脓、坏疽、穿孔等，以前为绝对禁忌证，现在有经验的腔镜外科医师借助先进的手术设备，可以行 LC 术。

2.护理

（1）术前护理

1)护理评估

①健康史：了解疾病诱因，即有无进食油腻食物、过度劳累、剧烈运动及情绪变化等，了解初次发病的时间及有无合并其他疾病，如高血压、糖尿病、肝炎、冠心病等。

②生理状况

局部：了解疼痛的部位、性质、持续的时间、诱因和缓解因素，疼痛的伴随症状，有无恶心、呕吐等，根据疼痛评估指数判断疼痛的程度；有无反跳痛和腹肌紧张，是否出现墨菲征阳性体征。

全身：是否出现发热、黄疸，有无神志、尿量及生命体征变化；了解营养状况，有无贫血、低蛋白血症及电解质失衡；病人的抗病能力和手术承受能力；病人的饮食习惯和生活习惯，男性病人有无饮酒和抽烟史。

辅助检查：包括心、肺、肝、肾功能，血常规，血糖，凝血功能及电解质水平；影像学检查，如肝、胆、胰腺 B 超，静脉胆管造影；B 超检查疑有胆总管结石或其他病变者，应行 ERCP 或 MRCP 检查。

③心理反应和认知程度：了解病人所受的各种刺激，情绪反应，有无焦虑、恐惧，判断其心理适应能力，促进病人的适应性；病人对疾病的转归，腹腔镜的优点，手术方式及饮食知识的了解程度；了解病人的手术经历，曾做过手术的病人对麻醉、疼痛以及术后的恢复过程有一种负性情绪。

④社会支持状况　病人的自理能力，根据病人的年龄、文化程度、身体状况、社交能力、家庭和社会支持状况评估病人的自理能力；了解病人的经济状况，住院费用支付方式，属自费、公费还是医疗保险范畴。

2）护理诊断

①疼痛：与进食油腻食物后胆囊收缩，结石嵌顿于胆囊颈部，导致胆汁引流不畅、胆管梗阻，胆囊内压增高及 Oddi 括约肌痉挛，胆管感染有关。主要表现为阵发性右上腹绞痛，向右肩部放射并伴有恶心、呕吐。

②体温过高：与胆管感染、炎症反应有关，主要表现为轻到中度发热。

③消化不良：与胆管梗阻、胆汁回流入肠道减少，肠道对食物中脂类的水解及吸收功能降低，导致脂溶性维生素 K 的吸收减少有关。主要表现为腹胀、腹泻、嗳气、反酸、右上腹不适、胃灼热感，进食油腻食物后症状加重。

④营养失调：低于机体需要量与发热、恶心、呕吐、食欲不振、消化吸收功能降低以及限制性饮食有关。

⑤焦虑/恐惧

入院焦虑：与环境改变、疼痛、疾病反复发作，担心疾病预后及经济支付能力不足有关。主要表现为紧张、担忧，反复询问病情，情绪低落，血压升高，睡眠困难，便秘。病人入院 24 小时内焦虑程度最高，情绪不稳定病人焦虑持续时间较长。

术前焦虑：与病人对腹腔镜手术缺乏了解，怀疑手术效果，担心胆囊摘除后会影响生活质量有关。主要表现为顾虑重重，忧心忡忡，辗转难眠。对医护人员挑剔，打听主刀医师、麻醉师或主管护士的年龄、技术和经验，为此感到不安。经临床观察发现，大多数择期手术和病情稳定病人术前有明显顾虑，一般女性病人及性格内向的病人易表现出焦虑，文化程度高的病人顾虑较多。

⑥知识缺乏：与从未经历过类似手术或从未接受过相关知识教育有关。

⑦手术入路困难：与合并其他疾病，如糖尿病、高血压或冠心病等，手术承受能力较差，手术方案难定有关。

3）护理目标

病人自感疼痛减轻或消失。

体温恢复正常。

合理饮食，减少疾病诱因。

改善营养状况，增强抗病能力。

缓解焦虑程度，增强心理承受能力。

了解疾病相关知识，对腹腔镜手术有一定的感性认识。

合并症得到有效控制，手术承受能力增强。

4）护理措施

①疼痛的护理

a．心理护理：胆绞痛急性发作可给病人造成较大的恐慌，常有濒死感。当进行一次疼痛知识调查问卷时，1 位病人对"疼痛发作时你最想做什么"一问的回答是："最想死！"因此，疼痛是自主神经效应和生理情绪反应的总和，两个方面的因素是相互影响的。疼痛发作时，护士要主动关心病人，倾听病人的主诉，用恰当的语言对疼痛的原因给予解释，以消除病人的焦虑或恐惧心理；介绍疼痛评估指数，即 0 分为不痛，1～3 分为轻度疼痛，4～7 分为中度疼痛，8～10 分为重度疼痛，帮助病人做好自我评估，正确感受疼痛的程度，减轻心理因素的影响；介绍缓解疼痛的方法，即自我按摩方法，胆绞痛发作时用手按摩疼痛区域可增加舒适感；介绍镇痛药的作用和副作用，减轻病人对药物的依赖心理。

b．放松训练：目的是缓解疼痛的病理反应，既可解除疼痛、松弛肌肉、缓解血管痉挛，又可消除精神紧张和恐惧心理。适合疼痛反复发作或疼痛的起始阶段和缓解阶段，但要根据病人的具体情况选择合适的步骤。具体操作如下：

第一步：病人平卧于床上，先深吸气、屏气 10 秒（胆囊肿大病人应缩短屏气时间），再慢慢呼气，（停一会）再重做一遍。

第二步：伸出前背、握紧拳头，持续 10 秒，放松，（停一会）再重做一遍。

第三步：弯曲双臂，绷紧双臂的肌肉，持续 10 秒，放松，（停一会）再重做一遍。

第四步：绷紧双脚，用脚趾抓紧床面，持续 10 秒，放松，（停一会）再重做一遍。

第五步：足尖用劲向上翘，足跟向下、紧压床面，绷紧小腿肌肉，持续 10 秒，放松，（停一会）再重做一遍。

第六步：用足跟向前、向下压紧床面，绷紧股肌肉，持续 10 秒，放松，（停一会）再重做一遍。

第七步：绷紧额头的肌肉，皱紧额头，持续 10 秒，放松；紧闭双眼，持续 10 秒，放松；转动眼球，从上，到左，到下，到右，加快速度，放松；用力咬紧牙齿，持续 10 秒，放松；用舌头顶住上额，持续 10 秒，放松；头向后靠紧枕头，用力压紧若持续 10 秒，放松。（停一会）再重做一遍。

第八步：病人坐卧于床上，躯干肌肉松弛，向后扩展双臂，持续 10 秒，放松，（停一会）再重做一遍。

第九步：双肩上提接近耳垂，持续 10 秒，放松，（停一会）再重做一遍。

第十步：双肩合紧，持续 10 秒，放松，（停一会）再重做一遍。

第十一步：病人平卧于床上，抬起双腿，用力弯曲腰部，持续 10 秒，放松，（停一会）再重做一遍。

第十二步：上提会阴肌，持续 10 秒，放松，（停一会）再重做一遍。

休息 2 分钟，再从头至尾做一遍。最后闭上双眼，想像放松，从脚趾、脚、小腿、股、臀部、胸部、双手、双衬、脖子、下巴、眼睛、额头，全部处于放松状态。保持这种状态1～2分钟，再睁开双眼，病人会感到平静安详，精神焕发。

除上述放松训练外。还有其他放松法，如想像力放松法，深呼吸放松法等。

c. 音乐疗法：目的是使病人烦躁的心境稳定。活跃、欢快、雄壮、激情的音乐对疼痛具有良好的抑制作用，这是因为恐惧、焦虑等情绪会使痛阈降低，而偷快、兴奋情绪可使痛阈升高。此外，欣赏音乐可转移病人注意力，使病人疼痛意念分散。

d. 避免诱发或加重疼痛的因素：疼痛急性发作时，病人应禁食、禁饮，以减少胆囊收缩素的分泌，减轻疼痛。

e. 解痉镇痛剂的应用：胆管疾病主要是通过自主神经阻断剂的应用，达到解痉镇痛的目的。常用药物有阿托品、山莨菪碱、东莨菪碱、哌替啶，但禁用吗啡，因吗啡可使肝胰壶腹括约肌痉挛，加重病情。

②发热的护理

密切观察体温的变化及其他伴随症状。

首选物理降温，可用冷水湿敷、温水擦浴，高热病人行酒精擦浴，但年老体弱病人禁用，以防止虚脱。降温过程中应密切观察病情变化。

必要时，采用化学药物降温，如双氯酚酸钠栓剂肛塞，可达到退热镇痛的作用。持续高热不退者可用地塞米松 5～10mg 加入液体中静脉滴注。

注意补充液体量，监测水、电解质变化，记录 24 小时出入量，防止因失水过多而造成电解质紊乱。

合理应用抗生素，控制炎症反应。

加强口腔护理，防止口腔粘膜破溃。

③消化不良的护理　目的是通过合理调配饮食，促进食物的消化、吸收，减少疾病诱发的因素。

胆囊炎急性发作期应禁食、禁饮，缓解期应进食低脂肪、低蛋白、少量易消化的流质或半流质食物，随着病情的好转可逐渐加入少量脂肪及蛋白食物，如瘦肉、鱼、蛋、奶制品、水果和新鲜蔬菜等。

慢性胆囊炎进食以清淡、易消化食物为主，应大量饮水，每天 1500～2000ml，以稀释胆汁，减少浓胆汁对胆囊壁的刺激；每 2～3 小时进食 1 次，以刺激胆汁分泌。

胆囊炎、胆石症病人饮食宜定时、定量，少吃多餐，不宜过饱。严格控制脂肪和含胆固醇食物的摄入，进食适量蛋白质和纤维素，丰富的维生素，宜多吃萝卜、青菜、豆类等食物，此外，还应补充一些水果和果汁等。萝卜有利胆作用，青菜含大量维生素和纤维素，豆类含丰富的植物蛋白，水果和果汁可以弥补炎症造成的津液和维生素的损失；酒类、油腻食物、浓烈的调味品均可导致胆囊收缩，使胆管括约肌不能及时松弛而流出胆汁，可诱发急性胆囊炎，应避免食用。

④营养不良的护理

胆囊炎急性发作期应静脉补充足量液体、电解质及维生素，特别是维生素 K 类，纠正酸碱平衡失调；此外，还应补充足够的能量，适量输入氨基酸和脂肪乳。

对于发热、恶心、呕吐病人应保持口腔清洁，以促进食欲，症状缓解后应鼓励病人多饮果汁和菜汤等流质食物。

注意评估病人营养学的指标，如红细胞、血红蛋白、面色、皮肤弹性、体重及精神状态等。

⑤焦虑/恐惧的护理

观察病人的反应，评估病人焦虑或恐惧的程度，对病人进行心理疏导，鼓励病人说出心中的疑虑。

帮助病人尽快熟悉环境，了解病人生活习惯，提供有关医院规章制度及生活事务的准确信息，为病人创造一个舒适安全的环境。

用恰当的语言，使病人在轻松自如的气氛中了解胆囊疾病的病因、治疗程序、腹腔镜手术方式和优点以及对病人的具体要求，介绍主刀医师和主管护师的工作经验和业务水平；请比术后恢复良好的病人介绍经历和感受，使病人获得安全感。

评估病人的理解力和做出决定的能力焦虑水平高的病人往往理解力降低，因此，解释术中和术后可能出现的不适和预防措施时要及时纠正病人的各种误解，帮助病人全面正确地理解术前各种信息。

应用行为控制技术，减轻病人术前焦虑。如放松、深呼吸、咳嗽练习等，以减轻术中或术后不适感。心理学研究表明，术前焦虑水平高的病人，痛阈及耐痛阈降低，术中或术后对疼痛和不适的感觉加剧，对手术效果自我感觉不佳。

增强社会支持，与手术成功的病人同住一室，安排家属及时探视。

⑥知识缺乏的护理：LC术是一项有待继续推广的新技术，许多人对它缺乏了解，因此，术前宣教的重点应放在对麻醉、手术过程及术前准备知识方面的教育。

麻醉方式及优点、手术过程及方式的简介。

术前准备：心理准备：讲解腹腔镜手术的优点，手术中及手术后可能出现的不适反应及预防措施，减轻病人恐惧心理；帮助病人作好手术前常规检查，包括血、尿常规，出、凝血时间，肝、肾功能，电解质、血糖、乙肝三系、心电图，肝、胆、胰腺部位B超，此外，合并心肺疾患的病人还应做心肺功能测定；做好适应术后变化的准备，术前1周停止吸烟，练习咳嗽、排痰及床上排便的方法，以减轻术后不适；胃肠道准备：术前一天禁食易产气食物，术前8小时禁食、禁水，术前晚行普通灌肠1次，以促进胃肠内容物的排空，减轻肠胀气；⑤脐部清洁：因为腹腔镜手术的人路多在脐周围，所以脐部的清洁是非常重要的。常用的方法是先用松节油棉纤软化去除脐内污垢，然后用75%酒精脱掉松节油，再用碘伏消毒。或者先用润肤油润滑脐内皮肤软化污垢，然后用肥皂水清洗，再用3%双氧水擦洗，最后用碘伏消毒。注意清洗时动作要轻，防止损伤脐部皮肤。

⑦合并其他疾病的护理

合并糖尿病病人的护理：糖尿病病人因糖代谢紊乱，引起蛋白质、脂肪物质代谢障碍以及水、电解质丢失，机体免疫力和抵抗力低下，如手术前不积极治疗，术后伤口感染率和合并症的发生率增高，死亡率也比一般病人高出一倍。因此，要加强择期手术病人围手术期的护理，即手术前要认真询问病史、常规进行糖尿病检查，以便发现隐性糖尿病病人；对血糖水平较高的病人每天进行空腹和餐后血糖监测。控制血糖水平在8.3mmol/L以下；指导糖尿病病人合理进食，多进维生素含量丰富食物，如玉米、蔬菜、水果等，要求糖尿病病人适量摄入含糖物质，其摄入量应占总热量的50%～60%，每餐热量合理分配，进餐前15分钟皮下注射胰岛素，防止低血糖的发生，择期手术前3天停用长效降糖药和长效胰岛素制剂，改用普通胰岛素。此外，要控制感染，纠正电解质平衡失调。

合并高血压病人的护理：高血压病人的问题在于血压波动大，不能耐受麻醉和手术，因术前焦虑或紧张、诱导麻醉、气管插管及手术创伤引起血压骤然升高并发心功能不全及脑血管意外，又可因麻醉过深、失血或休克引起低血压，影响心、脑、肾的供血。因此，术前要稳定病人的情绪，保证病人充足的睡眠，戒烟、戒酒，进食低盐饮食；指导病人合理服用降血压药物，每天早晚各测量血压 1 次，及时调整用药剂量，将病人血压控制在正常范围以内；普通降压药用到术前晚，但 β-受体阻断剂心得安及可乐定类药物突然停药会引起高血压危象，因此，手术中及手术后要采取相应的措施给药。

合并冠状动脉缺血性心脏病病人的护理：在临床上常表现为隐匿性冠心病或曾有过心绞痛病史，心电图异常。对于此类病人应高度重视，因为行比手术时 CO_2 气腹使膈肌上移，活动受限，潮气量减少。此外，少量 CO_2 吸收入血，血中 CO_2 浓度增加，影响心肌的供血、供氧，对原有心脏缺血性改变的病人，可诱发心绞痛、加重室性期前收缩，使功能处于代偿状态的心脏发生衰竭。所以术前要仔细询问病史，行心电图运动功能试验，了解心肌损伤的程度，心律失常的病人要进行 24 小时动态心电图检查，频发室性期前收缩的病人应先进行专科治疗；单纯房性期前收缩或偶发室性期前收缩以及心肌轻度缺血性改变的病人术前给与硝酸盐类、β-受体阻断剂和钙通道阻断剂以改善冠状动脉血流和心肌的功能；术前消除病人紧张心理，减少心肌耗氧量，术前晚可口服地西泮 5mg 或肌注地西泮 10mg；术前禁烟酒，进食清淡易消化饮食。

合并慢性呼吸道疾病及肺功能不全病人的护理：慢性支气管炎、支气管哮喘、支气管扩张、慢性阻塞性肺气肿、肺结核和肺心病病人，多有不同程度的呼吸功能不全，在麻醉、手术等应激状况下代偿失衡，会引起缺氧、呼吸困难、肺部感染、肺不张等并发症，尤其是较长时间的 CO_2 气腹，有可能引起高碳酸血症和呼吸性酸中毒。因此，术前对此类病人要进行肺功能测定，以了解对麻醉及手术的承受能力；术前 1 周戒烟，训练咳嗽、排痰的方法，进行深呼吸锻炼；选择有效抗生素控制呼吸道感染，口服祛痰药，每天进行 2 次氧气式雾化吸入，以改善肺功能，使病人能顺利地完成手术。

合并肝功能不全病人的护理：乙肝、发展期肝硬化、胆管梗阻和胆石症病人肝功能不全时，对手术的耐受力降低，手术的危险性增大。因此，术前要详细询问病史，进行肝功能的各项指标检测，如转氨酶、黄疸指数、血清蛋白、凝血酶原等。以判断病人对手术的承受能力和术后的恢复能力；进行护肝治疗，静脉输入肝乐宁和维生素 K，纠正电解质平衡紊乱，最大限度的恢复肝功能；加强营养，进食高热量、富含维生素、低脂肪、优质蛋白质饮食，贫血病人可静脉输入血浆、支链氨基酸、白蛋白，以增强病人的抵抗力；做好病人的安慰和解释工作，在临床上胆管梗阻和胆石症等引起的胆源性肝功能不全，经护肝治疗后肝功能恢复很快，手术效果也较好。

合并慢性肾功能不全病人的护理：高血压、糖尿病、前列腺增生、慢性肾炎、反复尿道感染均会引起肾功能不同程度的损害。气腹及麻醉可加重肾脏的缺血、缺氧，加重肾损害，增加手术的风险性。因此，术前要进行尿常规、血清肌酐、尿素氮和电解质测定，对已出现尿少、尿比重改变、尿蛋白增高、细胞数增加或出现管型及血清肌酐、尿素氮超过正常值的病人，应进一步测定内生肌 IFF 清除率，尿浓缩与稀释试验，以判断肾损害的程度；积极治疗原发病。纠正水电解质平衡失调，对下肢水肿、少尿的病人给与利尿消肿治疗，高血压病人在服用降压药的同时要监测血压的变化，观察药物的效果，记录 24 小时尿量，定期复查肾功能；积极控制感染，避免使用有肾毒性的药物，如氨基糖苷类；进食低蛋白、高热量、富含维生素的低盐饮食，尽量维护肾功能在 LC 术适应范围内。

5）护理评价

病人能否正确认识疼痛，掌握应对疼痛的方法，对疼痛的缓解是否满意。

体温是否恢复正常。

病人饮食是否合理。诱发因素是否已避免。

病人的营养状况是否得到改善，是否能承受麻醉和手术的刺激。

病人的情绪是否稳定，心理承受能力是否增强。

病人是否了解 LC 术的相关知识。

合并症是否得到控制。

（2）术后护理

2）护理评估

①全麻后的反应：病人意识的恢复情况，如睁眼、应答、定位反应等，有无恶心、呕吐、头昏等不适反应。

②身体状况

呼吸系统：呼吸的频率、节律，有无舌后坠和呼吸道阻塞，血氧饱和度（PaO_2）和二氧化碳分压（$PaCO_2$），有无呼吸浅慢、$PaCO_2$ 升高等高碳酸血症和呼吸性酸中毒的表现。

循环系统：病人是否有高血压或低血压的表现，心率是否正常。心电图是否有心律失常的表现。

疼痛：切口疼痛的程度，有无头痛、咽喉部疼痛、肩背部酸痛及皮下气肿。

③康复状况

自理能力：病人咳嗽、排痰、床上排尿的方法及效果，能否配合护理。

营养与消化：病人的体力和一般状况，术后的恢复程度。病人进食后的反应，有无腹胀、腹泻等胃肠不适的反应。

并发症有无血管、内脏和胆管损伤，有无伤口渗血和内出血，有无发热、腹胀、腹痛等切口感染及胆瘘的表现，有无皮下气肿和肩背部酸痛，有无高碳酸血症和呼吸性酸中毒的表现，合并症有无诱发或加重。

胆囊切除后的反应：术前的不适症状，即腹痛、厌油、嗳气、食欲不振、恶心、呕吐等症状是否消失或加重。

④心理和认知状况：病人和家属对术后恢复的过程、康复知识的认知程度，如伤口和引流管的护理知识，饮食知识和活动知识。

3）护理诊断

①应对无效：与全麻后的反应及氧气管、腹腔引流管、心电监护仪的袖带、夹子和电极片等对身体的刺激有关，主要表现为病人在全麻清醒后的短时间内有一种全身不适感和无可奈何感，躁动、恐惧、不配合护理、头昏、乏力、痰液增多，此反应大约持续 30 分钟。

②恶心、呕吐：与麻醉药物刺激呕吐中枢引起呕吐反射有关；也可与剥离、切除胆囊对胃肠道产生刺激，干扰胃肠功能有关。主要表现为呕吐胃液和胆汁样液体。

③呼吸道梗阻：与麻醉药物的残余影响，导致舌后坠有关；也可能与呕吐物误入气管，造成支气管痉挛、呛咳有关；也有的与气管插管后喉头水肿、疼痛，不敢咳嗽，痰液堵塞气管有关。

④高碳酸血症和酸中毒：与 CO_2 气腹时膈肌上移，腹内压增高，膈肌的运动受限，导致肺潮气量减少，CO_2 潴留有关。主要表现为呼吸浅慢、咳嗽、胸痛，严重者可表现为头痛、头昏、嗜睡、乏力，呼吸困难、呈短促状，心动过速，高钾血症和低氧血症。

⑤血压升高：与情绪紧张、疼痛或排尿困难有关，主要表现为血压升高或加重原有的高血压，诱因解除后血压降低或恢复正常。

⑥皮下气肿：与气腹针穿刺位置不准确，气体注入腹膜外间隙有关；或与腹腔内 CO_2 经疏松组织吸收或经腹腔穿刺孔吸收入皮下组织有关；少数人与先天性腹股沟管及股管隐性未闭，当腹内压增高时气体由此进入股上部有关。主要表现为上述部位明显肿胀，皮下组织存在明显捻发音，病人自觉胸闷、胸痛，呼吸受限。广泛的皮下气肿多发生于面颈、上肢、胸腹、会阴、上股部。

⑦肩背部酸痛：与残留于腹腔的 CO_2 气体刺激双侧膈神经有关。主要表现为平卧位时症状不明显，改变体位或取半卧位时酸痛加重，一般术后 3～5 天即可消失，不需特殊处理。

⑧术后焦虑：与术后疼痛、不适，排尿困难，咳嗽无效或因伤口而感到自我完整性被破坏有关。主要表现为精神紧张，情绪不稳，烦躁不安。病人和家属反复询问，希望医护人员能多查看病人并能帮助立即解决问题。

⑨知识缺乏：缺乏饮食与活动知识，与未接受过相关知识教育有关。主要表现为因害怕疼痛和伤口裂开而不敢活动，也不了解活动的作用及方法；另一方面，不知道什么时候能进食，什么食物能吃，该怎样吃。

⑩潜在并发症

腹腔内出血：与手术操作或合并高血压、肝功能较差等有关；或与剧烈呕吐、咳嗽引起钛夹或可吸收夹脱落等有关。急性出血主要表现为伤口及引流管大量血性液体、腹痛伴低血容量性休克症状，多发生在术后 8 小时以内；慢性渗血主要表现为伤口渗血增多，引流管持续引流出血性液体，每小时量大于 50ml，病人自觉腹痛、发热、乏力。

胆瘘　与胆囊管残端闭合不全或胆管损伤有关；或与术中误伤肝外胆管或胆总管有关。主要表现为腹痛、发热、乏力，腹腔引流管有少许胆汁流出，有局部腹膜刺激征的表现。误伤肝外胆管或胆总管时，病人一般情况差，全身严重黄疸，引流管引流出大量胆汁，粪便呈陶土色，有急性腹膜炎体征。

4）护理目标

病人能有效应对术后不适。

及时防治与呕吐相关的并发症。

保持病人有效呼吸。

高碳酸血症和酸中毒得到及时发现和处理。

控制诱发血压增高的因素。

病人能了解皮下气肿和肩背部酸痛的原因及处理方法。

病人能说出焦虑的原因。

病人能说出相应阶段的食谱及运动知识。

腹腔内出血和胆瘘等并发症得到及时发现和处理。

5）护理措施

①帮助病人建立应对措施 病人回病房后护士应及时告诉病人和家属术中情况及术后短时间内不适的原因和应对方法，以稳定病人的情绪。解释监护仪各个部件的作用及重要性，以取得病人的配合。

②恶心、呕吐的护理：呕吐的病人应保持口腔清洁，防止呕吐物误入气管，注意观察呕吐物的性质及量；分析呕吐发生的原因，根据不同的情况进行及时的处理。

麻醉药物和手术刺激所致的呕吐可肌注或静脉滴注甲氧氯普安（胃复安）10～20mg，一般术后 1～2 天好转。

注意观察严重呕吐病人的伤口及引流物的性质、量，如果在呕吐的同时伴有出血性休克的表现，应立即通知医师，按出血性休克处理。

注意观察持续性呕吐病人呕吐物中是否含有胆汁，急查血、尿淀粉酶，电解质和肝功能，如果在呕吐的同时伴有腹膜炎体征，应注意区别急性胰腺炎、胆管或内脏损伤、胆囊管残端坏死或钛夹脱落等并发症。

③保持呼吸道通畅：病人回病房后 8 小时内应去枕平卧，头偏向一侧，注意监测病人的呼吸和神志，术后 2 小时内病人不能入睡，指导病人及时咳出咽喉及口腔的分泌物，防止呕吐物误入气管。痰液较多而又无力咳嗽的病人，应用吸痰器及时吸出咽喉及口腔的痰液，以保持呼吸道通杨。

④高碳酸血症和酸中毒的预防及护理

监测血氧饱和度：术后持续低流量吸氧，维持血氧饱和度在 96% 以上，如血氧饱和度偏低，应检查病人皮肤温度是否过低、吸氧装置是否通畅。

监测呼吸的频率和深度：因为术中采用 CO_2 气腹，术后病人需要加深、加快呼吸才能排出术中吸收的 CO_2 所以术后病人要持续低流量吸氧，提高氧分压，防止 CO_2 经皮肤血管吸收引起的高碳酸血症和低氧血症。

监测二氧化碳分压变化，防止 $PaCO_2$ 过高引起的昏迷。当病人出现呼吸浅慢、心率增快等症状时应尽早处理，静脉输入 $5\%NaHCO_3$，纠正电解质平衡失调，增加氧分压，行高压氧疗等，防止产生严重后果。

⑤血压升高的护理：术后病人血压升高应立即查明原因，及时解除疼痛、排尿困难等诱因引起的血压升高，原发性高血压的病人术后应继续抗高血压治疗，防止血压持续升高引起的钛夹脱落或腹腔内出血。

⑥皮下气肿和肩背部酸痛的护理

皮下气肿：向病人解释少量 CO_2 气体经皮下软组织扩散引起的皮下气肿可自行消失。严重的皮下气肿常导致心肺功能的改变，引起高碳酸血症和 pH 值下降，应间断吸氧 3～5 天，应用碱性药物，直到症状缓解。

肩背部酸痛：向病人做好解释工作，消除病人紧张心理，视情况帮助病人改变体位，按摩酸痛部位。症状较重者可肌注地西泮（安定）10mg 或口服吲哚美辛（消炎痛），1～3 天后症状消失。

⑦术后焦虑的护理：及时反馈手术和治疗情况，鼓励病人表达不适与担忧，及时正确

的处理病人的疼痛与不适反应。鼓励病人运用术前训练的放松技术，帮助病人正确评价疗效，克服消极情绪。

⑧做好健康宣教

饮食原则：肠道功能未恢复前应禁食、禁饮，肠道功能恢复后的第 1 天以无脂流质为主，以后逐渐过渡为低脂、适量蛋白质、高维生素、富含纤维饮食。

能量需要：热能控制在 1 800～2 000kcal/d 之间，既要满足生理需要，又要防止热量过剩。

脂肪限量：术后 1 周内应限制在 20～30g/d 之间，出院后可增至 40～50g/d，烹调用植物油，供应的脂肪含量中多不饱和脂肪酸、单不饱和脂肪酸、饱和脂肪酸的比例为 1∶1∶1，这样既能供给必需脂肪酸，又有利胆作用。

胆固醇限量：应小于 300mg/d。高胆固醇血症者应控制在 200mg/d 以下，限量或少食动物内脏、蛋黄、松花油、鱼籽、蟹黄等含胆固醇高的食品。

蛋白质供应量：80～100g/d，多食鱼、虾、瘦肉、兔肉、鸡肉、豆腐及少油的豆制品，肝功不良者应防止蛋白质摄入过多。

碳水化合物供应量：300～350g/d，肥胖及糖尿病病人适当控制主食、甜食和糖类，以进食米、面、玉米、马铃薯为宜。

维生素和矿物质的补充：选择富含维生素、钙、铁、钾等物质的绿叶蔬菜、水果、粗粮，并补充 VitB 族、VitC，VitK 和相应缺乏的矿物质。

增加膳食纤维以减少胆石形成：除选用粗粮、新鲜蔬菜和水果外，还可选用大蒜、洋葱、香菇、木耳等具有降胆固醇作用的食物。

建立良好的饮食习惯：饮食要有规律、适量，清淡易消化，戒烟酒，忌辛辣刺激食物，忌食用油腻、煎、炸及含脂肪多的食品。如肥猪肉、羊肉、肥鹅、黄油、奶油、油酥点心、奶油蛋糕等。

⑨并发症的观察及护理

腹腔内出血：术后 8 小时内严密监测血压及脉搏变化，防止剧烈呕吐及咳嗽。置腹腔引流管病人应严密观察引流液的量及性状，若在 30 分钟内引流量大于 50ml，应警惕腹腔内出血的发生，立即加快补液速度；出血量大于 600 ml 时病人心率增快，立即静脉输血；出血量在 1200ml 以上病人血压下降，应立即报告医师并协助处理。此外，无腹腔引流管的病人术后 8 小时内出现心率增快、血压下降或心前区不适，应立即检查腹部体征，行 B 超检查或腹腔穿刺，若经 B 超证实腹腔大量积液，腹腔穿刺抽出不凝固血液，应立即做好剖腹探查的准备。

胆瘘：术后严密观察病人的体温变化及有无腹痛、腹胀及黄疸，置腹腔引流管的病人应注意有无胆汁流出。此外，应注意观察病人的排便情况；持续发热伴腹部体征的病人应立即进行 B 超或 CT 检查，根据腹腔积液的多少鉴别是肝外胆管损伤还是胆囊管残端闭合不全，通过经十二指肠逆行胰胆管造影(ERCP)确定损伤的部位。护士应配合医师做好病人及家属的解释和安慰工作，并监测病人的电解质变化，少量腹腔积液的病人可在 B 超引导下进行穿刺引流，大量腹腔积液的病人应剖腹探查。

6)护理评价

病人能否克服术后不适反应。

呕吐及相关并发症是否得到及时处理。

病人的呼吸道是否通畅，能否正常呼吸。

预防高碳酸血症和酸中毒的措施是否正确有效。

影响血压升高的因素是否得到及时控制。

病人是否了解皮下气肿和肩背部酸痛的原因和处理方法。

术后病人情绪是否稳定。

病人是否掌握饮食护理的相关知识。

是否发生术后并发症。

7)出院指导

LC 术后人体消化能力需要经过一段时间的调整、适应，3～6 个月内应注意按饮食原则进食，且要保证营养充足。

术后 7～10 天内保持伤口干燥，淋浴时可用塑料薄膜覆盖。

术后 1 个月内不宜做重体力劳动。

(二)腹腔镜胆总管切开取石术病人的护理

第一例腹腔镜胆总管探查术(LCBDE)及腹腔镜胆总管切开取石术(LCDE)于 1991 年由 Fletcher 及 Stocker 等人实施并报道，从此胆总管结石的治疗进入了腹腔镜时代。本节将重点介绍腹腔镜胆总管切开取石术的护理。

1.概述

(1)适应证

1)经术前或术中胆管造影明确胆管有结石者，如 LC 术中发现胆囊管增粗，胆囊管内有活动的结石；胆总管增粗且术中胆管造影胆管内嵌有结石影。

2)慢性或急性结石性胆囊炎，继发胆总管结石。

3)原发性胆总管或肝总管结石以及伴有肝内外胆管结石，无胆管狭窄，胆管镜能取出结石者。

4)胆总管结石伴梗阻性黄疸或急性化脓性胆管炎。

5)胆总管结石曾有上腹部非胆管手术史，手术切口不影响腹腔镜套针放入者。

6)LC 术后发现胆管残留结石且又不适合行 EST(经十二指肠乳头括约肌切开)者。

7)胆管蛔虫病需手术治疗者。

8)胆囊结石 Mirizzi 综合征，伴重症胆管炎。

(2)禁忌证

1)胆总管结石伴凝血功能障碍者。

2)胆管结石伴胆管狭窄，纤维胆管镜取石困难者。

3)肝内胆管结石伴行肝叶切除或胆管整形者。

4)多次腹腔或胆管手术，腹腔内广泛致密粘连者。

2.护理

(1)术前护理：基本上同 LC 术前护理，本节只强调其较为特殊和与之不同的内容。

1)护理评估

①健康史详细询问病史，有无胆绞痛、黄疸、应用中药排石及振波碎石史，有无肝炎及非胆管手术史。

②生理状况

局部皮肤粘膜黄疸的程度，有无皮肤干燥、瘙痒、破损。

全身有无继发梗阻性黄疸、急性胰腺炎或急性胆管炎。

辅助检查必要的检查结果，如 B 超、MRCP 或 ERCE 的结果。

③心理及认知程度

对皮肤瘙痒的原因及护理知识的认知程度。

对 LCBDE 及 LODE 手术方式的认知程度。

对留置 T 形引流管以及较高的治疗费用的心理承受能力。

2)护理诊断

皮肤完整性受损：与皮肤黄疸性瘙痒有关，主要表现为无原因的皮肤痒痛难忍和皮肤抓痕。

知识缺乏：与缺乏疾病相关的诊断与术前准备知识以及从未接受过类似诊断与治疗有关，主要表现为对术前特殊检查项目及支持疗法的不理解。

手术入路困难：与继发梗阻性黄疸、急性胰腺炎或急性胆管炎有关，主要表现为病人不能自己确定选择腹腔镜手术方式还是开腹手术方式。

心理承受能力降低　与病程较长及较大的经济压力有关。主要表现为焦虑程度增高，依赖性增强。

3)护理目标

病人掌握正确的皮肤护理方法。

病人了解特殊检查的作用及术前准备的重要性。

帮助病人了解手术方式，消除对腹腔镜手术的陌生感。

提高病人心理承受能力。

4)护理措施

①皮肤护理：对继发梗阻性黄疸，出现皮肤瘙痒的病人应解释引起皮肤瘙痒的原因，以减轻病人的焦虑感。

皮肤瘙痒的原因：当胆管结石引起胆管阻塞时，胆汁不能正常排出，胆汁回流进入血液，胆汁中的胆汁酸盐滞留堆积在肝细胞内，部分胆汁酸盐经过皮肤排泄，刺激皮肤引起瘙痒。

护理措施：定期检查并协助病人剪指甲，避免指甲过长抓破皮肤，引起皮肤感染。指导病人用中性沐浴液或性能温和的中性皂洗澡，禁止用碱性肥皂和热水沐浴。瘙痒时可用止痒剂涂擦(如炉甘石洗剂)，温水擦洗，保持皮肤清洁，避免皮肤感染。

②相关知识宣教

特殊检查项目：向病人及家属介绍每一检查项目的优点、作用、价格及不足之处，让病人根据自己的经济状况作出选择。

术前准备知识宣教：有利于手术的顺利进行和术后的恢复，以减轻病人焦虑心理，取得病人的配合。术前行支持护肝治疗，有出血倾向的病人静脉补充 VitK 及止血剂；严重黄疸，一般情况较差的病人应先作弃胆管引流、抗炎、支持治疗，待全身情况恢复能承受手术后再行 LCDE 手术；急性化脓性胆管炎术前准备包括抗炎、纠正电解质紊乱及抗休克措施等。

介绍 LCDE 的手术方式：不仅使病人了解 LODE 的优点，如损伤小，术后粘连少、恢复快以及应用纤维胆管镜取石率高，胆管残留结石少，还应帮助病人了解治疗方式，增强用腹腔镜治疗的信心；详细介绍选择胆总管一期缝合、T 形管引流或内置管引流的条件及优缺点，使病人有心理准备。

③心理护理：继发梗阻性黄疸、急性胰腺炎或急性胆管炎的病人，心理压力多来源于术前较长时间的支持对症治疗过程及较高的费用。主管护士应从病人的身体情况、情绪状态、性格、对疾病的认知程度及表达能力等方面进行评估，制定一份心理护理计划，在病情允许的情况下，定时与病人交谈，解答病人的疑问，了解病人的愿望及心理承受能力。对特殊检查、治疗方案、药物的作用及费用等进行详细地说明，如鼻胆管引流的作用及注意事项，生长抑制激素(善宁)的作用、用法及使用时间。肠外营养的重要性，每天所需的治疗费用等；及时通报治疗的进展及效果，增强病人的信心。

5)护理评价

病人皮肤是否完整，护理措施是否合理。

病人是否理解并愿意接受特殊检查，是否愿意配合术前治疗及准备。

病人是否了解 LODE 的手术方式及治疗过程。

病人的情绪是否正常。

(2)术后护理

一般护理同 LC 术。但是 LCDE 手术较 LC 难度大、时间长、损伤重，因而临床重点应放在引流管及并发症的观察及护理方面。

1)护理评估

①手术情况手术方式及经过，取出结石的性状及数量，有无残留结石，是否需要行胆管镜二期取石，留置引流管的种类和数量。

②身体状况：各类引流管的固定，引流的效果及病人的反应。

腹腔引流管术后 24～48 小时内腹腔引流管引流液的性质及量。有无胆汁混合入内，Winslow 孔处(置腹腔引流管处)有无渗血、渗液或胆汁渗出。

T 引流管：术后 T 管内有无胆汁流出，胆汁的引流量及性状，病人的一般情况、皮肤、肝功能及电解质变化。有无 T 管滑出及胆总管造口后酸中毒症状。病人夹管及拔管后的反应。

腹部体征变化，皮肤有无黄染，切口有无红、肿、热、痛、渗血、渗液，渗液中是否含有胆汁和肠内容物。

③心理及认知程度：对各类引流管留置的时间、护理注意事项的了解程度；对术后胆瘘、T 管滑脱、拔管后胆汁性腹膜炎的认知程度。

2)护理诊断

①知识缺乏：与缺乏各类引流管及切口的护理知识有关。主要表现为不知如何应对引流管给自身带来的不适。

②潜在并发症

腹腔胆瘘：胆总管横断损伤所致；胆囊管残端钛夹脱落或残端电凝钩烧灼后部分性坏死所致；胆总管壁被电凝钩灼伤坏死部分穿孔所致；副肝管或 Luschka 肝管结扎所致；探查胆总管后胆总管壁缝合不全所致。主要表现为腹腔引流管及 Winslow 孔处有较多胆汁渗漏。

T 管滑脱：早期是病人躁动，变动体位，穿衣服时不慎牵拉 T 管或 T 管在体内安放过直，术后腹胀使腹腔内压增高将 T 管挤压出胆总管所致；后期是 T 管缝线脱落所致。主要为胆汁性腹膜炎的表现。

拔 T 管后胆汁性腹膜炎：多种原因造成纤维窦道形成不良所致。根据作者对临床病人的观察分析，发现窦道形成不良的原因有以下几点：A. 病人个体差异；B. LCDE 手术创伤较开腹手术小，粘连形成较慢；C. 高效抗生素或多种抗生素的联合应用，粘连形成困难；D. 营养失调，高蛋白及富含纤维食物摄入过少，造成病人恢复差，愈合慢。

胆总管造口后酸中毒综合征胆汁丢失过多、电解质平衡失调所致。

3）护理目标

使病人了解各类引流管的护理知识，并取得病人的配合。

做好并发症的观察、预防及护理工作。

4）护理措施

①各类引流管护理知识宣教：病人一般情况稳定后，护士就对病人进行引流管护理知识的宣教，并注意评价病人的理解程度和实施效果，及时纠正病人康复过程中的不适行为。

腹腔引流管护理：向病人解释 LC+LODE 术留置腹腔引流管的目的是便于术后早期观察病情，及时发现腹腔内出血和医源性胆总管横断伤所致的胆疾，引流腹腔渗血、渗液。对促进腹腔炎症的消散，防止肠下脓肿的发生具有极其重要的意义。LC+LCDE 行胆总管一期缝合的病人，由于 Oddi 括约肌及胆管内的炎症水肿，胆管内压力相对较高，无论胆总管缝合多严密，均有不同程度的胆汁渗漏，术后 1～2 天内腹腔引流管引流出 5～20ml 淡红色的血性液，术后 1 天 Winslow 孔处有 5～10ml 胆汁渗漏，术后 4～5 天随胆管创伤炎症消退后可以自行停止。腹腔引流管一般留置 3～5 天，若病人一般情况好，引流管无引流物流出，便可拔除。若病人炎症重，引流管渗血、渗液多，胆汁渗漏严重，应适当延长置管时间。

T 管的护理：妥善固定：手术结束后再次检查 T 管是否安置稳妥，在腹内的长度是否合适，是否扭曲。回病房后固定于腹壁皮肤并注意 T 管的引流方向，将连接 T 管的引流袋悬挂于床边，保证病人翻身、活动时 T 管不受牵拉；引流量的观察：术后 1～2 天每天引流胆汁 100～250ml，因为手术前胆总管被结石和炎症组织所堵塞，胆总管内压力增高，肝细胞分泌功能受影响，再加上手术创伤及麻醉药对肝细胞功能恢复的影响，所以肝细胞修复较慢，胆汁量分泌较少；术后 2～3 天，胆总管压力逐渐降低，肝细胞功能慢慢恢复，胆汁逐渐增多至每天 400ml，但因为胆总管炎症尚未完全消退，胆总管下端水肿，Oddi 括约肌处于痉挛状态，所以大部分胆汁只能分流到 T 引流管引流到体外；饮食恢复后胆汁分泌量增至每天 600～700ml，术后 5～7 天胆总管炎症消退、水肿消失，Oddi 括约肌功能恢复正常，胆总管下端开始通畅，大部分胆汁按照正常途径流入十二指肠，所以分流到 T 管的胆汁就逐渐减少；2 周后 T 引流管引流量为 200ml 左右。正常成人每天胆汁分泌量为 800～1200ml，胆汁引流量过多见于：肝功能差，如门脉性肝硬化，每天分泌量可达 2000～3000ml；感染后有炎性渗出者；胆总管下端不通，如蛔虫、残余结石、水肿、坏死组织阻塞；T 管引流管过长等，引流量在 1000～3000ml。胆汁引流量过少见于：肝细胞坏死，没有分泌胆汁的功能；中毒性休克引起血压过低，全身血流量减少，缺氧、失水，在肝血流量减少的同时，胆汁的分泌量也相对减少。若胆汁引流量突然减少或无胆汁流出，则可能有受压、扭曲、折盈、阻塞或脱出，应立即检查并通知医师处理；观察引流液性状：正常胆汁呈黄绿色或墨绿色，清亮无渣。术后 1～2 天胆汁呈浑浊的淡黄色，以后逐渐加深、清亮，呈黄色。如胆汁呈草绿色，说明胆汁内的胆红素受到细菌作用或受到胃酸氧化；胆汁呈（白色是因为胆囊颈管或肝管长期梗阻，胆汁中的胆色素被胆汁酸盐吸收，被胆囊粘膜、胆管粘膜所分泌的白胆汁所代替，这种白胆汁都在术后几小时内引流出来；胆汁呈脓性，泥沙样浑浊，表明胆管内感染严重或有泥沙样残余结石；胆汁呈红色，说明胆管内有出血，如果是胆管内炎症引起小血管糜烂破裂出血，可静脉输入 Vit K 和止血剂，少量多次输血，抗菌消炎，并可用生理盐水加庆大霉素 8 万单位和盐酸肾上腺素 1mg 行低压冲洗，如出血不止，按腹腔内出血处理，做好再次手术准备；保持引流通畅：如 T 管引流不畅可挤压 T 管，让橡皮管自动膨胀产生负压吸引出胆汁、结石残渣或血块。如 T 管未扭曲、移位且无腹膜炎体征，可用 5～10ml 生理盐水轻轻冲洗 T 管，并用注射器回抽胆汁；关于拔管时间的讨论：一般情况下在术后 20 天左右，病人无腹部疼痛及发热，血象正常；黄疸消退，大便颜色正常；胆汁引流量减少至每天 200ml 左右，胆汁澄清，镜检无脓细胞或虫卵；经 T 管胆管造影显示胆总管内无狭窄、无结石、无蛔虫及异物，且胆管通畅；夹管试验 48 小时无腹胀、腹痛及发热者可考虑拔管。而胆管感染严重（仍有发热、胆汁浑浊、胆汁细菌培养阳性），胆汁中有泥沙样结石，病人体质差、营养不良，纤维窦道形成不良者，可能要延迟数周或数月才能拔管。如胆管需要支撑，则 T 管要放置半年至一年，个别病情复杂者需要留置更长时间。因为 LC+LODE 手术创伤小。T 管周围形成窦道的时间比一般开腹手术时间长，所以术后胆管镜复查的时间不能少于 6 周，拔管的时间最好在 2 个月以后；拔管的护理：做好拔管前的解释工作，告诉病人拔管时无疼痛，不必紧张，消除病人顾虑。以取得病人的配合。拔管时，病人平卧，腹部放松，深呼吸。拔除 T 管后用凡士林纱条轻轻填塞窦道口，外面用无菌纱布覆盖，也可用腹带加压包扎 2～3 天。拔管后应密切观察病人的反应，注意有无胆汁性腹膜炎的发生。拔管后的 2～3 天内可有胆汁从窦道流出，应保持窦道口周围皮肤干燥，勤换敷料。

内置管引流代替 T 管引流的护理　密切观察病人腹部体征变化，注意有无腹痛、腹肌紧张，皮肤及巩膜有无黄染，切口有无红、肿、渗血、渗液等，渗液中是否有胆汁及胃肠内容物，同时观察尿液的颜色；指导病人术后 5～8 天多食含纤维丰富的食物及水果，排便时注意观察内置引流管是否排出；排出的内置引流管是否完整、光滑，有无裂口，必要时可保留引流管请医师检查。

②并发症的观察及护理

腹腔胆瘘的观察及护理　胆总管横断伤所致的胆瘘较多，一般每天在 400ml 以上，表现为病人术后恢复差，腹胀、乏力，皮肤及巩膜黄染，术后应注意观察病人的巩膜，一旦发现巩膜黄染或黄疸比术前加深，应立即报告医师查找原因；胆囊管残端钛夹脱落所致的胆瘘在早期量较多，随着病人胃肠功能的逐渐恢复及腹腔管引流液的逐渐减少，胆瘘的量也逐渐减少；胆总管穿孔所致的胆瘘程度因戳孔大小不同而有很大差异，拔除腹腔引流管前应夹闭腹腔引流 24 小时，如无腹痛、发热，才能拔管；副肝管或 Luschka 管缝合不全引起胆瘘的量可达 500ml 以上，早期为胆汁与血性渗液的混合液，以后逐渐减少，1 周后大多无胆汁流出。一般胆瘘发生 20 小时以上才有胆汁从腹腔引流管流出，因此，术后应密切观察腹腔引流管情况，注意引流物的颜色、性质及量；发现异常及时报告医师处理。

T管滑脱的观察及护理　病人术后回病房后，一定要向病人及家属说明安置T管的重要性和必要性以及预防T管滑脱的方法。T管脱出时间越短，危害性就越大，术后3天内局部未形成粘连，易形成全腹性腹膜炎，3天后开始形成粘连，2周内T管周围基本包裹，不致引起严重后果。若术后T管无胆汁流出或有胆汁流出后胆汁突然减少，应警惕T管滑脱，并密切观察腹部体征，行T管造影检查。若造影发现T管移位较远并有腹膜炎体征应立即做好再次手术准备。

T管拔管后胆汁性腹膜炎观察及护理　T管拔管后胆汁性腹膜炎较少见，表现为拔管后立即发生剧烈腹痛，随后高热、腹膜刺激征阳性。处理：立即用无菌Foly导尿管从窦道插入引流，并进行抗感染、护肝治疗。T管拔管后胆汁性腹膜炎的发生不仅与窦道形成不良有关，还与人为的因素有关，如拔管时间过早，拔管时用力过猛，拔管的手法不正确，拔管困难时未寻找原因而盲目拔管。预防T管拔管后胆汁性腹膜炎护理要点是：拔管前做好相关检查，严格拔管指征；拔管困难时应仔细分析原因，如胆总管缝合时不慎将T管缝住造成拔管困难，不可暴力拔除，应先牵引T管的短臂维持一定的张力并将其固定于腹壁，数小时后自然松动拔除；拔出T管时，用左手轻轻压住T管两侧腹壁，用右手慢慢向外用力拉出T管；拔管后病人留院观察2小时，无腹痛方能离开病房，回家后如出现腹痛、发热等不适症状应立即就诊。

胆总管造口术后酸中毒综合征的观察及护理　T管引流后胆汁丢失，对脂肪的消化能力减弱，病人的食欲减退，摄入减少，可造成电解质平衡失调，病人表现为全身乏力、精神淡漠、食欲不佳，严重者出现肾功能及循环衰竭，甚至死亡。因此，T管引流的病人应在术后1周后逐日抬高T管或间断夹闭T管，使胆汁回流到肠道内，以减少胆汁的丢失量；胆汁引流量多、食欲差的病人，可将胆汁煮沸后口服；T管引流的病人应定期复查电解质变化。低钠、低钾的病人根据化验结果经静脉补充，同时鼓励病人多食柑桔、香蕉、葡萄、猕猴桃等含钾丰富的食物，多喝鱼汤、菜汤以补充水分和盐分；出现不适反应的病人应立即静脉输入5 % $NaHCO_3$，及时纠正酸中毒。

5）护理评价

病人是否了解各类引流管的作用及护理知识。

并发症是否得到及时的发现、处理。

6）出院指导

指导病人选择低脂、适量蛋白质、高维生素、富含纤维的饮食，防止营养不良及窦道形成迟缓。

嘱病人按约定的时间来医院进行T管造影和胆管镜取石。

指导院外T管的护理方法。

第二章　神经外科护理

第一节　颅内肿瘤病人的护理

颅腔由大脑镰、小脑幕分隔成三个腔，小脑幕以上简称为幕上部分，发生在该部位的肿瘤称为幕上肿瘤。幕上肿瘤的发病率约为幕下肿瘤的两倍，多见于成年人，好发于额叶和颞叶，肿瘤病理以脑膜瘤、神经上皮性肿瘤、颅咽管瘤、垂体瘤等多见。

一、脑膜瘤

（一）概述

脑膜瘤是起源于脑膜及脑膜间隙的衍生物，属良性肿瘤。脑膜瘤占原发脑肿瘤的19.2%，仅次于胶质瘤其中女性多于男性，比例为2:1，儿童少见。近年随着CT、MRI等神经影像学技术的发展，脑膜瘤的发病率明显增高，尤其多见于老年人。脑膜瘤的发生可能与一定的内环境改变和基因变异有关，可能与颅脑外伤、放射性照射、病毒感染以及合并双侧听神经瘤等因素有关，并非单因素造成。脑膜瘤多分布于：①矢状窦旁；②鞍结节；③筛板；④海绵窦；⑤桥脑小脑角；⑥小脑幕等。有50%的颅内脑膜瘤位于矢状窦旁，并且大部分位于矢状窦的前2/3。

（二）护理评估

1. 健康史

评估病人既往身体状况，有无手术史、外伤史、住院史、高血压、糖尿病等慢性病病史；肝炎、结核等遗传病病史；疫区、疫地接触史；现在身体状况，精神、意识状况，自理能力、营养状态、疾病知识知晓度。

2. 临床表现

（1）肿瘤生长缓慢，病程长：据文献报告脑膜瘤出现早期症状平均为2.5年，少数病人可长达6年之久。

（2）局灶性症状：因肿瘤呈膨胀性生长，病人往往以头痛、癫痫为首发症状。根据肿瘤部位的不同，还可以出现视力、视野、嗅觉和听觉及肢体运动障碍。而老年人尤以癫痫作为首发症状多见。

（3）颅内压增高症状：此症状多不明显，尤其是高龄老人。

（4）颅骨的改变：临近颅骨的脑膜瘤常可造成骨质变化，表现为骨板受压变薄或骨板被破坏，甚至穿破骨板侵蚀至帽状腱膜下。

3. 辅助检查评估

（1）头颅平片：表现为局限性骨质改变，颅板的血管压迹增多。

（2）CT：呈现孤立的等密度或高密度占位病变，边缘清晰，颅内可见钙化。

（3）MRI：呈稍长或等T_1信号，增强明显强化。

（4）脑血管造影：可显示肿瘤染色。

4. 心理社会因素

评估病人的文化程度、民族、宗教信仰、对疾病的认识和理解程度，心理状态及社会家庭支持系统的状态、经济状况、应对能力、人格类型、与周围环境及人际关系是否融洽、对手术后出现并发症的知晓程度、围手术期检查、化验，评估病人配合程度、对医生护士的信任程度、对疾病的康复是否有信心，是否有焦虑、恐惧、紧张等不良情绪。

(三)护理问题

(1)有外伤的危险。

(2)潜在并发症：脑疝、癫痫。

(3)语言沟通障碍。

(4)感知改变。

(5)进食、如厕、沐浴、卫生、自理能力缺陷。

(6)知识缺乏(特定的)。

(四)护理目标

严密观察病情变化，及早发现异常情况。加强安全保护意识确保病人住院期间的安全，减少意外的发生，加强心理护理，缓解病人焦虑紧张状态，做好沟通与宣教工作，取得病人和家属的配合，合理用药，确保治疗效果。加强基础护理，减少术后并发症的发生，满足病人基本生活需要。

(五)护理措施

1.一般护理

(1)观察病人颅内压增高症状：头痛的性质、部位、持续时间、呕吐的性质、量。

(2)观察病人神志、瞳孔、生命体征变化，早期发现颅内血肿。

(3)遵医嘱按时给予脱水药。

(4)肿瘤位于矢状窦旁、中部、额顶部者，应注意病人肢体活动情况。

(5)有癫痫病史者应注意观察癫痫发作的先兆症状、持续时间、性质、次数，按时服抗癫痫药，并设专人陪住。

(6)大脑凸面脑膜瘤受压明显时可有精神症状，在护理时应注意保护病人，加强巡视，给予专人陪伴。

(7)位于左侧半球的凸面脑膜瘤病人应观察各种失语的发生及种类、程度。采取有效沟通方式，加强语言训练。

(8)对于巨大肿瘤病人出现颅内压增高者，注意观察头痛的程度，神志、瞳孔、生命体征的变化，防止脑疝的发生。

2.心理护理

(1)评估病人的心理状态及心理需求，消除病人紧张情绪。耐心听取病人的需要和要求，放松心情，鼓励病人表达自己的需求。

(2)在病人面前树立医生的威信，增加病人的安全感。鼓励病人正视现实，稳定情绪，配合医疗护理工作。

(3)教会病人各种放松疗法，如听音乐、睡前泡脚。

(4)医护人员在护理操作时应沉着、冷静，给病人带来信任感。

(5)术后及时告知病人手术效果，取消顾虑。

(6)帮助病人缓解疼痛，如分散注意力、减少噪音、减少强光刺激。

（7）经常更换体位，放松肌肉，消除紧张情绪。

3. 治疗配合

（1）告知患者治疗以手术为主，全切可治愈此病。

（2）告知患者围手术期检查、化验目的及意义，取得家属及病人的配合。

4. 用药护理

（1）术前：了解病人所用药物治疗目的、方法、剂量。

（2）术后：了解术中情况、术后治疗用药，掌握药物的药理作用，观察药物作用、疗效及不良反应。

（3）遵医嘱及时准确用药。

（4）认真倾听病人主诉，及时配合医生调整用药。

5. 健康教育

（1）入院宣教：介绍病房主任、护士长、主管医生、护士姓名、病房环境、相关疾病知识、检查、治疗的目的、意义、方法及配合注意事项。住院须知，探视制度，陪住制度、安全介绍。

（2）术前宣教：术前需要的准备用物、禁食水时间、交叉配血、药物过敏试验、术野准备，锻炼床上使用便器，保护性约束的意义，监护时间，饮食种类及注意事项。

（3）术后宣教：伤口护理、用药知识宣教、康复锻炼、饮食护理、禁食的目的，各种管路的护理，减少家属探视防止交叉感染。讲解病理性质，消除紧张情绪。

（4）出院宣教

1）门诊复查时间，出院后3～6个月，复查时所需物品。

2）按时服药、抗癫痫药物遵医嘱服药不可自行停药及减量。

3）适当休息注意劳逸结合保持情绪稳定。

4）饮食高营养易消化。

5）伤口愈合1个月可以洗头，注意伤口有红、肿、热、痛时应及时就诊。

6）加强肢体协调锻炼。

7）提高自身免疫力，防治感冒。

8）发现高热等异常情况及时就诊。

二、神经上皮性肿瘤

神经上皮性肿瘤的分类包括星形细胞瘤、胶质母细胞瘤、胶质细胞瘤、髓母细胞瘤、室管膜肿瘤、脉络丛乳头状瘤、松果体细胞瘤、中枢神经细胞瘤等，其中以星形细胞瘤、少枝胶质细胞瘤等多见。神经上皮性肿瘤的恶性程度可进一步分为Ⅰ～Ⅳ级，确诊需依靠病理检查结果。

（一）星形细胞瘤

1. 概述

星形细胞瘤是常见的神经上皮性肿瘤，据文献报告占颅内肿瘤的13%～26%，占胶质瘤的21.2%～51.6%，其中男性多于女性，男女比例约为2:1，多见于青壮年。肿瘤可发生在中枢神经系统的任何部位，一般成人多见于大脑。儿童多见于幕下。星形细胞瘤相对生长缓慢，病程较长，自出现症状至就诊平均两年，有时可达十年，临床症状包括一般症状和局部症状，前者主要取决于颅内压增高，后者则取决于病变部位和肿瘤的病理类型及生物学特征。

2.护理评估

(1)健康史评估病人既往健康史、现病史、自理能力、精神状况、各项检查及化验情况。

(2)临床表现

1)一般症状：肿瘤的不断生长占据颅内空间，逐渐阻塞脑脊液循环通路，造成脑积水、脑水肿、脑脊液回流吸收障碍等，可致颅内压增高。大脑半球的星形细胞瘤发病缓慢，病程较长，多数首发症状为肿瘤直接破坏所造成的定位体征和症状，随后出现颅内压增高的症状，如头痛、呕吐、视盘水肿、视力视野改变、癫痫、复视、头颅扩大和生命体征的变化等。

2)局部症状

①脑瘤位于大脑半球者约有 60%发生癫痫。约有 1/3 的病人以癫痫为首发症状或主要症状，包括全身性及局限性发作，在若干年后出现颅内压增高及局灶症状。

②肿瘤广泛侵犯额叶，尤其在侵犯胼胝体至对侧半球的肿瘤，患者可有明显的精神障碍，包括反应迟钝、生活懒散、近记忆力减退、判断能力差、定向力及计算力下降等。

③肿瘤位于颞枕叶，可累及视觉传导通路或视觉中枢，患者可出现幻视、视野缺损等临床症状。

④肿瘤位于额叶中央前回附近的患者，常出现不同程度的对侧偏瘫。

⑤肿瘤位于顶叶下部角回和缘上回的患者，可有失算、失读、失用及命名障碍。

⑥肿瘤累及优势半球的运动或感觉性语言中枢的，可相应出现运动或感觉性失语。

(3)辅助检查

1)CT：呈低密度影，多数病灶周围无血肿带。

2)MRI：表现 T_1 加权呈低信号，T_2 加权呈高信号，且范围超过肿瘤边界。

(4)心理社会因素：评估病人的文化程度，对疾病的认识和理解程度，心理状态及社会家庭支持系统的状态，家庭经济状态，精神状况，应对能力，人格类型，对术后出现并发症的知晓程度，对疾病预后是否了解，有无焦虑、恐惧、紧张等不良心理状态。

2.护理问题

(1)潜在并发症：脑疝、癫痫。

(2)有受伤的危险。

(3)感知改变(特定的)。

(4)语言沟通障碍。

(5)有皮肤完整性受损的危险。

(6)知识缺乏(特定的)。

3.护理目标

护士通过观察病情，能及早发现异常情况。住院期间保证病人的安全。加强基础护理减少术后并发症的发生，做好沟通与宣教工作，取得病人和家属的配合，缓解病人的焦虑紧张状态。

4.护理措施

(1)一般护理

1）注意观察病人颅内压增高症状，如头痛的性质和部位、持续时间、呕吐的性质、量。

2）患者出现精神障碍时，要有专人看护，遵医嘱给予镇静剂，防止意外事件发生。坚持服药到口。

3）观察癫痫发作的先兆及发作类型，及时采取措施，控制癫痫发作，防止病人意外伤害。

4）遵医嘱按时服用抗癫痫药以保证有效血药浓度。

5）患者有视力障碍时加强防护，确保病人安全。

6）对出现失语的患者采取有效沟通方式及语言锻炼。

（2）心理护理：术前了解病人的心理状态及心理需求耐心听取病人的需要和要求，鼓励病人表达自己的需求，消除病人紧张情绪。在病人面前树立医生的威信，增加病人的安全感。鼓励病人正视现实，稳定情绪，顺应医护计划。术后及时告知病人手术效果，消除顾虑。对于预后不良的病人不宜直接将真实情况告之，以免给病人心理带来巨大的压力。

（3）治疗配合

1）告知患者，治疗以手术切除肿瘤为主。

2）术前护士应协助病人完成术前检查及准备，讲解手术前后注意事项，告知各项检查及化验的目的、意义，术前一日剃头，配血，做药物过敏试验，术前8小时禁食水。

3）全麻术后应注意电解质变化，遵医嘱及时留取化验，有异常及时通知医生。

4）术后给予放射治疗、化学药物治疗等综合治疗，可延长生存时间。放化疗期间应注意观察病情变化，有否恶心、呕吐等药物反应，及时通知医生，注射化疗药物时应避免药物外渗，以免引起局部组织坏死。

（4）用药护理

1）术前：了解病人所用药物治疗目的，方法，剂量。如抗癫痫药物常用卡马西平（100mg，口服，每日3次）、德巴金（500mg，口服，每日2次），应指导病人按时按量服药，以达到有效血药浓度。

2）术后：了解术中情况，术后治疗用药，掌握药物的药理作用，观察药物作用、疗效及相关药物的不良反应，如皮疹、肝功能损害、血细胞下降等。长期用药时定期复查相关指标。

3）遵医嘱及时准确用药。术后及时准确应用脱水药、抗生素以达到脱水、减轻脑水肿及预防感染的作用。及时应用抗癫痫药物，对于术前无癫痫者术后视情况口服抗癫痫药物3～6个月，如术后出现癫痫者服药6～12个月，如手术前后均有发作者则服药1～2年。

4）认真倾听病人主诉、及时配合医生调整用药。

（5）健康教育

1）入院宣教：介绍主管医生、护士、病房环境、疾病知识、各项检查、治疗的目的、方法及配合注意事项。嘱癫痫患者不能独自外出、单独洗浴，以防意外事故。

2）术前宣教：介绍手术方法及术前准备的目的、意义，如交叉配血、药物过敏试验、术野准备、术前8小时禁食水。

3）术后宣教：伤口护理、用药知识宣教、康复锻炼、饮食指导。

4）出院宣教：肿瘤一般不能全切，术后3～6个月门诊复查，以后应定期复查及时发现肿瘤复发。按时服药、抗癫痫药物遵医嘱服药不可自行停药。适当休息注意劳逸结合保持情绪稳定。饮食高营养易消化。伤口愈合 1 个月后可以洗头，注意伤口有红、肿、热、痛时应及时就诊。加强语言功能锻炼、肢体协调锻炼。术后 1 个月进行放疗或化疗。

（二）胶质母细胞瘤

1.概述

胶质母细胞瘤是高度恶性胶质瘤，约占胶质瘤的 22.3%，占颅内肿瘤的 10.2%，仅次于星形细胞瘤居第二位，主要发生在成年人，尤以 30～50 岁多见，男性明显多于女性。肿瘤常位于皮质下，呈浸润性生长，常同时侵犯数个脑叶，且可累及脑深部结构。肿瘤可以发生在脑的任何部位，成人以额叶最多见，其次为颞叶、顶叶，少数见于枕叶、丘脑和基底节。

2.护理评估

（1）健康史：评估病人的既往身体状况，现在身体状况，自理能力，精神状况，各项检查、化验情况。

（2）临床表现：肿瘤高度恶性，生长快、病程短，自出现症状到就诊多数在 3 个月以内。主要有以下表现：

1）由于肿瘤迅速生长，脑水肿广泛，颅内压增高症状明显，几乎全部患者均有头痛、呕吐、视盘水肿等。

2）癫痫：约有 33%的患者可以出现。

3）精神症状：约有 20%的患者可表现为淡漠、痴呆、智力减退等。

肿瘤侵犯性破坏脑组织造成一系列的局灶症状，如偏瘫、偏盲、偏身感觉障碍、失语等。

（3）辅助检查

1）CT：肿瘤呈边界不清的混合密度病灶，其中多有瘤内出血所致高密度表现，但钙化者甚少。

2）MRI：T_1 加权图像上呈低信号，与邻近脑组织不容易区分，占位效应十分明显。

（4）心理社会因素：评估病人的文化程度、对疾病性质的认识和理解程度、心理状态及社会家庭支持系统的状态、家庭经济状态、精神状况、应对能力、人格类型、对预后不良的知晓程度，有无焦虑、恐惧、紧张情绪。

3.护理问题

（1）潜在并发症：脑疝。

（2）有受伤的危险。

（3）感知改变（特定的）。

（4）语言沟通障碍。

（5）有皮肤完整性受损的危险。

（6）焦虑。

（7）如厕卫生自理能力缺陷。

（8）知识缺乏（特定的）。

4.护理目标

（1）通过护士严密观察病情，及早发现异常情况。

（2）住院期间保证病人的安全。

(3)做好基础护理，满足病人的基本生活需要，减少术后并发症的发生。

(4)加强心理护理，缓解病人的焦虑紧张状态，做好沟通与宣教工作，取得病人和家属的配合。

(5)严格遵医嘱给药，保证治疗效果。

5. 护理措施

(1)一般护理

1)主要注意观察神志、瞳孔、生命体征的改变。

2)观察头痛的性质、程度及持续时间。遵医嘱及时给予脱水药物，以防脑疝发生。

3)有癫痫者注意观察病人癫痫发作的先兆，并按时服用抗癫痫药物。

4)有精神症状者加强安全防护，有专人陪伴。

5)有偏瘫者注意病人皮肤护理，按时翻身，活动肢体，预防下肢深静脉血栓及肺栓塞的发生。

6)有语言功能障碍者术后进行语言训练。

7)加强与病人交流，减轻焦虑，做好术前、术后的心理护理，帮助病人树立信心。

8)加强营养，增强体质，为病人术后放射及化学药物治疗做好准备。

9)病人接受化学治疗时注意观察用药后的副作用，加强保护性隔离。

(2)心理护理：针对胶质母细胞瘤恶性程度高、病程短、发展快、预后差等特点及时了解病人的心理状态及心理需求，消除病人的紧张情绪。在病人面前树立医生的威信，增加病人的安全感。鼓励病人正视现实，稳定情绪，顺应医护计划。对于不良预后不直接将真实情况告知病人本人，以免给病人心理带来巨大的创伤。做好家属的工作，使之与医护人员更好的配合给予病人心理支持。

(3)治疗配合

1)胶质母细胞瘤恶性程度高，术后生存期一般6个月至1年，只有在完全切除肿瘤可行的情况下或家属要求下才考虑手术治疗。护士应协助病人完成术前检查，术前一日剃头，配血，做药物过敏试验，术前8小时禁食水。

2)全麻术后及时观察有否出血和脑水肿。遵医嘱观察电解质变化，有异常及时通知医生。

3)术后应尽早给予化疗药物治疗(一般常用丙卡巴肼、卡莫司汀和顺铂)、放射治疗(常用剂量为50～60Gy)等综合治疗，可延长生存时间。化疗期间应注意观察病情变化，及药物反应，注射化疗药物时应避免药物外渗，以免引起局部组织坏死。

(4)用药护理

1)术前：了解病人所用药物治疗的目的、方法、剂量。如抗癫痫药物常用卡马西平(100mg，口服，每日3次)、德巴金(500mg，口服，每日2次)，应指导病人按时按量服药，以达到有效血药浓度。

2)术后：了解术中情况，术后治疗用药，掌握化疗药物及抗癫痫药物的药理作用，观察疗效及相关药物的不良反应，如皮疹、肝功能损害、血细胞下降等。告知病人遵医嘱定期复查相关指标。

3)遵医嘱及时准确用药，如脱水药、抗生素，预防术后感染。

4)认真倾听病人主诉、及时配合医生调整用药。

5)使用化疗药物时注意避免药物外渗，防止局部组织坏死。

（5）健康教育

1）护理人员要做好术前检查，及治疗护理的健康宣教，告知其检查及治疗的目的、方法及配合的注意事项。告知病人术后与医护配合的注意事项。

2）指导患者家属术后按时探视，防止术后交叉感染，告知病人饮食方面的注意事项。根据病人术后恢复情况，逐渐进行功能锻炼，术后多鼓励患者，促进病人身心的早日康复。

3）出院指导：术后及时进行放疗或化疗，按时服药、抗癫痫药物遵医嘱服药不可自行停药，适当休息注意劳逸结合保持情绪稳定，饮食高营养易消化，伤口愈合 1 个月可以洗头，注意伤口有红、肿、热、痛时应及时就诊，加强语言功能锻炼、肢体协调锻炼。术后 3～6 个月门诊复查。

6.最新进展及护理

放疗联合替莫唑胺能明显延长胶质母细胞瘤患者的生存期。

（三）少枝胶质细胞瘤

1.概述

少枝胶质细胞瘤是发生于神经外胚层的肿瘤。肿瘤起源于神经胶质细胞。少枝胶质细胞肿瘤占颅内肿瘤的 1.3 %～3.8 %，男性多于女性，男女之比为 2：1，常见于中年人，发病率高峰为 30～40 岁。肿瘤绝大多数位于幕上，额叶最多见，其次为顶叶和颞叶。

2.护理评估

（1）健康史：评估病人的既往身体状况，现在身体状况，自理能力，精神状况，各项检查、化验情况。

（2）临床表现：少枝胶质细胞瘤大部分生长缓慢，病程较长，自出现症状到就诊时间平均为 2～3 年。病程为 2.4～4.1 年。癫痫为本病最常见的症状，约占 52%～79%，常为首发症状。精神症状常见于额叶少枝胶质细胞瘤病人，尤其是广泛浸润，沿胼胝体向对侧额叶扩展者，以情感和痴呆等为主。50 %病人均出现颅内压增高症状，头痛、呕吐和视盘水肿，但出现较晚。肿瘤位于额后部侵犯运动、感觉区可相应的产生偏瘫、偏身感觉障碍及运动性感觉性失语等。肿瘤位于颞叶者可出现幻听、幻视症状。

（3）辅助检查

1）头颅 X 线平片：可见肿瘤钙化斑，多数呈条带状或点片状，约占 34%～70%，为神经上皮性肿瘤中钙化率最高者。.

2）CT：平扫多呈低密度山形影像。2/3 以上可见钙化，肿瘤周围水肿一般不广泛，注射造影剂增强扫描多有不规则的增强影像。

3）MRI：扫描肿瘤 T_1 加权像呈低信号，T_2 加权像呈高信号，周围水肿易与肿瘤区分。

（4）心理社会因素：评估病人的精神状况，对疾病的认识和理解，应对能力，自理能力人格类型，周围环境及人际关系，家庭经济状况，对术后出现并发症的知晓程度，有否焦虑，紧张情绪。

3.护理问题

（1）有受伤的危险。

（2）感知改变（特定的）。

（3）潜在并发症：脑疝。

(4)语言沟通障碍。

(5)有皮肤完整性受损的危险。

4.护理目标

(1)通过护士严密观察病情，及早发现异常情况。

(2)住院期间保证病人的安全。

(3)护士做好基础护理，减少术后并发症的发生，缓解病人的焦虑紧张状态，做好沟通与宣教工作，取得病人和家属的配合。

5.护理措施

(1)一般护理

1)有精神症状者加强安全防护，设专人陪护。

2)出现偏瘫的病人注意皮肤护理和肢体活动。

3)有语言障碍病人加强有效沟通和语言训练。

4)有癫痫病史者，密切观察癫痫发作先兆，同时按时服用抗癫痫药。

5)有幻听、幻视病人有专人看护，避免发生意外。

6)观察颅内压增高的症状，如神志、瞳孔、生命体征的变化及头痛的程度。

(2)心理护理：术前了解病人的心理状态及心理需求，鼓励病人表达自己的需求，放松心情，消除病人紧张情绪。建立良好的护患关系，增加病人的安全感。鼓励病人正视现实，稳定情绪，医护人员治疗护理操作时沉着冷静，给病人带来信任感。术后及时告知病人手术效果，打消顾虑。

(3)治疗配合

1)治疗以手术为主。护士应协助病人完成术前检查及各项相关化验，术前一日剃头，配血，做药物过敏试验，术前8小时禁食水。

2)全麻术后应注意电解质变化，遵医嘱及时留取各项化验，有异常及时通知医生。

3)术后应给予放射治疗、化学药物治疗等综合治疗，可延长生存时间。放化疗期间应注意观察病情变化，及药物反应，注射化疗药物时应避免药物外渗，以免引起局部组织坏死。

(4)用药护理

1)术前：了解病人所用药物治疗目的、方法、剂量。如抗癫痫药物常用卡马西平(100mg，口服，每日3次)、德巴金(500mg，口服，每日2次)，应指导病人按时按量服药，以达到有效血药浓度。精神异常须药物治疗者，服药到口，24小时专人陪伴。

2)术后：了解术中情况，术后治疗用药，掌握药物的药理作用，观察药物作用，疗效及相关药物的不良反应，如皮疹、肝功能损害、血细胞下降等。长期用药时定期复查相关指标，血常规、肝功能等。

3)遵医嘱及时准确用药，如脱水药、抗生素，预防术后并发症。按时服用抗癫痫药，对于术前无癫痫者术后视情况口服抗癫痫药物3~6个月，如术后出现癫痫者服药6~12个月，如手术前后均有发作者则服药1~2年。

4)认真倾听病人主诉、及时配合医生调整用药。

5)使用化疗药物时注意避免药物外渗，防止局部组织坏死。

(5)健康教育

1）护理人员要做好术前检查，及治疗护理的健康宣教，告知其检查及治疗的目的、方法及配合的注意事项。告知病人术后与医护配合的注意事项。

2）指导患者家属术后按时探视，防止术后交叉感染，及病人饮食方面的注意事项。根据病人术后恢复情况，逐渐进行功能锻炼，术后多鼓励患者，促进病人身心的早日康复。

3）出院指导：因肿瘤不能全切应定期复查，告知病人及家属术后 3～6 个月门诊复查 MRI、CT。按时服药，如抗癫痫药物应遵医嘱服药不可自行停药、减药。适当休息注意劳逸结合，保持情绪稳定。饮食注意高营养易消化。伤口愈合 1 个月后可以洗头，注意伤口有红、肿、热、痛时应及时就诊。加强语言功能锻炼、肢体协调锻炼。遵医嘱进行放疗或化疗。

三、鞍区肿瘤

（一）垂体腺瘤病人的护理

1. 概述

垂体腺瘤是指蝶鞍内脑垂体细胞的良性肿瘤。发病率为 1/10 万，占颅内肿瘤的 10%～12%，仅次于脑膜瘤和胶质瘤。男女比例无明显差异，好发年龄多为青壮年。垂体位于蝶鞍内，呈卵圆形，1.2cm×1.0cm×0.5cm 大小，约 750mg。垂体通过垂体柄和与第三脑室底和侧壁的下丘脑联系密切，垂体具有复杂而重要的内分泌功能，分为神经垂体和腺垂体。垂体腺瘤对于病人生长发育、劳动能力、生育功能及社会心理影响较大。

2. 护理评估

（1）评估病人一般情况：自理能力、营养状况、个人史等。

（2）临床表现评估

1）功能性垂体腺瘤的临床表现

PRL 型：表现为闭经、溢乳、不育，为肿瘤表现。

GH 型：表现为巨人症、面容改变、肢端肥大症。

ACTH 型：表现为高血压、向心性肥胖、满月脸。

TST 型：表现为饥饿、多食、多汗、畏寒、情绪易激动。

促性腺细胞瘤表现为性欲下降。

2）头痛。

3）视力、视野障碍。

4）其他神经和脑损害的表现。

脑瘤压迫垂体柄和下丘脑可出现尿崩症和下丘脑功能障碍；累及第三脑室，可出现颅压增高症状。还可出现精神症状、癫痫及嗅觉障碍，脑脊液漏、鼻出血等；病人突发剧烈头痛，并伴有其他神经系统症状提示垂体卒中；如双颞侧偏盲为肿瘤压迫视交叉所致，晚期肿瘤可使视神经萎缩将造成严重的视力障碍。

（3）辅助检查评估：影像学检查，以明确肿瘤的部位、性质、大小。

垂体微腺瘤的 CT 表现的直接征象多数为鞍内低密度区>3mm，少数呈高密度，表现为等密度的微腺瘤，需结合间接占位征象进行诊断。

垂体大腺瘤多为高密度影，占据整个鞍内。向鞍上发展的肿瘤边界清楚而规则，少数呈分叶状，有的肿瘤内有低密度区，为肿瘤内软化灶、坏死和囊性变。少数垂体卒中，瘤内可见出血灶。

磁共振能区别微小的组织差异，对垂体及肿瘤成像好，而对蝶鞍致密骨质不敏感。内分泌检查应用内分泌放射免疫检查测定垂体和下丘脑多种内分泌激素，以确定肿瘤的性质、判断疗效及预后。检查的项目有：

1）泌乳素。

2）生长激素。

3）促肾上腺皮质激素。

4）甲状腺刺激素。

5）促性腺激素。

6）黑色素刺激素。

7）靶腺细胞分泌功能。

（4）心理状态评估：评估病人的文化程度、对所患疾病的认识、心理状态及社会、家庭、经济状况等。心理评估要与患者疾病的特点相联系。垂体腺瘤主要从下列几个方面危害人体，垂体腺瘤引起垂体激素过量分泌，导致一系列代谢紊乱和脏器损害；肿瘤压迫使某些垂体激素分泌减少，会引起相应淋巴腺的功能低下；肿瘤压迫鞍区结构如视交叉、视神经、海绵窦颅底动脉、下丘脑、三脑室，甚至累及额叶、颞叶、脑干等，会导致相应功能的严重障碍。心理评估要与病人本人的文化背景、家庭和社会环境相联系，社会支持系统对患者的生理、心理，以及疾病的康复有重要影响。

3.护理问题

（1）潜在并发症：尿崩症、感染、电解质紊乱。

（2）有外伤的危险。

（3）口腔黏膜改变。

（4）自我形象紊乱。

（5）知识缺乏（特定的）。

4.护理目标

护士密切观察及早发现病情变化，通知医生处理。预防术后并发症的发生，及时观察尿量、尿色、电解质变化，纠正低血钠、高血钠症、高血糖，缓解病人的焦虑状态，保证病人在住院期间的安全。

5.护理措施

（1）一般护理要了解手术入路，其目的是做好术前准备及术后护理。

1）护士为病人做好术前准备，经口鼻蝶入路的手术，要了解鼻腔情况，鼻腔有无感染、蝶窦炎、鼻中隔手术史等。

2）术前 3 日应用抗生素液(0.25%氯霉素)滴鼻，清洁口腔，用多贝尔液漱口，术前 1 日剪鼻毛。

3）术前护士要指导病人练习张口呼吸。

4）要保证有视力障碍病人的安全，尤其是外出时要有专人陪伴，防止发生意外。

5）如病人出现多饮、多尿，要准确记录出入量，早期发现尿崩症及电解质紊乱。

6）术后病人按全麻病人护理常规护理。密切观察意识、瞳孔生命体征变化，保持呼吸道通畅。

7）观察鼻腔渗血情况，发现渗血情况异常及时汇报给医生，及时采取措施。

8)尿崩症：主要是下丘脑功能障碍，肿瘤压迫垂体柄和下丘脑所致。准确记录出入量，如病人连续 2 小时尿量＞300ml/h(儿童＞150ml/h)，及时报告医生。注意观察病人意识、皮肤弹性、生命体征的变化。低钠血症应多进食含钠高的食物，如咸菜、盐水；高钠血症的病人应多饮白开水，以利于钠离子排出。严格按照医嘱补充液体，禁止摄入含糖液体，防止渗透性利尿，加重尿崩症状。

9)中枢性高热：下丘脑损伤时，可引起中枢性体调节异常，病人表现为高热，体温可超过 40℃，高热可增加病人脑耗氧代谢，加重脑水肿，护士应及时采取物理或药物降温，如酒精擦浴、降温毯降温疗法等。严密进行体温监测，一般 6 小时测一次体温，必要时可持续监测体温并认真记录。

10)脑脊液漏：经蝶手术或肿瘤侵犯硬脑膜易发生脑脊液漏。密切观察脑脊液鼻漏量、性质、颜色，及时报告医生处理；定期做脑脊液培养；监测体温，并及时记录；及时擦洗鼻腔血迹、污垢，防止液体逆流。枕下铺无菌小巾，定时更换；注意保暖、预防感冒，避免咳嗽、喷嚏等高压气流的冲击，以免加重漏口损伤；避免用力排便，以免颅内压升高，加重漏口损伤。不经鼻腔吸痰及插胃管，以免导致逆行感染；每日按时做口腔护理，防止经口腔逆行感染；如病情允许，可抬高床头 30°～60°使脑组织移向颅底而封闭漏口；遵医嘱按时给予抗生素。

11)保持病室空气新鲜，每日定时通风。

12)限制探视人员，减少外源性感染因素。

第二节　脑积水病人的护理

一、概述

单纯脑积水概念是指脑脊液在颅内过多蓄积。其常发生在脑室内，也可累及蛛网膜下腔。脑脊液动力学障碍性脑积水是指脑脊液的产生或吸收过程中任何原因的失调所产生的脑脊液蓄积。如脑积水是由于脑脊液循环通道阻塞，引起其吸收障碍，脑室系统不能充分地与蛛网膜下腔相通称梗阻性脑积水。如阻塞部位在脑室系统以外，蛛网膜下腔为脑脊液吸收的终点，称为交通性脑积水。

二、临床表现

1.高颅压性脑积水

是由于脑脊液循环通路上的脑室系统和蛛网膜下腔阻塞，引起脑室内平均压力或搏动性压力增高产生脑室扩大，以至不能代偿。主要表现为：

(1)头痛：以双额部疼痛最常见，在卧位及晨起较重。

(2)恶心、呕吐：常伴有头痛。

(3)共济失调：多属躯干性，表现站立不稳、宽足距、大步幅。

(4)视物障碍：视物不清、视力丧失、因外展神经麻痹产生复视。

2.正常颅压脑积水

指脑室内压力正常，有脑室扩大。临床表现为步态不稳、反应迟钝和尿失禁。

三、治疗

对颅压高性脑积水引起视力急剧减退或丧失者，应按急症处理，行脑脊液分流术或行暂时的急症脑室穿刺持续外引流。对于梗阻性脑积水还可以选择第三脑室造瘘术。

四、护理评估

1. 评估患者一般情况

评估患者饮食、睡眠、营养状况、生活自理能力、既往史、家族史、过敏史、个人史。

2. 评估患者意识状态、记忆力。

3. 评估患者头痛的部位、程度以及有无伴随症状。

4. 评估患者视力障碍的程度，了解疾病对神经功能的影响。

5. 评估患者共济失调的类型、程度。

6. 评估患者首发症状，有无合并症。

7. 了解相关辅助检查

(1)头颅 CT：是其重要检查方法，可以观察脑室扩大程度。

(2)MRI：对脑脊液动力学检查、对脑积水的诊断和鉴别诊断均有意义。

五、主要护理问题

1. 有外伤的危险。

2. 舒适的改变。

3. 潜在并发症：颅内压增高、感染、癫痫、低颅压、颅内出血。

4. 腹胀。

六、护理措施

1. 手术前

(1)严密观察生命体征及颅压高症状，发现异常及时报告医生，给予处理。

(2)共济失调及视力障碍病人，加强病房设施的检查，保持地面的清洁、干燥，物品放置有序，并做好安全保护，防止外伤。

(3)做好基础护理，满足病人的基本生活需要。

(4)备好抢救设备、物品及药品。

(5)心理护理：加强与患者的沟通，了解其心理需求，耐心解答患者提出的问题并向其讲解所患疾病相关知识，向患者提供本病成功病例的相关信息，以减轻患者紧张、恐惧心理，增强手术治疗疾病的信心。

(6)认真倾听患者主诉，对于患者出现不适症状时，及时报告医生，给予相应的治疗和护理措施，以减轻症状及不适。

(7)加强营养：告诉病人尽量不偏食，多食用水果蔬菜，增加肉、蛋、奶的食用，并保证充足的水分(1500～2000ml/d)，以保证大便通畅及增加机体的抵抗力，适应手术。

(8)做好基础护理工作，防止合并症的发生。

(9)做好手术前准备工作：根据手术要求做好皮肤及用物准备；指导患者练习床上大小便和床上肢体活动、轴位翻身的方法；遵医嘱完成抗生素皮肤试验及手术前备血工作。

(10)病人于手术前一天晚 10 点禁食，12 点禁水，防止麻醉插管时呕吐、窒息。

(11)术前晚沐浴后及早睡觉，如有入睡困难，可以口服镇静药，以保证较好的身体状况。

(12)手术晨，洗漱完毕，排空大小便，摘下首饰、手表、假牙等，更换清洁病服。

2. 手术后护理

(1)麻醉清醒前应取枕平卧，头偏向一侧，防止分泌物、呕吐物误吸而引起窒息。麻醉清醒后可取平卧或侧卧位，床头抬高15°～20°，有利于颅内静脉回流，减轻术后脑水肿。

(2)按全麻手术准备吸引器、吸痰用物、吸氧装置及监护仪器等。

(3)与手术室护士和麻醉师认真交接患者手术中的情况；出室生命体征指标；手术切口敷料包扎及有无渗血、渗液；各种管道是否通畅及皮肤受压情况。

(4)遵医嘱观察患者神志、瞳孔、体温、脉搏、呼吸、血压情况，尤其要密切观察有无颅内压增高的症状。

(5)观察手术伤口有无渗血、渗液，发现异常及时报告医生给予处理。

(6)观察患者有无过度引流症状(颅内低压)：姿势性头痛，平卧可缓解，恶心、呕吐、嗜睡，经补液、降低头部高度可以缓解。

(7)遵医嘱正确给予抗癫痫药物。

(8)做好基础护理，防止并发症的发生。

七、健康宣教

1.手术前宣教

1)为了病人能够顺利渡过手术，手术前必须进行各项血生化及心电图、胸透等检查，以便掌握病人的心、肺、肾等重要器官的功能。

2)为了防止手术后感染需进行抗生素皮肤过敏试验。如果病人既往有过敏史和试验后的不适必须告诉医生护士，防止过敏性休克等情况的发生。

3)病人于手术前一天晚10点禁食，12点禁水，防止麻醉插管时呕吐、窒息。手术前晚沐浴后及早睡觉，如有入睡困难，可以口服镇静药，以保证较好的身体状况。手术晨，洗漱完毕，排空大小便，摘下首饰、手表、假牙等，更换清洁病服。

4)术后可能有伤口疼痛，应及时向护士反映，医护人员会根据病人的具体情况给予相应的处理。

5)在病人麻醉完全清醒前，为了防止病人躁动，影响治疗和观察，需要适当约束。

6)术后有的1～3天有喉部疼痛症状，此为手术全麻插管造成气管黏膜轻度水肿所致，通过饮水等处理可以很快恢复。

7)走路不稳者、复视应注意安全。

2.手术后

(1)用药的指导：告诉病人所用药物的主要作用和主要不良反应、注意事项。

(2)康复指导

1)术后病人于术后清醒后就可在护士的协助下进行活动(翻身，肢体的屈伸运动)，但过于频繁的翻身和过强的活动会不利于伤口愈合、组织修复。

2)出现头痛等不适症状及时报告，以免发生意外，延误病情。

3)手术后第一天病情平稳可以床上活动，第二天在护士指导下可以下床活动，如无不适可恢复正常生活自理活动。

4)应按时、按量服用抗癫痫药物，否则可诱发癫痫的发生。

5)教会患者使用颈部引流泵，防止引流管梗阻。

3.出院指导

(1)保持伤口清洁干燥，如果伤口有红、肿、热、痛或渗液，说明有感染迹象应及时到医院处理。

(2)如果发现头痛伴恶心、呕吐、视物模糊说明有颅内压增高症状，首先要进行颈部引流泵的按压，如没有好转必须到医院来检查、治疗，以免延误病情。

(3)严格遵医嘱服药，不可随意减量、漏服、停服。

(4)遵医嘱定期复查(3个月)。复查时带好检查结果及其他客观资料。

(5)加强营养：多食用新鲜水果、蔬菜，增加肉、蛋、奶的食用，做到饮食均衡。

第三节　神经外科功能性疾病及护理

功能性疾病从本世纪初开始出现，逐渐发展成为神经外科的一门分支学科，包括两方面内容：

(1)调整神经系统功能。

(2)研究以揭示神经系统功能：通过对神经系统的结构和通路进行破坏、刺激和重建，为人类提供了研究人脑高级活动和功能性神经外科疾患的最佳条件。

功能性神经外科治疗的疾病范围较广，包括神经内科、精神科其他临床学科的一些功能性疾病，如癫痫、运动障碍、精神外科疾病、疼痛等。

一、癫痫

(一)概述

癫痫是由于脑的神经元大量的瘤样异常放电所引起的一组综合征，表现为发作性抽搐或伴有相应的运动感觉内脏症状。我国癫痫发病率为 4.5‰～4.7‰，始发年龄多在 20 岁以前，约占 70%～74%。10 岁前始发者占 37%～51.8%。多数癫痫病患儿在青春期前(11～19岁)癫痫发作可停止或缓解。

1.国际统一分类

(1)部分性发作

1)单纯部分性发作

局限性运动性发作。

局限性感觉性发作。

2)复杂部分性发作

以意识障碍开始。

单纯部分发作继以意识障碍。

3)部分性发作继发全身强直——阵挛性发作(大发作)

单纯部分性发作继发全身强直——阵挛性发作。

复杂部分性发作继发全身强直——阵挛性发作。

(2)全身性发作

1)失神发作

仅有意识丧失。

失神小发作。

具有自动症，强直肌肉收缩，一过性肌张力丧失。

非典型失神发作。

2)肌阵挛发作：单个或多个肌阵挛发作。

3)强直性发作。

4)阵挛性发作。

5)强直——阵挛性发作(大发作)。

6)失张力发作。

(3)不能分类的发作。

2.按病因分类

(1)特发性癫痫，也称原发性癫痫。

(2)症状性癫痫，也称继发性癫痫。

(二)护理评估

1.健康史

评估病人既往病史、现病史、个人自理能力、血生化、血常规、凝血象、肝功能、乙肝六项检查、心电图、胸片的检查情况。

2.临床表现评估

(1)痉挛性全身性发作的临床表现　发作时突发意识丧失，全身痉挛性抽搐多持续数分钟。可间隔数周或数月 1 次，也可一周或一天数次。发作过程分四期：

1)前驱期：发作前 1～2 日内可表现精神不振、兴奋、易激惹、头痛、头晕、全身不适。

2)先兆期

运动性先兆：手脚或面部出现抽动，头、颈向一侧扭转式痉挛。

感觉性先兆：肢体或躯干某部位麻木感，蚁走感或电击样感觉，偶有疼痛先兆。

听、视觉先兆：视物模糊，闪光或彩色幻觉，眼前火球飞过感觉，听觉声响、言语、歌曲声等。

内脏性先兆：腹部不适，疼痛或恶心。

精神性先兆：兴奋、愤怒、恐惧，一般多为数秒到1～2分钟不等。

3)痉挛期：病人尖叫一声，即刻昏倒。双侧瞳孔散大，光反应消失。全身肌肉呈强直性痉挛性抽搐，双上肢多呈内收位，两下肢伸直位。由于喉肌及呼吸肌痉挛而引起呼吸困难或呼吸暂停，全身缺氧，口唇、面部青紫。经数秒进入阵挛期，表现为全身肌肉呈节律性抽搐。由于膀胱肌痉挛引起尿失禁，每次发作约持续数分钟。

4)痉挛后期：全身肌肉痉挛停止后，呼吸逐渐恢复。约 10 分钟后病人由昏迷转清醒，对发作过程无记忆。有时可出现偏瘫或单瘫。

(2)失神性全身眶发作的临床表现　可有多种类型。发作只几秒钟，即惊颤-点头-迎客式痉挛。

(3)局限性发作的临床表现有三种类型：Jackson(感觉)性发作、旋转性发作、一侧痉挛性发作。肌肉抽搐多在上肢和下肢扩散方向从远端到近端。

(4)精神运动性发作　即复杂性部分发作，这种发作又称为朦胧发作。其特征是发作前有预感。表现为幻嗅、胃肠不适、头部胀痛、精神异常、不自主活动等。发作时有意识障碍，发作一般在 30 秒至 2 分钟，病人意识逐渐清楚。

3. 辅助检查评估

癫痫的确诊包括三个步骤：第一步要确定是否为癫痫及其发作类型；第二步要判断癫痫为原发的或是继发的；第三步继发性癫痫要查病因并找出病变的部位。

(1)神经影像学检查：CT 及 MRI，对于癫痫灶的确定有很大帮助。

(2)脑电图：约有 50%的癫痫病人在发作间歇期有脑电图异常。

(3)24 小时动态脑电图和视频脑电图监测：可使临床医生看到病人多数发作时的脑电活动，使癫痫诊断的准确率提高。

(4)正电子发射断层摄影(PET)：对于癫痫的诊断，PET 在三维空间测定出癫痫病人脑代谢和血流局限异常，对癫痫诊断有一定特异性，诊断率高于 90%。

(5)单光子发射计算机断层摄影(SPECT)：可以反映脑局部血流情况。癫痫病灶发作期因局部放电时神经元缺氧导致乳酸增加，发作间歇期局部脑血流降低，SPECT 局部脑血流的显像具有与 PET 相似的效果。

4. 心理状态评估

评估病人的文化程度、对癫痫疾病的认识程度、精神状态。评估病人及社会支持系统，对可能出现的病人安全问题是否有紧张、恐惧，是否影响到病人的工作、日常生活及社会交往。

(三)护理问题

(1)有受伤的危险。

(2)清理呼吸道无效。

(3)有误吸的危险。

(4)知识缺乏(特定的)。

(5)潜在并发症：颅内压增高。

(6)有皮肤完整性受损危险。

(7)焦虑。

(四)护理目标

护理人员观察病人癫痫发作方式、意识状态、癫痫类型(幻觉、精神异常、语言障碍)、持续时间、发作频率，以及伴随症状。及时采取抗癫痫药物治疗，使癫痫得到有效的控制，及时给予病人生活上必要的帮助。保证癫痫病人住院期间的安全，防止意外伤害发生。

(五)护理措施

1. 一般护理

(1)完善术前各项化验及检查。

(2)术前一日剃头，术前 8 小时禁食、水。

(3)术后严密观察生命体征变化。

(4)专人 24 小时陪伴，外出时有专人陪伴，禁止病人独自外出，防止意外事件发生。

(5)注意观察癫痫发作前的先兆，若出现症状，立即采取安全保护措施，让病人平卧，减少声、光刺激，床旁备有开口器、舌钳、压舌板并有专人陪伴，防止意外发生。

(6)发作时防止窒息、自伤、舌后坠，取出假牙，清理呼吸道分泌物，放置牙垫，头偏向一侧，持续吸氧。

(7)抽搐发作时由于肢体和躯干肌肉剧烈抽动，可产生四肢或脊柱的骨折、脱位，因此，发作时不要用力压迫抽搐肢体，医护人员应保护病人至清醒。

(8)发作时按医嘱立即注射抗癫痫药物。、

(9)观察发作过程、发作时间、持续时间、抽搐开始部位、向哪一侧扩展、抽搐后有无肢体瘫痪、意识改变、瞳孔变化、大小便失禁。

(10)癫痫发作后，注意有无兴奋、躁动以及再发作。

(11)癫痫发作持续 30 分钟或间歇性癫痫发作持续 30 分钟或更长，发作间歇期意识不恢复者称为癫痫持续状态，此时应禁食、持续吸氧，遵医嘱给予抗癫痫药静脉输入，并适当约束病人，防止意外发生。

(12)在应用药物抗癫痫治疗过程中，应注意以下几点：

1)定期监测血药浓度，以指导临床合理用药。

2)用药必须在医生的指导下进行，不可自行停药、换药、加量、减量，以免癫痫复发或出现癫痫持续状态。

3)经长期服药观察，在连续两年服药过程中，无任何癫痫发作征象时，才可将药物缓慢减量，再经 3～6 个月逐渐减量观察，仍无癫痫发作方可停药。

(13)胼胝体切开术后出现缄默综合征时，应加强翻身、叩背、吸痰，防止肺炎发生。

(14)杏仁核毁损术后病人兴奋灶降低，应密切观察意识的改变。拒食者给予鼻饲饮食。

(15)术后出现偏瘫、失语，应加强心理护理。

(16)精神运动性癫痫应专人护理，术后约束患者，防止意外事件发生。

2.心理护理

加强与患者及家属的沟通，及时发现患者心理变化，缓解病人紧张、焦虑的情绪，精神异常者，勿激惹病人，必要时配合药物治疗。

3.治疗及护理配合

(1)术前：告知病人术前的血生化、脑电图检查的必要性及抗癫痫药物治疗的目的、方法。精神异常须药物治疗者，服药到口，24 小时专人陪伴。

(2)术后：了解手术方式及术中情况、术后的治疗措施，掌握抗癫痫药物的药理作用、用药后的副作用，遵医嘱按时给药，并观察疗效。告知病人药物治疗为癫痫病人的主要且必须进行的治疗方法。

1)苯巴比妥：对癫痫大发作效果好，对局限性发作和精神运动性癫痫亦有效，对癫痫小发作作用小。

2)苯妥英钠(大仑丁)：对癫痫大发作、局限性发作和精神运动性发作效果好、对癫痫小发作无效。

3)卡马西平：用于精神运动性发作效果最好。对局限性发作、癫痫大发作、儿童中央区良性癫痫都有很好的效果。

4)扑米酮(去氧苯巴比妥或麦苏林)：对癫痫大发作、局限性发作和精神运动性发作均有疗效。

5)丙戊酸钠：具有广谱抗癫痫作用。对癫痫大发作、精神运动性发作、失神性发作疗效最好。

6)密那丁：对癫痫小发作有效。

7)三甲双酮：对癫痫小发作有效，对其他类型发作无效。

8)地西泮：主要用于癫痫持续状态时静脉注射。

4. 健康教育

(1)护理人员要做好术前检查，及治疗护理的健康宣教，告知其检查及治疗的目的、方法及配合的注意事项。告知病人术后与医护配合的注意事项。

(2)指导患者家属术后按时探视，防止术后交叉感染，及病人饮食方面的注意事项。根据病人术后恢复情况，逐渐进行功能锻炼，术后多鼓励患者，促进病人身心的早日康复。

5. 出院指导

(1)定期检查肝功能及血药浓度。

(2)遵医嘱调整药物用量，遵医嘱给病人口服抗癫痫药物，逐渐停药，不得随意停药或漏服药。

(3)合理膳食。

(4)3～6 个月复查 MRI 与 CT。

二、帕金森病

(一)概述

帕金森病也称震颤麻痹，是发生在中年以上的中枢神经系统变性疾病。主要表现为肢体静止性震颤、肌肉僵直、运动减少、姿势平衡障碍、自主神经紊乱，精神症状表现为忧郁、多疑、痴呆、智能低下等。患病率各学者统计不一，在 0.11%～1.06%，我国为 81/10 万。年龄多发在 40～69 岁，男性多于女性，对原因不明者称为原发性帕金森病或震颤麻痹，由脑炎、脑动脉硬化、脑外伤及中毒等产生的类似临床表现，称帕金森综合征。

(二)护理评估

1. 健康史

评估病人的既往身体状况、现在身体状况、自理能力、精神状况、各项检查、化验情况。

2. 临床表现评估

(1)静止性震颤：在静止时可看到 4～6 次/秒，粗大的节律震颤，多数以手指开始，呈捻丸样动作，上肢比下肢容易出现，下肢以踝关节开始较多，逐渐扩展到全身(下颌、口唇等震颤的出现)。病情早期震颤于静止时出现，运动时减轻或消失，情绪激动时加重，夜间睡眠时消失。晚期强烈的震颤在运动时也不消失，还有 5.6%～10%帕金森病人无静止性震颤。

(2)僵直：肢体呈齿轮现象或铅管现象，若病人颈肌僵直、头缓慢地下俯称头落下试验阳性。若关节僵硬又称道标现象，这些表象是由于肌肉强直形成的特殊姿势和状态。

(3)运动减少：病人上肢不能做精细动作，表现为书写困难，写字弯弯曲曲，越来越小，称"写字过小征"。

(4)其他症状：主要与自主神经功能状态紊乱有关，如脸上油脂多、多汗、流涎、便秘、尿频或失禁、直立性低血压、皮肤网状蓝斑、吞咽困难、阳痿等。在精神症状上表现为忧郁、多疑、痴呆、智能低下及幻觉等。以后生活不能自理。步伐障碍突出，步幅小。也有的起步困难，迈步前冲，随重心越走越快，不能停止或转弯，称"慌张步态"。这类病人，面部呈假面具脸，失去联合运动，行走时上肢前后摆动减少或完全消失。

3. 辅助检查评估

(1)实验室检查

1)脑脊液检查：常规指标正常，仅多巴胺的代谢产物高香草醛酸和 5-羟色胺的代谢产物 5-羟吲哚醋酸含量降低。

2)尿常规：尿中多巴胺及代谢产物高香草醛酸含量亦降低。

(2)影像学检查 头颅 CT 和 MRI 可见到脑萎缩等非特异性改变。

4.心理社会因素

评估病人的文化程度，对疾病的认识和理解程度，心理状态及社会家庭支持系统的状态、家庭经济状态、精神状况、应对能力、人格类型，对术后出现并发症的知晓程度，对疾病预后是否了解，有否焦虑、紧张等不良情绪。

(三)护理问题

(1)有外伤的危险。

(2)焦虑。

(3)知识缺乏(特定的)。

(四)护理目标

通过护士严密观察病情，及早发现异常情况。住院期间保证病人的安全。加强基础护理减少术后并发症的发生，做好沟通与宣教工作，取得病人和家属的配合，缓解病人的焦虑紧张状态。

(五)护理措施

1.一般护理

(1)手术前三天遵医嘱将口服药逐渐减量，至手术前一天完全停药，以免药物影响掩盖症状，影响术中对效果的观察。

(2)严密观察生命体征变化及病情变化。

(3)保证静脉输液通畅，按时给药。

(4)提供良好的休养环境。

(5)做好各项生活护理。

2.心理护理

术前了解病人的心理状态及心理需求，耐心听取病人的需要和要求，鼓励病人表达自己的需求，消除病人紧张情绪。在病人面前树立医生的威信，增加病人的安全感，使其情绪稳定，顺应医护计划。术后及时告知病人手术效果，消除顾虑。

3.治疗配合

(1)药物治疗应是长期的，早期和轻型的病人可用安坦、金刚烷胺等低效抗帕金森药物，仅能改善部分临床症状；对症状较重者，现在多采用高效抗帕金森药物，有左旋多巴、复方多巴、美多巴、信尼麦，也可用多巴胺能受体激动剂如溴隐亭等。但是，药物只是起一种替代作用，不能阻止帕金森病的自然进展，而且长期服药会逐渐失效，出现难以耐受的副作用，如异动症。

(2)手术治疗 术前护士应协助病人完成术前检查及准备，讲解手术前后注意事项，告知各项检查及化验的目的、意义，术前一日剃头、配血、做药物过敏试验，术前 8 小时禁食水。

1)立体定向：目前公认为毁损丘脑腹外侧核治疗帕金森综合征有效率达 80%～90%。根据手术时观察，破坏此核的前部对僵直明显有效，后部对震颤较好，破坏偏内侧时对上肢有效，偏外侧时对下肢有效。

2）慢性丘脑刺激疗法：近年来认为慢性丘脑刺激较丘脑损毁手术安全。

3）脑组织移植术。

4. 用药护理

（1）术前：了解病人所用药物治疗目的、方法、剂量。应指导病人按时按量服药，以达到有效血药浓度。

（2）术后：了解术中情况，术后治疗用药，掌握药物的药理作用，观察药物作用，疗效及相关药物的不良反应，如皮疹、肝功能损害、血细胞下降等。长期用药时定期复查相关指标。

（3）遵医嘱及时准确用药。术后及时准确应用脱水药、抗炎药以达到脱水减轻脑水肿及预防感染的作用。

（4）认真倾听病人主诉、及时配合医生调整用药。

5. 健康教育

（1）护理人员要做好术前检查，及治疗护理的健康宣教，告知其检查及治疗的目的、方法及配合的注意事项。告知病人术后与医护配合的注意事项。

（2）指导患者家属术后按时探视，防止术后交叉感染，及病人饮食方面的注意事项。术后多鼓励患者，促进病人身心的早日康复。

（3）出院指导：按时服药，不可自行停药，适当休息注意劳逸结合，保持情绪稳定，饮食高营养易消化，伤口愈合 1 个月可以洗头，发现伤口有红、肿、热、痛时应及时就诊，术后 3～6 个月门诊复查，注意服用美多巴时不可进食高蛋白食物以免降低药效。

三、三叉神经痛

（一）概述

三叉神经痛是一种在三叉神经分布区出现的阵发性剧痛，为神经性疼痛疾病中最常见的。本病发生率为 182/10 万，多于中年后起病，男性多于女性，疼痛大多位于单侧，以右侧多见，双侧者少见。

（二）护理评估

1. 健康史

评估病人的既往身体状况，现在身体状况，自理能力，精神状况，各项检查、化验情况。

2. 临床表现

在临床传统上通常将三叉神经痛分为原发性和继发性两种，原发性其病因迄今尚未完全明了，继发性系指三叉神经本身或其周围存在有器质性病变，神经系统检查有阳性发病者，在临床上较常见的有桥小脑角肿瘤、颅底蛛网膜炎等，此外，某些颅中窝的肿瘤、颅底转移癌、三叉神经根炎、延髓空洞症等。疼痛是本病最突出的表现，常具有以下特点：

（1）疼痛性质：发病常无先兆，为骤然闪电样发作。性质如刀割、烧灼、针刺或电击样，每次历时几十秒钟至 1～2 分钟又骤然停止，发作期过后，自然间歇可长达数月或数年，以后愈加频繁，疼痛程度也随之加重。

（2）疼痛部位：仅限于面部三叉神经分布区，多为单侧，右侧居多，双侧少见，后者也通常由一侧起病，而后累及对侧。

(3)疼痛触发点：半数以上病人在其疼痛区域有一异常敏感区域，稍加轻微触动或面部 肌肉收缩牵动便可激发发作，这样的区域称为"触发点"，一个病人可有一至数个触发点，常位于下唇、鼻翼、口角及门大齿等处。

(4)伴随症状：疼痛发作时尚可出现面肌痉挛性收缩，口角向病侧歪斜，结膜充血、流泪或流涎等症状。

3. 辅助检查(辅助检查评估)

头颅 CT 和 MRI 检查可以明确病因。

有典型病史，同时观察发作时的情况，一般易于确诊，原发性三叉神经痛应注意与其面 部疼痛及继发性三叉神经痛做出鉴别。继发性三叉神经痛常由于以下几种病因引起：①桥小脑角肿瘤；②脑蛛网膜炎；③颅底恶性肿瘤；④多发性硬化；⑤带状疱疹后神经瘤。

4. 心理社会因素

评估病人的文化程度、对疾病性质的认识和理解程度、心理状态及社会家庭支持系统的状态、家庭经济状态、精神状况、应对能力、人格类型，是否有焦虑、紧张情绪。

(三)护理问题

(1)疼痛。

(2)潜在并发症：感染、低颅压。

(3)知识缺乏(特定的)。

(四)护理目标

(1)通过护士严密观察病情，及早发现异常情况。

(2)做好基础护理，满足病人的基本生活需要，减少术后并发症的发生。

(3)加强心理护理，缓解病人的焦虑紧张状态，做好沟通与宣教工作，取得病人和家属的配合。

(4)严格遵医嘱给药，保证治疗效果。

(五)护理措施

1. 一般护理

(1)主要注意观察神志、瞳孔、生命体征的改变。

(2)观察患者疼痛的性质、程度及持续时间，以及诱发的原因，并做好记录。

(3)按时服药物。

(4)加强与病人交流，减轻焦虑，做好术前、术后的心理护理，帮助病人树立信心。

(5)加强营养，增强体质。

2. 心理护理

及时了解病人的心理状态及心理需求，消除病人的紧张情绪。鼓励病人，稳定情绪，顺应医护计划，做好家属的工作，使之与医护人员更好地配合，给予病人心理支持。

3. 治疗配合

目前治疗三叉神经痛的方法大致可归纳为药物治疗、封闭治疗和手术治疗三类。

(1)药物治疗：常用药：卡马西平 0.1～0.2g，每日 2～3 次，口服；苯妥英钠 0.1g，每日 3 次，口服。

(2)封闭治疗：主要包括三叉神经周围封闭术、半月神经封闭术、半月节后根甘油注射术。

(3)手术治疗：常采用三叉神经根显微血管减压术、经颅后窝入路三叉神经后根切除、经颞入路三叉神经后根切断术、三叉神经脊髓束切断术及三叉神经周围支撕脱术等。

1)手术治疗：护士应协助病人完成术前检查，术前一日剃头、配血、做药物过敏试验，术前8小时禁食水。

2)全麻术后及时观察有否出血和脑水肿。

4.用药护理

(1)术前：了解病人所用药物治疗目的、方法、剂量。应指导病人按时按量服药，以达到有效血药浓度。

(2)术后：了解术中情况，术后治疗用药，掌握药物的药理作用，观察药物作用，疗效及相关药物的不良反应，如皮疹、肝功能损害、血细胞下降等。遵医嘱定期复查相关指标。若为桥小脑角肿瘤而致三叉神经痛应注意观察有无后组脑神经受累症状，针对相应症状实施护理。

1)做好病人的心理护理，减轻恐惧、紧张情绪，树立战胜疾病的信心。协助病人按时服药，对病人讲明服药的注意事项及药理作用，不能随意加量、减量或停服。

2)疼痛发作剧烈时遵医嘱给予止痛药。

3)观察有无耳漏，有问题及时通知医生采取措施。

4)观察三叉神经痛症状有无减轻或减轻程度。

5)术后24小时内取头低脚高位，防止低颅压造成的头痛。

5.健康教育

(1)护理人员要做好术前检查，及治疗护理的健康宣教，告知其检查及治疗的目的、方法及配合的注意事项。告知病人术后与医护配合的注意事项。

(2)指导患者家属术后按时探视，防止术后交叉感染，及病人饮食方面的注意事项。术后多鼓励患者，促进病人身心的早日康复。

(3)出院指导：按时服药，不可自行停药，适当休息注意劳逸结合，保持情绪稳定，饮食高营养易消化，伤口愈合1个月可以洗头，注意伤口有红、肿、热、痛时应及时就诊，术后3~6个月门诊复查。

第三章　骨外科护理

第一节　关节韧带和肌腱损伤护理

一、手部肌腱断裂修复术

(一)医患共同关注的问题

1. 患者与家属的疑问

①肌腱确定断裂了吗?②肌腱断裂后需要手术治疗吗?③手术后是否有后遗症?④术后应如何配合治疗?

2. 医护人员关注的问题

①患者肌腱断裂的诊断是否明确?②如何明确定位哪条肌腱损伤?③肌腱断裂修复术后如何进行康复训练?

(二)疾病宣教

肌腱损伤致伤原因一般为锐器伤和机器伤,锐器伤以玻璃切割及刀伤较为常见。机器伤中以电创伤多见。前者以单纯性肌腱损伤为主,后者多合并有皮肤,骨与关节,或神经、血管损伤。判断是否有出现肌腱断裂,首先患者必须要有明确的外伤史,其次必须根据受伤部位及相关肌腱的走行、起止点及功能等作为标准,来判断具体是哪一条肌腱出现了损伤,X线片检查可以协助诊断。如指深屈肌腱断裂后,伤指的远侧指间关节不能主动屈曲,但由于指浅屈肌腱的存在,近侧指间关节有主动屈曲功能。而指浅屈肌腱断裂时,当将其他手指关节被动控制在伸直位,伤指的近侧指间关节不能主动屈曲。另外,有些肌腱损伤还要表现出特有的畸形,如指长伸肌腱损伤后形成的"锤状指"畸形。上述都是判断该疾病的一些常识。

治疗上,肌腱一旦发生损伤且出现了器质上的功能受限,就须行手术修复配合石膏外固定手术治疗。从修复时机上讲可以分为早期肌腱修复术、延期肌腱修复术、二期肌腱移植术。

(三)护理路径及注意事项

1. 手部肌腱断裂修复术护理路径。

2. 护理实施后注意事项

(1)患者入院后应注意对病人进行检查,了解患者的一般情况及患肢的局部情况。首先要对患者生命体征进行监测,了解其基础生命情况。其次是观察患肢末梢血运循环,即指端的皮色、皮温、指腹张力、毛细血管反应,排除是否合并有血管损伤。最后还必须详细检查,了解患者局部皮肤是否有瘢痕、畸形等情况、肢端和手指主动活动与感觉分布是否正常。这些都将与患者手术方式的选择和日后患者功能恢复程度的估计有关。也是对患者进行病情宣教之前必须掌握的信息。

(2)围手术期间护理上应注意的是:①术前护理:做好心理护理及充分的术前准备,如备皮、指导饮食,交代禁食禁水时间,还有交代患者患肢正确的摆放体位等。②术后护理的注意事项：需要安置患者在安静、舒适和空气新鲜的病房。室温在 23～25℃，相对湿度在 50%～60%；患肢抬高(平齐或略高于心脏水平)，置于体侧，以促进静脉回流，减轻肿胀，局部应制动，保持功能位；生命体征情况的观察：若体温升高，但未超过 38.5℃，应是术后吸收热，可暂不予以处理，可嘱病人多饮水。如超过 38.5℃，则应予查找原因，并予物理降温等对症处理；若发现有血压下降的异常情况，则注意伤口渗血情况，及时报告医生查找原因以便及时处理。

(3)注意指导患者正确的饮食：嘱患者术后应进食高维生素、高能量，易消化饮食。多食新鲜的蔬菜和水果，多饮水，禁辛辣等刺激食物。因长期卧床，肠蠕动缓慢易发生便秘，可顺时针按摩小腹促进肠蠕动，3 天以上无大便者要应用缓泻剂，以促进排便。

(4)护理中应注意对患者术后进行功能康复的指导：屈肌腱断裂修复术后应将腕关节固定于掌屈 20 度～30 度、掌指关节固定于 50 度掌屈位，近、远侧指骨间关节于伸直位。对于拇长屈肌腱损伤患者，则应将拇指掌指关节置于 15～20 度屈曲位。术后 72 小时可开始进行活动锻炼，以后逐渐增加每日被动活动的次数，保持总共每日有 1 小时以上的时间做被动活动。如深、浅肌腱同时修复，则近侧指骨间关节和远侧指骨间关节分开进行被动活动。术后 5 周才能去除保护性固定，然后开始主动活动患指。伸肌腱断裂修复术后应将腕关节轻度背伸，掌指关节，指间关节伸直位制动。4 周后去除外固定，并开始功能锻炼。

(5)出院宣教：①发放复诊卡，讲解复诊时间、地点及出院后须注意事项。②继续鼓励患者加强本身的生活自理护理。继续加强患肢功能训练，交代生活起居的注意事项，注意饮食指导。③告知患者若出现石膏固定边缘或骨突疼痛，且持续不能缓解者，提示疼痛部位可能有压疮。应及时就诊，以免影响治疗。

(四)护理重点难点剖析及护理实施体会

1.护理重点及难点

本病护理重点是术后体位的安置，石膏固定后的观察及功能锻炼的指导。①体位：术后需抬高患肢，患肢用石膏托外固定，将患肢抬高(平齐或略高于心脏水平)，置于体侧，以促进静脉回流，减轻肿胀。局部应制动，保持损伤肌腱休息位。②石膏固定后的护理中尤应注意观察患肢有无苍白、疼痛、感觉减退及麻木等，发现异常应及时通知医生并妥善处理。③安全有效的功能锻炼是保证疗效的重要护理措施之一：患者行肌腱断裂修复术后，太早太强的功能训练，可能会影响肌腱缝合处的修复。太迟训练了又会出现功能的障碍，故正确及时规范的功能训练是本病护理的重点、难点之一。

2.护理体会

手部肌腱断裂的患者，行手部肌腱断裂缝合术后常规情况下必须配合石膏外固定制动，而石膏固定后的伤口情况的观察就相对比较棘手。我们在护理过程中采用常态下隔 3 天左右拆开石膏观察 1 次伤口情况，并总结了在患者出现石膏固定范围内持续的固定疼痛点或者出现石膏固定范围内明显湿漉等感觉时需要急行拆开石膏观察是否有压疮或伤口大量渗血、感染的经验。同时我们也规定了这类患者拆开石膏固定检查伤口的规范，因为修复术后在肌腱未修复之前仍不牢靠，常常无法承受不良的应力，否则极容易出现肌腱再断裂的不良并发症，故每次拆开石膏检查伤口时就必须要求有两个人参与换药，一个人维持患手肌腱松弛体位，另一个人检查伤口及软组织情况并进行换药。这是确保围手术期肌腱断裂复发率的重要护理措施之一。

二、膝关节前交叉韧带损伤

(一)医患共同关注的问题

1. 患者与家属的疑问

①这种韧带损伤有什么样的治疗方法?②正规治疗后还会有后遗症吗?③我们要如何配合?

2. 医护人员关注的问题

①损伤机制如何?②有并发症吗?③患者能否满意配合医护治疗措施?

(二)疾病宣教

膝关节前交叉韧带损伤多由暴力所致,常有典型的外伤病史,多由非接触性减速运动、跳跃或剪切动作等引起,患者常诉膝关节曾经有过伸的外伤或者关节弹出后又复位,伤后通常不大可能即刻恢复活动,且在几小时内出现膝关节的肿胀。MRI 是最为有效的放射诊断技术。临床上常可通过检查膝关节轴移试验阳性及关节内积血抽吸阳性来进一步诊断。大量文献已经证实,膝关节前交叉韧带松弛的患者终会因长期的关节不稳,导致半月板撕裂和骨软骨损伤而最终引发关节病。故前交叉韧带损伤患者,必须得到早期诊治,否则将遗留不同程度的膝关节不稳,因为晚期复建并不能完全恢复原韧带的功能。

目前临床上只有少数膝关节前交叉韧带损伤的患者可行保守治疗,主要是针对韧带不完全断裂的患者使用。大多前交叉韧带断裂多需手术治疗,随着关节镜技术的发展,目前手术方式基本上都采用关节镜下进行,由于关节镜下手术具备关节内环境破坏少,损伤组织修复快等特点,目前镜下膝关节韧带修复与重建已经广泛开展。以下主要就关节镜下微创治疗膝关节前交叉韧带损伤进行相关护理路径的阐述。

(三)护理路径及注意事项

膝关节前交叉韧带损伤关节镜下修补(包括韧带重建)术

1. 膝关节前交叉韧带损伤微创手术护理路径。

2. 护理买施后注惹事项

(1)患者入院后,护理过程中应注意以下几点:①肢体血运情况,主要注意检查足背动脉及胫后动脉搏动情况,排除血管损伤。②询问是否有影响伤口愈合或增加术后伤口感染的疾病,如糖尿病、皮肤病等等。③检查皮肤软组织情况,特别是对术区进行审查,若发现术区软组织有异常情况应及时向医师汇报。④急性损伤者膝关节肿胀淤血,给予冰敷30 分钟,可减少出血,促进出血吸收,有利于消除肿胀,使用冰袋过程中,要进行严格的交接班,以免发生冻伤。为了减轻疼痛和进一步减少出血,使膝关节保持固定,加压包扎本身也有一定的制动作用。

(2)围手术期护理的注意事项:①晚间注意观察患者的睡眠情况,嘱患者注意保暖,避免感冒,并注意监测其体温。②饮食上注意事项的告知:因手术禁食的要求,很多患者对禁食耐受性差,会出现自己寻找食物吃,而这样常会影响麻醉及手术时间。因此要指导家属明确的禁食时间及目的,嘱患者家属术前 10 小时后应将所有食物收起,严禁让患者进食。

(3)术前及术后护理方面还应注意指导患者患肢的功能训练

1)术前的功能训练:损伤第一天膝关节行单纯外固定后功能锻炼主要有以下方法:做"股四头肌等长收缩训练",每天 3 组,每组 50～100 次;进行踝关节及各趾间关节、跖趾关节的主动屈伸活动，每天 3 组，每组 50～100 次。

2)关节镜下自体半腱股薄肌腱或骨～髌腱一骨前交叉韧带重建护理功能训练方案

早期(手术后 1～7 天)：手术当天麻醉消退后，即可开始活动足趾、踝关节，如疼痛不明显，可尝试收缩股四头肌即大腿肌肉自主绷紧、放松训练；术后第 1 天主要是行踝泵训练，即踝关节用力、缓慢、全范围的屈伸训练，这组训练不规定时间，越多越好，对于促进循环、消肿、防止深静脉血栓具有重要意义，同时还需指导患者行股四头肌等长训练，每天训练次数可大于 500 次，分 3 组进行；术后第 2 天除继续前述练习外可开始尝试直抬腿训练，每日 2～3 组，每组约 100 次；术后 3 天除继续前述练习外，可指导其行"前向、后向、侧向跨步"练习，每组各持续练习 5 分钟，每天 2 组。此时仍不宜完全负重行走，行走时要扶拐，而且手术侧膝关节最多只能负担体重的 1/3 重量；术后 4 天除继续前面练习外可加强负重及平衡练习，逐渐过渡到可用患肢单足站立。如可轻松完成，则开始使用单拐(扶于健侧)行走(注意手术侧膝关节只负体重的 1/3)。主动屈膝练习可至 0 度～60 度范围；术后 5 天可继续并加强前述练习，屈膝练习可至 70 度～80 度，并可开始主动屈伸练习。开始伸展练习(坐位悬吊)；术后 6～7 天后除继续并加强以上练习外，被动屈膝角度可达到 90 度，主动屈曲也可以练到 90 度。

中期(术后 2～4 周)：术后 2～3 周时可被动屈膝训练到 100～110 度，并可强化肌力练习(直腿抬高可达 5 分钟)。此时患肢仍然不要完全负重，患肢仅能负重 1/3；术后 3 周时可坐或卧位抱膝练习屈曲，抱膝到开始感到疼痛处保持 10 秒钟，稍稍放松(整个过程中不可完全伸直休息)休息 5 秒钟，再抱膝，反复练习 20 分钟，每日 1 次；术后 4 周时可被动屈膝训练到 115 度；并开始静蹲或靠墙滑动练习。力求达到正常步态行走。此时患肢仍然不要完全负重，行走时持拐，患肢负重 1/3。

(4)中医饮食指导：①术前宜食清淡、易消化、高维生素食物，多食蔬菜、胡萝卜、薏苡仁粥等调理脾胃之品。多饮水，多食蜂蜜、水果以通润二便，以半流质、流质为宜，少食多餐。忌油腻、生冷、酸辣及硬物。切不可喝骨头汤。②术后饮食：此期治疗以和营止痛、祛瘀生新、接骨续筋为主。饮食上由清淡转为适当的高营养补充，以满足骨痂生长的需要，可在初期的食谱上加以动物肝脏、鱼头豆腐汤之类，以补给更多的维生素 A、D，钙及蛋白质。

(5)出院宣教：①未经医师许可，患肢不能完全负重。②避免激烈运动。③注意行走训练的周围环境，防止滑倒及扭伤。④注意复诊时间，按时来院复诊，以便进一步的功能训练指导。⑤交代若出现手术部位的突然疼痛或发热等异常情况，应即刻就诊，以防出现不可预料的并发症并争取及时处理。

(四)本病护理难点重点剖析及护理实施体会

1.护理重点

本病护理重点是在手术后注意观察生命体征变化，肢体情况，关节肿胀情况，随时发现可能出现的术后并发症，并及时报告医师。同时还应注意术后伤口情况，防止伤口感染出现。另外术后与患者沟通，做好功能锻炼的细节指导及注意事项，也是保证医疗质量的关键，是护理工作的重点之一，应做到让患者懂得正确的功能训练方法并能坚持训练，这才是护理工作真正做到位的标准。

2.护理难点

本病的护理难点有如下两方面：①是如何配合医生观察患者是否出现不良并发症并及时报告医生处理，本病关节镜下行微创修补或重建手术，虽对关节内环境损伤小，但仍难免会有血管损伤、膝关节内积血或积水、伤口感染、不恰当运动等而致修补或重建韧带松弛等并发症发生的可能，这就要求护士不仅需要懂得常规的护理知识，还必须掌握相关的专科知识，掌握上述并发症的判断指征，随时发现并及时向经管医师汇报，以保证处理的及时性。②本病康复训练各期各阶段的方案相对繁多，而患者知识层面程度不一，接受宣教的能力也不一。如何确保患者能正确进行康复训练，确保术后安全是个较难的护理步骤。这就要求护士们一要不厌其烦地进行告知，宣教指导完后要让患者重复一遍方法并实际操作一遍，确认正确后方可终止宣教；二是要明确告知其训练的注意事项，告知训练时的禁忌动作及何种情况出现是不安全的，如患者若在训练过程突发的持续不能缓解的疼痛，应及时告知医护人员等等。

3.护理体会

膝关节前交叉韧带损伤后，由于缺乏相关的知识。患者及家属都会非常担心日后残疾、功能丧失等问题，因此会急于了解医生如何治疗，了解患肢预后情况。同时也希望能了解关于本病的相关知识，以便配合医生护士。而医生确定治疗方案并实施后，则非常希望病人在疾病转归的过程中能得到高质量的护理以确保疗效。这就要求护士必须要有丰富的专科知识以提供规范化科学化的全程护理。我院实施关节镜术后护理路径以后，护士对患者病情的掌握与处理上，专业性明显提高，尤其在并发症的观察以及患肢功能恢复上取得了明显的成效，能在护理工作上为患者保驾护航，患肢功能恢复所需时间明显缩短，家属的配合程度及满意度也明显提高。

三、膝关节半月板损伤

（一）医患共同关注的问题

1.患者与家属的疑问

①半月板在身体哪个部位，对人体有什么作用？②损伤后该怎么办，有几种治疗方法？③损伤后会有后遗症吗？

2.医护人员关注的问题

①损伤原因如何？②什么类型的损伤？③有并发症吗？④如何让患者正确地进行康复训练？

（二）疾病笪教

半月板位于股胫关节间，关节内外侧各一块。正常情况下内侧半月板呈"C"形，外侧半月板呈"O"形。半月板具备"滚珠"作用而使膝关节易于伸屈旋转等活动，同时还能传导载荷，起减震缓冲、保护关节软骨的作用。因此当半月板损伤后，膝关节就会失去正常的功能并给膝关节带来危害。半月板损伤常发生于膝关节伸屈过程中同时做旋转甚至内外翻动作的时候，运动员在行"对脚"、"漏脚"等足球运动时尤其容易发生。按照损伤的形状看，可将半月板损伤分为纵裂、横裂、水平裂、斜裂及复合裂五种类型。

半月板损伤后经常出现关节一侧位置较为固定的疼痛，或者伸屈到某一角度时的固定疼痛，往往伴有弹响感。且损伤后的病人有"打软腿"症状，常感肌肉无力控制关节。部分病人病情严重时会出现活动中突然发生伸直障碍的关节"交锁"现象，需要适当活动后方可"解锁"。上述病症状是典型的半月板损伤症状，结合医生进行专科体检一般皆可诊断，MRI 检查对诊断有极大的帮助，关节镜探查可确诊。

治疗上根据损伤的严重程度选择石膏固定制动等保守治疗和关节镜下探查修补或切除术，一般依症及时准确而治，疗效尚可。

(三)护理路径及注意事项

1. 保守治疗——膝关节半月板损伤石膏固定术

(1)膝关节半月板损伤保守治疗护理路径。

(2)护理路径实施中注意事项

1)注意观察患肢的肿胀情况：注意观察患肢肿胀是否进行性加重，详细记录患者从伤后到发现关节肿胀的时间，伤后立刻发生的肿胀多提示关节内骨折、骨软骨骨折、软骨切线骨折、髌骨脱位等损伤，而半月板损伤引起的关节积液则多在伤后 1 天或数天内发生。

2)告知患者如何正确配合治疗：告知患者在伤后 1～3 天内应用髌骨固定带临时固定制动，配合患膝局部中药外敷及理疗。待肿胀消退后须改行石膏托固定制动。在固定过程中，嘱患者应尽量使患肢处于中立位平卧，即髌骨及足部第一趾朝上摆放，避免强力屈曲膝关节及频繁旋转患肢。

3)注意在护理过程中观察是否有石膏固定的并发症：仔细询问患者是否有石膏固定范围内长期固定的不能缓解的疼痛，是否感觉石膏固定范围内出现局部湿热的感觉，必要时应与医生配合，解开石膏观察并调整石膏固定松紧度。避免出现局部压疮、血运受阻等石膏固定的并发症。

4)各阶段康复训练：①制动期间的康复训练：这时期主要有两种方法。一是"股四头肌等长收缩"训练，每日 3 组，每组 50 次；二是足、踝部训练，嘱患者做足部及踝部背伸及跖屈训练，每日 3 组，每组 50 次。②解除制动后的功能训练：这时期主要进行以下四个方面的训练。一是股四头肌静力收缩训练，嘱患者患肢伸直，做踝关节背伸，同时使膝关节过伸位，每日 3 组，每组 50 次；二是"直抬腿"训练，每 2 小时训练 1 次，每次 5～10 分钟；三是足、踝部训练，嘱患者继续做足部及踝部主动背伸及跖屈，每日 3 组，每组 50 次；四是膝关节主被动屈伸活动训练。

5)中医饮食指导：早期主要以行血止痛，活血化瘀为主，配以清热凉血法，可用"猪血汤"食用；中期以调和为主，配以和营止痛、接骨续筋、调和脾胃。可用"木瓜粥"食用；后期以补为主，补气养血、健脾益胃、补益肝肾，可用"羊肉红枣汤"食用。

6)出院当日向患者及家属的宣教细则：①体位要求石膏固定肢体于功能位。②嘱营养方面应摄入高热量、高蛋白，易消化的食物，并多饮水，多食蔬菜和水果，防止便秘，必要时可服用缓泻剂。③石膏护理上应保持石膏干燥，避免大小便污染，防止受压断裂，保持有效固定。石膏固定边缘或骨突疼痛，持续不能缓解者，提示压疮。④继续指导正确的功能锻炼方法。⑤要求患者定期来院复查，发现异常及时就诊。⑥嘱石膏固定 6 周后可来院复查，并视情况予以拆除。拆除后可用油脂涂抹石膏内皮肤，6～8 小时再用肥皂液清洗，每天按摩局部肌肉 2～4 次，并加强股四头肌静力收缩训练、足部屈伸活动和膝关节屈伸活动。

2. 微创治疗——关节镜探查半月板修补或切除术

(1)膝关节半月板损伤微创治疗护理路径。

(2)护理实施中的注意事项

1)注意患者围手术期的心理护理：此阶段的心理护理分两部分，一部分是针对患者，另一部分则是针对患者家属。由于大部分患者手术缺乏了解，对手术期望值过高或缺乏信任，因此，术前要使患者有个较好的心态，向患者做好解释工作，介绍手术的目的、方法、优点和术后的注意事项，说明关节镜探查治疗是微创手术，关节镜检查可确诊，并可在关节镜下进行治疗。并可以介绍相同的成功病例，增强病人的信心，使其有信心接受手术并能积极配合各项工作。对家属要详细讲解手术的方法及存在的风险，以便能正确理解并配合治疗，配合医生做好各项术前准备。

2)康复指导及训练细则：①术前的功能训练：主要注意以下三方面的训练。一是"股四头肌静力收缩"训练，每日 3 组，每组 50 次；二是指导患者床上二便训练，嘱患者训练时运用腰部力量并手拉机械床拉环助力抬起臀部以利于排便，但注意避免患肢用力；三是行足、踝部训练，嘱患者行足部及踝部背伸及跖屈，每日 3 组，每组 50 次。②术后患肢功能训练：这阶段的训练应严格按照以下五个方面进行训练。一要求患者术后 24 小时内进行踝关节和髋关节的主动运动，并可进行患肢的"股四头肌静力性等长收缩训练"，每天 3 组，每组 20 次。同时给予气压治疗仪治疗以促进患肢血液循环；二要求患者术后 24 小时后可持拐杖下地行走，每天 30 分钟，股四头肌训练由"静力性收缩训练"改为"直抬腿训练"，每天 3 组，每组 30 次；三要求患者在术后 24 小时后到 48 小时内，可进行患肢的膝关节"微动训练"，活动度在 0 度～15 度～30 度；四要求术后 72 小时后换药，由"棉花腿"换为"弹力绷带"，去拐杖下地行走，每天 1～3 小时，同时进行股四头肌训练，每天 3 组，每组 100～300 次；五要求术后 1 周后拆线，膝关节活动度应达到 120 度～130 度左右。③出院后在家中行 2 周的训练，这阶段的训练包括两方面。第一是膝关节活动度被动训练，训练范围是 0 度～45 度～90 度～120 度～135 度；第二是可行"静蹲"肌力训练，嘱患者屈膝 45～80 度静蹲训练，每天 3 组，每组持续 2～3 分钟；第三是行"直抬腿"训练，每天 3 组，每组 300～500 次；第四是行股二头肌训练，嘱患者俯卧位，行负重屈膝训练，每天 2 组，每组 300 次；第五是行小腿三头肌训练，即提踵训练，每天 2 组，每组 50～100 次。④后期的功能指导：术后 3 周门诊复查。可进行 2 周的"专门行走训练"，快速行走 800 米，时间持续在 7～8 分钟。隔日 1 次，每次 2 组；术后 6 周后，可开始进行 3 周的"慢跑训练"，每次 1000 米左右，1 周 2 次，每次 2 组；术后 9 周后，可进行较激烈的运动，基本恢复正常活动。

3)相关的并发症及预防性护理措施：①关节积血、积液：延长使用弹力绷带厚棉垫加压包扎的时间；避免过度活动，抬高患肢；注意观察肢端血运，检查足背动脉搏动。如出现肢端麻木、肿胀，皮肤颜色发紫情况，说明包扎过紧，静脉回流受限，导致血运障碍，应立刻适当松解。②伤口感染：保持伤口外敷料清洁干燥，避免潮湿；局部渗出或敷料脱落时及时予换药；遵医嘱正确服药。③废用综合征：应指导患者加强患肢股四头肌静力收缩训练；进行关节屈伸训练时从小角度开始，逐渐过渡至正常；提倡早期下地活动，晚期负重。④关节不稳或疼痛：应指导患者加强股四头肌的功能训练，适当减少关节的过分负重。

4)出院宣教：嘱患者正确地进行功能康复训练，并按照医嘱进行饮食营养搭配。避免摔倒及扭伤，按照预定的复诊时间来院复诊。

（四）本病护理难点重点剖析

1. 护理重点

本病的护理重点应是做好伤肢肿胀程度的观察，防止并发症。同时应做好术后伤肢切口情况的无菌换药护理，观察肢端血运及感觉，随时发现可能出现的关节内积血、伤口感染等并发症，并及时向经管医师汇报，及时处理，避免不良反应加重。另一个护理重点就是要配合好医生医嘱，耐心向患者沟通、指导，使其真正掌握各期的康复训练方法，让其了解康复训练的目的及作用，真正树立起康复训练的决心，这样才能更好地保证治疗疗效。

2. 护理难点

结合本病特点，本病护理难点应是如何让所制定的康复计划顺利实施，因康复计划的执行直接影响半月板损伤的治疗和恢复质量，然而康复的方案又复杂多变，病人常常难以掌握，护士工作也相对棘手。故在康复中应时刻注意以下康复原则：①防止关节积液或促进积液消退。②防止关节周围软组织肿胀或促进组织水肿消退。③防止肌肉萎缩或促进萎缩的肌肉通过康复锻炼尽快恢复。④防止关节粘连保持膝关节屈伸功能的正常。⑤防止因损伤的相对静卧休息，体内内分泌、功能代谢的改变引起体重增加或出现褥疮、骨质疏松、肌肉萎缩、坠积性肺炎等并发症。而这些康复原则要顺利实施就必须依靠医患之间良好的沟通，也需要护士在护理工作中的耐心指导，才能取得事半功倍的效果。

3. 护理体会

关节肿胀是半月板损伤后早期康复训练后的常见症状，我们常在患者训练后的膝关节局部常规以冰囊冰敷或弹力绷带加压包扎，能减少局部组织渗出，有效地预防和减少训练后关节肿胀和疼痛的发生。在康复训练过程中，术后早期应指导病人避免超负荷的训练，嘱其注意运动时的用力方向和速度，负重时不能突然旋转膝关节。训练时膝关节要用护膝张力带保护。同时还应指导患者在行走负重时必须选择足后跟宽软、高低适度的鞋，因为鞋跟过高者，身体重心升高，支撑面积减少而稳定度降低，行走时容易出现不平衡而跌倒，这样就会增加半月板再损伤的几率。应嘱咐病人严格按照循序渐进原则进行训练。

通过对半月板损伤的专病护理，我们得出的护理经验是良好的术前护理，再加上到位的术后护理和康复训练，必会提高疾病疗效，增加患者的满意度。在术后护理中增加术后康复的基本要求，将促进患者术后更快康复。随着微创技术的发展，各种专科对临床护理也提出了更高的要求，护理人员只有不断学习，更新知识，才能适应医疗技术发展的要求。

四、跟腱断裂

(一)医患共同关注的问题

1. 患者与家属的疑问

①什么时候能拆线，什么时候能下地，什么时候可以参加运动，需要扶拐吗?需扶拐多长时间?石膏需要固定多久?石膏拆除后需要做哪些锻炼?②以后跟腱还会不会断?③生活运动中应注意什么来预防跟腱断裂?

2. 医护人员关注的问题

①受伤机制?②伤后多久?③跟腱断裂位置?④患者损伤局部的软组织情况如何?

(二)疾病宣教

跟腱是人体最强大的肌腱，老百姓俗称之为"大筋"，由小腿三头肌组成。此肌有三个头向下组成一个总的弓腱并止于跟骨结节间。常在半蹲位起跳等踝部背伸位下发力的情况下受损，亦可见在体操、武术、篮球和羽毛球等运动下受损，是体育运动最常见的损伤。

病人受伤时会突然出现跟腱部的疼痛，常有被踢感或石击感，随即足踝运动失灵，不能站立或行走，并有腓肠肌部位疼痛或伴有麻木，发胀感。旁人或患者本人多数能在受伤当时闻到"啪，，的响声。如果处理不当，会发生跟腱不愈合及提踵无力，导致跛行。跟腱断裂疗效最确切可靠的治疗方法是切开探查修补术。

（三）护理路径及注意事项

手术治疗——跟腱断裂修补术

1. 跟腱断裂手术治疗护理路径。

2. 护理实施后的注意事项

（1）防止术后伤口感染的护理措施：入院当日应重点做好急诊手术准备。很多人脚容易出汗，易患真菌感染；有的因皮肤粗糙常有破伤风杆菌隐藏，故患足的护理极为关键，是预防跟腱断裂术后感染的关键之一。急诊手术病人术前应用 30℃的 0.2%高锰酸钾水泡脚 20 分钟。术前的备皮范围应由足尖开始，直至超过膝关节。备皮时要特别注意防止皮肤刮破，一旦发生破损，会拖延手术时间，并使术后伤口感染几率增加。备皮后剪趾甲，用肥皂水刷脚 5 分钟，特别要注意足趾缝，然后用碘酒、酒精消毒包扎，送往手术室。如皮肤有疖肿、抓伤、严重股癣或体温异常等影响手术因素，应及时通知主管医生。

（2）围手术期护理的注意事项：

1）术前护理

心理护理：告知手术疗效的确切性及疾病预后，消除其顾忌心理，增加患者信心，取得其心理上的配合，有利于手术进行，减少手术麻醉风险性。

术前指导扶拐护理：拐杖的正确使用对伤口的安全愈合非常重要，护理人员要示范用拐行走的动作要领，直至病人掌握为止。拐杖的高度应根据病人的身高调试，一般高度是病人双手持拐杖，拐顶距离腋窝 5～10cm，与肩同宽。持拐杖的力应在双手而不是靠腋窝支撑身体，否则易造成臂丛神经麻痹。持拐行走时，应先站好姿势，使双足与双拐头呈等腰三角形，足尖不可超过双拐头的连线，站平稳后，双手撑拐同时健肢向前迈进 30 厘米。站稳后抬患肢，提拐杖向前移动同等距离，足与拐杖头同时落地，但足尖仍然落于双拐头连线内，如此逐步前移；病人初次下床持拐行走时应有护理人员在场指挥，及时调整错误步态，使病人在锻炼中充满自信。持拐行走是下肢手术病人功能锻炼的重要组成部分，因此要注意把握持拐下地的时机。一般跟腱断裂的病人下地时机应选择在术后 24 小时。

2）术后护理

患肢护理：患者手术后应给予抬高患肢 3～5 天，注意膝下垫枕，高度应高于心脏 20cm，以利于静脉和淋巴液的回流。患者术后用长腿石膏托固定以使腓肠肌和跟腱位于松弛状态，保证跟腱的愈合。护士要密切观察患肢的足趾感觉、活动情况、皮肤温度以及末梢循环的充盈度。另外，在石膏未干燥之前，嘱患者尽量不要活动膝关节。麻醉过后，即可进行足趾的活动，但此时的活动只限于足趾，踝关节不能活动，因为过早的踝关节活动对跟腱缝合处的愈合不利。术后每日观察患者伤口敷料有无渗湿，或脱落，同时还应注意监测患者体温，并告知患者注意保暖，避风寒，忌辛辣，忌烟酒。如有感染征象，应及时告知医师处理。

生活护理：患者因石膏较重，活动不方便，所以在卧床期间，要协助患者做好各项基础生活护理，满足病人生活上的需要，鼓励患者在病床上要尽量加强肌力练习。同时指导和帮助病人下床活动以减少肌肉萎缩，教会病人自理的方法。

石膏护理：无论采取何种方法进行断裂跟腱的缝合修补，术后都应使用长腿石膏将患肢固定于屈膝 60 度～70 度、踝关节处于中度跖屈位。注意不要将踝关节过度跖屈，否则会导致手术切口缝合处皮肤纹理之间的挤压力增加，不利于皮肤局部的血液循环和切口的愈合。但也不要让踝关节处于太小的跖屈角度，这样会过多牵拉被缝合的跟腱。回病房后抬病人时，应注意保护石膏，避免石膏折断，失去固定作用。一旦发生此种情况，要及时报告医生给予处理。要特别注意术后倾听病人的主诉，如有剧烈的疼痛、麻木、感觉减退等要特别引起注意，是否是石膏包扎过紧引起，必要时打开石膏减压。

(3)康复训练及术后护理管理的注意事项：①术后患肢康复训练术后麻醉消退后，尽早开始活动足趾，以促进血液循环。抬高患肢 3～5 天，促进消肿。②术后第 1 天开始每天进行小腿三头肌等长收缩练习(绷脚尖练习)，在床上练习上肢力量，进行"直抬腿"和"侧抬腿"练习。③术后第 1 天即可扶拐下床去厕所。但不鼓励过多下床活动，术后 3 天内还是以卧床休息为主。持拐下地时，只能健肢负重，患腿不能着地。④术后 3 天切口换药。⑤术后两周切口拆线。

(4)中医饮食指导：Ⅰ早期(气滞血瘀)：伤后 1～2 周，饮食宜活血化瘀、利水消肿、清淡易消化之品，如"海带龙骨汤"、"猪血汤"等，多吃新鲜蔬菜、水果。Ⅱ中期(气血不和)：伤后 3～4 周，饮食宜补气和血、接骨续筋之品，如"木瓜粥"、"黄豆排骨汤"等。Ⅲ后期(肝肾亏虚)：伤后 4～5 周，饮食宜补益肝肾、强壮筋骨之品，如"番鸭党参熟地汤"、"羊肉红枣汤"等。

(5)出院宣教：石膏固定后活动足趾，促进血液液循环，以防肿胀。每天在床上练习上肢力量。可持拐下床去厕所，在床上练习患肢抬高。3 周予以更换石膏不超膝关节固定。满 5 周后开始在床上去石膏并练习膝关节及踝关节的伸曲活动。下地一定要带石膏并扶拐。6 周后开始泡脚，每天 2 次，每次 20 分钟，并开始滚筒练习。8 周去石膏，垫后跟穿鞋，持拐着地走路。后跟高度 3～3.5cm，用踩实的硬纸板 10 余层，以走路平稳为标准去跟，每 2～3 天去一层。3 个月后可以开始由慢走过渡至快走练习。不能玩保龄球，不能骑自行车，要防止意外摔倒。训练要循序渐进，要根据自身练习情况逐渐快走-慢跑-快跑-跳。快跑练习的同时可以辅以提踵练习，双脚提踵逐渐过渡到单脚提踵。6 个月后练习专项训练。术后 25 周以后运动员可参加正式的训练，普通人可参加重体力劳动。

(四)本病护理难点重点剖析及护理实施体会

1.护理重点

此类病人对石膏固定有特殊的体位要求，皆是治疗过程中的重要固定手段，故石膏的护理是重点也是难点。在石膏固定过程中必须注意到以下几点：①注意观察打石膏的肢体的肢端血液循环。凡新上石膏的病人，应列入交接班项目进行临床交接班。观察病人和患肢。凡肢端皮肤发青、发紫、发冷、肿胀、麻木以及主诉疼痛，麻木或感觉不正常的，都说明有血液循环障碍，须及时向护士长或负责医生报告。②石膏未干时，不应覆盖被物，以促其速干。冬天用支被架支起被物。石膏未干前，要用硬的人造革棉垫起凹陷部，以使凸突部分悬空不受压。抬动未干的石膏时要用手掌托，避免在石膏上压出手指的凹陷来。③患肢抬高，以预防肿胀及出血，下肢可用枕垫垫起，使患处高过心脏 15cm，遇病人主诉石膏内某处某一点固定疼痛感时，切不可忽略。痛点如果不在伤口或患处，这可能提示由于局部石膏包扎太紧，产生压迫。若不予以重视，不及时加以检查及作减压处理，则过一段时间，该处因受压麻痹而不再感觉疼痛，以后可发展成局部组织坏死、溃疡形成。④预防压疮，加强观察和检查。对于露在石膏外面的皮肤，特别是沿石膏边缘及未包石膏的骨突部位，每日至少检查1次，看有无红肿、摩擦伤等早期压疮症状，以便早期发现，早期处理。⑤石膏里面出血的观察。石膏里面出血时，血渍可透到石膏表面上，为了明确出血是否继续，可沿血迹的边界用铅笔圈画。并在圈上注明时间。以后要密切注意、不断观察。如发现血迹边界扩大，则沿扩大的边界再圈画，注明时间。如每次观察，圈画的血迹边界不断扩大，则为继续出血的象征，须向负责人报告。

2. 护理难点

跟腱断裂术后，有可能发生再断裂，因此如何从护理上规范管理来减少再断裂的发生率成为了护理上的难点。总结再断裂的原因主要有两个：①没有注意持拐的要领，发生了意外的摔伤。②没有按照康复计划执行，过早地脱离拐杖行走，3个月内就进行跑跳或意外摔倒。因此，为了减少跟腱再断裂发生，应向病人作有效的健康教育。嘱患者应严格按照康复计划进行训练。术后8周才能脱离拐杖行走，3个月内走路时，要精神集中，避免扭伤。术后踝关节处石膏固定应牢固，术后早期跟腱损伤区组织水肿，有一定的张力，应避免突然足背伸引发跟腱再断裂。扶拐行走时，应正确使用拐杖，防止意外损伤。

3. 护理体会

跟腱断裂都发生于青壮一年男性，损伤后常会影响其正常学习、生活和工作，同时，病人因对手术缺乏了解，顾虑重重，有的甚至怀疑手术效果，这样患者就容易出现急躁、焦虑、失望等情绪反应。因此，患者入院后，首先，护士应热情接待、关心体贴病人，恰当地解释病情，说明手术的重要性和必要性，交代术前应做的准备，简单介绍手术过程及护理措施。其次，与病人进行有效的沟通，了解急躁、焦虑、失望的原因所在，并进行有针对性的解释和安慰。使患者了解有关手术中及术后的真实的痛苦体验，如因石膏固定在非功能体位会造成肢体的不舒适等，并告知患者术后康复程序，使患者做好思想准备。总之，患者术前心理护理，有利于消除患者紧张情绪，以增加病人的安全感，使患者配合治疗及护理。

第二节 关节脱位护理

一、肩锁关节脱位

（一）医患共同关注的问题

1. 患者与家属的疑问

①用什么方法治疗比较好?疾病严重吗?②术前术后我们需要做什么?术后如何功能训练?③我们要如何配合?

2. 医护人员关注的问题

①损伤原因如何?脱位如何分型?②是否有其他并发症或并发症?③如何确定有效的治疗方案?④术后如何指导患者安全的功能锻炼?⑤护理上需要注意什么?

（二）疾病宣教

肩锁关节脱位多为直接暴力引起。Allman把肩锁关节脱位分为三度：Ⅰ度为肩锁关节的挫伤，并无韧带断裂或关节脱位；Ⅱ度为肩锁关节分离或部分性脱位；Ⅲ度为肩锁关节完全脱位，喙锁韧带两个组成部分即斜方韧带和锥状韧带均断裂，肩锁关节完全分离，锁骨外侧端向上后方隆起，有浮动感。病人出现肩锁关节脱位后，常出现肩锁部明显的隆起畸形，并有举肩不能或举肩时疼痛加剧的症状。临床上治疗该疾病的方法一般是根据脱位损伤程度而定。一般Ⅰ、Ⅱ度损伤主张非手术治疗，Ⅲ度损伤则为手术治疗的绝对适应证。手术治疗方式可用克氏针张力带或锁骨钩钢板螺钉内固定术，目前较广泛应用锁骨钩钢板进行内固定。

（三）护理路径及注意事项

手术治疗——肩钩板内固定术

1. 肩锁关节脱位手术治疗护理路径。

2. 护理路径实施中注意事项

（1）入院当日应注意观察是否存在如下并发症并做好相应的处理：①注意有无血管、神经损伤：根据本病特点，主要应排除臂丛神经损伤、锁骨下动、静脉损伤等并发症。应严密观察损伤局部情况及有无肢体主动活动功能受限或主观皮肤感觉减弱等神经损伤的临床表现及症状。应观察患肢桡动脉搏动、手指活动、远端毛细血管反应、皮肤颜色及感觉等情况；若出现肢体肿胀明显、皮温下降、肤色苍白、桡动脉搏动减弱、皮肤感觉减弱、肢体主动活动功能受限等情况则可能提示有合并血管、神经损伤，必须立即报告医生及时处理。②注意有无其他合并损伤发生：本病应注意排除有无肋骨骨折、血气胸等合并损伤，在患者入院初期即应严密观察是否有胸闷、憋气等异常情况出现，如发现有上述异常情况，应立即报告医生处理。

（2）围手术期护理的注意事项：①体位护理：术后应卧硬垫床，取半卧位或平卧位，禁忌患侧卧位，以防固定物松动。卧位时嘱患者掌心贴腹放置或用悬吊带置于胸前；站立位时，需要上肢悬吊带屈肘 90 度位制动。②疼痛护理：疼痛护理已成为四大生命体征之后的第五生命体征，在护理中占有重要地位。一方面我们应该明确自己的职责和作用，给予患者有效的镇痛止痛，不但能使患者得到身心的舒适，还可以使患者感受到所谓的"人文关怀"；另一方面，我们应认真评估患者对疼痛的耐受程度，学会区别止痛药的成瘾性、耐药性及依赖陲，不可盲目用药。

（3）康复训练护理指导细则及注意事项：①第一阶段：术后即可开始练习抓握拳活动训练，可在健手扶持下做一定范围的肘、腕及手部关节主动屈伸活动，每隔 1 小时锻炼 3～5 分钟。术后 3 天可做肩关节"摆动训练"，根据患者的耐受程度，前屈可达 90 度，后伸20 度，每天 2 组，每组 50 次左右。1 周后可逐步从事一般性以患手为主的自理活动，如书写、拿取食物、翻书阅读、梳头等，注意避免其他负重活动。②第二阶段：术后 1 周后可逐步增加三角肌及肩袖肌力。方法为从等长收缩到抗阻力锻炼，循序渐进。方法有站立位前屈上举、增加内外旋范围锻炼、上肢外展、外旋等锻炼。③第三阶段：术后 6 周后，全面练习肩关节摆动、耸肩、内收、外展、加大前屈角度及外展角度的爬墙训练等，各组约练习 30～50 次，每天 3 组。但术后 3 个月内禁止剧烈运动及过度持重物。④第四阶段：主动锻炼前可先热敷肩关节 20～30 分钟，以促进局部血液循环，减轻锻炼时疼痛。每次的活动范围，以僵硬终点为起始处，而非终点。锻炼时还应注意不同类型的骨折有不同的治疗方法，其功能锻炼也不同，应结合医生的要求具体指导患者的功能锻炼。

(4)出院宣教：告诉患者出院后需定期 1 个月来门诊复查一次，并按照出院指导细则进行患肢颈腕带悬吊及患肢的功能锻炼；术后 3 个月内禁止患肢做剧烈活动及提重物；术后视愈合情况决定内固定物取出的时间及采取何种功能锻炼。

(四)本病护理难点重点剖析及护理实施体会

1.护理重点与难点

①在护理上，让患者克服疼痛的心理影响，是增加其治疗信心的重点措施之一。上肢对疼痛极其敏感，术后早期应配合医师医嘱帮助患者消除疼痛不适症状，并给予心理安慰。协助患者摆放好体位使患肢置于最舒适的位置。②应教会患者在行患肢功能训练时应坚持循序渐进的原则，不可操之过急，6 周内患肩应避免做大范围的外展及上举运动，以免影响韧带的正常修复。术后 6 周后软组织韧带修复已基本完成，其抗拉力已趋于正常，可指导病人行肘关节伸屈及肩关节外展活动。③手术后护理观察应常规观察是否有继发性的神经、血管损伤症状与体征，若有发现，应及时报告医师，以免延误病情的诊治。④护理上的难点是与病人沟通术后的注意事项，如术后体位、术后功能训练如何掌握合适的"度"、术后如何坚持训练、术后如何避免不良事件的发生等，尤其有的患者文化水平相对较低，配合能力差，这时候就要求护理上做到有耐心与责任心，做到不厌其烦的解释与指导，才能保证护理工作的质量。

2.护理体会

我们体会到在肩锁关节损伤的护理过程中，应教会患者真正掌握术后的安全配合及患肢的康复要求。首先，肩锁关节脱位患者术后功能锻炼刚开始应以被动活动为主，主动活动为辅，然后再逐渐开始加强主动功能锻炼。护理上除了要指导患者功能锻炼的方法，还要注意监督患者功能锻炼是否到位；其次，患者术后 4～6 周内必须行颈腕带悬吊制动，我们除了要注意维护患肢固定的位置，还要注意观察患肢手指的血运，如颈腕带过长或过短，手的颜色改变，感觉麻木，疼痛等应及时调整和处理，绝不能拆除固定后使患肢长期下垂，否则将导致肩关节外展、上举活动障碍，并且对韧带的修复会造成影响。再者，应注意的是，肢体创伤后任何固定的形式均属于临时固定，如果患者韧带损伤不愈合，再坚强的固定都可能出现松动甚至断裂，最终导致治疗及护理失败，因此我们除了应动态把握患侧愈合程度以指导功能锻炼治疗，还应注意患者的饮食调养，以促进韧带早期修复。

二、髋关节脱位

(一)医患共同关注的问题

1.患者与家属的疑问

①整复后可否立即恢复正常?②脱位后会有什么后遗症吗?③饮食上应如何调养?④复位后该注意哪些生活细节?⑤我们要如何配合?

2.医护人员关注的问题

①如何预防再发脱位?②如何对患者进行日常生活指导及功能训练?③疾病如何分类?

(二)疾病宣教

髋关节脱位常常因遭受较大的暴力引起的，一旦出现这种损伤往往提示损伤能量较大，应警惕是否存在其他并发症。髋关节为人体最大的关节，是躯干与下肢重要的连接部分，其主要功能是负重。同时它又有相当大范围的运动度，故髋关节具备了稳固而灵活的特点。这就要求髋关节脱位治疗中必须兼顾到上述两个特性。

髋关节脱位根据发病时间长短，可分为新鲜脱位和陈旧性脱位。根据股骨头脱出后与髋臼的相对位置，又可分为后脱位、前脱位、中心脱位三大类。其主要治疗手段是麻醉下闭合手法复位，治疗时往往根据不同类型采取不同的复位方法。一般复位治疗后还需配合患肢皮肤牵引治疗，才能防止再脱位并降低股骨头坏死率。

（三）护理路径及注意事项

保守治疗——闭合手法整复配合皮牵引术

1. 髋关节脱位保守治疗护理路径。

2. 护理路径实施中注意事项

（1）入院当日应注意对整复后患肢是否存在并发症进行观察并及时处理，主要体现在以下几个方面：

一般观察及处理：①病人入院时要评估患肢是否畸形，有无肿胀、疼痛，仔细检查患肢甲床板等血供指标以及坐骨神经运动和分布的感觉区是否正常。②神经损伤的表现：以坐骨神经损伤常见，坐骨神经控制人体下肢的运动、感觉功能。损伤会引起腰部、臀部、股后、小腿外侧和足部等分布区域的疼痛，疼痛发作时患者常采用弯腰，疼痛侧屈髋、屈膝来减轻疼痛。③观察股动脉搏动是否正常，正常的股动脉搏动强劲有力；如股动脉搏动微弱或触摸不到时应及时报告医生处理。

重点观察及处理：①观察皮肤牵引固定后的一些细节。要求患者卧床时要保持患肢外展 20 度～30 度中立位，可穿"丁"字鞋来达到目的。护理时应观察牵引装置是否正常以保持牵引的效能，应观察滑轮和牵引支架是否牢靠、牵引纵轴是否与股骨干平行等以确保有效的牵引。交代患者家属不可随意增减牵引重量，同时不可用被子或衣物放在牵引绳上。不可将锤放在地上或靠在床架上。同时护理中还要注意皮牵引后皮肤情况，防止足跟部压疮及海绵过敏，指导患者家属予行足跟部按摩，并在足底部放置水垫，隔 1～2 小时更换一次，尽量使足跟部悬空。②观察患者损伤部位疼痛是否减轻。如患者有诉疼痛时，则应协助指导患者掌握放松的技巧，如看书、听音乐、与其他患者聊天等来缓解疼痛；若疼痛仍无法缓解，应及时予对症处理。③观察患者有无合并咳嗽、咳痰等症状。保持室内空气清新，指导患者进行深呼吸及有效的咳嗽，如吹气球，以增加肺活量；或予空心半握拳从下至上，从两旁至中间叩击背部，促进排痰。④观察是否有压疮、泌尿系感染等各种卧床并发症出现。保持床单及衣物平整、干燥无皱褶。汗湿及尿湿应及时更换，并宜用爽身粉行骨突处局部皮肤按摩，指导患者行双手拉吊环，健肢蹬床的抬臀动作，使用便器时，避免拖、拉、推等动作，防止损伤皮肤。

（2）护理功能训练指导细则：①牵引期间的功能训练：指导患者行踝关节主动背伸、跖屈及旋转运动，每日 2 组，每组持续约 5～10 分钟。嘱患者患肢禁止内收及外旋，不盘腿，并禁止坐起，翻身时可在两腿间夹一软枕，并行膝关节的屈伸训练。同时这阶段还需做患侧肢体的股四头肌等长收缩训练以防止肌肉萎缩，每日 2 组，每组 50～60 次。②脱位后期的功能指导，可按照时间分两个阶段进行康复训练：一是复位后第 3、4 周指导其进行继续加强股四头肌静力性收缩及"髌骨松动"训练，防止肌肉萎缩，关节僵硬及粘连，每日 2 组，每组持续 10～15 分钟；同时还需继续进行膝、踝关节主动训练，并予抬高患肢，以促进血液循环，每日 2 次，每次持续 10～15 分钟。二是复位后 6 周予行助行器行走，由于卧床时间久，刚下地时需先练习离床，无头晕、头痛方可离床行走，行走时需有人保护防止摔跤。

（3）饮食指导：髋关节脱位家庭中饮食指导，早期主要以行血止痛，活血为主，配以清热凉血法。由于卧床时间久胃肠功能较弱，抑制了胃肠蠕动功能，使食欲降低，因此，应指导患者进食。治疗前期宜吃清淡、易消化的食品，少食多餐，并多饮水，还可食一些补气养血之品，如"海带龙骨汤"等。待病情稳定、肝肾功能恢复后，可增加瘦肉、排骨汤、牛奶、动物肝脏、香菇、木耳等滋补肝肾食品的摄入量，以增强机体抵抗力，促进骨痂生长。

（4）出院宣教：①嘱患者必须保持患肢外展中立位，禁止外旋及内收，3个月内需扶助行器行走。②3个月不坐矮凳、不跷二郎腿及不盘腿，不自行穿鞋袜，使用坐式便器。③继续加强股四头肌静力收缩训练。④按医嘱服药，定时来院复诊。

（四）护理难点重点剖析及护理实施体会

1. 护理重点

本病的护理重点是防止各种卧床并发症的发生，并防止再脱位。长期卧床有压疮、便秘、呼吸道及泌尿道的感染等并发症，护理上应将这项工作的预防作为重点来做。因此，持续保持床单位洁净、衣物平整干燥无皱褶；发现汗湿或尿湿衣物时应及时予以更换；使用便器时应避免推、托、拉等是很重要的护理事项。同时为患者定期按摩骨突处皮肤、协助患者翻身也是防止压疮的重要方法。

为了防止再脱位，工作中应协助医师在护理查房中协助调整患者体位及牵引轴线以保持有效牵引，前脱位患者应避免髋关节屈曲、内收、内旋，以防股骨头移向髋臼后沿而造成再脱位。在牵引期间，禁止病人坐起活动；而后脱位患者患肢不外展，需固定在内旋伸直位3～6周。应避免髋关节外旋、外展。以免重复股骨头向前方脱出的机制，造成再脱位。

2. 护理难点

髋脱位行整复术后由于卧床时间长.患者常会产生焦虑不安的紧张情绪，担心生活方面不能自理给家人带来负担，亦担心整复后是否能恢复如常，是否会留下后遗症等问题。因而，护理工作者应做好患者的思想工作，解除其思想顾虑，告诉患者经过医护人员的精心治疗，加上患者本身的配合，是能够完全恢复健康，通过心理上的护理，让其安心并配合治疗。但患者往往因长期的卧床而逐渐产生治疗的不安全感，对沟通及心理护理等措施的接受程度亦低，这样就给护理工作带来一定的困难，故护理工作中必须坚持耐心与爱心，才能把这类病人护理好。

3. 护理体会

本病实施护理后，患者及家属最担心的就是日后关节外观是否会出现畸形，关节功能是否无法完全恢复等。可使用同病种疗效好的患者行现身说教，使患者了解经过医生积极的治疗及患者积极配合的必要性，达到医患良好的配合，获得了更好的疗效。同时应嘱咐患者多饮水，保持床单平整干燥无皱褶，以防止泌尿系感染及皮肤的破损而引起压疮。

三、肘关节脱位

（一）医患共同关注的问题

1. 患者与家属的疑问

①病情严重吗？②需要手术治疗吗？③会留下什么后遗症吗？④我们要如何配合护理？

2.医护人员关注的问题

①损伤原因如何?②什么类型的脱位?③有合并症或并发症吗?④如何有效地指导患者功能训练?

(二)疾病宣教

肘关节脱位有分前脱位及后脱位之分,临床上以后脱位多见。常常有摔倒撑地的外伤史,伤后出现患肘畸形、不能活动,患者常以健手托住患侧前臂使其肘关节处于半伸直位以缓解疼痛。体检时可发现肘后空虚感,肱骨内外侧髁、尺骨鹰嘴的肘后等边三角彤关系破坏。行 X 线检查可确诊。

肘关节脱位诊断明确后应及时进行闭合手法整复石膏外同定治疗。新鲜脱位经早期正确诊断及适当处理后,不会遗留明显的功能障碍。如早期未能得到及时正确处理,则可能导致晚期严重的功能障碍。此时无论何种精心治疗,都难以完全恢复正常功能。

(三)护理路径及注意事项

保守治疗—闭合手法复位石膏外固定术

1.肘关节脱位保守治疗护理路径

2.护理路径实施中注意事项

(1)注意观察是否存在并发症:在患者护理过程中应特别注意以下几点,若有异常情况应及时与经管医师做好医护沟通,以便经管医师及时处理可能存在的危险:①人院时应注意认真评估患肢的肿胀程度及软组织情况,仔细检查患肢桡动脉搏动,甲床板等血供指标以及正中、尺、桡神经支配的运动和分布的感觉区是否正常,了解是否存在肘关节脱位的并发症。②护理中应注意掌握相关的疾病常识并做好相应指征的观察。肘关节脱位的神经损伤以桡神经损伤为多见,尺神经、正中神经损伤较少见。桡神经损伤常表现为拇指外展及腕背伸不能。若在护理过程中发现上述问题,应及时向经管医师汇报。③若肘部严重肿胀,桡动脉搏动减弱或消失,应警惕是否存在肱动脉损伤的可能。此时在汇报经管医师的同时应进一步了解患者患肢是否有剧痛,是否手部皮肤有苍白、发凉、麻木等体征。如果被动伸直时有剧痛者应高度怀疑存在肱动脉损伤或受压所致的筋膜间隔综合征。此时应加急向经管医师汇报,以免延误治疗时机。

(2)注意石膏固定后的相关并发症如皮肤受压、血运受阻等的观察。若患者在石膏固定过程中出现某一固定范围的持续性疼痛,或自我感觉石膏固定范围内肢体有皮肤湿热的感觉,应警惕是否存在皮肤受压甚至压疮不良情况出现。若患者主诉肢体固定后持续麻木、活动不利,首先亦应先检查是否有血管通过处的包扎过紧,如肘窝处的绷带包扎是否过紧而致血运受阻,必要时先予以部分松解绷带后汇报经管医师进一步处理。

(3)康复训练护理指导细则及注意事项:①石膏固定期间的康复训练:脱位整复后,应鼓励患者在固定期间做张手握拳功能训练及肩、腕等邻近关节最大范围的活动,并开始行患肢肱二头肌、肱三头肌等长收缩练习。②解除石膏固定后的康复训练:解除固定后逐渐开始肘关节主动活动,将上臂置于枕垫之上,进行屈伸及前臂旋前旋后等活动,以屈肘为主。但必须禁止肘关节的粗暴被动活动,以免发生损伤性骨化。③脱位后期的康复指导:一是脱位后第 3～4 周:继续进行更有力的"张手握拳"训练,每日 2 组,每组持续 10～15 分钟;同时还必须继续进行患肢腕关节和肩关节的活动,每日 2 组,每组 10～15 分钟。二是脱位后第 5～6 周:需增加关节活动范围的主动练习,石膏拆除后做肘关节的主动伸屈活动，每日 2 组，每组持续 10～30 分钟；前臂内旋和外旋活动，每日 2 组，每组持续 10～15 分钟；同时还必须加强生活训练，如系扣、梳头、握筷、握球拍等动作。而且可根据医嘱做提物训练。重量为 0.5～4.0kg。

(4)中医饮食指导：疾病早期注意清淡饮食，避免进食腥、辣、油腻等食物，并多食水果蔬菜类食物。后期可适当服用营养滋补之品，如服用"枸杞墨鱼乌鸡汤"、"羊肉红枣汤"等，以利于滋筋养脉，促进病情恢复。

(5)出院宣教：①石膏固定边缘或骨突疼痛，持续不能缓解者，提示压疮，应及时放松固定并复诊。②如果再次突发性外伤后复出现疼痛或疼痛加剧，肘部出现畸形，提示肘关节可能再移位或固定失效等情况出现，应立即回院复诊。③石膏固定 3～4 周肘关节周围软组织修复后可来院拆除固定，并开始肘关节的功能训练。

(四)护理难点重点剖析及护理实施体会

1.护理重点

本病护理重点是密切观察，及时发现可能导致严重后果的并发症。尤其应注意肢体远端主要动脉的搏动、腕和手指的感觉、活动、温度、颜色，以便确定是否合并神经或血管损伤。若怀疑有筋膜间隔综合征出现，应在最快的时间内通知经管医师到位处理，否则将延误治疗时机，甚至导致日后不可逆的后遗症出现，如缺血性肌挛缩、爪形手畸形等。

2.护理难点

手法整复石膏外固定是本病的主要治疗手段，而石膏固定太松太紧都有其极大的弊端，故石膏固定后的护理成为本病护理的难点。一般来讲，石膏固定最常见的并发症有骨筋膜室综合征、压迫性溃疡、关节僵直、肌肉萎缩四种，而这些并发症的发现都必须依赖良好的医患沟通才能解决。护理过程中尤其应注意观察患肢有无苍白、疼痛、感觉减退及麻木等，发现异常应及时通知医生妥善处理。如出现肢端血运障碍，应立即将石膏剪开减压；如手指不能主动活动、皮肤感觉减退或消失，但血运尚好，表明是神经受压可能性大，应立即解除石膏，检查是否存在石膏机械性压迫神经走行部位的可能，并及时处理卡压因素；如血运障碍伴神经受压，应考虑缺血性挛缩的可能，必须立即拆除石膏找出原因进行处理。若患者有诉石膏固定区域内的局部持续性疼痛，应高度警惕是否存在皮肤压疮，要及时拆开石膏检查石膏边缘及骨隆突部位有无红肿，摩擦伤等。

3.护理体会

关节脱位经早期整复石膏固定后，只要适当合理的进行功能锻炼，一般不遗有明显的功能障碍。在石膏固定期间即可行肩、腕及手指的功能锻炼；拆除石膏后由于肘关节常固定在超 90 度屈肘位上，当开始进行肘关节的功能锻炼时，患者出于某些不确切的认识，往往怕肘关节伸不直，所以很自然把锻炼的注意力集中在练习伸肘方面，而忽略了更为重要且更难恢复的屈肘运动，因此应正确的指导患者屈伸活动。同时应注意进行功能锻炼时避免暴力，在患者能耐受的情况下主动练习肘的屈伸活动，以免发生肘关节骨化性肌炎。

第三节　骨病护理

一、急慢性骨髓炎

(一)医患共同关注的问题

1. 患者与家属的疑问

①骨髓炎是怎么引起的?②骨髓炎严重吗?怎么治疗?③会有后遗症吗?

2. 医护人员关注的问题

①急慢性骨髓炎分型与治疗?②感染途径是什么?③并发症与预后的告知?

(二)疾病宣教

骨髓炎是由感染性微生物引起的骨炎症。骨髓炎可以仅局限于骨的某一部位,也可以累及骨的数个区域,如骨髓、骨皮质、骨膜甚至周围软组织。分为急性骨髓炎与慢性骨髓炎。

急性血源性骨髓炎最常见于 3～15 岁,男多于女,胫骨和股骨发病率最高,源于败血症,多发生于儿童长骨的干骺端,最常见的致病菌是金黄色葡萄球菌。临床表现为起病急,开始即有明显的全身中毒症状,多有弛张性高热,可达 39～40℃。早期有局部剧烈疼痛和搏动性疼痛,肌肉有保护性痉挛,惧怕移动患肢,患者常将肢体置于保护性姿势,以减轻疼痛,患部皮温增高。治疗上,急性骨髓炎手术和抗生素治疗是互补的,有一些患者单独用抗生素治疗就能治愈,但另一些患者若不采用手术治疗,应用抗生素的时间再长也只能失败。应选择杀菌活性最高、毒性最小的抗生素。

慢性骨髓炎多有急性血源性骨髓炎或开放性骨折史,局部红肿、疼痛、流脓,可伴有恶寒、发热等全身症状,反复发作,有时有小块坏死骨片自窦道排出。窦道周围皮肤常有色素沉着。慢性骨髓炎如不手术一般难以治愈,手术治疗包括死骨切除术、感染和瘢痕化的骨质及软组织切除术。手术的目的在于建立一个有活力的、血液循环良好的环境,以此来消灭感染。

(三)护理路径及注意事项

急慢性骨髓炎手术治疗护理路径

1. 护理路径。

2. 护理路径实施中注意事项

(1)了解有无伤口,有无窦道、流脓,局部疼痛、肿胀及肢体功能障碍等症状。

(2)按时测量体温、脉搏、呼吸,通过体温曲线观察发热情况。高热病人应采用药物或物理降温。

(3)石膏或夹板固定,保持固定效果,限制患肢活动以减轻疼痛,并防止病理性骨折及关节畸形。

(4)出现疼痛时及时止痛,适当给予必要的镇静剂、镇痛剂。做好心理护理,解除病人对疾病的紧张心理,树立战胜疾病的信心。

(5)术前护理:①心理护理:术前多数患者惧怕手术,他们的心情是十分复杂的,所以对这类患者的心理护理显得特别重要,针对患者的不同心理特点,正确运用开导性语言,增强患者对手术的信心。②晚间注意观察患者的睡眠情况,注意保暖,避免感冒,并注意监测体温。③饮食护理。按要求术前 10 小时禁食,4 小时禁饮。

(6)手术后护理:局部开窗或钻孔冲洗引流应观察引流物的质、量及颜色,并及时记录,避免冲洗引流管扭曲、受压。输入管的输液瓶应高于患肢 60～70cm,引流管保持负压状态。引流袋位置应低于患肢 50cm。及时更换冲洗液,及时倾倒引流液,引流袋每日更换,避免发生逆行感染。每隔 2～3 小时快速冲洗 1 分钟,如发现滴入不畅或引流物流出困难,应立即检查是否有血块堵塞或管道受压扭曲，及时排除故障。冲洗时应合理调节滴速，随着冲洗液颜色的变淡逐渐减量，直至引流液变得澄清为止。

(7)后期的功能训练指导：术后指导患者行有效的功能锻炼，包括患肢邻近各关节的主动屈伸活动。

(8)中医饮食指导：本病初有风寒外袭，或余毒流注，或直接外伤所致，然后破溃脓水不断，则气血耗伤，邪着于骨。盖脾胃为气血生化之源，肾主骨，故其食疗应健脾胃，滋化源，益气养血，补肾健骨，宜食富有营养而易于消化吸收之食物，如牛奶、鸡蛋、瘦肉及黑木耳、红枣、桂圆肉等。勿食过寒过热及油炸、烧烤食物。

(9)出院宣教：术后指导患者患肢各关节有效的功能锻炼，交代如有拆线后伤口阵发性烧灼痛，尤以夜间为甚，自我感觉伤口处有潮湿感或渗出液，提示感染，应及时求诊。如出现患肢畸形、肿痛，肢体功能受限等，提示出现患肢骨折，应尽快来院就诊。定期门诊复查血象与复诊。

(四)护理难点重点剖析与护理实施体会

1.护理难点

急性脊髓炎一般者是小儿或是抵抗力差的老人，病情一般比较急迫，所以临床中一定要注意处理好相关的问题。出现如寒战、脉快、头痛等是全身中毒症状，病情较重，要注意观察体温、脉搏、血压等病情变化，有高热、休克者，给予氧气吸入，激素治疗和人工冬眠，有昏迷者应专人护理。另要注意观察邻近关节有无出现红肿热痛等情况或全身其他部位有无病灶转移的征象。因为当脓液穿过干骺端进入关节腔时，可引起化脓性关节炎或炎症扩散，引起心包炎、心肌炎、肺脓肿等。

2.护理重点

骨髓炎容易发生病理性骨折，日常护理中注意患肢活动时的保护，抬高患肢，下肢用枕垫起，上肢用三角巾悬吊，以利静脉回流，减轻肿胀。为了防止病理性骨折一般用夹板固定或石膏托固定，同定后要抬高患肢，搬动患肢时要多加小心，妥善扶托，并注意观察肢体末梢血液循环情况。伤口分泌物过多，脓血透过石膏，使石膏软化破坏等，应及时更换石膏或开窗更换敷料。

3.护理体会

疔、疮、痈以及上呼吸道感染都是最常见的感染性疾病且最易继发感染而致血源性骨髓炎的发生，因此预防疔、疮、痈及上呼吸道感染的发生对预防骨髓炎的发生是十分重要的，要保持室内空气流通，注意环境卫生和个人卫生，保持皮肤清洁。外伤感染，包括组织损伤后感染和骨骼损伤后感染也是引起骨髓炎的常见原因，因此在日常生活中也应注意积极预防。无论何种原因引起的感染其严重程度、影响范围的大小与全身和局部的条件都有着密切的关系。而且与发现的迟早、处理的及时与否也有很大的关系，因此对于感染性的疾病应及早发现及时治疗，这对于预防骨髓炎的发生有着积极的作用。

二、类风湿关节炎

(一)医患共同关注的问题

1.患者与家属的疑问

①类风湿关节炎的严重程度?②能治吗?效果如何?有后遗症吗?③如何配合治疗及功能康复训练?

2.医护人员关注的问题

①类风湿关节炎分型与治疗方案如何确定?②了解患者对该病的认识程度?③并发症如何预防?④要求病人功能训练与生活注意事项?

(二)疾病宣教

类风湿关节炎(RA)是一种以关节滑膜炎为特征的慢性全身性自身免疫性疾病,是最常见的风湿性疾病之一,也是致残率最高的疾病之一。类风湿关节炎可能与遗传、内分泌、性别、气候、细菌和病毒感染等多种因素有关,好发于青壮年,男女之比为1:2~4。

本病起病缓慢,一般先有几周到几个月的疲倦乏力、低热和手足麻木刺痛等前驱症状。随后出现某一关节疼痛、僵硬,以后关节肿大日渐疼痛,呈游走性疼痛,且常由单关节发展到对称性多关节炎,关节的受累常从四肢远端的小关节开始,以后再累及其他关节。由于关节的肿痛和运动的限制,关节附近肌肉的僵硬和萎缩也日益显著。以后即使急性炎症消散,由于关节内已有纤维组织增生,关节周围组织也变得僵硬。病变关节最后变成僵硬而畸形,膝、肘、手指、腕部都同定在屈位。手指常在掌指关节处向外侧成半脱位,形成特征性的尺侧偏向畸形,此时患者的日常生活都需人协助。

类风湿关节炎活动期应及时正确地应用缓解病情的抗风湿中西药物治疗,仅少数患者可能属难治性类风湿关节炎,需试用不同的缓解病情的抗风湿药物联合治疗方案、新型免疫抑制剂或其他疗法。物理疗法包括最新型的激光疗法、中药熏蒸疗法以及传统的针灸、推拿等方法对各期患者都有效。手术治疗,主要是采用关节镜下滑膜切除,创伤小,出血少,术后康复快,是目前早、中期治疗RA的优选手段,因此强调早期治疗。

(三)护理路径及注意事项

1.类风湿关节炎护理路径。

2.护理路径实施中注意事项

(1)入院并发症的观察与处理:①患者疼痛期间应嘱患者卧床休息,限制受累关节活动,同时避免受压及寒冷刺激,以免加重疼痛,疼痛剧烈时遵医嘱给予口服或肌注止痛药;如果某一关节肿胀明显时,医生可进行关节腔穿刺抽液术,术毕予无菌敷料包扎。②护理中应根据患者关节活动受限的不同程度,使用各种矫形支架和夹板使关节保持功能位置,避免垂足、垂腕等关节畸形。活动明显受限时应嘱患者休息。③监测体温,部分患者会有不规则发热,体温明显升高时应嘱患者多饮水,并行温水或酒精擦浴,必要时遵医嘱肌注退热药。④观察是否有并发心脏疾病,如心包炎、心肌炎、心瓣膜炎。也有的由于类风湿结节引起心脏传导障碍(尤其是束支传导阻滞)如患者出现胸闷、心悸等不适,应及时通知医生及时给予处理。⑤观察是否有出现其他脏器的损害并及时处理。病情严重者嗜酸粒细胞升高,多数出现药物性消化道黏膜病变。脊髓病变多继发于颈椎滑膜关节病,有时可继发于神经炎性肌萎缩。类风湿胸腔渗出液可并发胸膜炎。若病变发展,结节可融合成空洞,有时可引起气胸或慢性支气管胸膜瘘。

(2)特殊护理:①疼痛的护理:协助病人采取舒适的体位,膝下放一小枕,适当的冷敷或热敷;指导病人掌握放松技巧;遵医嘱给予抗炎药物,并让病人饭后服,疼痛严重时遵医嘱给予镇痛剂。②晨僵护理:指导病人于起床时进行15分钟的温水浴或局部加热,如热水泡手等;鼓励病人在淋浴或盆浴后进行日常活动锻炼,活动每个关节;制订活动工作计划,避免长时间不活动;睡觉时带上弹性手套可减轻手的僵直;避免在关节僵直时安排治疗或物理检查等。③心理护理：该病病程长，反复发作，治疗耗资大，患者感到疼痛、自理能力下降，生活质量差，容易给患者造成心理压力。因此要求我们及时做好心理护理，使患者掌握自我护理的方法，促进关节功能的恢复，减轻痛苦，提高生活质量，树立战胜疾病恢复健康的信心。④用药的护理：注意观察是否有出现消化道症状、皮疹、血象及肝功改变；氨甲蝶呤：用药期间定期查肝功、血象，忌饮酒；雷公藤多苷：胃肠反应、白细胞减少、月经紊乱等。

(3)护理功能训练指导细则：急性炎症控制后，即应开始关节功能锻炼。关节功能锻炼是类风湿关节炎缓解期的一种治疗手段，对其预后有非常重要的作用。通过关节锻炼，可以增加肌力，保存关节的活动能力，防止关节挛缩、强直及肌肉萎缩。所以，只要病人能耐受，就要早期、有规则地进行各关节的功能锻炼。功能锻炼的方式有很多，可随病变关节部位不同而选择，如床上运动、抗阻力运动、扶拐站立及步行等。活动量宜从小到大，时间从短到长，次数从少到多。一般地说，每日的活动量以不加重局部症状，不影响第二天锻炼为原则。总之，功能锻炼要循序渐进，持之以恒。

(4)中医饮食指导：饮食要合理节制。类风湿关节炎病人，常见久病体虚，故饮食不可过量，进食要守时、适量，不可暴饮暴食、饥饿失常，饮食应以清淡为主。膳食应高蛋白、中脂肪、低糖、高维生素、中热量和低盐。少量多餐，少食刺激性食物，多味佳可口易消化的食物。饮食营养应注意全面，不要偏食。少饮酒和咖啡、茶等饮料，注意避免被动吸烟，因其都可加剧关节炎恶化。可适量多食动物血、蛋、鱼、虾、豆类制品、土豆、牛肉、鸡肉等富含组氨酸、精氨酸、核酸和胶原的食物等。

(5)出院宣教：①指导患者平时要注意气候变化、注意保暖，预防感冒，因感冒后会加重病情。②环境保持清洁、安静。③注意营养，以清淡富含蛋白质及维生素食物为宜，避免过油过咸，不宜服用对病情不利的食物和刺激性强以及生冷硬的食物，如辣椒等可能会加重症状。④有贫血的患者要多服用含铁的食物，严重贫血的患者要给予输血支持治疗。⑤注意劳逸结合，循序渐进，最好在局部保温前提下进行活动，运动量不可过度，防止关节挛缩、强直和肌肉失用性萎缩。必要时出院带药及服药方法。

(四)护理难点重点剖析与护理体会

1.护理重点

本病护理重点是并发症的观察，类风湿关节炎不仅能引起关节症状，也会造成身体其他器官的炎症与病变，如心包炎、心肌炎、心瓣膜炎、血管炎等；还可有颈椎病变，严重者造成脊髓受压迫，甚至危及生命。因此护士病情观察要细，并要复习一定的专科知识，才能协助医生发现问题并及时向医生反馈。

2.护理难点

本病是慢性病，症状起伏不定，有的病人缓解与加重交替出现，甚至有的复发后突然加重，因此护理人员应教育病人认识本病，了解治疗方法，做好心理护理，以增强患者战胜疾病的信心，告知症状加重时一定要来院检查治疗，以延缓疾病的发展进程；90%的患者对气候变化敏感，当阴天，寒冷、潮湿时均可使关节肿胀、疼痛加剧，如不能及时诊断和治疗，最终导致不可逆骨关节破坏，严重影响患者的生活质量。因此护理人员要注意气候因素的影响，患者要在交节换季或天气变化时加强自我防护，注意保暖。

3.护理体会

　　类风湿关节炎虽然难治，但并不是无药可治，有一部分患者道听途说，认为该病是不治之症，往往背上了思想包袱，不是积极地配合治疗，结果耽误治疗而错过最佳、有效的治疗时期，致使疾病更进一步恶化，增加残疾的程度，因此要想办法让病人尽早配合治疗，帮助病人树立良好的抵抗疾病的信念，在精神上要战胜疾病；药物治疗时，要注意观察用药不良反应，如非甾体类抗炎药能引起胃肠道反应，一般宜饭后服。金制剂，如硫代苹果酸金钠，目前公认对类风湿关节炎有肯定疗效，副作用有大便次数增多、皮疹、口腔炎等，停药后可消除，也不能随意将激素减量或停药，导致病情"反弹"。护理功能锻炼比较重要，能提高抗病能力，但要注意劳逸结合，急性炎症控制后，指导患者关节疼痛缓解后要循序渐进的功能锻炼，防止关节僵硬和畸形。

第四篇　妇产科护理

第一章　女性生殖内分泌疾病的护理

第一节　功能失调性子宫出血

一、概述

功能失调性子宫出血(DUB)简称功血，是由于调节生殖的神经内分泌机制失常而引起的异常子宫出血，全身及内外生殖器官无明显器质性病变。功血可分为无排卵性和排卵性功血两类。其中，无排卵性功血占85%，好发于青春期少女和围绝经期妇女；排卵性功血占15%，多发于育龄期妇女。

二、病因

功血的最根本原因是作用于子宫内膜的雌、孕激素产生的时间、数量及其二者之间的比例失常。归纳起来主要有以下几点：

1.全身性因素如环境或气候骤变、精神创伤、营养不良、代谢紊乱、过度运动、酗酒等。

2.下丘脑一垂体一卵巢轴功能失调包括生殖激素释放节律紊乱、反馈调节功能缺陷、排卵和黄体功能障碍。

3.子宫和子宫内膜因素如螺旋小动脉、微循环血管床结构和功能异常，内膜甾体受体和溶酶体功能障碍，局部凝血机制异常和前列腺素TXA_2、PGI_2分泌失调。

4.医源性因素　如甾体类避孕药、宫内节育器干扰下丘脑一垂体一卵巢轴的正常功能，某些药物经神经内分泌机转影响月经功能等。

三、病理

无排卵性功血患者的子宫内膜可发生不同程度的增生性改变，如子宫内膜增生症、增殖期子宫内膜，少数可表现为萎缩型子宫内膜。

排卵性功血患者的子宫内膜可表现为分泌期内膜腺体分泌不良或分泌期内膜脱落延迟。

四、诊断要点

1.临床表现

(1)无排卵性功血：子宫不规则出血。

1)子宫出血的特点：月经周期紊乱，经期长短不定，出血量时多时少，有时有大量出血。出血期无下腹痛或其他不适，出血量多或时间长者可伴发贫血症状，大量出血时可导致休克。

2)子宫出血常见的4种类型。①月经过多：周期规则，但经量过多(>80m1)或经期延长(>7日)；②月经频发：周期规则，但短于21日；③子宫不规则出血：周期不规则，可在两次月经之间的任何时候发生出血；④月经频多：周期不规则，经量过多。

(2)排卵性功血

1)黄体功能不足：月经周期缩短，或周期正常，但卵泡期延长，黄体期缩短，致不孕或早孕流产率增高。

2)子宫内膜不规则脱落：月经周期正常，经期延长。

2. 辅助检查

(1)子宫内膜取样

1)诊断性刮宫：除明确子宫内膜病理诊断外，还有止血作用。

2)子宫内膜活组织检查。

(2)B 型超声检查：可了解子宫大小、形状及子宫内膜厚度、宫腔内病变等。

(3)宫腔镜检查：直视下选取宫腔内病变区组织进行活检。

(4)基础体温测定：无排卵性功血者基础体温呈单相型；排卵性功血者基础体温呈双相型，但体温上升缓慢、上升幅度低、高温相持续时间短，或者体温下降缓慢。

(5)激素测定：确定有无排卵，或用于排除其他内分泌疾病。

(6)宫颈黏液结晶检查：经前期出现羊齿植物叶状结晶说明无排卵。

(7)阴道脱落细胞涂片检查：用于判断雌激素影响程度。

(8)妊娠试验：以排除妊娠及妊娠相关疾病。

(9)宫颈细胞学检查：以排除宫颈癌。

(10)红细胞计数及血细胞比容：了解患者贫血情况。

(11)凝血功能测定：血小板计数，凝血酶原时间，出、凝血时间等。

五、治疗

1. 无排卵性功血

(1)支持治疗：加强营养，保证休息；贫血者补充铁剂、维生素 C 和蛋白质，严重贫血者遵医嘱输血；出血时间长者遵医嘱给予抗生素预防感染。

(2)药物治疗：青春期和育龄期妇女以止血、调整月经周期、促排卵为主；围绝经期妇女以止血、调整月经周期、减少经量和防止子宫内膜病变为主。多采用性激素止血和调整月经周期，出血期可辅以促凝血和抗纤溶药物治疗。

(3)手术治疗

1)刮宫术：最常用，围绝经期妇女激素治疗前常规刮宫以排除子宫内膜病变，青春期患者应持谨慎态度。

2)子宫内膜切除术：适用于经量多的围绝经期患者和经激素治疗无效且无生育要求的育龄期妇女。

3)子宫切除术：用于对各种治疗效果不佳或无效者。要在患者和家属了解所有治疗功血的可行方法后，由患者和家属自行选择是否切除子宫。

2. 排卵性功血

(1)支持治疗：同无排卵性功血。

(2)黄体功能不足的治疗

1)促进卵泡发育：月经第 5 日开始每日口服氯米芬 50mg，连服 5 日。

2)刺激黄体功能：于基础体温上升后开始隔日肌内注射人

绒毛膜促性腺激素（HCG）1000～2000IU，共 5 次。

3)黄体功能替代：于排卵后开始每日肌内注射黄体酮 10mg，共 10～14 日。

(3)子宫内膜不规则脱落的治疗：其治疗原则为调节下丘脑垂体—卵巢轴的反馈功能，促进黄体及时萎缩。常用药物为孕激素和 HCG。

六、主要护理问题

1.疲乏与子宫异常出血导致继发性贫血有关。

2.有感染的危险与子宫出血量多导致贫血，机体抵抗力下降有关。

七、护理目标

1.患者能够顺利完成日常活动。

2.患者住院期间不发生感染。

八、护理措施

1.一般护理

(1)出血量多者，嘱其卧床休息，保证足够的休息和睡眠。

(2)做好会阴护理，勤换卫生垫，保持外阴局部清洁。

(3)加强营养指导，为其推荐含铁丰富的食物，如动物内脏、蛋黄、葡萄干等，出血多者可补充铁剂。

(4)指导测量基础体温，以协助诊断功血的类型。

2.病情观察

(1)观察患者生命体征的变化。

(2)嘱保留会阴垫，以准确估计出血量。

(3)贫血严重者，遵医嘱执行输血、止血措施，维持正常血容量。

(4)严密观察与感染有关的征象，如体温升高、脉搏增快、宫体压痛等，发现异常及时通知医生。

3.用药护理

(1)按时按量服用性激素，不得随意停服或漏服，以免引起子宫出血。

(2)性激素类药物减量必须严格按医嘱执行，以免骤然停药导致撤退性出血。

(3)必要时遵医嘱给予抗生素预防或抗感染。

4.心理护理

(1)告知患者坚持治疗的重要性，积极配合治疗护理。

(2)指导放松技术，如看电视、听广播等，以分散患者注意力，缓解精神压力。

九、特别关注

1.不同类型功血治疗原则的区别。

2.功血患者护理措施。

第二节 闭经

一、概述

闭经(amenorrhea)是常见的妇科症状之一，表现为无月经或月经停止。根据既往有无月经来潮，闭经可分为：①原发性闭经，指年龄超过１６岁、第二性征已发育，或年龄超过 14 岁、第二性征未发育，且无月经来潮者；②继发性闭经，指正常月经建立后月经停止 6 个月以上，或按自身原有月经周期计算停经 3 个周期以上者。

二、病因

正常月经的建立和维持依赖于下丘脑一垂体一卵巢轴的神经内分泌调节、靶器官子宫内膜对性激素的周期性反应以及下生殖道的畅通，其中任何一个环节发生障碍均可能导致闭经。因此，闭经的原因归纳起来可有以下几点：

1. 原发性闭经

较少见，多为遗传性因素或先天性发育缺陷所致，约 30% 的患者伴有生殖道发育异常。

2. 继发性闭经

较多见，多存在于控制正常月经周期的 4 个环节。

(1)下丘脑性闭经：最常见。由于精神应激、剧烈运动、营养缺乏、药物、颅咽管瘤等所致。

(2)垂体性闭经：可能因垂体肿瘤、垂体梗死等所致。

(3)卵巢性闭经：如卵巢早衰、卵巢功能性肿瘤、多囊卵巢综合征等。

(4)子宫性闭经：如子宫内膜损伤或粘连、子宫切除等。

(5)其他：肾上腺、甲状腺、胰腺等功能紊乱也可引起闭经。

三、诊断要点

闭经是一种症状，其诊断需要先寻找闭经原因，确定病变部位，再明确具体疾病所在。

1. 体格检查

检查全身发育情况，尤其是第二性征发育状况以及内、外生殖器官有无畸形、缺陷等。

2. 子宫功能检查

用于了解子宫及子宫内膜状态与功能。包括诊断性刮宫、宫腔镜检查、子宫输卵管碘油造影、药物撤退试验等。

3. 卵巢功能检查

包括基础体温测定、阴道脱落细胞检查、宫颈黏液结晶检查、甾体激素测定、卵巢兴奋试验、B 型超声监测等。

4. 垂体功能检查

包括垂体兴奋试验、催乳激素及垂体促性腺激素测定、CT 检查等。

5. 其他

如染色体检查，血 T_3、T_4、TSH 检查等。

四、治疗

1. 心理治疗

精神因素导致闭经者，应行心理疏导疗法。

2. 全身治疗

(1)因全身性急慢性疾病引起的闭经应积极治疗全身性疾病。

(2)营养不良引起者需增加营养保持标准体重。

(3)运动性闭经者需减少运动量。

3. 病因治疗

(1)由器质性病变引起的闭经，需针对病因进行治疗。如阴道闭锁者可行阴道成形术。

(2)宫腔粘连者可行宫腔粘连分离后放置避孕环。

(3)垂体肿瘤者可根据病情制订相应的治疗方案。

4.激素治疗

(1)性激素替代治疗：目的是维持女性全身健康及生殖健康、促进和维持第二性征及月经。①雌激素替代治疗：适用于无子宫者；②雌、孕激素人工周期疗法：适用于有子宫者；③孕激素疗法：适用于体内有一定内源性雌激素水平者。

(2)促排卵治疗：适用于卵巢功能存在，且有生育要求者。

(3)其他激素治疗：如肾上腺皮质激素治疗、甲状腺素治疗。

五、主要护理问题

1.焦虑与担心疾病影响健康、性生活及生育功能有关。

2.功能障碍性悲哀与长期闭经及治疗效果不佳有关。

六、护理目标

1.患者焦虑程度减轻或消失。

2.患者能够客观评价自己的病情。

七、护理措施

1.心理支持

(1)鼓励患者表达自身感受。

(2)鼓励患者积极参与社会活动。

(3)提供诊疗信息，澄清错误观念。

2.用药指导

告知患者性激素的作用、副反应及用药方法。

3.健康教育

(1)加强营养，增强体质。

(2)保持心情舒畅，避免精神刺激。

(3)积极治疗全身性疾病。

八、特别关注

1.闭经的原因。

2.闭经患者的心理护理。

第三节　痛经

一、概述

痛经(dysmenorrhea)是最常见的妇科症状之一，指行经前后或月经期出现下腹疼痛、坠胀、腰酸，或伴有头晕、乏力、恶心等其他不适，影响工作和生活质量者。痛经可分为原发性和继发性两种，前者是指生殖器官无器质性病变的痛经，占痛经的 90%；而后者则是由盆腔器质性疾病引起的痛经。

二、病因

1.原发性痛经

与月经期子宫内膜前列腺素水平增高有关。另外，还与精神神经因素、个人痛阈等有关。

2.继发性痛经

由盆腔器质性疾病所致，如子宫内膜异位症、盆腔炎、宫颈狭窄等。

三、诊断要点

1.临床表现

(1)月经期下腹痛。以坠胀痛为主，重者呈痉挛痛，疼痛多位于下腹部耻骨上，可放射至腰骶部、大腿内侧。

(2)原发性痛经以月经第1天疼痛最剧，持续2～3天。

(3)可伴有头晕、乏力、恶心、呕吐、腹泻等症状，严重者面色苍白、出冷汗。

(4)原发性痛经者妇科检查无阳性体征，继发性痛经者可有相应的异常发现。

2.辅助检查

必要时可行腹腔镜检查、B型超声检查等进行确诊。

四、治疗

1.原发性痛经以对症治疗为主。

2.继发性痛经积极治疗原发性疾病。

五、主要护理问题

1.疼痛与月经期子宫收缩、子宫肌缺血缺氧有关。

2.睡眠形态紊乱与痛经症状有关。

六、护理目标

1.患者的疼痛程度有所缓解。

2.患者月经期能够得到充足的休息与睡眠。

七、护理措施

1.疼痛护理

(1)下腹部局部热敷或进食热饮。

(2)遵医嘱指导用药，如口服避孕药、前列腺素合成酶抑制剂等。

(3)继发性痛经者还应针对原发疾病进行特异治疗。

2.健康教育

(1)以平和的心态对待月经来潮。

(2)经期避免剧烈运动，注意合理休息和充足睡眠。

(3)经期避免着凉，不食辛辣刺激性食物。

(4)注意经期卫生，避免经期性生活。

(5)痛经严重时，及时就医，以明确痛经原因。

八、特别关注

痛经预防及护理措施。

第四节 经前期综合征

一、概述

经前期综合征(premenstrual syndrome)是指妇女周期性在黄体期出现躯体、精神以及行为方面的改变，影响工作、学习和生活质量。月经来潮后，症状自然消失。

二、病因

确切病因尚不明确，目前认为主要与卵巢激素失调、精神社会因素、神经递质异常有关。

三、临床表现

周期性反复出现的一系列异常征象。于月经前 1～2 周出现，月经来潮后迅速减轻至消失，具有周期性和自止性的特点。

1.躯体症状肢体浮肿、体重增加、腹部胀满、头痛、背痛、乳房胀痛、疲乏等。

2.精神症状易怒、易哭、焦虑、抑郁，甚至产生自杀企图。

3.行为改变精力不集中、记忆力减退等。

四、治疗

1.非药物治疗

(1)心理疏导，保持精神放松。

(2)调整生活状态：适当锻炼身体，合理饮食，戒烟。

2.药物治疗

(1)抗焦虑药：阿普唑仑。

(2)抗抑郁药：氟西汀。

(3)利尿剂：螺内酯。以缓解水钠潴留症状。

(4)维生素 B_6：调节自主神经系统与下丘脑-垂体-卵巢轴的关系，并能抑制催乳激素的合成。

(5)口服避孕药：缓解水、钠潴留，并能抑制循环和激素水平波动。

五、主要护理问题

1.体液过多与体内雌、孕激素比例失调有关。

2.焦虑与周期性出现不适症状有关。

六、护理目标

1.患者体液恢复正常。

2.患者的焦虑程度减轻或消失。

七、护理措施

1.心理支持

(1)鼓励患者表达内心感受。

(2)解答患者的各种疑问。

(3)提供疾病相关知识，取得患者配合。

(4)鼓励家属给予更多的关爱与体贴。

2.用药指导

告知患者正确的用药方法。

3.健康教育

(1)饮食指导：限制钠盐、咖啡因、酒精的摄入；多食富含维生素 B_6 的食物，如蛋黄、豆制品、牛奶等。

(2)加强锻炼：多进行有氧运动，如慢跑、游泳等。

(3)放松技巧指导：腹式呼吸、渐进式肌肉放松锻炼等。

八、特别关注

(1)经前期综合征患者的心理护理。

(2)经前期综合征患者的健康教育指导。

第二章　妊娠滋养细胞疾病的护理

第一节　葡萄胎

葡萄胎（HM）是一种滋养细胞的良性病变，主要为组成胎盘的绒毛滋养细胞增生，终末绒毛水肿变性，形成大小不一的水泡，水泡间有细蒂相连成串，形如葡萄而得名，亦称水泡状胎块。葡萄胎分为完全性和部分性两类，大部分为完全性葡萄胎，且有较高恶变率；少数为部分性葡萄胎，罕见恶变。

一、病因及发病机制

葡萄胎的真正发病原因不明。临床资料发现，葡萄胎的发生与营养状况、社会经济、年龄、孕卵异常、细胞遗传异常等有关。东南亚国家或地区的发病率比欧美国家高。病变局限于子宫腔内，不侵入肌层，也不发生远处转移。显微镜下见滋养细胞呈不同程度的增生，绒毛间质水肿呈水泡样，间质内血管稀少或消失。这些变化在部分性葡萄胎呈局灶性改变，而在完全性葡萄胎则呈弥漫性变化，因病变的绒毛失去吸收营养的作用，致使胚胎早期死亡。部分性葡萄胎尚存部分正常绒毛，故胚胎可能存活。滋养细胞过度增生的结果，产生大量的绒毛膜促性腺激素，刺激卵巢导致过度黄素化反应，形成黄素囊肿。黄素囊肿多为双侧性，在葡萄胎排出数周或数月后自然消失。

二、临床表现

1. 停经后阴道流血

多数病人在停经 1～2 个月，迟至 2～3 个月时出现不规则反复阴道流血，时断时续，开始量少，呈咖啡色黏液或暗红色血，以后逐渐增多，至葡萄胎自行排出前，常可发生大量出血。反复大量出血可造成贫血及继发感染，有时在血中可发现水泡状物。

2. 妊娠期高血压疾病症状

葡萄胎病人妊娠呕吐症状的出现较正常妊娠者为早，持续时间较长，且症状严重。病人较早出现蛋白尿、水肿、高血压等症状及相应体征。

3. 子宫异常增大、变软

由于滋养细胞增生及水泡状变化，或因宫腔内积血，大多数病人的子宫大于正常妊娠相应月份，质地极软，无自觉胎动，不能扪及胎体。少数病人因水泡状物及血块排出、绒毛水泡退行性变或稽留流产的缘故，其子宫大小可能与正常妊娠月份相符或较小。

4. 卵巢黄素囊肿

妇科检查发现部分病人双侧卵巢囊性增大，囊壁薄，表面光滑。黄素囊肿随 HCG 水平的下降而自趋消退。

5. 腹痛

为阵发性下腹隐痛。一般发生在阴道流血前，是葡萄胎流产的表现。葡萄胎增长迅速、子宫急速膨大时可引起下腹胀痛。若是黄素囊肿发生急性蒂扭转时则为急腹痛。

部分性葡萄胎病人可有完全性葡萄胎病人的上述大多数症状，但程度轻。

三、处理原则

迅速清除子宫腔内容物，并将刮出物送病理检查。必要时采用预防性化疗。如黄素囊肿并发蒂扭转则应手术处理。

四、护理评估

(一)病史

询问病人及其家族的既往史包括滋养细胞疾病史，病人的月经、婚育史，以及此次妊娠的反应，有无剧吐、阴道流血及处理经过等。如有阴道流血，应询问阴道流血的量、质、时间，并询问是否有水泡状物排出。

(二)诊断检查

1. 产科检查

子宫大于停经月份，腹部检查扪不到胎体。

2. 血、尿 HCG 测定

用尿 HCG 酶联免疫吸附试验及血 HCG 放射免疫测定法。病人的血、尿 HCG 处于高值范围且持续不降或超出正常妊娠水平。

3. 超声检查

多普勒超声检查听不到胎心音。B 超可见增大的子宫区充满长形光片如雪花状、未见正常胎体的影像。

五、可能的护理诊断

恐惧：与阴道流血伴水泡状胎块排出有关

知识缺乏：缺乏相关疾病的信息及葡萄胎随访的知识

六、预期目标

1. 病人配合治疗方案。

2. 病人对此病有正确认识，恐惧感消失，心情舒畅。

3. 病人能陈述随访的重要性和具体方法，积极参与随访。

七、护理措施

1. 心理护理

详细评估病人对疾病的心理承受能力，确定主要的心理问题。评估病人接受治疗方案的心理准备。通过护理活动与病人建立良好的护患关系，鼓励病人表达不能得到良好妊娠结局的悲伤。给病人讲解葡萄胎疾病的相关知识和清宫手术的过程，纠正错误认识，解除顾虑和恐惧，增强其信心并取得配合。

2. 严密观察病情

观察腹痛及阴道流血情况，检查阴道排出物内有无水泡状组织并保留消毒纸垫，以评估出血量及流出物的性质。流血过多时，密切观察血压、脉搏、呼吸等生命体征。

3. 做好治疗配合

刮宫前配血备用，建立静脉通路，并准备好催产素和抢救药品及物品，以防治大出血造成的休克。术后将刮出物送病理检查，并注意挑选较小的及靠近宫壁的葡萄状组织送检，以提高阳性检出率。葡萄胎清宫不易一次吸刮干净，一般于 1 周后再次刮宫。对合并妊娠期高血压疾病者做好相应的治疗配合及护理。

4. 健康及随访指导

告知病人进高蛋白、高维生素、易消化饮食，适当活动，睡眠充足；正确留置尿标本（清晨第一次尿）；保持外阴清洁，以防感染；每次刮宫手术后禁止性生活 1 个月。葡萄胎的恶变率约 10%～25%，为此需重视刮宫术后的定期随访，一般为第一次葡萄胎刮宫术后 3 个月内每周随访一次血、尿 HCG。3 个月内如一直阴性，改为每半月检查一次，共 3 个月；如连续阴性，改为每月检查一次持续半年，第二年起每半年一次，共随访 2 年。在随访血、尿 HCG 的同时应注意有无阴道异常流血、咳嗽、咯血及其他转移灶症状，定时做妇科检查、盆腔 B 超及 X 线胸片检查。在 2 年随访期间，宜选阴茎套避孕。

八、结果评价

1. 病人在住院期间能以积极态度配合诊疗全过程。

2. 病人表达生理和心理舒适感增加。

3. 出院时病人能正确陈述随访的意义及具体过程。

第二节　绒毛膜癌

绒毛膜癌（choriocarcinoma）是滋养细胞疾病中恶性程度最高的一种，早期即可通过血行转移至全身，破坏组织或器官。

一、病因及发病机制

绒毛膜癌确切的病因尚不清楚。病人多为育龄妇女，其中 50%继发于葡萄胎，少数发生于足月产、流产及异位妊娠后。绒毛膜癌也可发生于绝经后的妇女，这是因为滋养细胞具有可隐匿多年的特性。癌肿在宫壁形成单个或多个肿瘤，呈深红、紫或棕褐色。它可突入宫腔或穿破宫壁而至阔韧带或腹腔。因没有间质，癌肿质脆，极易出血，宫旁静脉中往往发现癌栓。卵巢也可形成黄素囊肿。

镜下表现为滋养细胞呈极度不规则增生，分化不良并侵入肌层及血管，周围大片出血、坏死，绒毛结构消失。

三、临床表现

1. 阴道流血

为最主要症状。表现为产后、流产后，尤其在葡萄胎刮宫手术后有不规则阴道流血，量多少不定；也可以由于子宫病灶侵蚀血管或阴道转移结节破溃引起。如果原发灶消失而仅有转移灶，可以无阴道流血。由于 HCG 的作用，可能引起闭经。

2. 盆腔包块及内出血

因子宫增大或阔韧带内血肿或黄素囊肿形成，病人往往有下腹包块；也可因原发灶消失而子宫不增大，黄素囊肿也不如葡萄胎时明显。

3. 腹痛

因癌组织侵蚀子宫壁或子宫腔积血所致；也可因癌组织穿破子宫或转移灶破裂致急性腹痛。

4. 转移灶表现

基本与侵蚀性葡萄胎相同，但症状更严重，破坏性更强。肺部最多发（80%），阴道次之（30%），脑转移（10%）常继发于肺转移之后，是死亡的主要原因。

四、处理原则

以化疗为主，手术为辅。需手术治疗者一般主张先化疗，待病情基本控制后再手术。

五、护理评估

（一）病史

采集阴道不规则流血的病史，如是葡萄胎病人，注意采集葡萄胎的刮宫病史，血、尿HcG测定的结果资料，询问转移灶相应的症状，详细了解接受化疗的经过，包括化疗的时间、药物、剂量、疗效及用药后机体的反应情况。

（二）诊断检查

1. 葡萄胎刮出物的组织学检查

仅见大量的滋养细胞和坏死出血灶，没有绒毛结构。

2. 血、尿HCG测定

在葡萄胎清宫、人工流产、自然流产、异位妊娠清除或足月妊娠分娩后，血、尿HcG值在规定时间内未能降达正常水平而持续在高值并有上升。

3. 其他

出现肺部、脑部转移症状时，应做相应的检查。

六、可能的护理诊断

营养失调：低于机体需要量：与癌症消耗、手术创伤或化疗副反应有关

活动无耐力：与体质素弱，正气不足，失血耗气有关

有围手术期受伤的危险：与接受手术有关

七、预期目标

1. 病人身体营养状况得到改善。

2. 病人体力恢复，生活自理能力增强。

3. 病人没有手术期受伤征象。

八、护理措施

1. 提供信息，增强信心

护理人员为服务对象提供正确的疾病治疗知识及相关信息，赢得病人的信任；运用沟通技巧，让病人表达其悲哀，给予同情。为病人提供交流和活动机会，参加一些娱乐活动，增强其信心，认识自身价值。帮助病人分析可利用的支持系统，纠正消极的应对方式。

2. 病情观察

严密观察并记录腹痛及阴道流血情况，出血多时注意生命体征变化情况，阴道大量出血或剧烈腹痛常提示伴有内出血，可能为癌肿穿破子宫，应立即通知医生，并做好手术准备。

3. 缓解不适

对疼痛、化疗副反应等，积极采取措施，减轻症状，尽可能满足病人的合理要求。

4. 做好治疗配合

对于接受化疗、手术者以及出现转移灶症状者，讲解治疗方案，取得病人主动配合，并提供相应护理，缓解症状，满足个体的需要。

5. 健康教育

励进食，提供病人喜欢的食谱，经常变换口味。有转移灶症状出现时，应卧床休息，待病情缓解后再适当活动。节制性生活并落实避孕措施，有阴道转移者严禁性生活。出院

后随访内容及避孕方法同侵蚀性葡萄胎病人。

九、结果评价

1.病人心态良好，主动参与治疗与护理活动。

2.病人没有因护理不当引起并发症。

3.手术经过顺利，病人不存在手术期受伤的情况。

第三章　外阴、阴道手术的护理

第一节　外阴、阴道手术病人的一般护理

外阴手术包括会阴部手术及部分尿道手术，主要有外阴根治切除术、前庭大腺切除术、处女膜切开术等；阴道手术则包括阴道局部手术及途经阴道的手术，如阴道成形术、阴道前后壁修补术、后穹隆切开术、阴式子宫切除术等。外阴、阴道手术与腹部手术不同之处在于手术区域血管、神经丰富，组织松软，前方有尿道、后面近肛门的组织学及解剖学特点，导致病人易出现疼痛、出血、感染等相关的护理问题；由于手术暴露部位涉及身体特别隐私处，在心理上病人常具有自我形象紊乱、自尊低下等护理问题。

一、手术前准备

1. 心理支持

在了解妇产科腹部手术病人心理特点的基础上，理解外阴、阴道手术病人的心理特点，如外阴切除手术病人，担心损伤其身体的完整性、手术的切口瘢痕可能导致将来性生活的不协调以及由于隐私部位的裸露导致羞怯等。护士应以亲切和蔼的语言与病人进行交流，理解病人，在取得病人信任的基础上，让病人表达自己的感受；针对病人的心理特征，与病人一起讨论缓解心理应激的方法，鼓励病人选择积极的应对措施；进行术前准备、检查、手术时注意使用屏风，避免多余人员，尽量减少暴露部位。同时，应做好家属的工作，特别是病人的丈夫，帮助其理解病人，配合治疗及护理过程。

2. 提供相关信息

(1) 根据病人的具体情况，向其介绍相关手术的名称、术前准备的目的、方法及主动配合的技巧等；讲解疾病的相关知识、术后保持外阴阴道清洁的重要性及方法、拆线时间等。

(2) 外阴、阴道手术病人通常卧床时间较腹部手术病人长，床上使用便器的机会多。为此，应让病人术前练习，习惯床上解便。

(3) 向病人讲解外阴、阴道手术过程常用的体位及术后维持相应体位的重要性，以便病人在护理人员指导下保持必要的体位，促进伤口的愈合。同时，教会病人床上肢体锻炼的方法，以预防术后并发症。

3. 皮肤准备

常在术前 1 天进行，其范围向上至耻骨联合上 10cm，向下包括外阴部、肛门周围、大腿内侧上 1/3。

4. 肠道准备

按腹部肠道手术准备。术前 3 天进无渣半流质饮食，并按医嘱给肠道抗生素。术前 1 天进流质饮食，并行清洁灌肠，直至排出的灌肠液中无大便残渣为止。常以口服番泻叶水或蓖麻油、甘露醇等替代多次灌肠。

5. 阴道准备

术前 5 天用 1:5000 高锰酸钾溶液坐浴；术前 3 天开始行阴道冲洗，每日 2 次，常用 1:5000 的高锰酸钾、0.2‰的碘伏或 1:1000 苯扎溴铵溶液等。术日晨用消毒液局部消毒，应特别注意擦净小阴唇之间黏膜褶皱和阴道前、后、侧穹隆，必要时涂甲紫以做手术标记。

6.特殊用物准备

根据不同的手术做好各种用物的准备。外阴、阴道手术多采取膀胱截石位，为避免腘窝处的血管、神经受压导致血液循环障碍，手术室应准备软垫；有的手术采取膝胸卧位，应为这些病人准备支托等；根据手术需要准备阴道模型、丁字带、绷带等。

二、手术后护理

术后护理措施与腹部手术病人相似，以预防感染和减少疼痛为目标，应特别注意：

1.体位

根据不同手术需要采取相应的体位。处女膜闭锁及有子宫的先天性无阴道病人，术后应采取半卧位，有利于引流；而因外阴癌行外阴根治术后的病人则应采取平卧位，双腿外展屈膝，膝下垫软枕头，以减少腹股沟及外阴部的张力，有利于伤口的愈合；行阴道前后壁修补或盆底修补术后的病人应以平卧位为宜，禁止半卧位，术后 5～7 天方可起床活动，以防伤口裂开或出血。

2.切口的观察

外阴阴道肌肉组织少、张力大，切口不易愈合，而有些外阴部手术需加压包扎或阴道内留置纱条压迫止血，外阴包扎或阴道内纱条一般在术后 12～24 小时内取出。在观察伤口有无渗血、红肿热痛等炎性反应的同时，应注意观察局部皮肤的颜色、温度、湿度，有无皮肤或皮下组织坏死等，并注意阴道分泌物的性状。保持外阴清洁，每天行外阴擦洗 2 次。术后 3 天可行外阴烤灯，使伤口保持干燥并促进愈合。

3.保持大小便通畅

外阴、阴道手术一般留置尿管 5～7 天，特别注意保持尿管的通畅，并做好保留尿管病人的护理；拔除尿管以后，应注意观察病人自解小便情况。为防止大便对伤口的污染及解便时对伤口的牵拉，一般控制于手术 5 天后大便。通常于术后第 3 天开始服用液状石蜡 30ml，每晚 1 次，以使大便通畅。

4.避免增加腹压的动作

向病人讲解腹部压力增加对伤口的影响，告诉病人避免增加腹压的动作，如蹲、用力大便等，以免增加伤口局部的张力，影响愈合。

5.积极止痛

外阴神经末梢丰富，对疼痛尤为敏感，在正确评估病人疼痛的基础上，给予止痛，针对病人的个体差异，采取不同的方法，如更换体位减轻伤口的张力、应用自控镇痛泵、按医嘱及时给予止痛剂等。同时，应注意观察用药后的止痛效果。

6.出院指导

外阴部手术后病人伤口局部愈合较腹部手术慢，外阴部伤口常需间断拆线，回家以后应保持外阴部的清洁；病人一般休息 3 个月，注意逐渐增加活动量，避免重体力劳动；出院 1 个月后应及时到门诊检查术后恢复情况，并于术后 3 个月再次到门诊复查，经医生检查确定伤口完全愈合后方可恢复性生活；休息过程中，如有伤口异常应及时就诊。

第二节 外阴、阴道创伤

多为分娩导致外阴、阴道部位软组织受伤出血，非分娩因素的外伤也不少见。

一、病因及发病机制

分娩是导致外阴、阴道创伤的主要原因。此外，如不慎跌倒或碰撞，外阴骤然触于有棱角的硬物上，创伤可伤及阴道，或穿过阴道损伤尿道、膀胱或直肠；幼女受到强暴可致软组织受伤；初次性交时可使处女膜破裂，一般裂口较小，出血较少，偶见裂口延至小阴唇、阴道或伤及穹隆，引起大量阴道流血，甚至导致休克。

二、临床表现

与创伤的部位、深浅、范围和就诊时间的不同有关。

1. 疼痛

为主要症状，症状可轻可重，病人由于疼痛而坐卧不安，行走困难，随着局部肿块的逐渐增大，疼痛逐渐加重，甚至出现疼痛性休克。

2. 局部肿胀

为水肿或血肿，是常见的表现。由于外阴部血管丰富，皮肤及黏膜下组织疏松，局部受伤后可导致组织液渗出，血管破裂，血液、组织液在疏松结缔组织中迅速蔓延，形成外阴或阴道血肿，外阴部可见蓝紫色块状物突起。如未及时处理可向上扩展，形成阴道盆腔血肿。

3. 外出血

外阴皮肤、皮下组织或阴道可见明显裂口，局部组织裂伤，血管破裂，鲜血自受伤部位流出。

4. 其他

由于外伤出血，可有头晕、乏力、出汗等失血性休克的全身症状；合并感染时可有发热和局部红、肿、热、痛等。

三、处理原则

止痛、止血、抗休克和抗感染。

四、护理评估

(一)病史

了解导致创伤的原因，以判断是因外伤或遭强暴所致，还是分娩创伤未及时缝合所致。

(二)诊断检查

1. 妇科检查

可见外阴肿胀、伤口及出血，外阴部或阴道内可见蓝紫色隆起的血肿，压痛明显。如伤及膀胱、尿道者，可见尿液自阴道流出。

2. 实验室检查

出血多者红细胞计数及血红蛋白值下降；伤口有感染者，可见白细胞数目增高。

五、预期目标

1. 住院期间，病人自诉疼痛逐渐减轻。

2. 手术前，病人自述恐惧程度减轻。

六、护理措施

1. 心理护理

由于突然的创伤，导致病人恐惧、家属担忧，护士对病人的反应表示理解，使用亲切温和的语言安慰病人，鼓励病人面对现实，积极配合治疗，争取获得良好的结果。

2. 保守治疗病人的护理

若表皮无损伤，对小于 5cm 的血肿给予冷敷止血；也可用加压包扎止血方法，防止血肿扩散。应密切观察病人血肿的大小，血压、脉搏、呼吸等生命体征及尿量变化，并准确记录，预防和纠正休克。嘱咐病人采取平卧位，避免血肿受压；保持外阴部的清洁、干燥，每天外阴冲洗 3 次，大便后及时清洁外阴；24 小时内冷敷，24 小时后可以热敷或行外阴部烤灯，促进水肿或血肿的吸收。遵医嘱进行止血，并及时输液、输血。

3. 术前护理

有活动性出血者应配合医生迅速缝合止血。提供术前常规护理，同时开放静脉，遵医嘱输液、输血；术前备皮时注意保护血肿部位皮肤，谨防破损；告知病人手术的必要性，取得配合。

4. 术后护理

外阴、阴道创伤手术后阴道常填塞纱条或行外阴加压包扎，病人疼痛程度增加，应积极止痛；阴道纱条取出或外阴包扎松解后应密切观察阴道及外阴伤口有无出血，病人有无进行性疼痛加剧或阴道、肛门坠胀等症状。

七、结果评价

1. 手术 24 小时后，病人诉说疼痛明显减轻。
2. 病人在治疗 24 小时内，生命体征稳定。
3. 住院期间病人心情平静，积极配合治疗护理。

第三节 尿瘘

尿瘘(urinary fistula)是指人体泌尿系统与其他系统之间形成的异常通道，病人常无法自主排尿，表现为尿液不断外流，多为泌尿生殖瘘。根据泌尿生殖瘘发生的部位，分为膀胱阴道瘘、尿道阴道瘘、膀胱尿道阴道瘘、膀胱宫颈阴道瘘及输尿管阴道瘘等。临床上以膀胱阴道瘘最为常见。

一、病因及发病机制

1. 产伤

产伤是引起尿瘘的主要原因，多为难产处理不当所致，在农村尤为常见。临床上分为坏死型和创伤型两类。坏死型尿瘘是由于骨盆狭窄或轻度头盆不称，产程过长，导致产道软组织受压过久，局部缺血坏死而形成；创伤型是由于剖宫产手术或产科助产手术直接损伤所致。

2. 妇科手术损伤

经腹或经阴道的手术，可因盆腔组织粘连，解剖层次不清，操作不细致而误伤输尿管或膀胱，或因输尿管末端游离过度，导致尿瘘。

3. 其他

晚期癌肿，阴道或膀胱结核，生殖器放射治疗，长期放置子宫托形成嵌顿、组织缺血坏死等也可导致尿瘘，但并不多见。

中医学认为，本病的发生主要是素体虚弱，肺气不足，产时努责伤气，气随血耗，肺气更虚，不能制约水道；或肾气不足，产难损伤气血，肾气更虚，不能制约膀胱，而使三焦决渎无权，膀胱失固；亦见于产程过长，滞产逼胁，胎儿久压膀胱，致被压部位气亏血少，失于濡润，继而成瘘；或因手术不慎，金刃损伤膀胱而成瘘，膀胱不约而致产后小便失禁。

二、临床表现

1. 漏尿

尿液自阴道不断流出而不能自主排尿。坏死型尿瘘一般在产后 3～7 日坏死组织脱落后开始漏尿，手术损伤者术后立即出现漏尿。漏尿的表现形式还因瘘孔部位、大小不同而异。如膀胱阴道瘘通常不能控制排尿，尿液均由阴道流出；尿道阴道瘘仅在膀胱胀满时溢尿；一侧性输尿管阴道瘘病人因健侧尿液仍可进入膀胱，在漏尿同时仍有自主排尿；若瘘孔小或瘘管弯曲，在膀胱充盈或体位改变时才有尿液漏出。

2. 感染

由于尿液长期刺激皮肤，外阴部、臀部及大腿内侧可见湿疹、皮炎甚至表浅溃疡，病人感到外阴不适、瘙痒、灼痛、行走不便等。因泌尿道与生殖道相通，可带来泌尿道逆行感染，病人可有尿频、尿急、尿痛等。

3. 闭经

有的病人出现长期闭经或月经稀少，可能与精神创伤有关。

三、治疗原则

以手术治疗为主。但对肿瘤、结核病人应先积极治疗原发疾病。分娩或手术后 1 周出现漏尿者，可留置尿管 4～6 周行保守治疗，以期瘘孔自然缩小或愈合。年老体弱不能耐受手术者，考虑采用尿收集器保守治疗。

四、护理评估

(一)病史

了解与发病相关的因素，如有无难产及盆腔手术史，有无肿瘤、结核、接受放射治疗等病史。

(二)诊断检查

1. 妇科检查

通过阴道检查观察是否有尿液自阴道流出，并注意观察瘘孔位置、大小和周围组织皮疹的程度。必要时用探针和金属导尿管探查尿道通畅情况。

2. 特殊检查

(1)亚甲蓝试验：可鉴别膀胱阴道瘘、膀胱宫颈瘘、输尿管阴道瘘，并可协助辨认位置不明的极小瘘孔。方法为将稀释好的 200ml 亚甲蓝溶液经尿道注入膀胱，如蓝色液体经阴道壁小孔溢出者为膀胱阴道瘘、自宫颈口溢出为膀胱宫颈瘘，如阴道内流出清亮液体者可初步诊断为输尿管阴道瘘。

(2)靛胭脂试验：如亚甲蓝试验流出的为清亮液体，可将靛胭脂 5ml 注入静脉，约 5～7 分钟后如看见蓝色尿液流入阴道，可确诊输尿管阴道瘘。

（3）其他：膀胱镜检查可看见膀胱的瘘孔及辨别一侧输尿管瘘；肾显像、排泄性尿路造影等也可帮助尿瘘的诊断。

五、预期目标

1. 住院期间，病人皮肤完整性得到恢复。

2. 病人自尊增强。

六、护理措施

1. 心理护理

护士不能因异常的气味而疏远病人，应常与病人接触，了解病人的疾苦；护士与病人及其家属一起讨论解除病人自卑心理的方法；告诉病人和家属通过手术能使该病痊愈，指导家属关心、理解病人的感受，让病人和其家属对治疗充满信心。

2. 适当体位

对有些妇产科手术后所致小瘘孔的尿瘘病人应留置尿管，并保持正确的体位，使小瘘孔自行愈合。一般采取使瘘孔高于尿液面的卧位。

3. 强调饮水的重要性

由于漏尿，病人往往自己限制饮水量，甚至不饮水，造成酸性尿液，对皮肤的刺激更大。应嘱咐病人不限制液体的饮入，一般每日饮水不少于 3000ml，必要时按医嘱静脉输液，以保证液体入量，达到膀胱自身冲洗的目的，减少酸性尿液对皮肤的刺激。

4. 做好术前准备

除按一般外阴阴道手术病人的准备以外，术前 3～5 天用 1:5000 高锰酸钾溶液或 0.2‰ 的碘伏溶液坐浴，每日 3 次；外阴部有湿疹者，可在坐浴后行红外线照射，然后涂氧化锌软膏，保持局部干燥；按医嘱使用抗生素，积极控制感染；对老年妇女或闭经病人按医嘱术前 1 周给予含雌激素的药物，如倍美力或阴道局部使用含雌激素的软膏等，促使术后阴道上皮生长，有利于手术后伤口的愈合；术中、术后发现尿瘘者及时修补，否则待 3～6 个月后再手术治疗；结核或肿瘤放疗所致的尿瘘应在病情稳定 1 年后择期手术。

5. 术后护理

术后护理是尿瘘修补术成功的关键，除一般护理外，应根据病人瘘孔的位置决定体位。膀胱阴道瘘如瘘孔在膀胱后底部者，应取俯卧位；漏孔在侧面者应健侧卧位，使漏孔居于高位，以减少尿液对修补伤口处的浸泡。保留尿管者，除按保留尿管病人的一般护理外，应注意避免尿管脱落，保持尿管的通畅，以免膀胱过度充盈影响伤口的愈合。尿管一般留置 10～14 日后拔除，拔管后协助病人每 1～2 小时排尿一次，然后逐步延长排尿时间。术后积极预防咳嗽、便秘等增加腹压的情况。

6. 出院指导

按医嘱继续服用抗生素或雌激素药物；术后 3 个月内禁止性生活及重体力劳动；对尿瘘修补术后怀孕者应加强孕期检查；如手术失败，应教会病人保持外阴清洁的方法，尽量避免外阴皮肤的刺激，同时告之下次手术的时间，让病人有信心再次手术。

七、结果评价

1. 出院时，病人外阴、臀部的皮疹消失。

2. 病人自我肯定，做出积极自我评价。

第四章　分娩期异常的护理

第一节　产力异常

产力包括子宫收缩力、腹肌和膈肌收缩力，其中以子宫收缩力为主，子宫收缩力贯穿分娩的全过程。在分娩过程中，子宫收缩的节律性，对称性及极性不正常，或强度、频率有异常改变，称子宫收缩力异常，简称产力异常。

一、子宫收缩乏力

子宫收缩乏力分为协调性子宫收缩乏力(低张性子宫收缩乏力)和不协调性子宫收缩乏力(高张性子宫收缩乏力)，以前者为最常见。

子宫收缩乏力致产程延长可导致产妇衰竭、感染、产后出血、生殖道瘘的发生率升高；可使胎儿宫内窘迫甚至胎死宫内。

(一)病情评估

1.病史

评估产前检查的一般资料，既往病史，重点是评估临产后产妇的进食，休息及精神状态，评估是否有高度的紧张及恐惧感，观察子宫收缩的节律性，对称性和极性是否正常。询问使用镇静药和止痛药情况，了解家人和亲友对分娩和对新生儿的期望值。

2.身心状况

(1)协调性宫缩乏力者，产程刚开始时，产妇无特殊不适，当产程延长或进展缓慢时会出现焦虑状态，进食少，休息差。对阴道分娩失去信心，通常要求剖宫产。

(2)不协调宫缩乏力者，于临产开始就因持续性腹痛，烦躁不安，精神高度紧张，显得疲乏无力，拒绝医护人员触摸宫缩，胎心音出现异常变化，子宫收缩硬且放松不好，产程停滞。产妇及家属显得格外焦虑，请示医护人员尽快帮助手术分娩以迅速结束分娩。

3.产程观察　临产后，仔细用传统的手法触摸子宫并用胎儿电子监护仪监测宫缩的节律性。强度及频率的改变情况，区别是否为协调性宫缩乏力。根据产程图，判定产程进展情况，经肛查或阴道检查进一步证实宫口扩张缓慢，胎头下降阻滞，胎心音可发现节律不齐或出现异常波形。

4.辅助检查

(1)胎儿电子监护：这种监护一方面可以了解在子宫收缩时胎心的变化，另一方面可以通过压力探头了解子宫收缩的强度，从而对宫缩的强度有一个量化的判断。

1)低张性宫缩乏力：宫缩描记图显示子宫收缩持续时间短.间歇时间长且不规律，说明宫腔内压力低。

2)高张性宫缩乏力：子宫收缩频率高、持续时间长，局部宫缩压力比较大。

(2)产程曲线异常：在宫缩乏力时，宫口扩张和胎头下降缓慢或阻滞。如果子宫收缩过强，可能会出现急产的现象。

(3)实验室检查：出现电解质紊乱及尿酮体阳性。

（二）护理诊断

1.睡眠型态紊乱

与产程延长、宫缩时疼痛不适有关。

2.疼痛

与不协调性子宫收缩有关。

3.尿潴留

产程延长，产妇疲劳神经调节紊乱有关。

4.疲乏

与产程延长，休息、进食不良有关。

5.焦虑

与知识经验缺乏，产程进展异常，担心母婴健康有关。

（三）护理目标

1.待产妇能识别引起或加重疼痛的因素，并设法减轻疼痛。

2.待产妇脱水的症状及体征消失，水电解质达到平衡。

3.在护理人员的宣教下，待产妇能充分认识分娩是一个正常的生理过程，减轻其恐惧感，坦然面对分娩疼痛，积极参与分娩过程。

4.家属及待产妇积极配合医护人员的处理方案，有效地预防宫缩乏力及产后出血，确保顺利安全地分娩且母婴健康。

（四）护理措施

1.预防子宫收缩乏力的发生

（1）入院后，加强有关与分娩相关知识的宣教，提供家庭化待产室，允许亲人陪伴，从思想上消除紧张、陌生、恐惧等心理，医护人员提供热情、友善的服务，增强其对分娩的信心。

（2）加强产时监护，关心孕妇的营养、进食、休息、二便情况，鼓励产妇每隔 2 小时排尿 1 次，以免膀胱充盈影响正常宫缩及胎头下降，指导产妇使用腹部按摩法，深呼吸等技巧缓解宫缩痛，严密监测胎心，定时肛查，了解宫口扩张及胎头下降情况，认真绘制产程图，及时与产妇及家属交流沟通，取得理解与合作，及时发现问题及时上报医生。

2.配合治疗，积极处理

（1）协调性宫缩乏力，配合医生找出原因。明显头盆不称者，应作好剖宫产的准备。若可从阴道分娩者应积极改善全身状况，遵医嘱给予镇静剂，进食少者，可给予葡萄糖、维生素 C，伴有酸中毒时，应补充 5%碳酸氢钠。经上述处理后，2～4 小时子宫收缩力应转强。若效果不明显，可用加强宫缩的措施。

1）人工破膜：对于初产妇，宫口开大≥3 cm，无头盆不称者。

2）静脉推注地西泮，因地西泮能使宫颈平滑肌松弛并软化宫颈，促进宫颈扩张。

3）缩宫素静脉滴注加强宫缩，派专人守护，随时调节浓度及滴数。

经上述处理后，一般宫缩转为正常进入第二产程，此时，应做好阴道助产和抢救新生儿的准备。第三产程，应与医生共同配合，预防严后出血及感染。

（2）不协调性宫缩乏力，遵医嘱给予镇静剂哌替啶或吗啡，使产妇充分休息，护理人员多关心体贴产妇，向她们多做解释，说明疼痛的原因，指导产妇做深呼吸等，减轻疼痛，多数产妇经治疗处理后恢复为协调宫缩。若宫缩仍不协调，伴有头盆不称，胎儿宫内窘迫者，及时通知医生做好剖宫产准备。

(3)提供心理支持，减少焦虑产妇的心理状态是直接影响子宫收缩的重要因素，不良的心理状态可提高其对疼痛的敏感性，从而影响其对疼痛的耐受力。医护人员必须重视评估孕妇的心理状态，给予支持和帮助。有条件的医院，可提供导乐服务，可将有经验的老教授或助产士介绍给其认识，建立良好的人际关系，使其对医护人员充满信任感，缩短陌生感及距离感，产生一种安全感和信赖感，鼓励产妇及家属表达出他们的担心及不适感。护理人员随时给予解答，不断地将分娩进展情况等告诉产妇及家属，使产妇心中有数，提高对分娩的自信心，积极配合，顺利完成分娩过程。

(五)康复与保健指导

1.介绍分娩的生理过程，解答孕妇对分娩的疑虑，教会孕妇分娩的配合。

2.加强产前检查，及时发现并纠正胎位异常。

二、子宫收缩过强

子宫收缩过强也分为协调性子宫收缩过强和不协调性子宫收缩过强，后者再分为强直性宫缩和子宫痉挛性狭窄环。前者也称为急产，即总产程<3小时。

子宫收缩过强可致胎儿宫内窘迫、胎死宫内、新生儿窒息、死亡。可致产妇发生产道裂伤、产后出血、感染、子宫破裂、失血性休克。

(一)病情评估

1.病史

了解产妇入院记录，重点评估临产的时间，宫缩的频率、强度和精神状态，产程中有无使用缩宫素及阴道内操作史。

2.临床特点

(1)协调性子宫收缩过强，指子宫收缩的节律性、对称性和极性均正常，仅子宫收缩过强、过频。若产道无阻力，胎位正常，宫颈口迅速开全，短时间内结束分娩，总产程<3小时。产妇往往有痛苦面容，大声叫喊。由于宫缩过强而易造成胎儿缺氧，胎死宫内等情况。

(2)不协调性子宫收缩过强，有两种表现：①强直性子宫收缩：即出现强直性痉挛性收缩，产妇烦躁不安，持续性腹痛，拒按。胎心音听不清，胎方位触不清，有时可在脐下或平脐处出现病理性缩复环，导尿时可发现血尿，这是子宫先兆破裂的征象。②子宫痉挛性狭窄环：产妇可表现为持续性腹痛，烦躁，宫颈扩张延缓，胎先露下降阻滞，胎心不规律，此环在子宫上、下交界处，阴道检查可触及狭窄环。胎体的某一狭窄部如胎颈、胎腰处常见，此环特点是不随宫缩上升。

3.辅助检查

(1)胎儿电子监护：这种监护一方面可以了解在子宫收缩时胎心的变化，另一方面可以通过压力探头了解子宫收缩的强度，从而对宫缩的强度有一个量化的判断。子宫收缩过强时，整个子宫收缩强度高，持续时间长，间歇期比较短，根据描记的曲线还可以判断是否有不协调的宫缩出现。

(2)产程曲线异常：在宫缩乏力时，宫口扩张和胎头下降缓慢或阻滞。如果子宫收缩过强，可能会出现急产的现象。

（二）护理诊断

1.疼痛

与宫缩过强或持续宫缩有关。

2.恐惧

与宫缩过强持续宫缩疼痛难忍，产程延长有关。

3.有感染的危险

与不消毒接生、产道裂伤或手术等有关。

4.有胎儿受伤的危险

与宫缩过强或强直性宫缩胎儿缺氧及急产胎儿外伤等有关。

5.潜在并发症

胎儿宫内窘迫，产后出血。

（三）护理目标

（1）产妇能根据所掌握的知识和技巧以减轻疼痛。

（2）产妇了解诱发子宫收缩过强的因素及对母婴的危害，并能配合处理。

（3）产妇能描述自己的焦虑，并能主动放松其过度紧张的心理。

（四）护理措施

1.急产者，给予吸氧、镇静剂减弱宫缩，作好预防产后出血和抢救新生儿准备。

2.强直性子宫收缩者，应吸氧、减弱宫缩，若为梗阻性原因则迅速手术准备。

3.子宫痉挛性狭窄环者，应停止一切操作、停用缩宫素、若有胎儿窘迫应作好手术准备，否则可给予镇静剂缓解狭窄环。

4.子宫收缩过强者应严密监护胎儿。

（五）康复与保健指导

1.介绍分娩的生理过程，解答孕妇对分娩的疑虑，教会孕妇分娩的配合。

2.加强产前检查，及时发现并纠正胎位异常。

第二节　产道异常

产道异常包括骨产道异常和软产道异常，临床上以骨产道异常多见。骨盆径线过短或形态异常为骨产道异常（骨盆狭窄）。

骨盆狭窄分为入口平面狭窄（单纯性扁平骨盆、佝偻病性扁平骨盆）、中骨盆及骨盆出口平面狭窄（漏斗骨盆、横径狭窄骨盆）、骨盆三个平面狭窄和畸形骨盆（骨软化症骨盆、偏斜骨盆）。

狭窄骨盆易发生胎位异常、宫缩乏力、产程延长或滞产、持续性枕横（后）位、生殖道瘘、胎膜早破、感染、子宫破裂，危及产妇生命。

亦可致胎儿宫内窘迫、颅内出血、产伤及感染。

一、病情评估

1.病史

认真做好骨盆外测量，重视询问既往生育史或有无佝偻病史、脊柱和髋关节结核及外伤史。了解有无胎位异常、胎膜早破。

2.身体评估

重点注意孕妇身高、体重、步态。注意骨盆外测量的径线值。

3.心理社会评估

当得知产道异常或临产后抬头未入盆时，产妇及家属担心难产会对母儿安危有影响。常出现焦虑、紧张情绪。

4.临床特点

(1)骨盆异常及临床特点：①骨盆入口平面狭窄，临产后衔接受阻不能入盆。即跨耻征阳性，表现为继发性宫缩乏力，潜伏期和活跃早期延长，跨耻征阳性者强行阴道分娩可致子宫破裂。②中骨盆及骨盆出口平面狭窄，常见于漏斗骨盆，胎头进入骨盆，入口平面下降至中骨盆平面后，胎头俯曲和内旋转受阻，呈现持续性枕后位、枕横位，产程进入活跃晚期及第二产程后进展延缓，甚至停滞。

(2)软产道异常及临床特点：①阴道异常，常见阴道纵隔、横膈。于分娩时容易发生阴道裂伤、血肿等。②宫颈异常，宫颈外口粘连、水肿、坚韧、瘢痕等可造成宫颈性难产，影响胎头下降，宫口扩张，产程延长甚至衰竭。

5.辅助检查　产程图动态监测，常见潜伏期及活跃期早期产程延长，胎头下降延缓与停滞，第二产程延长。

二、护理诊断

1.知识缺乏

与缺乏头盆不称及其相关并发症的知识有关。

2.疼痛

与宫缩过强、产道梗阻、产程延长有关。

3.有感染的危险

与胎膜早破、产程延长、机体抵抗力下降有关。

4.焦虑

担心母婴安全。

5.潜在并发症

子宫破裂。

6.有胎儿受伤的危险

与产道异常致胎膜早破、脐带脱垂、产程长、手术等有关。

三、护理目标

1.产妇能平安渡过分娩，无并发症。

2.产妇能陈述产道异常而致头盆不称给母儿造成的影响。

3.产妇能列举感染的征象，出现异常，主动报告。

四、护理措施

1.协助医生执行医嘱

(1)明显头盆不称者，临产后做好剖宫产准备。

(2)轻度头盆不称。足月活胎，估计胎儿体重＜3 000 g，尊重产妇及家属意愿，在严密监护下试产。

1)派专人守护，向产妇及家属讲解阴道分娩的可能性及优点，增强其信心，取得良好的合作。

2)保证良好的产力，鼓励产妇进食、喝水、休息，少做肛查，试产过程中一般不用镇静剂，必要时补充水、电解质、维生素等。

3)密切观察胎儿情况及产程进展，经过规律而有效的宫缩，即 3～5 分钟一次宫缩每次持续 40～60 秒，观察 6～8 小时，若宫口逐渐扩张，胎头下降入盆，则有阴道分娩的可能。若胎膜已破，试产一般在 2～4 小时，若经过强有力的宫缩，宫口不开或宫颈口已扩张但胎头下降受阻视为试产失败，改行剖宫产术。

4)注意有无子宫破裂的先兆，一经发现，立即停止试产，及时报告医生及早处理，避免子宫破裂的发生。

(3)中骨盆狭窄者，主要是影响胎头俯屈和内旋转，易发生持续性枕横位、枕后位，对产程早期估计胎儿体重过大者，尽早行剖宫产，结束分娩，产程晚期，根据胎方位及先露位置的高低决定分娩方式。

(4)出口狭窄者，一经诊断临产后即行剖宫产。

2. 提供心理支持

随时向产妇讲解目前的状况和产程进展情况，使他们建立对医护人员的信任感，缓解恐惧心理，增加分娩信心。

3. 预防产后出血及感染

胎儿娩出后，及时注射宫缩剂，遵医嘱使用抗生素，保持外阴清洁。

4. 新生儿护理

由于胎头在产道中压迫时间过长或经手术助产的新生儿应按产伤处理，严密观察有无颅内出血或其他损伤的征象。

五、康复与保健指导

1. 要求孕妇在 20 周起按规定进行系列产前检查。

2. 绝对性骨盆狭窄、畸形骨盆、臀位、横位、预产期前 2 周胎头未入盆的初产妇，适当提早住院待产。

3. 嘱若早期破膜立即急诊。

第三节　子宫破裂

子宫体或下段于妊娠期或分娩期发生裂伤，称为子宫破裂。根据破裂的程度可分为完全破裂及不完全破裂。完全破裂指子宫壁全层裂开，宫腔与腹腔相通；不完全破裂则为子宫浆膜层或子宫下段部位膀胱腹膜反褶尚完整，肌层虽已全部或部分裂开，但宫腔与腹腔不通。

一、病情评估

1. 病史

①致病因素：了解是否存在引起子宫破裂的相关因素。

②症状评估：观察产妇是否宫缩频密而烦躁、下腹痛，或是感到腹部撕裂痛后，疼痛稍缓和，继之又全腹持续性疼痛。

2. 身体评估

测量生命体征，观察有先兆子宫破裂征象，或子宫破裂表现。

3. 心理、社会评估　产妇烦躁不安，疼痛难忍，而出现焦虑、恐惧情绪；家属极为担心母儿健康。

4. 临床特点

(1)症状：①先兆子宫破裂，产妇自诉下腹疼痛难忍，烦躁不安、呼叫；②完全性子宫破裂，撕裂状剧烈腹痛后疼痛缓解，随即出现休克症状，全腹疼痛。

(2)体征：①先兆子宫破裂，脉搏呼吸加快；下腹膨隆，压痛明显，可见病理缩复环，血尿，胎心改变或听不清；②完全性子宫破裂，子宫收缩消失，脉搏快而弱，呼吸急促，血压下降，全腹压疼反跳疼，腹壁下清楚扪及胎体，子宫缩小位于胎儿侧方，胎心消失，阴道鲜血流出，拨露或下降的先露部消失，扩张的宫口回缩。

5. 辅助检查

(1)血常规检查：发生子宫破裂内出血时，血红蛋白、血细胞比容下降。

(2)胎心监护：先兆子宫破裂时，胎心率增快或心律不规则，继而减慢；子宫破裂时，胎心变慢消失，胎心逐渐消失。

(3)B超检查：完全破裂时，胎儿甚至胎盘游离于宫体外，腹腔内有大量液体(羊水和血)，子宫缩小。

二、护理诊断

1. 疼痛

与子宫强直性收缩或手术创伤子宫破裂有关。

2. 体液不足

与子宫破裂引起大出血，血容量不足有关。

3. 有感染的危险

与大出血抵抗力降低及子宫破裂宫腔与腹腔相通及手术等综合因素有关。

4. 有胎儿受伤的危险

与强直子宫，子宫破裂大出血，胎儿宫内缺氧、窘迫以致死亡有关。

5. 焦虑/恐惧

与子宫破裂大出血及对母婴的危险性有关。

三、护理目标

(1)孕妇维持体液平衡状态。

(2)预防感染等并发症的发生，产妇能说出感染的症状及列举预防措施。

(3)孕妇能陈述与子宫破裂有关的高危因素及预防措施，并能用语言表达焦虑、恐惧的情绪，而且能克服上述不良心理反应。

四、护理措施

1. 预防子宫破裂，产前或分娩时，仔细评估胎儿及骨盆关系，若有头盆不称情况，应做好剖腹产准备。

2. 凡存在子宫破裂高危因素的孕妇，应在预产期前2周住院待产，以便及时监测子宫收缩或采取必要措施。

3. 分娩时，严密监测宫缩，胎心率及子宫先兆破裂的征象。若在待产时出现异常宫缩，产妇下腹部压痛或腹部出现异常轮廓及病理缩复环等，及时报告医生并立即停止静脉滴注缩宫素等操作，同时测孕妇的血压、脉搏、呼吸。按医嘱给予镇静剂，抑制宫缩，吸氧处理，做好剖腹产的术前准备。备血，提供机会让家属陪伴产妇，并说明缓解剧疼的方法除了镇静外，目前需要急诊手术从根本上解除疼痛，力求挽救胎儿，并获得家属签字同意手术的协议书。

4. 若已发生子宫破裂，尽快协助医生紧急处理。

(1)迅速输液、输血，短时内补足血容量，做好术前准备。

(2)术中保暖，吸氧，术后应用大剂量抗生素以预防感染。

(3)根据医嘱补充电解质及碱性药物，纠正酸中毒。

(4)严密观察并记录生命体征，出入量，急查血红蛋白，评估失血量，指导治疗护理方案。

5. 为产妇及家属提供心理支持。

(1)向产妇及家属解释子宫破裂的治疗计划及对未来妊娠的影响。当产妇发生子宫破裂时，母婴生命受到威胁，家属会感到震惊，不能接受或怪罪别人，对他们的反应要谅解，并尽快告诉他们手术进行状况和母婴是否平安。

(2)若胎儿已死亡，而且产妇得知她不适合再孕时，会有愤怒、悲伤甚至罪恶感，应帮助产妇及家属度过悲伤阶段，允许其悲伤，甚至哭泣，倾听其内心感受，并表示理解和同情。

(3)如果家属及产妇要求看其死去的婴儿，护士应清洗干净婴儿身上的血污，以颜色鲜艳的包袱或毛巾包好，抱给产妇及家属，使他们较易接受现实。

(4)对孕产妇予以生活上的关心与照顾，促进身体舒适。多陪伴产妇谈心，对产妇及家属的悲伤表示理解和同情，同时劝说产妇尽快转变情绪，也有助于产妇情绪的稳定。

(5)指导并协助产妇退奶。

6. 制定一份适合于个体情况的休养计划，若身体允许，可安排产妇学习产后体操，听音乐，读书看报或练气功等。

7. 出院时除了产褥期休养计划外，还需告知产妇家属再怀孕的注意事项。如再怀孕，应定期去产科高危门诊检查；尤其注意腹部伤口有无压痛；遵医嘱于预产期前2周住院待产。根据上次分娩情况决定分娩途径。

五、康复与保健指导

1. 宣传落实计划生育与围生期保健的措施。督促有多次人流史、有剖宫产史、产道异常、胎位异常的孕妇提前住院待产。

2. 指导子宫破裂产妇产褥期应特别注意营养、休息，以利身体恢复。

第四节　胎儿窘迫

胎儿在宫内有缺氧征象危及胎儿健康和生命者，称为胎儿窘迫。胎儿窘迫主要发生在临床过程中，也可发生在妊娠后期。

根据胎儿窘迫发生速度可分为急性胎儿窘迫及慢性胎儿窘迫两类。

一、病情评估

1. 病史

了解孕产妇有无存在诱因：有无急慢性全身疾病，妊娠期有无前置胎盘、胎盘早剥等并发症，妊娠早期有无疾病史和有无病毒感染病史。询问孕产妇自我监护的胎动次数及胎心率。若已破膜者，询问破膜时间及羊水性状。

2. 临床特点

(1)症状：①慢性胎儿窘迫，孕妇有引起胎盘功能不全的全身疾病及妊娠并发症的症状；②急性胎儿窘迫，部分患者有宫缩过强、胎盘早剥等症状，两者都可有胎动异常。

(2)体征：①慢性胎儿窘迫，宫高腹围小于妊娠周数；②急性胎儿窘迫，胎心率＞160次/分，尤其是＞180次/分；胎心率＜120次/分，尤其是＜100次/分，羊水不同程度污染。

3. 辅助检查

(1)胎心率电子监护：胎心电子监护能连续监护胎心率，并了解胎心率与胎动、宫缩的关系，可及早发现胎儿窘迫。有内、外两种监护方法。内监护法适用于已破膜者，优点是对宫腔内压力的监测较为准确，缺点是导致宫内感染机会增多。外监护法不受破膜与否的影响，但对宫腔内压力的监测准确性相对较差。胎心电子监护出现下列波形之一，提示有胎儿宫内窘迫。

1)持续胎心率过速：胎心率＞160次/分，排除了孕妇心动过速及应用阿托品等药物因素后，提示胎儿轻度缺氧。若同时并发有周期性或非周期性胎心率减慢或基线变异消失，则提示胎儿宫内窘迫。

2)胎心率曲线变异消失或静止型：振幅＜5次/分，频率＜3次/分，表示胎儿缺氧。

3)频发出现的早期减速：胎心率＜100次/分，表示胎儿窘迫。

4)变异减速：一般认为是子宫收缩时脐带或胎头受压引起迷走神经反射所致。偶发的变异减速意义不大，若反复出现，提示脐带受压严重，胎儿缺氧。如改变孕妇体位后不好转，且合并有基线变异消失，提示胎儿预后不良。

5)晚期减速：频发的晚期减速提示子宫胎盘功能减退，胎儿有缺血、缺氧存在，应引起重视，但偶发的晚期减速意义不大。

6)持续的胎儿心率过缓：胎心率持续＜120次/分，常是胎儿窘迫的征象。

为了及时发现胎儿宫内缺氧，尚可在妊娠晚期进行以下试验：①无应激试验(NST)，每次至少应用胎心监护仪监护20分钟。一般认为20分钟内至少有3次以上胎动伴胎心率加速＞15次/分，持续时间＞15秒为正常，属有反应型；异常是指胎动数与胎心率加速数少于前述情况或胎动时无胎心率加速，属无反应型。经重复监测仍属无反应型，表示胎儿宫内缺氧；②缩宫素激惹试验(OCT)，又称宫缩应激试验(CST)，适用于NST无反应型。原理为用缩宫素诱导宫缩并用胎儿监护仪监护胎心率。若多次宫缩后重复出现晚期减速，BFHR变异减少，胎动后无FHR增快，为阳性，表示胎盘功能减退。宫缩后未见减速者为阴性，提示胎盘功能尚佳，1周内无胎儿死亡之虑。

(2)羊水胎粪污染：胎膜已破者，可直接观察羊水性状。未破膜而宫口开大1cm以上者，可用羊膜镜窥视羊水性状或行羊水穿刺观察羊水颜色。一般认为羊水清亮表明胎儿良好，羊水Ⅱ～Ⅲ度污染肯定与胎儿缺氧有关，羊水Ⅰ度污染除可为胎儿窘迫早期征象外，亦可能为胎儿成熟的一种表现。羊水Ⅲ度污染者提示胎儿缺氧严重，应尽快终止妊娠。

(3)胎儿头皮血血气分析：胎儿窘迫时胎儿缺氧引起胎儿代谢性酸中毒，胎儿血pH值降低，缺氧程度与pH值的高低呈负相关。胎儿头皮血血气分析适用于宫口开大1.5cm以上的产妇。正常胎儿头皮血 pH 值在 7.25~7.35 之间，若 pH 值在 7.20~7.24，提示胎儿轻度缺氧。pH 值<7.20，则胎儿有严重酸中毒存在，应尽快娩出胎儿。此法常与胎心监护仪联合使用。胎心率异常者，胎儿头皮血 pH 值异常率高。

(4)胎儿心电图检查：通过胎儿心电图观察，有助于胎儿窘迫的诊断。胎儿缺氧时，其心电图 ST 段抬高或压低，QRS 时限延长>0.10 秒。但缺氧不严重时或持续时间不长时，由于胎体的代偿作用，血液再分配，上述心电图改变可不明显。

(5)B 超监测：

1)胎盘老化：根据胎盘钙化的多少，B 型超声将胎盘成熟度分为 4 级：0 级：胎盘内光点分布均匀，绒毛板平滑，无钙化，为未成熟胎盘，常见于孕 29 周前；1 级：胎盘内出现散在强光点，绒毛板呈微波状起伏，钙化现象开始出现，并随孕周有所增多，胎盘逐渐成熟，常见于 29~36 孕周；2 级：胎盘内强光点聚集，因而出现线状强回声，绒毛板部分陷入胎盘，钙化更明显，为成熟胎盘，常见于孕 33~40 周；3 级：胎盘小叶清晰可见，胎盘中心为无回声区而周边回声很强，呈现环状钙化区，绒毛板不齐，此即老化胎盘，多数在孕 37 周后出现。B 超显影作为单一指标判断胎盘功能减低的可靠性差，应结合临床及其他指标综合判断。但若已孕足月，尤其是过期妊娠，B 超发现胎盘老化，应警惕有胎儿缺氧的可能，采取积极的处理措施。

2)羊水量：利用 B 超可观察羊水暗区的大小，若最大羊水池垂直深度小于 2 cm 且局限，或羊水指数≤7 cm，则为羊水过少，应视为羊水状况不良，予以处理。

3)脐带：有时可发现脐带隐性脱垂、缠绕、打结等引起胎儿窘迫的病因。

4)胎儿呼吸运动：妊娠晚期如发现胎儿的呼吸呈现喘息型，常提示胎儿宫内缺氧。

5)胎动：B 超可以观察到胎儿躯干及肢体的活动情况。若 30 分内无胎动而有胎心，排除了药物影响及胎儿睡眠因素，则胎儿有死亡危险，应尽快处理。

6)胎心：B 超下可直接观察到胎心的活动状态及心跳频率，并可对后者计数。

(6)尿雌三醇(E_3)测定：妊娠晚期多次测定 24 小时尿 E_2 值在 10 mg 以下或短期内骤减 30%~40%，表示胎盘功能减退，有慢性胎儿窘迫存在的可能。

二、护理诊断

1.潜在并发症

与胎盘灌注改变、气体障碍有关。

2.焦虑

与胎儿缺氧可能导致死亡或后遗症有关。

三、护理目标

1.胎心率在正常范围。

2.产妇及家属的焦虑减轻。

3.能陈述有关因宫内窘迫所致的担忧。

四、护理措施

1.产妇左侧卧位，间断吸氧严密观察胎心音变化。

2.抑制宫缩，立即停止静脉滴注缩宫素，若宫缩过强，可采用地西泮 10 mg 静脉缓推，或阿托品 0.5~1 mg 静脉推注，使子宫平滑肌松弛。

3.如宫口开全，先露低，可行阴道产钳助娩，使胎儿迅速娩出，减少胎儿宫内缺氧时间。

4.若短期内不能阴道娩出者，配合医生做好术前准备及抢救新生儿的准备工作，如吸痰管、复苏囊、气管插管、氧气等。

5.向产妇及家属提供解释和情绪支持。

6.向他们提供分娩中的相关信息，听听他们的疑虑和感受，给予适当的解释。

7.保持镇静，从容不迫地进行有关操作。

8.对于胎儿不幸死亡的父母，因他们面临感情的创伤，要做好心理护理，帮助产妇及家属渡过心理危机期。

五、康复与保健指导

1.让孕妇知晓孕期应积极治疗导致胎儿宫内窘迫的疾病。

2.加强产前检查，指导孕妇在孕 30 周后，每天定时监测胎动并记录，告知其 12 小时胎动数少于 20 次，立即就诊。

3.指导孕妇宜取左侧卧位。

第五章　妊娠合并症妇女的护理

第一节　心脏病

一、概述

妊娠合并心脏病是围生期严重的妊娠合并症,可分为两大类:原先存在的心脏疾病和妊娠期诱发的心脏病。前者以风湿性及先天性心脏病居多,以高血压性心脏病、二尖瓣脱垂少见。后者以妊高征心脏病、围生期心脏病多见。

二、围生期心血管系统的变化

1. 妊娠期

随着妊娠的进展,胎盘循环的建立,母体在血容量和血液动力学方面均发生一系列变化。自妊娠第6周开始,孕妇血容量开始增加,妊娠32～34周达到高峰,此后维持在较高水平,较妊娠前增加30%～45%,于产后2～6周恢复正常。血容量增加可引起心排出量增加和心率加快。心排出量受孕妇体位影响,5%的孕妇可因体位改变导致心排出量减少,出现"仰卧位低血压综合征"。分娩前1～2个月孕妇心率每分钟增加10次左右,以适应血容量增多。加之妊娠晚期增大的子宫引起膈肌上升,心脏向左上方移位,导致出入心脏的大血管扭曲,机械性地加重了心脏的负担,此期血流限制性损害的心脏病患者,如肥厚性心肌病、二尖瓣狭窄等可能会出现明显的症状甚至发生心力衰竭。

2. 分娩期

是心脏负担最重的时期,第一产程时每次宫缩心排血量约增加24%,且有250～500ml的血液被挤入体循环,使血容量增加。第二产程中腹肌、膈肌同时参与收缩,回心血量和外周阻力进一步增加,加之产妇屏气用力增加了肺循环的阻力,故第二产程是心脏负担最重的时期。第三产程胎儿、胎盘娩出后,子宫突然缩小,胎盘循环中止,腹内压力骤然下降,大量血液向内脏灌注,回心血量急剧下降,而宫缩时大量血液进入体循环,回心血量又迅速增加,造成血流动力学的急剧变化,患心脏病的孕妇此时极易发生心力衰竭。

3. 产褥期

产后72小时内仍是心脏负担较重的时期,除了宫缩导致部分血液进入体循环外,组织间液也开始回人体循环,心脏病患者此期仍应警惕心力衰竭的发生。

三、心脏病对妊娠的影响

心脏病不影响受孕,但不宜妊娠的心脏病患者一旦妊娠或妊娠后心功能恶化者,流产、早产、死胎、胎儿生长受限、胎儿宫内窘迫及新生儿窒息的发生率均明显增高,围生儿死亡率是正常妊娠的2～3倍。故心脏病患者孕前进行咨询非常必要。心脏病变较轻,心功能Ⅰ～Ⅱ级、既往无心力衰竭史、无其他并发症者可以妊娠。心脏病变较重,心功能Ⅲ～Ⅳ级、既往有心力衰竭史、有肺动脉高压、右向左分流型先天性心脏病、严重心律失常、急性心肌炎、心脏病并发细菌性心内膜炎、风湿热活动期等,孕产期极易发生心力衰竭,不宜妊娠。

四、诊断要点

1.临床表现

(1)早期心力衰竭的临床表现：①轻微活动后即有胸闷、心悸、气短。②休息时心率每分钟超过110次。③夜间常因胸闷而需坐起，或需到窗口呼吸新鲜空气。④肺底部出现少量持续性湿啰音，咳嗽后不消失。

(2)心力衰竭的临床表现

1)左心衰竭：以肺淤血及心排出量降低为主，出现呼吸困难、咳嗽，咳粉红色泡沫样痰、不能平卧、疲劳、心悸、少尿等，两肺可闻及细小湿啰音。

2)右心衰竭：以体循环淤血为主，出现恶心、呕吐、腹胀、下肢水肿、颈静脉怒张、呼吸困难等。

3)全心衰竭：右心衰竭继发于左心衰竭而形成全心衰竭。阵发性呼吸困难等肺淤血的症状有所减轻，而左心衰竭则以心排血量减少的相关症状和体征为主。

2.辅助检查

(1)心电图检查：心律失常。

(2)X线检查：心影明显扩大。

(3)超声心动图检查：心房、心室病变。

五、治疗

1.终止妊娠

(1)心脏病变较重，心功能Ⅲ级以上，曾有心力衰竭史者。

(2)风湿性心脏病伴有肺动脉高压、高度房室传导阻滞、慢性心房颤动，或近期内并发细菌性心内膜炎者，先天性心脏病有明显发绀或肺动脉高压者。

(3)合并其他较严重的疾病，如重度高血压、肺结核、重症肝炎等。

(4)妊娠3个月以上，一般不考虑终止妊娠，如已发生心力衰竭，应适时终止妊娠。

2.继续妊娠

(1)减轻心脏负担。

(2)提高心脏代偿功能。

3.分娩方式和产褥期的处理

(1)分娩方式主要取决于心功能状态及产科情况。

(2)产褥期注意预防感染和加强监护。

六、主要护理问题

1.活动无耐力

与心脏功能不良有关。

2.自理能力缺陷

与病情需要卧床休息有关。

3.焦虑

与担心自身和胎儿安危有关。

七、护理目标

1.孕产妇卧床期间基本生活需要得到满足。

2.维持孕产妇及胎儿良好的健康状态。

3.患者的焦虑情绪减轻，能积极配合治疗和护理。

八、妊娠期护理措施

1.加强产前检查

心脏病患者应从确定妊娠时即开始进行产前检查，检查的次数和间隔时间与普通孕妇有所不同。妊娠20周以前，每2周1次，20周以后每周1次，检查时除一般产科检查外，还应重点检查心脏功能情况。

2.预防心力衰竭的发生

(1)增加休息时间：根据心脏功能情况，减轻工作量甚至停止工作，限制活动；适当增加休息及睡眠时间，每日应睡10小时以上，最好有1～2小时的午休时间，休息时宜取半卧位或左侧卧位。

(2)合理营养：进食高蛋白、高热量、高维生素、低盐、低脂肪及富含铁、钙等矿物质的食物；少食多餐，多吃蔬菜、水果以防便秘。

(3)积极预防和控制诱发心力衰竭的潜在因素：常见诱发心力衰竭的因素有情绪激动、上呼吸道感染、心律失常、贫血等。因此，合并心脏病的孕妇应努力保持良好的情绪；注意保暖，保持良好的卫生习惯，尽量避免出入公共场所；增强机体抵抗力，积极治疗贫血等。

(4)心理支持：主动向孕妇及其家属介绍妊娠合并心脏病的相关知识及注意事项，特别是预防心力衰竭的方法以及发生心力衰竭后的急救措施，以减轻其紧张和恐惧心理。

(5)根据心脏功能情况住院治疗：心功能III级及以上者应立即住院治疗，心功能Ⅰ～Ⅱ级者应提前1～2周住院待产。

3.健康指导

通过各种途径宣传妊娠合并心脏病的有关知识，如妊娠与心脏病的相互影响、心力衰竭的预防和急救、产后母乳喂养问题等，以取得孕妇及其家属的配合，使其正确对待妊娠和分娩过程。

九、分娩期护理措施

第一产程：

(1)严密观察产妇和胎儿状况：观察产妇的心率、脉搏、呼吸、血压等生命体征变化；询问产妇有无胸闷、气紧等不适；观察产程进展情况；监测胎心胎动，发现异常及时处理。

(2)预防感染：进行治疗护理操作时严格按无菌技术操作规程进行，防止医源性感染；按医嘱使用抗生素。

(3)加强心理支持：安慰和鼓励产妇，消除其紧张情绪和恐惧心理，必要时按医嘱给予镇静剂；及时将产妇的情况告诉家属，减轻家庭成员的焦虑和紧张。

第二产程：

(1)密切观察母婴情况：严密观察产妇的生命体征、自觉症状以及胎心变化，有条件的医院应行心电监护和胎儿电子监护。

(2)尽量缩短第二产程：宫口开全后，为避免产妇屏气用力，应尽早行会阴切开，使用胎头吸引或产钳助产尽快结束分娩。

(3)做好产妇心力衰竭及新生儿复苏的抢救准备。

第三产程：

(1)防止发生心力衰竭：胎儿娩出后，可在产妇腹部放置砂袋以防腹压突然下降而诱发心力衰竭；提供心理支持，以免产妇过分激动。

(2)预防产后出血：胎儿娩出后应立即肌内注射或静脉滴注缩宫素，及时娩出胎盘并按摩宫底以促进子宫收缩。

十、急性左心衰竭的急救

急性左心衰竭的急救原则是减少回心血量和肺循环血量，增强心肌收缩力，改善肺气体交换功能。

1.体位立即将患者取半卧位或坐位，双腿下垂，以减少回心血量。

2.吸氧高流量(6～8L/min)面罩给氧或加压给氧，可用50%乙醇溶液湿化给氧，以降低肺泡表面张力，改善肺气体交换功能。

3.按医嘱用药　①利尿：常用呋塞米20～40mg静脉推注，可快速减少血容量。②强心：常用速效洋地黄制剂毛花苷丙0.4mg稀释后缓慢静脉注射，以增强心肌收缩力，减慢心率。③扩张血管：适当应用血管扩张剂如硝酸甘油，可降低肺毛细血管楔压，缓解症状。④镇静：常用吗啡5～10mg静脉推注，减轻烦躁不安。⑤解除支气管痉挛：氨茶碱0.25g稀释后缓慢静脉注射可解除支气管痉挛，减轻呼吸困难，增强心肌收缩力。

十、特别关注

1.特别注意妊娠期心脏负担最重的时期：妊娠32～34周及以后、分娩期及产后3日内均为心内脏病发生心衰的最危险时期，应加强监护。

2.注意术中、术后输液量及速度，观察尿量及生命体征。

第二节　糖尿病

一、概述

糖尿病(diabetes mellitus)是一组以慢性血糖水平增高为特征的代谢疾病群。妊娠期糖尿病(GDM)指妊娠过程中初次发生的任何程度的糖耐量异常。

二、妊娠期糖代谢的特点

妊娠期，胎儿不断从母体中摄取葡萄糖，肾血流量及肾小球滤过率增加，导致孕妇排糖量增加，使孕妇的血糖尤其是空腹血糖偏低。应用胰岛素治疗的孕妇若不及时减少胰岛素用量，部分患者可出现低血糖。随着妊娠进展，血容量增加、血液稀释导致胰岛素相对不足，胎盘分泌的胎盘催乳素、雌激素、孕激素等抗胰岛素样物质增加，故孕妇对胰岛素需求量增加。分娩过程中体力消耗大，糖原大量消耗，加之进食少，如不及时减少胰岛素用量，易发生低血糖。胎盘娩出后，胎盘分泌的抗胰岛素样物质迅速减少直至消失，产妇对胰岛素需求量减少。由于妊娠期糖代谢的复杂变化，应用胰岛素治疗的孕妇若不及时调整胰岛素用量，部分患者可出现高血糖或低血糖，严重者甚至出现低血糖昏迷及酮症酸中毒。

三、糖尿病对妊娠的影响

糖尿病患者一般情况较差，内分泌紊乱，受孕率低于正常妇女。妊娠后易并发妊娠期高血压疾病、泌尿生殖系统感染、羊水过多、巨大儿、畸胎、死胎、难产、产后出血。胎儿出生后易发生新生儿呼吸窘迫综合征、新生儿低血糖等。

四、分类

1. 妊娠前已被确诊的糖尿病妇女合并妊娠或妊娠前糖耐量异常，妊娠后发展为糖尿病，分娩后仍为糖尿病的患者。

2. 妊娠期糖尿病。

五、诊断要点

1. 临床表现

(1)妊娠期体重可骤增、明显肥胖，或出现三多一少的症状。

(2)部分患者也可出现外阴瘙痒、阴道及外阴念珠菌感染等。

(3)重症时可出现酮症酸中毒伴昏迷，甚至危及生命。

2. 辅助检查

(1)血糖测定。

(2)尿糖测定。

(3)糖耐量测定。

六、治疗

1. 期待疗法

(1)孕期检查：包括了解胎儿生长，孕 36 周起行胎儿电子监护，B 超生物物理评分、多普勒测定胎儿脐血流等。

(2)饮食治疗：严格执行和长期坚持饮食控制。

(3)药物治疗：使用胰岛素控制血糖。

2. 终止妊娠

(1)糖尿病经治疗后不能有效控制，或伴有先兆子痫、羊水过多、眼底动脉硬化、肾功能减退时，应考虑中止妊娠。

(2)38 周左右终止妊娠对胎儿有利。

七、主要护理问题

1. 营养失调——低于或高于机体需要量　与血糖代谢异常有关。

2. 知识缺乏缺乏饮食控制的相关知识。

3. 有胎儿受伤的危险　与血糖控制不良导致胎盘功能低下、巨大儿、畸形儿有关。

4. 焦虑与担心自身及胎儿的安危有关。

八、护理目标

1. 患者能够自己监测血糖。

2. 患者多方面了解糖尿病相关知识，充分了解通过饮食控制血糖的重要性。

3. 患者住院期间不发生感染。

4. 患者焦虑程度减轻，能配合治疗及护理。

九、妊娠期护理措施

1. 定期产前检查

妊娠合并糖尿病孕妇的产前检查次数和间隔时间视病情轻重而定。妊娠前已患有糖尿病或者已出现血管合并症者，应增加产前检查的次数，28 周以前每 2 周 1 次，28 周以后每周 1 次，必要时住院治疗。

2.健康指导

(1)讲解疾病相关知识：主动向孕妇及其家属介绍妊娠合并糖尿病的相关知识，使其掌握该疾病的特点、治疗方法、血糖自我监测、家庭如何更好地提供支持和帮助等。

(2)饮食控制：饮食控制是糖尿病治疗的基础。妊娠早期每日热量与妊娠前相同。妊娠中期以后，每周热量增加3%～8%，其中碳水化合物占40%～50%、蛋白质占20～30%、脂肪占30%～40%，同时补充维生素、钙及铁剂等，适当限制食盐摄入。理想的效果是孕妇无饥饿感，血糖也控制在正常水平，必要时请营养师为孕妇制定个性化的饮食方案。

(3)运动：适当的运动可降低血糖，保持体重适度增长。可选择散步、中速步行等运动，于餐后1小时进行，每次20～30分钟。

(4)药物治疗的注意事项：妊娠以后不能使用磺脲类降糖药，以免药物通过胎盘对胎儿产生毒性反应。对通过饮食治疗不能控制者，通常应用胰岛素治疗，剂量根据血糖值确定。

3.胎儿宫内健康状况监

测包括孕妇自数胎动、胎儿电子监护、胎儿成熟度测定、胎盘功能监测等，以防胎儿窘迫甚至胎死宫内。

十、分娩期护理措施

1.严密监测血糖变化，观察产妇有无低血糖症状。

2.密切监测宫缩、胎心变化，尽量缩短产程。

3.做好新生儿抢救准备。

十一、特别关注

1.对于体有糖尿病家族史、偏胖、孕期体重增加较快者，孕期一定注意糖筛查的重要性。

2.注意产前、产时及产后血糖监测。

3.注意饮食控制，及时调整血糖，以防严重并发症发生。

第三节 缺铁性贫血

一、概述

缺铁性贫血是指由于妊娠期胎儿生长发育及妊娠期血容量增加，对铁的需要量增加，孕妇对铁摄取不足或吸收不良所导致的贫血。

二、妊娠与贫血的相互影响

妊娠时母体与胎儿竞争性地摄取母体血清中的铁，且胎儿组织占优势，故妊娠可使贫血加重，孕妇抵抗力降低，易并发产褥感染。若母体过度缺铁，影响骨髓的造血功能，可导致重度贫血，引发贫血性心脏病，甚至会因胎盘供氧和营养不足导致妊娠期高血压疾病、胎儿宫内发育迟缓、胎儿宫内窘迫、早产或死胎。

三、诊断要点

1.临床表现

(1)轻度贫血可无症状，重者可出现头晕、乏力、耳鸣等症状。

(2)孕产妇机体抵抗力低下，容易导致各种感染性疾病的发生。

2. 辅助检查

(1)外周血象。

(2)血清铁测定。

(3)骨髓检查。

四、治疗

治疗原则为补充铁剂和去除导致缺铁性贫血的原因；另外需增加营养、食用含铁丰富的食物，对胃肠道功能紊乱和消化不良者给予对症处理等。

五、主要护理问题

1. 活动无耐力与贫血引起的乏力有关。

2. 有受伤的危险与贫血引起的头晕、眼花等症状有关。

六、护理目标

1. 妊娠期、分娩期母婴维持最佳的身心状态，无并发症发生。

2. 孕产妇住院期间未发生跌倒等。

七、妊娠期护理措施

1. 饮食护理

鼓励孕妇摄取高蛋白、高维生素、高铁食物，如动物肝脏、瘦肉、蛋类等；注意饮食搭配，纠正不良饮食习惯。

2. 正确服用铁剂

口服铁剂时，因其对胃黏膜有刺激作用，易引起恶心、呕吐、胃部不适等，应餐中或饭后服用；由于铁与肠内硫化氢作用而形成黑色大便，应向孕妇解释以避免引起其恐慌。

3. 加强母儿监护。

八、分娩期护理措施

1. 严密观察产程，减少孕妇体力消耗，并配血备用。

2. 第二产程酌情给予阴道助产。

3. 预防产后出血。

九、特别关注

1. 铁剂补充

建议孕18~20周应补充铁剂，剂量30~60mg，注意饭后服用以减轻对胃肠道的刺激。

2. 重视产后贫血治疗，以防长期贫血引起心脏问题。

3. 注意合理饮食。

第四节　性传播疾病

一、概述

性传播疾病(STD)是指以性行为为主要传播途径的一组传染病，病原体包括细菌、病毒、螺旋体、支原体、衣原体、真菌、原虫及寄生虫8类，我国重点检测的性传播疾病有淋病、梅毒、艾滋病等20余种。孕妇一旦感染性传播疾病后，如不及时诊治，可通过垂直传播使胎儿感染，从而导致流产、早产、死胎、新生儿感染等，严重影响下一代健康。

二、病因

淋病是由淋病奈瑟菌感染引起，其发病率居我国性传播疾病的首位；梅毒是由苍白密螺旋体感染引起的慢性全身性传播疾病；艾滋病是由人免疫缺陷病毒引起的一种以人体免疫功能严重损害为主要特征的性传播疾病。

三、诊断要点

1. 临床表现

(1) 淋病：感染初期出现尿频、尿急、尿痛等急性尿道炎的症状，白带增多呈黄色、脓性，外阴红肿，有烧灼样疼痛。若病情发展至上生殖道，可发生子宫内膜炎、急性输卵管炎、盆腔脓肿、弥漫性腹膜炎等。急性淋病未经治疗或治疗不彻底可转为慢性，表现为慢性尿道炎、前庭大腺炎、慢性宫颈炎、慢性输卵管炎等，淋菌可长期潜伏在尿道旁腺、前庭大腺或宫颈黏液腺体深处，作为病灶可引起淋病急性发作。

(2) 梅毒：早期主要表现为皮肤、黏膜损害，晚期侵犯心血管、神经系统等重要器官，产生严重的症状和体征，甚至危及患者生命。

(3) 艾滋病：早期无明显异常，部分患者有不明原因的淋巴结肿大，颈部、腋窝淋巴结最为明显。发病后主要表现为机会性感染，可有原因不明的发热、乏力、消瘦、咳嗽、胸痛、呼吸困难、头痛、人格改变等。青壮年患者常伴恶性肿瘤，以卡氏肉瘤最常见。

2. 辅助检查

(1) 淋病：取宫颈管或尿道口脓性分泌物涂片，急性期可见中性粒细胞内有革兰阴性双球菌。对临床表现可疑、涂片阴性或需作药物敏感试验者，应取宫颈管分泌物送培养，分泌物淋菌培养是诊断淋病的金标准。

(2) 梅毒：病原体检查，即暗视野镜检，在一期梅毒的硬下疳部位取少许血清渗出液或淋巴穿刺液放于玻片上，滴加0.9%氯化钠溶液后置暗视野显微镜下观察，可以确诊。梅毒血清学检查包括非密螺旋体抗原血清试验和密螺旋体抗原血清试验2种。

(3) 艾滋病：HIV抗体检测。

四、治疗

1. 淋病

首选头孢曲松钠，遵循及时、足量、规范用药的原则。性伴侣应同时治疗。淋菌产妇娩出的新生儿，用硝酸银滴眼，预防淋菌眼炎，并预防性应用头孢曲松钠。

2. 梅毒

首选青霉素，遵循早期确诊、及时治疗、用药足量、疗程规范的原则。性伴侣应同时治疗。娩出的先天梅毒新生儿用青霉素治疗，青霉素过敏者，改用红霉素。

3. 艾滋病

目前尚无治愈方法，主要采取一般治疗、抗病毒治疗、对症处理。对HIV染合并妊娠者，建议终止妊娠。

五、主要护理问题

1. 胎儿有受伤的危险

与性传播疾病所致的宫内感染有关。

2. 焦虑

与担心胎儿宫内安危及自身疾病预后有关。

3. 自我形象紊乱

与患性传播疾病后感到自卑有关。

六、护理目标

1. 胎儿宫内安全。

2. 患者焦虑程度减轻，能积极配合治疗。

3. 患者能正视所患疾病，消除自卑心理。

七、产前护理措施

1. 监测胎儿宫内状况

(1) 产前注意观察胎心、胎动及宫缩情况。

(2) 尽早发现胎儿宫内窘迫、早产等征象。

2. 消毒隔离

(1) 做好床旁隔离。

(2) 患者用物严格消毒灭菌。

3. 用药护理

(1) 及时、准确用药，并观察药物疗效和不良反应。

(2) 淋病患者首选治疗药物为第三代头孢菌素。

(3) 梅毒患者首选青霉素治疗，青霉素过敏者，可选红霉素。

(4) 艾滋病患者主要采用抗病毒治疗及对症支持治疗。

4. 心理护理

(1) 讲解妊娠合并性传播疾病的有关知识，耐心回答患者的问题。.

(2) 安慰鼓励患者，消除其紧张、焦虑情绪。

(3) 避免情绪激动，教会患者自我放松的方法。

(4) 进行针对性心理疏导，做好家属支持和配合工作。

第六章　分娩期并发症妇女的护理

第一节　羊水栓塞

一、概述

羊水栓塞是羊水在胎膜破裂之后，通过胎盘附着部位的静脉窦或破裂的子宫颈内膜静脉进入母体循环并形成休克的严重病变。是产科最严重的并发症之一，常在分娩过程中突然发生，病情凶险，患者常于数小时内死亡。

二、病因

羊水栓塞主要与下列因素有关：

(1)子宫收缩过强，致使羊膜腔内压力增高。

(2)宫颈或子宫损伤处有开放的静脉或血窦存在。

(3)胎膜破裂。

(4)羊水粪染。

(5)滞产、过期妊娠、多产妇、巨大儿等。

(6)不必要的人工破膜加人工剥膜，使用缩宫素不当，暴力施加腹压、推压宫底等均是羊水栓塞的诱因。

三、诊断要点

1.临床表现

(1)产妇突然出现呼吸困难、面色青紫、不明原因的休克和出血不凝，一般发生在第一产程末或第二产程宫缩较强时，也可发生在胎儿娩出后短时间内。

(2)突然发生烦躁不安、恶心、呕吐、气急等先兆症状，继而出现呛咳、呼吸困难、发绀、抽搐、昏迷，甚至呼吸和心跳骤停。

(3)未在短期内死亡者，可出现出血不凝和身体其他部位，如皮肤、黏膜、胃肠道或肾出血。

(4)听诊肺部有湿啰音，心跳快而弱，全身皮肤、黏膜有出血点，阴道流血持续不止、不凝，并有休克体征，常伴有少尿、无尿及尿毒症表现。临床经过大致可分为急性休克期、出血期和肾衰竭3个阶段。严重者可没有先兆症状，产妇只出现窒息样惊叫一声或打一哈欠，即进入昏迷状态，血压即刻下降或消失。

2.辅助检查

(1)全身皮肤、黏膜有出血点及瘀斑、阴道出血、切口渗血、心率增快、肺部可听到湿啰音。

(2)床旁胸部X线检查，可见双肺有弥漫性点片状浸润影，沿肺门周围分布，伴有右心扩大。

(3)床旁心电图提示右心房、右心室扩大，ST段下降。

(4)DIC有关的实验室检查：凝血因子缺乏检查(血小板计数、血浆纤维蛋白原测定、凝血酶原时间测定，出血测定)及凝血功能检查有阳性指征，心内血、肺小动脉或毛细血管、子宫阔韧带血管内可查见羊水有形物质。

四、治疗

一旦出现羊水栓塞的临床表现，应立即进行抢救，重点针对过敏和急性肺动脉高压所致低氧血症及呼吸循环衰竭、预防DIC及肾功能衰竭。

1. 吸氧

取半卧位，立即面罩加压给氧，必要时行气管插管或气管切开，保证供氧，减轻肺水肿症状，改善心、脑、肾等重要脏器的缺氧状况。

2. 解除肺动脉高压，改善肺血流

(1)盐酸罂粟碱：能直接松弛血管平滑肌，解除痉挛，同时对冠状动脉、肺动脉、脑血管均有扩张作用。

(2)阿托品：心率慢时应用1mg每15～30分钟静脉注射1次，直至患者面色潮红，症状缓解为止，心率快者不宜使用。可阻断迷走神经反射所引起的肺血管痉挛及支气管痉挛，与盐酸罂粟碱合用效果更好。

(3)氨茶碱：250 mg加入25%的葡萄糖注射液20ml中缓慢静脉注射，可扩张冠状动脉及支气管平滑肌。

(4)酚妥拉明：5～10mg以0.3mg/min速度静脉滴注，为a-肾上腺素能抑制剂，有解除肺血管痉挛、降低肺动脉阻力、消除肺动脉高压的作用。

3. 抗过敏

立即静脉注射地塞米松20mg，继以20mg加入5%葡萄糖注射液中继续静脉滴注维持；也可用氢化可的松100～200mg加入5%～10%的葡萄糖注射液中快速静脉注射，再用300～800mg加入5%葡萄糖注射液250～500ml中静脉滴注。

4. 抗休克

(1)补充血容量：扩容可用右旋糖酐500ml静脉滴注(每天量不超过1000ml)，并应补充新鲜血液和血浆。抢救过程中应做中心静脉压测定(CVP)，以了解心脏负荷状况，指导输液量及速度，并可抽血做有关羊水有形成分的检查。

(2)用升压药物抗休克：休克时可选用多巴胺10～20mg加于10%葡萄糖注射液250ml静脉滴注。或选用间羟胺20～80mg加于5%葡萄糖注射液中静脉滴注，滴速20～30滴/分，可根据休克时的血压调整速度。

5. 纠正酸中毒

做血氧分析及血清电解质测定，若有酸中毒可用5%碳酸氢钠溶液250ml静脉滴注，早期及时应用能较快纠正休克和代谢失调。

6. 预防纠正

心衰脉快者可应用冠状动脉扩张剂，并应考虑较早应用强心剂，如毛花苷丙0.2～0.4mg加于10%葡萄糖注射液20ml静脉缓慢注射；或毒毛花苷K 0.125～0.25mg同法静脉缓慢注射，必要时4～6小时重复用药。

7. 防治DIC

尽早应用抗凝剂，羊水栓塞发生10分钟内，DIC高凝阶段应用肝素效果佳；在DIC纤溶亢进期可给予抗纤溶药、凝血因子合并应用防止大出血。

8.预防肾功能衰竭

应用利尿剂有利于消除肺水肿，并防治急性肾功能衰竭。

9.应用抗生素

应选用肾毒性小的广谱抗生素预防感染。

10.积极进行产科处理

羊水栓塞发生后立即抢救产妇生命。胎儿娩出前发病者应等产妇病情稳定后行剖宫产终止妊娠。若第二产程期间发病，在条件允许情况下阴道助产结束分娩。若有产后大出血，积极采取措施，无法止血者可行子宫切除术。

五、主要护理问题

1.组织灌注量改变与弥散性血管内凝血及失血有关。

2.气体交换受损　与肺血管阻力增加、肺动脉高压、肺水肿有关。

3.有胎儿窘迫的危险与羊水栓塞、母体循环受阻有关。

六、护理目标

1.产妇能维持体液平衡及最基本的生理功能。

2.产妇胸闷、呼吸困难症状改善。

3.胎儿或新生儿安全。

七、护理措施

1.预防羊水栓塞的发生

(1)加强产前检查，及时发现胎盘早剥、前置胎盘、子宫破裂等诱因。

(2)人工破膜时应避开宫缩，在胎死宫内和强烈宫缩时，破膜应予推迟。人工破膜时不兼行胎膜剥离。因剥离胎膜时，宫颈管内口或子宫下段由于分离胎膜而损伤血管，当破膜后羊水直接与受损的小静脉接触，在宫缩增强的情况下易使羊水进入母血循环。

(3)中孕引产时，羊膜腔穿刺次数不应超过3次，羊膜腔穿刺术用针宜细，操作应熟练，避免损伤胎膜和宫壁，构成羊水侵入的途径。钳刮时应先破膜，使羊水流出后再钳夹胎块，严防子宫或产道裂伤。

(4)严格掌握缩宫素使用指征，防止宫缩过强、急产的发生。

(5)严格掌握剖宫产指征。

2.纠正呼吸循环衰竭

(1)一旦出现羊水栓塞应立即禁饮食。

(2)取半卧位，立即面罩加压给氧，必要时行气管插管或气管切开。

(3)遵医嘱给予解除肺动脉高压、抗休克、抗过敏、强心等药物。

3.纠正DIC及继发性纤溶遵医嘱使用肝素、抗纤溶药物及凝血因子。

4.产程与生命体征的监测

(1)监测产程进展、宫缩强度与胎儿情况，积极协助医生做好抢救新生儿窒息的准备工作。

(2)观察出血量、血凝情况，子宫出血不止者，做好子宫切除术的术前准备。

(3)严密监测病人的体温、脉搏、呼吸、血压变化，定时测量并记录。

5.药物护理

(1)心动过速者不宜使用阿托品。

(2)碳酸氢钠和多巴胺使用时严防药液外渗，以免引起皮下组织坏死。

(3)毛花苷丙使用时注意观察心率，勿与排钾利尿药、胰岛素、皮质激素同时应用，以防洋地黄中毒。

6.心理护理

(1)神志清醒者，给予鼓励，使其增强信心，相信自己的病情会得到控制。

(2)对家属的恐惧情绪表示理解和安慰，适当的时候允许家属陪伴患者。

(3)胎儿死亡又行子宫切除者，应鼓励产妇及家属正确面对现实，尽量从悲哀中解脱出来。

八、特别关注

1.预防羊水栓塞的发生。

2.产程与生命体征的监测。

3.过敏和急性肺动脉高压所致低氧血症及呼吸循环衰竭的处理。

4.预防DIC及肾功能衰竭。

第二节　产后出血

一、概述

产后出血是指胎儿娩出后24小时内出血量超过500ml的情况，是分娩期的严重并发症，居导致我国产妇死亡原因的首位。其发病率占分娩总数的2%～3%。

二、病因

1.子宫收缩乏力

(1)全身性因素：产妇精神过度紧张；临产后过多使用镇静剂、麻醉剂；产妇体力衰竭；合并全身疾病等。

(2)局部因素：双胎、羊水过多、巨大儿；子宫发育不良、畸形、子宫肌瘤；子宫肌水肿及渗血，如妊娠期高血压疾病、严重贫血、胎盘卒中等。

2.胎盘因素

(1)胎盘剥离不全。

(2)胎盘嵌顿。

(3)胎盘剥离后滞留。

(4)胎盘粘连和植入。

(5)胎盘胎膜残留。

3.软产道损伤

(1)会阴、阴道裂伤。

(2)外阴、阴蒂裂伤。

(3)宫颈裂伤。

(4)子宫破裂。

4.凝血功能障碍

(1)妊娠合并凝血功能障碍性疾病，如血小板减少症、白血病、再生障碍性贫血、重症肝炎。

(2)妊娠并发症导致凝血功能障碍，如重度妊娠期高血压疾病、重型胎盘早剥、羊水栓塞、死胎滞留过久等。

三、诊断要点

1.临床上常使用的测量失血量的方法

(1)容积法：使用专用容器收集失血，可准确地了解出血量。

(2)面积法：将血液浸湿的面积按10cm×10cm为10ml计算。

(3)称重法：分娩后敷料重(湿重)－分娩前敷料重(干重)－失血量(血液比重为1.05g/ml)。

(4)也可用休克指数粗略估计失血量：休克指数＝脉率÷收缩压，正常值为0.5左右。如指数=1，表示丢失血量10%～30%即500～1500ml；指数=1.5，丢失血量30%～50%即1500～2500ml指数=2.0，表示丢失血量50%～70%即2500～3500ml。

2.子宫收缩乏力性出血

(1)症状：出血特点是胎盘剥离延缓，在未剥离前阴道不流血或仅有少许出血，胎盘剥离后因子宫收缩乏力使子宫出血不止。流出的血液颜色呈暗红，有血块。产妇可出现失血性休克，表现为：面色苍白、心慌、出冷汗、头晕、脉细弱及血压下降。

(2)体征：腹部检查时子宫轮廓不清，松软如袋状，宫底升高，按摩子宫时阴道有大量出血。

3.软产道裂伤

(1)症状：出血发生在胎儿娩出后，血液鲜红、能自凝。

(2)体征：子宫收缩良好，检查宫颈裂伤多在两僽，个别可裂至子宫下段。阴道裂伤多在阴道侧壁、后壁和会阴部，多呈不规则裂伤。

4.胎盘因素

(1)症状：胎儿娩出后，胎盘剥离缓慢或未剥离或剥离不全，30分钟后胎盘仍未娩出，伴有阴道大量出血。

(2)体征：胎盘嵌顿时子宫下段可出现狭窄环；胎盘粘连或植入的诊断主要是手取胎盘时做出判断，一般胎盘粘连徒手剥离胎盘时多能成功，当徒手剥离胎盘时，发现胎盘全部或部分与宫壁连成一体，剥离困难，则考虑为胎盘植入；胎盘胎膜残留的诊断主要靠胎盘娩出后常规检查胎盘胎膜是否完整。

5.凝血功能障碍

(1)症状：孕前或妊娠期已有全身性出血倾向。

(2)体征：胎盘剥离或产道有损伤时，出现凝血功能障碍，血不凝、不易止血。

(3)辅助检查：血小板计数、纤维蛋白原、凝血酶原时间等指标异常。

四、治疗

1.一般治疗

(1)立即建立静脉通道，做好输血准备，加快输液速度。

(2)遵医嘱应用止血药或宫缩药、输血。

2.产后子宫收缩乏力

(1)产后宫缩乏力者，立即按摩子宫促进子宫收缩，按摩子宫有3种方法。第一种方法：用一手置于产妇腹部，触摸子宫底部，拇指在子宫前壁，其余4指在子宫后壁、均匀而有节律地按摩子宫，促使子宫收缩，是最常用的方法。第二种方法：一手在产妇耻骨联合上缘按压下腹中部，将子宫向上托起，另一手握住宫体，使其高出盆腔，在子宫底部进行有节律地按摩子宫，同时间断地用力挤压子宫，使积存在子宫腔内的血块及时排出。第三种方法：一手在腹部按压子宫体后壁，另一手握拳置于阴道前穹窿压挤子宫前壁，两手相对紧压子宫并做按摩，不仅可刺激子宫收缩，还可压迫子宫血窦，减少出血，此法快捷有效。

(2)胎肩娩出后立即使用宫缩药，常用缩宫素10U加入5%葡萄糖注射液500ml中静脉滴注，可预防或减少宫缩乏力的发生，也可用10U直接注射于子宫体；或使用麦角新碱0.2～0.4mg肌内注射或宫体直接注射(心脏病、妊娠期高血压疾病者慎用)；还可使用前列腺素类药物PGF2α 500～100μg肌内注射或子宫体注射，米索前列醇200μg舌下含化，卡前列甲酯1mg经阴道或直肠给药。

(3)采用宫腔纱布条填塞止血者，应24小时取出纱布条，取出前滴注缩宫素10U，并应给予抗生素预防感染，取出纱布条后应密切观察子宫收缩和阴道流血情况。

(4)结扎盆腔血管止血。

3.胎盘因素导致的出血

(1)协助医生清除残留的胎盘碎片和血块。

(2)剥离困难疑有植入性胎盘者，根据医嘱做好子宫切除的手术准备。

4.软产道损伤所致出血

(1)彻底止血，并按解剖层次缝合伤口，不留死腔，避免缝线穿透直肠黏膜。

(2)对软产道血肿者可行血肿切开清除术，彻底止血，同时注意补充血容量。

5.凝血功能障碍所致出血

(1)应针对不同病因和疾病种类进行治疗。

(2)尽快输新鲜全血，补充血小板、纤维蛋白原或凝血酶原复合物、凝血因子。

6.手术治疗如发生产后出血，经上述治疗无效仍出血不止者，为抢救产妇生命，可行手术治疗，充分做好术前准备，严密监测产妇的生命体征、神志变化，及早发现休克征兆。

五、主要护理问题

1.潜在并发症失血性休克。

2.有感染的危险与失血过多，抵抗力低下有关。

3.恐惧与阴道大出血有关。

4.疲乏与失血性贫血、产后体质衰弱有关。

六、护理目标

1.产妇不发生失血性休克。

2.产妇不出现感染症状。

3.产妇主诉心理及生理上的舒适度增加。

4.产妇主诉疲劳感觉减轻。

七、护理措施

1.心理护理

(1)大量失血后，产妇抵抗力低下、体质虚弱、活动无耐力、生活自理有困难，医护人员应主动给予产妇关爱与关心，使其增加安全感。

(2)鼓励患者表达自身感受。

(3)教会患者自我放松的方法。

(4)鼓励患者家属和朋友给予患者关心和支持。

2.防止失血性休克

(1)观察生命体征与中心静脉压：观察血压下降情况，若改变体位收缩压下降＞10 mmHg，脉率增加每分钟＞20次，提示血容量丢失20%～25%；大量失血时，呼吸短促，脉细数，体温可低于正常随后也可增高，通过观察体温变化情况以识别感染征象。中心静脉压测定结果若低于2cmH$_2$O$_3$提示右心房充盈压力不足，即静脉回流不足，血容量不足。

(2)密切配合医生积极查找出血原因，针对原因止血，争分夺秒进行抢救，纠正失血性休克，减少阴道出血量。

(3)为患者提供安静的环境，平卧、吸氧、保暖；严密观察并详细记录患者的意识状态、皮肤颜色、血压、脉搏、呼吸及尿量。

3.产后出血的预防

(1)做好产前保健

1)妊娠期需加强孕期保健，定期接受产前检查，及时治疗高危妊娠或早孕时终止妊娠。

2)对高危妊娠者，如妊娠期高血压疾病、肝炎、贫血、血液病、多胎妊娠、羊水过多等产妇应提前入院。

(2)加强分娩期护理

1)了解产妇的孕产史，如年龄、孕产次，是否有流产、早产、死胎史及产后出血史；孕前是否患有出血性疾病、重症肝炎、糖尿病、子宫肌瘤；是否有妊娠高血压疾病、前置胎盘、胎盘早剥、多胎妊娠、羊水过多；待产过程中有无精神过度紧张、过度使用镇静药、麻醉药、宫缩抑制药等；是否有产程过长、产妇衰竭或急产导致软产道损伤等情况出现。

2)第一产程　密切观察产程进展，防止产程延长，满足产妇生理和心理需求，避免产妇衰竭状态，合理使用镇静药。

3)第二产程　应认真保护会阴，正确掌握会阴切开的指征和时机。阴道手术应轻柔规范，正确指导产妇使用腹压，避免胎儿过快娩出，造成软产道损伤。

4)第三产程　不宜过早牵拉脐带，胎儿娩出后可等待15分钟，若有流血应立即查明原因，及时处理。

5)胎盘娩出后仔细检查胎盘胎膜是否完整，检查软产道有无损伤及血肿。

6)产后产妇应在产房留观2小时，密切观察其生命体征、子宫收缩、会阴伤口及膀胱充盈情况，准确收集、测量产后出血量。

八、特别关注

1.加强分娩期护理，预防产后出血。

2.积极配合治疗，防止失血性休克。

第三节　子宫破裂

一、概述

子宫破裂是指在分娩期或妊娠晚期，子宫体部或子宫下段发生的破裂，是产科极为严重的并发症。子宫破裂发生后，如不能及时诊断和紧急处理，母婴死亡率均高，故应从预防着手。

二、病因

1.子宫手术史(瘢痕子宫)

如子宫肌瘤剔除术、剖宫产史等。

2.胎先露下降受阻

骨盆狭窄、头盆不称、胎位异常等。

3.缩宫素使用不当。

4.产科手术损伤

宫口未开全行阴道助产手术操作、内倒转术操作不慎、植入胎盘强行剥离、毁胎穿颅术器械损伤子宫等。

5.外伤。

三、分类

1.根据破裂原因分为自发性破裂和损伤性破裂。

2.根据破裂部位分为子宫下段破裂和子宫体部破裂。

3.根据破裂程度分为完全性破裂和不完全性破裂。

4.根据破裂发展过程分为先兆子宫破裂和子宫破裂。

四、诊断要点

1.临床表现

(1)先兆子宫破裂

1)产妇烦躁不安,心率、呼吸加快,下腹疼痛难忍,子宫下段压痛明显。

2)排尿困难或血尿。

3)子宫呈强直性或痉挛性收缩;子宫体及下段之间可出现病理性缩复环,且此凹陷随产程进展逐渐上升达脐平。

4)胎动频繁,胎心加快或减慢,出现胎儿窘迫征象。

(2)子宫破裂

1)完全性子宫破裂:宫壁全层破裂,使宫腔与腹腔相遇。产妇突感下腹撕裂样剧痛,强烈的宫缩突然停止,疼痛暂时缓解,但因血液、羊水、胎儿进入腹腔,很快又感全腹疼痛。产妇很快出现呼吸急促、脉搏细速、血压下降等休克表现,腹部检查全腹压痛及反跳痛,腹壁下清楚扪及胎体,缩小的子宫位于胎儿侧方,胎心消失。阴道可有鲜血流出,扩张的宫口可回缩,拨露或下降中的胎先露消失。

2)不完全性子宫破裂:指子宫肌层全部或部分破裂,浆膜层未穿破,宫腔与腹腔不相通。胎儿尚在宫腔内。腹部检查,在子宫不完全破裂处有压痛,宫体一侧可触及逐渐增大且有压痛的包块。胎心音多不规则。

2.辅助检查

(1)胎心监护:连续胎心监护示胎心异常,晚期减速持续较长时间、不恢复。

(2)阴道或肛门检查:扩张的宫口回缩,下降中的胎先露消失(胎儿进入腹腔)。

(3)实验室检查:血红蛋白下降,白细胞数增加,尿常规检查可见有红细胞或肉眼血尿。

(4)B超检查:常可发现胎盘后血肿。

五、治疗

1. 先兆子宫破裂

立即给予抑制宫缩的药物,肌内注射哌替啶100mg或静脉全身麻醉,并立即行剖宫产术。

2. 子宫破裂

输液、输血、吸氧、抢救休克,同时尽快行手术治疗。手术方式应根据产妇的全身情况,破裂的时间、部位、城府及有无严重感染而决定。

六、主要护理问题

1. 组织灌流量改变

与子宫破裂后大出血有关。

2. 疼痛

与强直性子宫收缩或子宫破裂后血液刺激腹膜有关。

3. 预感性悲哀

与子宫破裂后胎儿死亡有关。

七、护理目标

1. 产妇低血容量得到纠正。

2. 产妇疼痛减轻。

3. 产妇悲哀程度减低。

八、护理措施

1. 心理护理

(1)向产妇及家属解释子宫破裂的治疗计划和对于再次妊娠的影响。

(2)对胎儿已死亡的产妇,要帮助其度过悲伤阶段,允许其表现悲伤情绪甚至哭泣,倾听产妇诉说内心的感受。帮助产妇尽快调整情绪,接受现实,以适应现实生活。

(3)为产妇及家属提供舒适的环境,给予生活上的护理及更多的陪伴,鼓励其进食,以更好地恢复体力。

2. 先兆子宫破裂的护理

(1)密切观察产程进展,观察宫缩频率及强度,及时发现导致难产的诱因,注意胎儿心率及产妇生命体征的变化。

(2)产妇在待产时出现宫缩过强、下腹部压痛或腹部出现病理性缩复环者,应立即报告医生或停止使用缩宫素,同时测量产妇生命体征,给予宫缩抑制剂、吸氧处理,做好输液、输血准备及剖宫产术前准备。

(3)协助医生向家属交待病情。

(4)一旦有子宫破裂先兆需剖宫产结束分娩者,立即禁饮食等待手术。

3. 子宫破裂的护理

(1)严格执行医嘱,医护密切配合,在抢救休克同时,迅速做好术前准备,迅速给予输液、输血,及时补足血容量。

(2)补充电解质及碱性药物,纠正酸中毒。

(3)保暖、面罩给氧,做好术前准备,并于术中、术后应用大剂量抗生素以防感染。

(4)严密观察并记录生命体征、出入水量;急查血红蛋白以评估失血量并指导治疗护理方案。

(5)协助医生剖腹探查修补或行子宫切除术。

4.积极预防

(1)做好计划生育和围生期保健工作，减少多产、多次人工流产等高危因素，加强健康教育，向孕妇宣传产前检查的必要性，定期产前检查。

(2)对有剖宫产史或有子宫手术史的病人，应在预产期前2周住院待产。

(3)严格掌握缩宫素、前列腺素等子宫收缩剂的使用指征和方法，避免滥用。

(4)正确掌握产科手术助产以及剖宫产的指征、技术，避免手术操作不当造成的损伤。

九、特别关注

1.先兆子宫破裂的护理。

2.子宫破裂的护理。

3.积极预防。

第四节 脐带位置异常

一、概述

脐带是连接胎儿与胎盘的带状器官，长度为30～70cm，是胎儿气体交换、营养物质供应和代谢产物排出的重要通道。若脐带受压使血流受阻时，可因缺氧而导致胎儿窘迫，甚至危及胎儿生命。脐带位置异常按其程度不同可分为脐带先露和脐带脱垂。

二、病因

1.胎位异常：因胎先露部与骨盆入口之间有间隙使脐带滑落，多见于足先露或肩先露。

2.羊水过多。

3.胎头高浮或头盆不称，使胎头与骨盆入口间存在较大间隙。

4.早产胎儿偏小或多胎妊娠第二胎儿娩出前。

5.脐带过长。

6.球拍状胎盘、低置胎盘。

三、分类

1.脐带先露又称隐性脐带脱垂，指胎膜未破时脐带位于胎先露部前方或一侧。

2.脐带脱垂当胎膜破裂时，脐带进一步脱出于胎先露的下方，经宫颈进入阴道内，甚至经阴道显露于外阴部时，称脐带脱垂。

四、诊断要点

1.临床表现

(1)若胎膜未破，于胎动、宫缩后胎心率突然变慢，改变体位、上推胎先露部及抬高臀部后迅速恢复者，应考虑有脐带先露的可能。

(2)胎膜破裂者，羊水外流后胎心突然变慢。

2.辅助检查

(1)胎儿监护仪、超声多普勒监测胎心率的变化：胎心率变慢，基线平直或出现变异减速、晚期减速。

(2)阴道检查或肛查：在胎先露部旁边或胎先露部下方以及阴道内触及有搏动的条索

状物。

(3)B超及彩色多普勒超声检查。

五、治疗

1. 一旦发生脐带脱垂，胎心音尚好者，应在数分钟内娩出胎儿。

2. 脐带脱垂且胎儿存活，如宫口开全、胎头已入盆者，应立即行产钳术或胎头吸引术，臀先露应行臀牵引术，肩先露可行内倒转术及臀牵引术协助分娩，上述处理有困难者应立即行剖宫产术。

3. 若宫口未开全者，应做好术前准备，立即行剖宫产术。在准备手术期间，产妇取头低臀高位，必要时用手将胎先露部推至骨盆入口以上，以减轻脐带受压，术者的手保持在阴道内，以阻止胎先露部下降，避免脐带受压，脐带则消毒后还纳阴道内。

4. 经产妇、胎膜未破而宫缩良好者，取头低臀高位，密切观察胎心率，等待胎头衔接，宫口逐渐扩张，胎心保持良好者，可经阴道分娩，初产妇或为不完全臀先露或肩先露者，应行剖宫产术。

5. 胎心音消失超过10分钟者可确定为胎死宫内，应将情况通告家属，任其经阴道自然娩出，为避免会阴裂伤，可行穿颅术。

六、主要护理问题

1. 潜在并发症/胎儿窘迫。

2. 焦虑、恐惧与担心胎儿的安危有关。

七、护理目标

1. 产妇未发生脐带脱垂。

2. 胎儿未发生不良后果。

3. 产妇焦虑、恐惧程度减低。

八、护理措施

1. 积极预防

(1)定期产前检查，及早发现并纠正胎位异常，以消除导致脐带脱垂的危险因素。

(2)妊娠晚期及临产后B型超声检查有助于尽早诊断脐带先露。

(3)羊水过多或胎儿未入盆而发生胎膜破裂者，立即抬高臀部，左侧卧位，到医院住院待产。

(4)临产后胎先露未入盆者，尽量不做或少做肛查和阴道检查，必须行人工破膜者，应采取高位破膜，让羊水缓缓流出，以避免脐带随羊水流出时脱出，破膜后观察胎心变化。

2. 心理护理

脐带脱垂时，产妇较紧张，护士应在配合抢救的同时，耐心细致地安慰产妇，解除其焦虑、恐惧心理，使其积极配合处理。

3. 对症护理

(1)一旦确诊为脐带脱垂，立即抬高臀部，采取脐带脱垂的对侧的侧卧位，上推先露部。脐带如脱出阴道口外，则消毒后行脐带还纳术。

(2)吸氧，遵医嘱用抑制宫缩的药物。

(3)若宫口未开全者，立即进行备皮、导尿、合血等术前准备。

(4)严密监测胎心。

4.做好新生儿的抢救准备脐带脱垂的胎儿均有宫内窘迫，娩出的新生儿呼吸道有大量的分泌物。因此，胎儿娩出前即备好吸痰器、氧气、气管插管、新生儿喉镜、急救药品等。胎儿娩出后立即清理呼吸道，给氧。待新生儿呼吸建立，皮肤红润后方可断脐。同时，注意为新生儿保暖。

5.预防产后出血及感染胎儿、胎盘娩出后按摩子宫，肌内注射催产素20U。检查软产道有无损伤，尤其是阴道手术助产者，立即予以缝合。产后常规给予抗生素预防感染。

九、特别关注

1.脐带脱垂的积极预防。

2.脐带脱垂的对症处理及护理。

3.做好新生儿的抢救准备。

第七章 产褥期并发症妇女的护理

第一节 产褥感染

一、概述

产褥感染是指分娩时及产褥期生殖道受病原体感染引起局部和全身的炎性变化。近年来，随着医疗技术的迅速发展，孕产期保健水平的提高，产褥感染发生率降低，但仍然是导致孕产妇死亡的四大原因之一，是产妇最常见的严重并发症。据报道，正常分娩未预防性应用抗生素发生盆腔感染的为2%～8%，剖宫产术后未应用抗生素的感染发病率为18%～25%。产褥病率是指分娩24小时以后至10日内用口表每日测量体温4次，有2次达到或超过38℃。产褥感染与产褥病率的不同在于产褥病率还包括生殖道外的其他感染，如泌尿系感染、上呼吸道感染及乳腺感染等。由于产褥期解剖生理的变化，产妇身体虚弱，抵抗力下降等因素，容易并发一系列的感染。

二、病因

1. 诱发因素

任何削弱产妇生殖道和全身防御能力的因素均可成为产褥感染的诱因。

产褥感染与妊娠高危因素有一定关系。若产妇产前伴有胎膜早破、羊膜腔感染、产前产后出血、慢性疾病、贫血、营养不良、体质虚弱及妊娠晚期性生活等，产褥感染的发生率会增加，因这些不利因素降低了机体的抵抗力，为病原体侵入机体创造了有利条件。

分娩影响了女性生殖道的防御功能，使病原体侵入生殖道的机会增加。剖宫产是产褥感染的另一个重要因素，很多研究表明，剖宫产的产褥感染率较自然分娩高。世界卫生组织规定，剖宫产率应在15%以下，目前发达国家基本稳定在5%～20%，而我国大部分城市医院的剖宫产率达到40%，且呈逐年上升趋势。另外，产程延长是剖宫产引起产褥感染的一个重要危险因素，相对危险度为2.16，其对于正常分娩的产褥感染不构成危险。同时分析发现，肛查、阴道检查次数增加与剖宫产引起的产褥感染有关，然而其与正常分娩的产褥感染不相关。

2. 感染途径

感染的来源有2种：

(1)内源性感染：正常孕产妇生殖道或其他部位寄生的病原体，多数并不致病，当机体抵抗力下降出现感染诱因时则可致病。

(2)外源性感染：由外界的病原体侵入生殖道而引起的感染，常由被污染的衣物、用具、各种手术诊疗器械等接触患者后造成感染。

3. 病原体

目前认为孕期及产褥期阴道内的生态极复杂，有大量需氧菌、厌氧菌、真菌以及衣原体、支原体等寄生，但以厌氧菌占优势。另外，许多非致病菌在特定的环境下也可致病。局部感染扩散到子宫旁组织、腹膜引起盆腔脓肿和腹膜炎，进一步可演变为败血症、脓毒血症。大量研究表明从感染的子宫颈、子宫腔、羊水、胎盘分离出来的病原微生物和阴道病菌分布相似,这种分布与产后子宫内膜炎的发生有关。常见病原菌为大肠杆菌。近年来,革兰阴性杆菌如变形杆菌、肺炎杆菌等需氧杆菌感染显著上升,脆弱类杆菌等厌氧杆菌也引起了人们重视。

三、临床表现

发热、腹痛、恶露变化是产褥感染的三大主要症状。但由于感染部位、炎症反应的程度和范围不同,引起的临床表现也不一样,包括会阴、阴道及宫颈损伤感染,剖宫产腹壁切口及子宫切口感染、急性子宫内膜肌炎、急性盆腔蜂窝结缔组织炎、腹膜炎、血栓性静脉炎乃至脓毒血症等。

四、治疗

1.产褥期感染的预防

加强孕期卫生宣传,临产前2个月避免性生活及盆浴,加强营养,增强体质。及时治疗外阴阴道炎及宫颈炎,避免胎膜早破、滞产、产道损伤及产后出血。接产时严格无菌操作,注意产褥期卫生,保持外阴清洁。对于阴道助产、剖宫产者、产程长、阴道操作次数多及胎膜早破时间较长、有贫血者,应预防性应用抗生素。

2.一般治疗

产妇取半卧位,以利于恶露的排出,使炎症局限于盆腔内。保持外阴部清洁。给予高热量、高蛋白、高维生素饮食,多饮水,入量不足者可静脉补液,并注意水电解质平衡。高热时采用物理降温,尽量避免不必要的妇科检查以免引起炎症扩散,必要时抽血做细菌培养及药敏试验。

3.抗生素治疗

产褥感染往往是由多种病原体引起的,常常是需氧菌和厌氧菌的混合感染,约2/3的病例合并有厌氧菌感染,可伴有或不伴有性传播疾病的病原体。抗生素治疗原则为广谱、联合、有效、足量。抗菌谱应涵盖需氧菌、厌氧菌、衣原体等。因此多选用广谱抗生素,并联合用药。联合用药的配伍需合理,药物种类要少,毒性要小,最好根据细菌培养药敏试验选择有效的抗生素。但在细菌培养药敏试验结果获得之前,需根据病史、临床特征推测为何种病原体,并参考发病后用过何种抗生素等选择用药。

4.子宫收缩剂

为促进子宫收缩可加用子宫收缩剂,若有宫内残留可考虑适时清宫。

5.局部病灶

处理急性炎症控制后,局部热敷或红外线照射、盆腔超短波理疗可促进局部炎症消散吸收。若伤口化脓应尽早拆除缝线扩创引流;在不得已的情况下,根据局限性脓肿大小及部位高低决定经腹或经阴道后穹隆切开引流,经积极治疗无效,炎症继续扩散,必要时切除子宫附件清除感染源,常取得满意疗效。

五、护理评估

1.病史评估

产褥感染的诱发因素,产妇健康史,是否有贫血、营养不良或生殖道、泌尿道感染的病史,以及本次妊娠情况、有无妊娠合并症与并发症、分娩是否有胎膜早破、产程延长、手术助产、软产道损伤、产前产后出血史及产妇的个人卫生习惯等。

2. 身心状况评估

产妇全身情况、伤口愈合及子宫复旧情况，评估宫底高度、硬度及有无压痛及其疼痛程度。观察恶露量、颜色、性状、气味等。了解产妇情绪及心理状态，是否存在心理沮丧、烦躁与焦虑情绪。

3. 诊断检查

(1)腹部检查：视诊腹部是否有过度膨隆，触诊腹部是否有压痛、反跳痛、是否伴有肌紧张。

(2)妇科检查：视诊会阴部，了解切口情况；用窥器检查阴道、宫颈及分泌物情况；双合诊检查，宫颈有举痛者，提示腹腔可能有一定量的炎性渗出。还可发现子宫体软，轮廓不清，压痛明显，或于子宫一侧或双侧压痛或扪及增粗的输卵管或炎性包块。

(3)实验室检查

1)血常规：白细胞计数升高，尤其是中性粒细胞计数明显升高。

2)阴道拭子及宫颈拭子培养阳性，血液细菌培养显示致病菌。

(4)B超、CT及磁共振：能对产褥感染形成的炎性包块、脓肿及静脉血栓做出定位定性诊断。

六、主要护理问题

1. 体温过高

与感染及产后机体抵抗力下降有关。

2. 舒适改变

与体温异常、局部疼痛等有关。

3. 潜在并发症

子宫复旧不良。

4. 知识缺乏

缺乏清洁卫生及预防感染的相关知识。

第二节　产褥中暑

一、概述

产褥中暑是由于产后产妇体质虚弱而又处于高温、高湿环境，致使中枢性体温调节发生障碍而产生的急性热病。某些产褥期产妇受旧习惯影响，为了"避风"，暑天也紧闭门窗，穿厚衣、戴厚帽、盖厚棉被，使体温不能散发，热积体内。体内过高的温度可加速体内多种代谢过程，最后引起体温调节中枢功能衰竭，水、电解质代谢紊乱，甚至意识丧失以及循环呼吸功能衰竭。

二、病因

暑天分娩，产后怕风，穿戴厚重，居室门窗紧闭者易发病。

三、诊断要点

1. 临床表现

(1)前驱症状：头晕无力、口渴多汗、皮肤湿冷、心悸胸闷等。这是一个体温调节代偿过程。

(2)体热内积：体温升高可达40～42℃、呼吸、脉搏增快，脉细速、面潮红、无汗而出现汗疹。

(3)中枢神经系统症状：神志不清、谵妄、狂躁、呕吐、腹泻、面色苍白、血压下降，昏睡、昏迷、抽搐、瞳孔缩小、对光反射及膝反射消失，甚至出现呼吸循环衰竭而危及生命。

2.实验室检查　血常规未提示有感染征象，但有电解质及酸碱平衡紊乱。

四、治疗

处理原则是迅速有效地降温，纠正水、电解质及酸碱失衡，防治休克。

五、护理评估

1.病史评估

产妇分娩的季节、居室环境、产褥期观念等。

2.身心状况评估

产妇的生命体征、神志、出汗情况、皮肤温度等。评估产妇的文化背景、心理状况及社会支持情况。

3.实验室检查

血常规、水电解质情况。

六、主要护理问题

1.潜在并发症

休克，水、电解质失衡。

2.体温过高

与体温调节障碍有关。

3.舒适的改变

与体温高、呼吸循环功能异常有关。

4.知识缺乏

缺乏产褥期体温调节知识。

七、护理措施

1.降温的护理

尽快将体温降至38℃左右，当体温降至37℃左右，应暂停降温，同时监测生命体征。

2.纠正水、电解质及酸碱失衡，防治休克监测水、电解质水平，及时补充钠盐及钾盐。对有酸中毒者，根据医嘱给予5%碳酸氢钠液250ml静脉滴注。补液时，输液速度宜缓慢，20～30滴/分，24小时输液量控制在2000ml内，以免引起肺水肿。出现心力衰竭征象时，根据医嘱使用去乙酰毛花苷。

3.健康教育

对产褥中暑应以预防为主，加强防暑知识和产后卫生保健知识的宣传，破除旧观念。为产褥期妇女提供适宜的居住环境，室内温度保持在20～24℃，相对湿度在55%～65%。室内应有良好的通风，使空气清新。保证产妇有足够的营养和睡眠。此外，要让产妇了解中暑先兆症状，每日监测体温等生命体征1次，如体温超过38℃，应加强观察，查找原因，一旦察觉有中暑症状，可采取自行对症处理，如口服绿豆汤等消暑，尽快饮用含食盐的凉开水，同时服用避暑药如十滴水等。若有呕吐和腹泻，可口服藿香正气丸，必要时到医院就诊。

第三节　晚期产后出血

一、概述

分娩24小时后，在产褥期内发生的子宫大量出血，称为晚期产后出血。常发生于产后1～2周，也有迟至产后6周发病者。近年来晚期产后出血的发生率有上升趋势，这可能与人流后的分娩增加、胎盘粘连和胎盘胎膜残留有关；也可能与子宫内膜炎、绒毛膜羊膜炎增多有关。

二、病因

1. 胎盘残留残留

的胎盘组织坏死脱落时，引起基底部血管出血。

2. 蜕膜残留

长时间大面积残留，影响子宫缩复，继发子宫内膜炎。

3. 胎盘附着部位子宫复旧不全或子宫内膜修复不全。

4. 剖宫产切口裂开

多见于子宫下段横切口剖宫产。多发生于以下情况：①子宫切口感染。②切口选择不合理，切口过高、过低或偏左。③缝合不合理，如组织对位不良、手术操作粗暴、活动性出血血管缝扎不紧、血管未缝扎、缝线过松或牵拉过紧、缝扎组织过多过密以及肠线过粗等。④忽视切口延长裂伤。

5. 会阴切口出血

会阴切开缝合术后出血很少见，通常是由于阴道壁伤口感染致局部坏死，或线结松弛脱落，或阴道壁血管内血栓脱落而出现阵发性大量阴道出血。

三、治疗

晚期产后出血的治疗原则是促进子宫收缩、防治感染以及输血补液，住院观察。

1. 少量或中量阴道出血应给予足量广谱抗生素及子宫收缩剂，以及支持疗法、中药治疗。

2. 疑有胎盘、胎膜、蜕膜残留或胎盘附着部位复旧不全

在备血、建立静脉通道及做好开腹手术术前准备的条件下，行清宫术。刮出物送病理检查，以明确诊断。术后继续给予抗生素及子宫收缩剂，并加用雌激素或孕激素促进子宫内膜再生，防治宫腔粘连。

3. 剖宫产术后出血

首先确定出血原因，如子宫切口愈合不良、胎盘及蜕膜组织残留、子宫复旧不良、子宫动静脉瘘等因剖宫产组织残留机会极罕见，一旦发生晚期产后出血，一般不主张进行诊刮术，否则不但没有治疗作用，相反还会加重出血。可采用彩色多普勒超声检查子宫切口愈合及宫腔内有无组织残留。阴道长时间流血或大量流血，应在纠正贫血、补充血容量的同时，给予子宫收缩剂加强宫缩，给予广谱抗生素抗感染。若出现失血性休克，应立即抢救、输血输液、积极纠正休克，并按病因进行处理。怀疑有剖宫产后子宫切口裂开，仅少量阴道流血，可先住院给予广谱抗生素及支持疗法，密切观察病情变化；若阴道流血多，

可做剖腹探查。若切口周围组织坏死范围小，炎症反应轻微，可做清创缝合及髂内动脉、子宫动脉结扎止血等。若组织坏死范围大，酌情做子宫次全切除术或子宫全切术。

4.若因肿瘤引起的阴道流血，应做相应处理。

四、护理评估

1.病史

（1）刮宫史：既往有刮宫史尤其是多次刮宫者，不仅可导致子宫内膜功能不全，发生胎盘粘连，甚至导致胎盘植入，进而引发晚期产后出血。

（2）产后出血未彻底治疗：发生产后出血后，未仔细查明原因，未及时发现残留的胎盘、胎膜，导致胎盘、胎膜残留而继发晚期产后出血。

（3）剖宫产：近年来剖宫产率逐渐升高，且多为子宫下段切口。剖宫产后晚期产后出血已比较常见。

2.身心状况

评估产妇全身情况、切口愈合及子宫复旧情况，评估宫底高度、硬度及有无压痛及其疼痛程度。观察恶露或阴道流血的量、颜色、性状、气味及持续时间等。了解产妇情绪及心理状态，是否存在心理沮丧、烦躁与焦虑情绪。

3.诊断检查

（1）妇科检查：视诊会阴部了解切口情况；用窥器检查阴道、宫颈情况。双合诊或腹部触诊了解子宫复旧情况。

（2）实验室检查

1）血常规。

2）血 β-HCG检查。

（3）B超检查：了解宫内有无胎盘胎膜残留及子宫切口愈合情况。

五、主要护理问题

1.潜在并发症

失血性休克。

2.感染的危险

与出血及抵抗力下降有关。

3.恐惧

与出血有关。

4.知识缺乏

缺乏控制出血及感染的知识。

六、护理措施

1.预防晚期产后出血

鼓励孕产妇自然分娩，降低剖宫产率。对试产的病例，应严密观察产程，尽量在宫口扩张的活跃期内做出头盆关系的正确判断，防止产程过长。产后或术后，仔细检查胎盘完整性。产后积极使用宫缩剂，根据产妇情况使用抗生素预防感染。

2.配合治疗

根据医嘱给予产妇支持治疗，增加蛋白质、维生素的摄入。根据医嘱使用抗生素及宫缩剂。注意抗生素使用的间隔时间，维持血液中的有效浓度。观察宫缩剂使用效果。配合做好清宫术、剖腹探查术等的术前准备及护理。

3. 一般护理

加强营养，增强体质。鼓励产妇进食营养丰富、易消化饮食，多进富含铁、蛋白质、维生素丰富的食物。提供舒适、安静的休息环境，注意产褥期卫生，保持外阴清洁。

4. 失血性休克的护理

对失血过多但尚未有休克征象者，应及时补充血容量；对失血多，甚至休克者应输血。为产妇提供安静的休息环境，吸氧、保暖。观察子宫收缩情况，恶露的量、色、气味等，观察腹部切口及会阴切口的情况，按医嘱使用抗生素预防感染及使用宫缩剂促进子宫复旧。

5. 心理护理与健康教育

主动给予产妇关心，使其增加安全感，鼓励产妇说出自己内心的感受。针对产妇的情况制订合理的活动方案，使其逐步增加活动量，恢复体力。健康宣教见。

第四节　急性乳腺炎

一、概述

急性乳腺炎是由细菌感染所致的急性乳房炎症，多由金黄色葡萄球菌或链球菌沿淋巴管入侵所致，多见于产后2～6周的哺乳妇女，尤其是初产妇。有文献报道初产妇与经产妇患病之比为2.4:1。病原菌一般从乳头破口或皲裂处侵入，也可直接侵入引起感染。急性乳腺炎虽然有特效治疗，但发病后产妇疼痛明显，乳腺组织破坏可引起乳房变形，影响喂奶，因此，该病的重点在于预防。

二、病因及发病机制

1. 病因

(1) 细菌的入侵：急性乳腺炎的致病菌多为金黄色葡萄球菌，少数为链球菌。细菌由乳头皮肤破裂处或乳晕皲裂处进入，沿淋巴管蔓延至乳腺小叶间及乳腺小叶的脂肪和纤维组织中，引起乳房急性化脓性蜂窝织炎。也有少数病例产后发生其他部位的感染，致病菌经血液循环播散至乳房而致病。

(2) 乳汁淤积：乳汁营养丰富，有利于细菌的繁殖。有文献报道，约40%正常产妇的乳汁中含有金黄色葡萄球菌和白葡萄球菌，但不致发病。若产妇同时存在乳汁淤积的情况，则易发病。乳腺管堵塞可使乳房组织的活力降低，加之乳汁淤积的分解产物，使之有利于细菌的生长繁殖，成为细菌良好的培养基。

(3) 机体抵抗力下降：产后全身及局部免疫力下降为感染创造了条件，乳头局部潮湿及温度的升高，更易造成细菌的感染。抵抗力强者，病变可停留在轻度炎症或蜂窝组织炎，可自行吸收；抵抗力差者，易导致感染扩散，形成脓肿，甚至脓毒血症。

2. 发病机制

急性乳腺炎的发病过程大体经历乳腺管炎、乳腺炎和乳房炎3个阶段。细菌侵入乳腺管，上行至乳腺小叶，停留在淤滞的乳汁中生长繁殖，导致乳腺管的急性炎症。继而扩散至乳腺实质，引发实质性乳腺炎。细菌也可从乳头皲裂的上皮破损处沿淋巴管到乳腺间质内，引致间质性乳腺炎。若此阶段未及时治疗，或治疗不当，炎症可向乳腺实质以外的脂肪和纤维组织扩散，导致急性乳房炎。炎症局限，组织坏死、液化，大小不等的感染灶相互融合形成乳房脓肿，若脓肿穿破到乳房后间隙的疏松结缔组织内时，则形成乳房后脓肿。

三、临床表现

1. 急性单纯性乳腺炎

乳房胀痛，皮温高，乳房局部可出现边界不清的硬结。

2. 急性化脓性乳腺炎

乳房局部皮肤红、肿、热、痛，硬结明显，触痛加重，同侧腋窝淋巴结肿大、疼痛。产妇可出现寒战、发热、头痛、乏力、脉速等全身症状。

3. 脓肿形成急性乳腺炎

局限化即形成急性乳房脓肿。肿块有波动感，脓肿可向外破溃，也可向内破溃穿入乳腺管，自乳头排出脓液。当脓肿破入乳房后至胸大肌前疏松组织中，则形成乳房后脓肿。

四、治疗

1. 物理治疗适用于乳腺炎早期，可促进炎症消退或局限。一般有冷敷、热敷、红外线及乳房按摩等。

2. 抗生素的使用

(1) 全身治疗：首选青霉素类药物治疗，用量根据症状而定。

(2) 抗生素局部封闭：有两种方法，①局部用含青霉素100万U的生理盐水20ml封闭治疗。②用0.25%普鲁卡因溶液60～80ml，加青霉素80万～160万U，在炎症上方3cm左右健康处的皮肤组织做"一"字形封闭，范围应超过炎症直径区。每天或隔天封闭1次，或注入乳房后疏松组织中。

3. 中药治疗

以"疏肝利气，清热解毒"治疗为原则。可采用金黄散、蒲公英、金银花等药物。

4. 手术治疗

(1) 激光打孔：确定脓肿位置后，在脓肿波动最明显的部位打孔并吸出脓液，然后将抗生素注入脓腔。此方法创伤小，病人容易接受，同时也使患者免受换药的痛苦。

(2) 脓肿切开引流：脓肿形成后，应及时切开引流。

5. 脓腔冲洗穿刺脓腔，抽尽脓液。然后注入无菌生理盐水或抗生素稀释盐水，抽出弃之，再注入盐水。如此反复操作，使脓液及坏死组织被冲洗抽出，促进脓腔肉芽组织的生长，减少毒素吸收及促进脓腔的早日愈合。

五、护理评估

1. 病史评估

产妇有无乳房手术史，有无乳腺增生等疾病史。

2. 身心情况评估

产妇母乳喂养是否顺利，产妇的乳头条件，乳汁分泌的量，有无乳头皲裂，新生儿吸吮力等。评估产妇家属对产妇进行母乳喂养的支持情况。

3. 实验室检查

血常规检查有白细胞及中性粒细胞增加，抽取脓液做脓液涂片可查见革兰阳性球菌等。若急性乳腺炎并发脓毒败血症时，应做血液细菌培养。

4. B超及X线检查。

六、主要护理问题

1. 疼痛

与乳房局部炎症有关。

2. 体温过高

与乳房感染有关。

3. 母乳喂养无效

与乳房感染有关。

4. 知识缺乏

缺乏乳房护理相关知识。

第五篇　儿科护理

第一章　新生儿疾病护理

第一节　新生儿缺氧缺血性脑病

新生儿缺氧缺血性脑病(HIE)是指各种围生期窒息引起的部分或完全缺氧、脑血流量减少或暂停而导致胎儿或新生儿脑损伤。临床以意识障碍、肌肉张力及原始反射异常为特征，严重的 HIE 可有脑瘫、认知障碍、癫痫等后遗症。HIE 是引起新生儿急性死亡和慢性神经系统损伤的主要原因之一。

一、病因及发病机制

（一）病因

1.缺氧

缺氧是发病的核心，围生期窒息是最主要原因，还有反复呼吸暂停、严重呼吸系统疾病。

2.缺血

出生后重度心力衰竭、严重失血或贫血也可引起脑损伤。

（二）发病机制

新生儿缺氧缺血性脑病的发病机制。

二、临床表现

胎儿和新生儿的中枢神经系统受损，临床以意识障碍、肌肉张力及原始反射异常为特征，严重的 HIE 可有脑瘫、认知障碍、癫痫等后遗症。临床表现可分为轻度、中度、重度。

三、辅助检查

1.头颅 B 超或 CT 扫描

B 超对基底神经节、脑室及其周围出血具有较高的敏感性，但对皮层损伤不敏感。CT 扫描有助于了解颅内出血范围和类型，但对于 HIE 的诊断仅作为参考，尤其是后颅凹病变。

2.磁共振成像(MRI)

MRI 对脑灰质、白质的分辨率异常清晰，且轴位、矢状位及冠状位三维成像，能清晰显示 B 超或 CT 不能检测出的部位(如大脑皮质矢状旁区，丘脑、基底节梗死等)，对脑损伤的判断有较强的敏感性。弥散加权磁共振(DWI)对显示脑梗死则具有较高的敏感性和特异性。

3.氢质子磁共振波谱(HMRS)

1HMRS 可在活体上直接检测脑内代谢产物的变化，有助于早产儿和足月儿脑损伤的早期诊断。

4.脑电图

脑电图可显示低电压、爆发抑制等改变，有助于临床确定脑损伤严重程度、判断预后、有助于对惊厥的诊断。

5. 血生化检查

血清肌酸磷酸激酶脑型同工酶(CPK-BB)正常值<10 U/L，脑组织损伤时升高，其测定有助于确定脑组织损伤的严重度和判断预后。神经元特异性烯醇化酶(NSE)正常值<6 μg/L，神经元受损时血浆中此酶活性升高。

四、治疗原则

1. 支持疗法

维持良好通气功能是支持疗法的中心，保持 PaO_2>7.98~10.64 kPa(60~80 mmHg)、$PaCO_2$<5.32 kPa(40 mmHg)和 pH 在正常范围，维持脑和全身良好的血液灌注是支持疗法的关键措施，避免脑灌注过低或过高。维持血糖在正常高值(4.16~5.55 mmol/L，75~100 mg/dL)，以提供神经细胞代谢所需能源。保暖和监护。纠正低血压，可选用多巴胺，应从小剂量开始逐渐加大用量。控制输液量于生理需要量为宜。

2. 控制惊厥

3. 治疗脑水肿

五、护理诊断

1. 潜在并发症

颅内高压。

2. 有废用综合征的危险

与缺氧缺血导致的后遗症有关。

3. 恐惧(家长)

与病情危重及预后不良有关。

六、护理目标

1. 患儿意识清醒，生命体征稳定，肌张力正常、各种反射存在，前囟平坦。

2. 脑损伤程度降到最低限度，减少后遗症的发生。

3. 家长了解疾病的相关知识，消除恐惧心理，能进行早期康复干预。

七、护理措施

(一)严密观察病情变化

密切监护患儿的神志、呼吸、心率、血压、血气等，观察前囟张力、瞳孔大小、肌张力和抽搐等。

(二)供氧

可酌情予以不同方式的氧疗，严重者可用机械通气、NO 吸入，但应避免 PaO_2 过高或 $PaCO_2$ 过低。

(三)药物治疗

1. 控制惊厥

首选苯巴比妥钠，负荷量为 20 mg/kg，于 15~30 min 静脉滴入，若惊厥不能控制，1 h 后加用 10 mg/kg，12~24 h 后给维持量 3~5 mg/(kg·d)。顽固性抽搐者加用地西泮，每次 0.1~0.3 mg/kg，静脉滴注。

2. 治疗脑水肿

有颅内高压症状时，首选利尿药呋塞米，每次 0.5～1 mg/kg，静脉注射，颅内高压明显时应用 20%甘露醇，首剂 0.5～0.75 g/kg，以后可用 0.25～0.5 g/kg，每 4～6 h 1 次，静脉推注，连用 3～5 d。

（四）早期康复干预

对有功能障碍的患儿，应尽早进行动作训练和感知刺激，以利于促进脑功能的恢复。

八、健康指导

1.向患儿家长耐心细致解答本病的发生、临床表现、护理措施及预后，以取得理解与配合。其预后与病情严重程度、抢救是否正确及时关系密切。凡自主呼吸出现过迟、频繁惊厥不能控制、神经症状持续 1 周仍未减轻或消失、脑电图异常、血清 CKP-BB 持续增高者预后不良。

2.对有神经系统后遗症者，应指导家长掌握康复护理方法，并坚持定期随访。

第二节　新生儿鹅口疮

新生儿鹅口疮又名为"雪口"，是由白色念珠菌引起的口腔黏膜炎症，是新生儿期常见的疾病。多呈急性过程，不予治疗或延误治疗时机，病变蔓延可引起全身感染性疾病，如早期治疗一般预后良好。

一、病因

白色念珠菌广泛存在于自然界，也在健康人体内、体表寄生。新生儿在生产过程中易经产道感染，在哺乳期则由于乳母乳头不洁或喂养器具消毒不严，喂养时手的污染，以及不洁物揩洗口腔所致。长期大剂量应用广谱抗生素的病儿也多见此病。

二、临床表现

其特点为口腔黏膜上出现白色乳凝块样物，可发生于口腔任何部位，以舌、颊、上下唇内侧、腭、牙龈等处黏膜较多见。发病初期仅呈点状或小片状，如凝乳，稍凸起，以后逐渐融合成片，可遍及整个口腔黏膜；乳白色膜边缘不充血，不易拭去，如剥离后可有出血，留下鲜红创面，白膜亦可迅速复生。疼痛不明显，不影响吸吮，也无全身症状。但如不加处理，当全身抵抗力下降时，病变蔓延至咽、喉、消化道及呼吸道，引起病儿呛奶、拒奶、呕吐、吞咽困难、呼吸困难等症状，可并发败血症、脑膜炎等严重疾病。

三、实验室检查

取病儿口腔内少许白膜置于玻片上，加 10%氢氧化钠（或氢氧化钾）1 滴，在显微镜下可见到白色念珠菌菌丝及孢子。

四、诊断

根据临床特点，加上实验室检查可确诊。

五、治疗

（1）用 2%碳酸氢钠溶液擦洗口腔，再涂上 1%甲紫，2/d。

（2）抗真菌药的应用。①制霉菌素片 50 万 U 碾碎加蒸馏水 10ml，配成制霉菌素溶液涂口腔，3～4/d。②用北京儿童医院配制的制霉菌素鱼肝油涂口腔，3～4/d，③如伴有肠道感染时，口服制霉菌素片 25 万～50 万 U/d，可同时服用维生素 B_2 及维生素 C。

六、护理

(一)疾病护理

(1)认真观察病情,禁食病儿按时做好口腔护理,如发现病儿口腔黏膜出现乳白色凝块,及时通知医师给予诊治。

(2)遵照医嘱及时给病儿进行口腔清洁及涂药治疗。

(3)制霉菌素溶液应每日重新配制,切忌延用数日。

(二)预防护理

(1)指导、协助乳母做好喂奶前手及乳房的清洁。

(2)加强新生儿病房(室)奶具的清洁、消毒工作,每次喂养前均更换新的消毒奶具,防止疾病传播。

(3)给病儿喂奶前必须洗手,不能用手随意抓奶头,以免造成污染。

(4)合理应用抗生素。

第三节 新生儿化脓性脑膜炎

化脓性脑膜炎为新生儿期严重的感染性疾病,多由败血症继发而致。早产儿发病率高于足月儿。早期临床症状不典型,诊断较为困难,且并发症较多,病死率亦较高,幸存者多有后遗症,如:失聪、失明、智力障碍、脑积水、运动障碍等。

一、病因

新生儿机体防御功能差,血脑屏障发育不成熟,通透性高,致使病原菌直接侵入脑膜,或因在分娩过程中长时间暴露在大肠埃希菌的环境中。感染途径多由呼吸道、受损皮肤、脐部、消化道等处侵入血循环,然后到达脑膜。病原菌以大肠埃希菌、B群链球菌为多见,葡萄球菌、肺炎链球菌也常见,变形杆菌、铜绿假单胞菌、李斯特菌亦可致病。

二、临床表现

1.早产儿发病率较足月儿高,临床症状不典型,一般常表现为精神萎靡、反应差、面色发灰、吃奶不好,呼吸不规则或暂停,嗜睡、哭声减弱、体温不升、体重不增、黄疸持续不退等。

2.足月儿可出现脑膜刺激症状。常表现为烦躁、易激惹、尖叫、发热,有时伴有呕吐、两眼发直、凝视、眼球可上翻或向下形成"落日眼"。重则可见阵发性发绀,肌张力增高,抽搐。若出现惊厥发作,则表明病情严重,预后不好。

33检查可见前囟饱满,中、晚期可出现头围增大、颅骨骨缝增宽。

三、诊断

对可疑病例或严重的败血症病儿均应及早做诊断性腰穿。脑脊液检查:细胞数>20×10^6/L(20 个/mm^3),蛋白定量>5.0g/L(50mg/dl),葡萄糖<2.2mmol/L(40mg/dl),可考虑诊断本病。同时还应做脑脊液涂片、细菌培养及药敏试验,对确诊及明确病原菌,指导治疗极为重要。

四、治疗

(一)抗生素治疗

脑脊液结果未回报前即应及早选用大剂量、易透入血脑屏障的杀菌剂。首先应两种抗生素联合应用,为维持抗生素在脑脊液中的有效浓度,必须静脉给药,每日两种抗生素按时交替输入。例如：青霉素 80 万～100 万 U/(kg·d)加氨苄西林 200～400mg/(kg·d)，或青霉素加头孢曲松(菌必治，Ceftriax-one，Rocephin)100mg/(kg·d)。疗程：3～4 周，两次脑脊液正常后可停药。

（二）对症治疗

1. 脱水剂

对颅压增高或惊厥病儿，可每次给予 20%甘露醇 0.5～1.0g/kg，2～3 次/d，以降低颅内压力。

2. 镇静剂

抽搐频繁时可每次给予苯巴比妥钠 5～8mg，肌内注射，或 10%水合氯醛每次 1.5～2ml，口服或灌肠，地西泮每次 0.1～0.3mg/kg 静推。

（三）激素类药物的应用

为控制脑水肿，降低颅内压，减少炎性渗出，加速脑脊液吸收，防止粘连、阻塞，恢复血脑屏障完整性。静脉点滴中可加入氢化可的松 5～10mg/(kg·d)，或地塞米松 0.5～1mg/kg，常应用于高热、脑水肿和休克病儿，疗程 2 周，逐渐减停。

（四）支持疗法

为保证足够的热量及入量，提高机体抗病力，可合理输入新鲜血及血浆。

五、并发症

新生儿并发硬脑膜下积液、积脓较年长儿多见，另外还有脑积水、脑室管膜炎等。

六、护理

1. 观察病儿反应、面色、体温、呼吸、四肢肌张力等情况的变化，如发现病儿惊厥、面色发青、呼吸不规则或暂停等颅内压增高时，及时通知医师，并立即吸氧，准备镇静剂、脱水剂等药物，准确、迅速执行医嘱，积极配合抢救工作。

2. 保持病儿皮肤清洁、干燥。因颅压高，病儿易哭闹、多汗，故应勤洗澡，勤换衣。对高热病儿积极采取降温措施，体温不升者注意保暖。

3. 病儿吃奶不好，当颅压增高时，一些病儿呈喷射状呕吐，要详细记录呕吐次数、量，防止因入量不足引起水、电解质的紊乱。

4. 遵医嘱按时，按量输入抗生素，同时注意保护、合理选择、使用血管。

5. 病儿腰穿检查去枕平卧＞2h 后，方可取其他体位。

6. 因抗生素用量大，时间长，加之药物本身的副作用，可导致病儿体内菌群紊乱。如发生鹅口疮、厌食、腹泻等临床症状，可针对不同的情况采取措施：鹅口疮病儿注意口腔护理，并用制霉菌素鱼肝油涂口，厌食病儿可少量多次喂养，腹泻病儿注意臀部护理等等。

第四节 新生儿破伤风

新生儿破伤风是由破伤风杆菌侵入脐部而引起的急性感染性疾病。破伤风杆菌产生的痉挛毒素，引起中枢神经系统的毒性反应，使运动神经失去控制，导致全身各部位骨骼肌强直性痉挛，牙关紧闭，而严重危及新生儿的生命。起病多发生在生后第 4～6 日，因脐部感染所致，故又被称为"四六风"、"脐风"。

一、病因

胎儿娩出后，由于接生者的手未消毒或结扎脐带用的工具未彻底灭菌等原因，造成了破伤风杆菌自脐部入侵，在缺氧的环境中繁殖，产生毒素，外毒素沿神经干、淋巴、血液传入中枢神经系统，与神经组织结合后产生临床症状。

破伤风杆菌为革兰阳性厌氧菌，广泛存在于泥土，尘埃及人畜粪便中。芽胞抗热力极强，普通消毒剂无效，在 100℃高温时生存 20～60min，需用压力蒸气或环氧乙烷才能达到灭菌状态。

二、临床表现

潜伏期：3～14d，一般为 4～8d；潜伏期越短病情越重，病死率越高。

(一)前驱期

病儿烦躁不安、牙关紧闭、哺乳困难。

(二)痉挛期

由前驱期到此期时间越短，预后越差。痉挛期时口角向上牵动呈苦笑面容、皱额举眉、牙关紧闭、面肌紧张；四肢强直性痉挛，重者角弓反张，间歇时肌肉仍紧张，上肢屈曲、下肢强直，一旦有轻微刺激即可导致痉挛发作；痉挛影响到呼吸肌与喉肌则引起呼吸困难、发绀或窒息；病儿神志清醒、体温正常或发热。此期 1～4 周。

(三)恢复期

痉挛停止，肌张力仍高，四肢仍然强直，牙关紧闭、面部仍呈苦笑，可以自己吮奶，2～3 个月后恢复正常。

临床分型：根据潜伏期长短、痉挛出现的时间及临床表现轻重分为 3 型。

1. 轻型

潜伏期＞14d，

2. 中型

潜伏期 7～14d，发病＞48h 出现痉挛，牙关紧闭、全身肌肉强直，并有阵发性痉挛。

3. 重型

潜伏期≤7d。发病＜48h 出现痉挛，频繁发作，不易控制，有喉痉挛者易发生窒息、死亡。

三、诊断

有旧法接生或消毒不严的接生史；4～8d 发病；典型临床症状，一般诊断不困难。

四、治疗

原则：控制惊厥、解除痉挛；中和体内毒素，消除毒素来源；保持气道通畅，预防感染。

(一)控制惊厥

以氯丙嗪、苯巴比妥钠、水合氯醛等为最常用的镇静剂，多交替使用，剂量以保证病儿既达到镇静状态，刺激后又不发生严重痉挛为宜。

1. 氯丙嗪

具有抑制中枢、镇静催眠作用。用法与剂量：每次 0.5～1mg/kg，肌内或静脉推注，3～4 次/d，与其他镇静药物交替使用。

2. 苯巴比妥钠

较安全有效。每次 10～30mg/kg，肌注或稀释后静脉推注，3～4 次/d。

3. 水合氯醛

作用较快，用做痉挛发作时临时性用药。浓度为 10%水合氯醛，剂量每次 0. 5ml/kg，口服或灌肠。

4. 地西泮

为肌肉松弛剂，与镇静剂合用可减小镇静药剂量并增强止痉效果。剂量为 0.2～0.3mg/kg，稀释后静脉注射，每 3～5h 一次。

（二）中和毒素

应用破伤风抗毒素中和病灶内及游离在淋巴液、血液中的破伤风毒素，以减少毒素与中枢神经的结合。

1. 破伤风杭毒素血清(TAT)

可行脐周封闭 1 次，剂量为 1500U，病情严重者使用剂量 TAT 1 万～2 万 U，肌内注射或半量稀释后静脉滴注，不必重复使用，但要尽早应用。

2，破伤风免疫球蛋白(TIG)

用量与用法：500U，肌内注射 1 次。

（三）其他治疗

1. 控制感染

青霉素 G 20 万～40 万 U/kg，分次静点。甲硝唑：15～30mg/（kg·d），静滴。

2. 营养供给

痉挛期因禁食，必须从静脉补充足够的热量及水电解质，有条件可应用胃肠外营养。痉挛减轻后早日喂养，可采用鼻饲法，喂奶前根据情况可先给一定的镇静剂，防止喉痉挛奶汁反流误吸。

3. 保持呼吸道通畅

痉挛的反复发作、喉肌紧张，气道分泌物多而黏稠不易排出，病儿常因呼吸道阻塞而发生窒息，为使呼吸道畅通、分泌物稀释并有利于排出，可选择超声雾化吸入。雾化液配置：蒸馏水或生理盐水 20ml、庆大霉素 2 万 U、地塞米松 2mg、糜蛋白酶 40U。

4. 局部治疗

脐部用 3%过氧化氢溶液清洁后再涂以碘伏，并保持干燥。

五、护理

（1）保持病室内安静，避免声、光及一切不必要的刺激，各项操作如：基础护理、测体温、各种治疗等尽量集中同时进行，以减少痉挛的反复发作。

（2）保持呼吸道通畅，保持口腔清洁，及时清除痰液，按时做好口腔护理。

（3）根据医嘱合理使用镇静剂，注意观察疗效和持续时间，详细记录与交接班，发现问题及时与医师联系。

（4）观察应用破伤风抗毒素后的血清反应：出现发热、皮疹等情况酌情处理，如有少尿、水肿等情况则严格记录出入量。

（5）痉挛减轻由胃管喂养时，每次喂奶前先抽尽胃内残余奶，如残余奶量过多可停喂 1 次，避免反流引起误吸。

（6）早日经口试喂奶，但需保证每日入量充足。

（7）病儿出院时向家长详细交待喂养方法，并嘱咐早日介入康复训练，促进功能恢复。

(8)宣传新法接生。

第五节　新生儿呕吐

呕吐是新生儿期常见的临床症状，原因很多。由内在因素所致如：新生儿期大脑皮质发育尚未完善，调节功能差，对呕吐中枢控制有限，加之新生儿消化系统本身结构的特点，如食管短、贲门括约肌松弛、胃呈水平位、胃容量小等，均是易发生呕吐的因素。外在因素则是由于各器官受到刺激后引起的反射性呕吐，如颅压增高或毒素刺激所致中枢性呕吐，消化道机械性梗阻引起的呕吐及消化系统本身神经系统结构缺陷或功能不完善引起的呕吐等。因此需仔细进行鉴别，及时找出呕吐原因，进行正确处理。本节仅介绍内科疾病所致呕吐。

一、病因及临床特点

（一）新生儿溢乳

生后几日内即可出现，为一种无压力、非喷射性的自口边溢出奶液，每日可1次或多次，亦可有乳凝块，一般情况良好，并不影响生长发育，溢乳可随着年龄增长减少，至7～8个月消失。

（二）喂养不当

是引起呕吐的常见原因。早产儿因胃容量较小，吞咽、吸吮反射较弱，一次喂奶量较多易引起呕吐；混合喂养中，奶头孔过大、过小、过软亦可引起呕吐；奶方多变，奶的浓度不适宜，喂奶次数过频，乳汁过热、过凉，哺喂后即平卧或过多过早翻动婴儿均可引起呕吐。

（三）胃黏膜受刺激所致呕吐

1. 咽下综合征

在分娩过程中，由于宫内窘迫，吞入过多的或被污染的羊水，产道中的黏液、血液，刺激胃黏膜引起呕吐。此类新生儿生后即吐，喂养后呕吐加重，呕吐物多为泡沫样黏液或含有咖啡色、粉色黏液。

2. 胃肠道出血

胃出血、新生儿自然出血症、应激性消化性溃疡、DIC等所引起的胃肠道出血，均可引起呕吐，呕吐物为咖啡色，当大量出血时可见鲜红色血液。

3. 药物副作用

引起的呕吐：如红霉素、吐根糖浆、氯化铵等。

（四）胃肠功能失调

1. 贲门-食管松弛

可能与食管神经结构发育不完善，神经调节障碍引起贲门不能紧缩有关，表现奶后平卧即吐。为非喷射性呕吐或溢奶，一般随着神经系统发育的完善，可以自愈。

2，贲门痉挛

贲门痉挛性收缩时，食物不得入胃，而食管扩张，以致进食后即呕吐，吐物无胃液。钡餐造影可见早期食管正常或轻度扩张，贲门部有间歇性缩窄现象，晚期食管高度扩张，贲门部狭窄。

3.幽门痉挛

生后<1周开始呕吐，奶后10min左右为喷射性、非进行性呕吐，有间歇性。奶后无胃型及蠕动波，触不到包块。口服1:5 000阿托品治疗有效。

4.胎粪性便秘

生后数日胎便排出量极少甚至不排胎便或胎便排出时间延长，逐渐出现腹胀、呕吐，呕吐物为黄褐色或绿褐色粪汁样液体，腹部立位片可见>2个液平面或胎粪颗粒阴影，肛门检查时常排出大量黏稠胎便，经生理盐水灌肠胎便排出后腹胀、呕吐情况消失。

5.新生儿便秘

一些新生儿可因便秘3～5d或更长时间而腹胀、呕吐，排出大便后症状即消失。

（五）感染

1.口腔、食管感染

鹅口疮引起新生儿呕吐，如果白色念珠菌蔓延至食管，引起食管炎则呕吐加剧。

2.肠道感染

如大肠埃希菌、鼠伤寒沙门菌。轮状病毒等引起的肠炎，均可伴有呕吐。

3.肠道外感染

新生儿肺炎、败血症、脑膜炎、腹膜炎等疾病均可引起呕吐，甚至以呕吐为突出的症状，当感染控制后呕吐即会消失。

（六）颅压升高

感染新生儿化脓性脑膜炎或颅内损伤，如颅内出血、缺血缺氧性脑病、脑水肿、脑积水等可致颅内压增高，引起呕吐，为喷射性，呕吐物为乳汁或乳块，有时伴有咖啡色液体，经脱水剂降颅压后呕吐消失。

（七）遗传代谢病

如先天性肾上腺增生症、甲状腺功能不全；各种氨基酸代谢障碍，如苯丙酮尿症、高氨血症、甘氨酸血症等；糖代谢障碍如半乳糖血症、枫糖血症等，临床均伴有呕吐症状。

二、诊断

（一）详细询问病史

1.生产史

羊水过多常有先天性消化道畸形的可能，宫内窘迫、窒息常有羊水吸入或颅内出血的发生。

2.喂养史

仔细询问生后喂养过程各环节。

3.服药史

包括妊娠用药及乳母服药史。

4.呕吐史

包括呕吐出现时间、方式、性质、与进食的关系。

5.胎便排出情况

如生后<24h无胎便可疑肠梗阻，排便量、质正常的可除外消化道闭锁。

6.哭闹

呕吐伴哭闹不止的病儿检查有无嵌顿疝。

(二) 体检

(1) 腹部检查。腹胀情况，有无蠕动波，有无包块。有无肠鸣音，移动性浊音。

(2) 检查有无脱水酸中毒等症状。

(3) 检查有无感染灶，代谢病，畸形等。

(4) 肛查。检查有无肛门闭锁、肛门狭窄、胎便黏稠等。

三、辅助检查

(一) 腹部立位片

以诊断或排除消化道畸形，同时对坏死性小肠结肠炎的诊断亦有帮助。

(二) 消化道造影

插入鼻饲管注入少许钡剂，如见环形反折影可确诊为食管闭锁，钡灌肠可诊断下消化道畸形。

四、处理原则

(一) 病因治疗

1. 有感染的病儿应有效地控制感染。

2. 颅压增高呕吐病儿需及时给予脱水剂。

3. 消化道出血病儿应给止血药、输新鲜血，有休克者给抗休克治疗。

4. 先天性上、下消化道畸形病儿应及早手术。

5. 伴有脱水酸中毒时，纠正水电解质紊乱同时供给适当热卡。

(二) 对症治疗

1. 镇静、止吐。酌情应用苯巴比妥(鲁米那)；解痉药可应用 1:5000 阿托品溶液。

2. 禁食、胃肠减压。考虑外科因素又未明确诊断可先停奶，呕吐物为绿色、墨绿色，腹胀明显，行胃肠减压术，同时及早排除外科疾患。

3. 喂养不当者给予适当指导。

4. 洗胃。<3d 入院病儿仍呕吐，为黄白色黏液或伴有咖啡色液体时，应用温盐水洗胃。

五、护理

1. 协助医师做一般对症处理，如洗胃、胃肠减压、拍片前下胃管等。

2. 及时完成医嘱，如抗生素、脱水剂、镇静剂等药物的应用。

3. 密切观察病儿有无神经系统症状，如抽搐情况、四顺张力、反应、眼钾是古灵沽、有无喷射性呕吐、有无剧烈哭闹、皮肤弹性等等。

4. 观察病儿呕吐时间、性质、量，应做详细描述及准确记录。同时观察病儿胎便排出情况，有无腹胀、程度如何。

5. 根据病儿病情,遵照医嘱喂奶前 15min 给予口服 1:5000 阿托品 2～3 滴或其他药物。喂奶时取右侧半卧位，喂奶后轻轻拍病儿背部至"打嗝"，尽量减少病儿哭闹以避免呕吐。

(6) 协助医师观察病情排除外科因素，如胎便量少或无胎便多见于直肠肛门畸形、巨结肠，病儿分泌物过多，增加吸痰次数也无明显改善，像"螃蟹"一样分泌泡沫状液体，多见于食管闭锁等。

第二章　消化系统疾病患儿的护理

第一节　小儿腹泻

小儿腹泻(infantile diarrhea)又称为称腹泻病，是由多种病原、多种因素引起的以大便次数增多和大便性状改变为特点的一组临床综合征，严重者可引起脱水、电解质及酸碱平衡紊乱。发病年龄以6个月至2岁多见，其中1岁以内者约占半数。一年四季均可发病，但夏秋季发病率最高。小儿腹泻是婴幼儿时期的常见病，是我国儿童重点防治的"四病"之一。

一、病因

(一)易感因素

婴幼儿易患腹泻病，主要与下列因素有关。

1.消化系统发育不成熟

婴幼儿胃酸和消化酶分泌少，消化酶活性低，对食物质和量的变化耐受性差；同时其生长发育快，所需营养物质相对较多，消化道负担较重，因此易发生消化功能紊乱。

2.机体防御功能差

婴儿胃内酸度低，胃排空快，对胃内的细菌杀灭能力较弱；血液中免疫球蛋白(尤其是IgM、IgA)和胃肠道SIgA均较低，免疫功能差；正常肠道菌群尚未完全建立，或因使用抗生素等导致肠道菌群失调，使正常菌群对入侵肠道致病菌的拮抗作用丧失，而易患肠道感染。

3.人工喂养

人工喂养儿由于动物乳类中所含的体液因子(SIgA、乳铁蛋白等)和巨噬细胞及粒细胞等成分在加热时被破坏，且食物、食具易被污染，故人工喂养儿肠道感染发病率明显高于母乳喂养儿。

(二)感染因素

1.肠道内感染

可由病毒、细菌、真菌、寄生虫引起，尤以病毒和细菌多见。

(1)病毒感染：寒冷季节的小儿腹泻80%由病毒感染引起，以轮状病毒引起的秋冬季腹泻最为常见，其次是艾柯病毒、柯萨奇病毒、肠道腺病毒、诺沃克病毒、冠状病毒、星状病毒和杯状病毒等。

(2)细菌感染(不包括法定传染病)：以导致腹泻的大肠埃希菌为主要病原，包括致病性大肠埃希菌(EPEC)、产毒性大肠埃希菌(ETEC)、侵袭性大肠埃希菌(EIDC)、出血性大肠埃希菌(EGEC)和黏附一集聚性大肠埃希菌(EAEC)；其次是空肠弯曲菌和耶尔森菌、沙门菌、铜绿假单胞菌、金黄色葡萄球菌等。

(3)真菌感染：以白色念珠菌多见。

(4)寄生虫感染：常见为蓝氏贾第鞭毛虫、阿米巴原虫和隐孢子虫等。

2.肠道外感染

患中耳炎、上呼吸道感染、肺炎、泌尿道感染、皮肤感染以及急性传染病时，可伴有腹泻。因发热及病原体毒素作用使消化功能紊乱，或肠道外感染的病原体(主要是病毒)同时感染肠道所致。

(三)非感染因素

1.饮食因素

多见于人工喂养儿，喂养时间不定时、饮食量不当、突然改变食物种类、断奶以及食物成分不适宜如过早给予淀粉或脂肪类食物等，均可引起消化功能紊乱而致腹泻。

2.气候因素

气候突然变化、腹部受凉，使肠蠕动增加；天气过热致消化液分泌减少或口渴吃奶过多，都可诱发消化功能紊乱而引起腹泻。

3.过敏因素

小儿对牛奶、大豆(豆浆)及某些食物成分过敏或不耐受而引起腹泻。

二、发病机制

导致腹泻发生的机制包括：①肠腔内存在大量不能吸收的具有渗透活性的物质(渗透性腹泻)；②肠腔内电解质分泌过多(分泌性腹泻)；③炎症所致的液体大量渗出(渗出性腹泻)；④肠道运动功能异常(肠道功能异常性腹泻)等。但临床上不少腹泻并非由某单一机制引起，而是多种机制共同作用的结果。

1.病毒性肠炎

病毒侵入肠道后，在小肠绒毛顶端的柱状上皮细胞上复制，使细胞受损，导致小肠黏膜回吸收水和电解质的能力下降，肠液在肠腔内大量积聚而引起腹泻。同时，发生病变的肠黏膜细胞分泌双糖酶不足且活性低，使食物中糖类消化不全而积滞在肠腔内，并被肠道内细菌分解成小分子的短链有机酸，使肠腔的渗透压增高；绒毛破坏亦造成载体减少，上皮细胞钠转运功能障碍，进一步造成水和电解质的丧失，加重腹泻。

2.细菌性肠炎

产生肠毒素的细菌如产毒性大肠埃希菌侵入肠道后，在肠腔内繁殖并产生肠毒素，抑制小肠绒毛上皮细胞吸收 Na^+ 和水，促进水 CI^- 的分泌，使小肠液增加导致水样便；各种侵袭性细菌如侵袭性大肠埃希菌、空肠弯曲菌、耶尔森菌、沙门菌、金黄色葡萄球菌等可直接侵袭小肠或结肠壁，使肠黏膜充血、水肿、炎性细胞浸润，引起渗出和溃疡等病变，导致或黏液脓血便。

3.非感染性腹泻

非感染性腹泻主要是由饮食不当、气候突变等引起正常消化过程发生障碍，食物不能被充分消化吸收而积滞于小肠上部，使肠腔内酸度减低，有利于肠道下部细菌上移和繁殖，使食物发酵和腐败而产生短链有机酸，致肠腔的渗透压增高，并协同腐败性毒性产物刺激肠壁，导致肠蠕动亢进而引起腹泻。

三、临床表现

(一)临床分型

1.轻型腹泻

轻型腹泻多由饮食因素或肠道外感染引起。起病可急可缓，以胃肠道症状为主，食欲减退，有溢奶或呕吐。大便次数增多，一般每天多在 10 次以内，每次大便量不多，稀薄或带水，呈黄色或黄绿色，有酸味，常见白色或黄白色奶瓣和泡沫。大便镜检可见大量脂肪球和少量白细胞。全身症状不明显，无脱水及全身中毒症状，多在数日内痊愈。

2. 重型腹泻

重型腹泻多由肠道内感染引起。起病常较急，除有较重的胃肠道症状外，还有明显的脱水、电解质紊乱及全身感染中毒症状。

(1)胃肠道症状：食欲减退，常有呕吐，严重者可吐咖啡样物。腹泻频繁，每日大便可十余次到数十次，多为黄色水样或蛋花汤样便，可有少量黏液。大便镜检可见脂肪球和红细胞、白细胞。少数患儿也可有少量血便。

(2)水、电解质和酸碱平衡紊乱症状：有脱水、代谢性酸中毒、低钾及低钙、低镁血症等。

(3)全身中毒症状：发热或体温不升，烦躁不安，精神委靡或嗜睡，进而意识模糊，甚至昏迷、惊厥、休克。

(二)临床分期

1. 急性腹泻

病程＜2 周。

2. 迁延性腹泻

病程在 2 周至 2 个月之间。

3. 慢性腹泻

病程＞2 个月。

(三)几种常见类型肠炎的临床特点

1. 轮状病毒肠炎

轮状病毒是秋、冬季小儿腹泻最常见的病原，故又称为秋季腹泻。多见于 6 个月至 2 岁的婴幼儿，＞4 岁者少见。起病急，常伴有发热和上呼吸道感染症状，无明显中毒症状。病初即出现呕吐，大便次数多，量多，呈黄色或淡黄色，水样或蛋花汤样，无腥臭味。大便镜检偶有少量白细胞。常并发脱水、电解质紊乱及酸中毒。本病为自限性疾病，自然病程为 3～8 d，少数较长。近年报道，轮状病毒感染也可侵犯多个脏器，如中枢神经系统、心肌等。

2. 大肠埃希菌肠炎

多发生在 5～8 月气温较高的季节。致病性和产毒性大肠埃希菌肠炎大便呈蛋花汤样或水样，混有黏液，常伴发热、呕吐，重者可有脱水、酸中毒及电解质紊乱。侵袭性大肠埃希菌肠炎大便呈黏冻状，带脓血，有腥臭味，常伴恶心、呕吐、腹痛和里急后重，全身感染中毒症状多较严重，甚至发生休克。出血性大肠埃希菌肠炎大便开始呈黄色水样便，后转为血水便，有特殊臭味，常伴腹痛，大便镜检有大量红细胞。

3. 抗生素相关性腹泻

抗生素相关性腹泻(AAD)是由于长期、大量使用抗生素，致肠道菌群失调，耐药性金黄色葡萄球菌、变形杆菌、铜绿假单胞杆菌、某些梭状芽胞杆菌和白色酵母等可大量繁殖，引起药物较难控制的肠炎。营养不良、免疫功能低下和长期应用肾上腺皮质激素者多见。真菌性肠炎多为白色念珠菌感染所致，大便次数增多，黄色稀便，泡沫较多带黏液，有时可见豆腐渣样细块(菌落)。大便镜检可见真菌孢子和菌丝。

（四）迁延性腹泻和慢性腹泻

迁延性腹泻和慢性腹泻病的病因复杂，感染、食物过敏、酶缺陷、免疫缺陷、药物因素、先天畸形等均可引起，以急性腹泻未彻底治疗或治疗不当致迁延不愈最为常见。表现为腹泻迁延不愈，病情反复，大便次数和性质不稳定，严重时可出现水、电解质紊乱。由于营养不良患儿患腹泻时易迁延不愈，持续腹泻又加重了营养不良，两者可互为因果，最终引起免疫功能低下，继发感染，形成恶性循环，导致多脏器功能异常。

（五）生理性腹泻

生理性腹泻多见于<6个月的婴儿，外观虚胖，常有湿疹，表现为生后不久即出现腹泻，但除大便次数增多外，无其他症状。其食欲好，生长发育正常，添加辅食后，大便即逐渐转为正常。近年研究发现此类腹泻可能为乳糖不耐受的一种特殊类型。

四、辅助检查

1. 血常规

白细胞总数及中性粒细胞增多提示细菌感染，若降低则提示病毒感染(也有例外)，嗜酸粒细胞增多多属寄生虫感染或过敏性病变。

2. 大便检查

大便常规内无或偶见白细胞者常为侵袭性细菌以外的病因引起，大便内有较多的白细胞者常由于各种侵袭性细菌感染引起。细菌性肠炎大便培养可检出致病菌；真菌性肠炎大便镜检可见真菌孢子和菌丝；病毒性肠炎可做病毒分离等检查。

3. 血液生化检查

血液电解质和血气分析测定可了解体内水、电解质和酸碱平衡状态。重症患儿应同时检测尿素氮。

五、治疗原则

腹泻的治疗原则为调整饮食，预防和纠正脱水，合理用药，加强护理，预防并发症。

1. 调整饮食

供给适宜、足够的营养对预防营养不良、促进恢复和缩短腹泻病程非常重要。故腹泻患儿除严重呕吐者暂禁食(不禁水)4～6 h外，均应继续进食，但需根据病情进行适当的调整。

2. 预防和纠正水、电解质及酸碱平衡紊乱

3. 药物治疗

(1)控制感染：病毒和非侵袭性细菌性肠炎以饮食疗法和支持疗法为主，一般不用抗生素，但对重症、新生儿、营养不良及免疫功能低下的患儿应酌情选用抗生素治疗。侵袭性细菌性肠炎一般均需用抗生素治疗，可根据大便细菌培养和药敏试验结果选用敏感的抗生素治疗。抗生素诱发性肠炎应停用原使用的抗生素，可选用万古霉素、甲氧西林、苯唑西林及抗真菌药物等。寄生虫性肠炎可选用甲硝唑、大蒜素等。

(2)微生态疗法：有助于恢复肠道正常菌群的生态平衡，抑制病原菌定植和侵袭，控制腹泻。常用双歧杆菌、嗜酸乳杆菌等制剂。

(3)肠黏膜保护剂：能吸附病原体和毒素，维持肠细胞的吸收和分泌功能，并与肠道黏液糖蛋白相互作用，可增强其屏障功能，阻止病原体的攻击。常用十六角蒙脱石(思密

达)。

(4)对症治疗：急性腹泻一般不用止泻药，因止泻会增加毒素的吸收；腹胀明显者可肌内注射新斯的明或肛管排气；呕吐严重者可针刺足三里或肌内注射氯丙嗪等。

4.预防并发症

迁延性、慢性腹泻者常伴营养不良或其他并发症，病情较为复杂，必须寻找其原因，采取综合治疗措施。

六、护理诊断

1.腹泻

与感染、喂养不当等致胃肠道功能紊乱有关。

2.体液不足

与腹泻、呕吐致体液丢失过多和摄入不足有关。

3.体温过高

与肠道感染有关。

4.有皮肤完整性受损的危险

与大便刺激臀部皮肤及尿布使用不当有关。

5.潜在并发症

水、电解质及酸碱平衡紊乱。

6.知识缺乏

与家长缺乏合理喂养知识、卫生知识及相关的护理知识有关。

七、护理目标

1.患儿腹泻、呕吐次数逐渐减少至停止，大便性状恢复正常。

2.患儿脱水、电解质紊乱纠正，尿量正常，体重恢复正常。

3.患儿体温逐渐恢复正常。

4.患儿臀部皮肤保持完好。

5.患儿不发生酸中毒、低血钾等并发症或及时发现后得到有效处理。

6.家长能掌握科学喂养知识及腹泻的预防、护理知识。

八、护理措施

1.腹泻的护理

(1)调整饮食：继续喂养，但必须调整和限制饮食。母乳喂养者继续哺乳，暂停辅食。人工喂养儿可喂稀释乳或米汤、酸奶、脱脂奶等，待腹泻次数减少后给予流质或半流质饮食如粥、面条，少量多餐，随着病情稳定和好转，逐步过渡到正常饮食。呕吐严重者，可暂时禁食 4～6 h(不禁水)，待好转后继续喂食，由少到多，由稀到稠。病毒性肠炎多有双糖酶缺乏，不宜用蔗糖，并暂停乳类喂养，改为豆制代乳品、发酵乳或去乳糖配方乳。腹泻停止后逐渐恢复营养丰富的饮食，并每日加餐 1 次，共 2 周，以满足生长发育的需求。

(2)控制感染：感染性腹泻患儿应进行消化道隔离，护理患儿前后要认真洗手，对患儿的衣物、尿布、用具及便盆应分类消毒，以防交叉感染。遵医嘱应用敏感、有效的抗生素以控制感染。

2.体液不足的护理

3.发热的护理

密切观察患儿体温变化，对高热者给予头部冰敷等物理降温措施，擦干汗液，及时更衣，做好口腔护理及皮肤护理。

4.加强臀部护理

腹泻时，因大便次数频繁，粪便含有大量肠液及消化酶，故肛门周围皮肤容易发生糜烂，甚至引起溃疡及感染。需选用吸水性强的柔软布质或纸质尿布，避免使用不透气的塑料布或橡皮布，勤更换，每次便后用温水清洗臀部并吸干，以保持皮肤清洁、干燥，防止发生尿布皮炎。局部皮肤发红处涂以5%鞣酸软膏或40%氧化锌油并按摩片刻，促进局部血液循环；也可采用暴露法，臀下仅垫尿布，不加包扎，使臀部皮肤暴露于空气中或阳光下。局部皮肤溃疡可用灯泡局部烘照，每日2次，每次照射15～20 min，灯泡25～40 W，灯泡距离臀部患处30～40 cm，并有专人看护，避免烫伤，照射后局部涂以油膏。

5.密切观察病情

(1)监测生命体征：如神志、体温、脉搏、呼吸、血压等。

(2)观察大便情况：观察并记录大便次数、颜色、气味、性状和量，做好动态比较，为输液方案和治疗提供可靠依据，并及时送检。

(3)观察全身中毒症状：如发热、烦躁、嗜睡、倦怠等。

(4)观察水、电解质和酸碱平衡紊乱症状：如脱水情况及其程度、代谢性酸中毒表现、低血钾表现等。

九、健康指导

1.指导合理喂养：宣传母乳喂养的优点，避免在夏季断奶，按时逐步添加辅食，防止过食、偏食及饮食结构突然变动。

2.培养良好的卫生习惯：注意饮食卫生，食物要新鲜，食具要定时消毒，避免肠道内感染。教育小儿饭前便后洗手，勤剪指甲。

3.及时治疗营养不良、佝偻病等，适当户外活动，加强体格锻炼。

4.注意气候变化，防止受凉或过热。

5.避免长期滥用广谱抗生素。

第二节　慢性胃炎

慢性胃炎是指由各种原因所致的胃黏膜慢性炎症改变。是小儿的一种常见病，其发病率在各种胃病中占首位。

一、病因及病理变化

引起慢性胃炎的原因很多，几乎任何能影响机体的因素都能引起慢性胃炎。多见于急性胃炎之后，胃黏膜病变经久不愈而发展为慢性胃炎。刺激性食物和对胃黏膜有刺激的药物，均可破坏胃黏膜保护屏障而发胃炎。胆汁反流：胆汁中含有的胆盐可破坏胃黏膜，使胃液中的氢离子反弥散进入胃黏膜而引起炎症。鼻腔、口腔、咽部慢性炎症等细菌或其毒素吞入胃内，对胃是一种刺激也可以引起胃黏膜炎症。当前由幽门螺杆菌(HP)引起的慢性胃炎已经明确，约占慢性胃炎的80%左右。另外环境改变、气候变化、长期精神紧张、生活不规律都可引起支配胃的神经功能紊乱，使胃液分泌和胃的运动不协调产生胃炎等。

二、临床表现

反复的腹痛是最常见的症状，部位可在剑突下或脐周或脐上，可伴有呕吐、恶心、食欲不振、面黄肌瘦，重者可影响活动及睡眠，缺乏成人嗳气，反酸等症状。

三、诊断依据

1. 临床表现

反复诉说上腹部及脐周疼痛或诉上腹部胀满不适；或诉恶心呕吐、食欲下降、面黄肌瘦、头晕或无症状。小儿胃炎症状不典型，缺乏成人嗳气，反酸等典型症状，凡具有上述症状并有不良饮食史者，应警惕本病的可能，并做进一步检查。

2. 辅助检查

(1) X 线胃肠钡餐检查：多无阳性发现，难以确诊。

(2) 胃电图：该检查无损伤，适合于＞4 岁病儿的检查，对不适应(或拒绝)胃镜检查者，有较大的临床意义。

(3) 胃镜检查：可确诊。以胃窦部炎症为多见。

(4) 病原学检查—HP 检查：胃黏膜细胞培养直接涂片或尿素酶试验、免疫学检查。

四、治疗

1. 幽门螺杆菌相关性胃炎

多采用联合用药［枸橼酸铋钾(三钾二枸橼酸铋)、阿莫西林(羟氨苄青霉素)、甲硝唑(灭滴灵)、呋喃唑酮(痢特灵)］或口服庆大霉素，亦可提高 HP 的清除率，促进活动性胃炎的消散。但应注意小儿血清铋的浓度，过量可引起神经系统毒副作用，宜慎用。

2. 抑制胃酸

如 H_2 受体拮抗剂：西咪替丁。抗酸药：氢氧化铝凝胶、硫酸镁。胃泌素拮抗剂：丙谷胺。

3. 增强胃肠动力药

如上腹饱胀，可口服多潘立酮或西沙必利。

4. 增强胃黏膜防卫能力药

枸橼酸铋钾、硫糖铝。

HP 感染治疗中最大的问题是停药后的细菌再现，目前国内已有不少中药单、复方对消灭 HP 具有较好的疗效，它们均能降低胃黏膜 HP 的检出率及数量。

五、护理

慢性胃炎系一种良性、慢性疾病、大多数病儿预后良好。大部分浅表性胃炎去除病因后都可恢复正常，但亦有小部分可发展为萎缩性胃炎，成人中也有 2%～3%发展为胃癌，故仍应从儿童期开始积极地预防本病的发生。

1. 饮食预防

以定时定量饮食和吃易消化的食物为主，少食多餐，防止过饥过饱，过食生冷刺激性食物，避免暴饮暴食。如果家庭中有明确的 HP 感染者，应实行分餐制，以防止交叉感染。

2. 精神预防

生活起居要有规律性，保证充足的睡眠和休息，不能让孩子过于疲劳。学习考试过于紧张时应消除忧虑与紧张不安的情绪，使孩子在一个心情舒畅的良好环境中学习生活，这也是治疗和预防慢性胃炎不可忽视的重要方面。

3. 禁烟酒

对于中学以上的学生应教育孩子不要吸烟、喝酒。烟草中的有害成分尼古丁（烟碱），能刺激胃黏膜引起胃酸分泌增加，对胃黏膜产生有害的刺激作用。急骤过量饮酒能使胃黏膜充血、水肿，甚至糜烂，产生急性胃炎。长期饮酒，对胃黏膜细胞有损伤作用，可使慢性胃炎的发生率明显增高。

4.慎用某些对胃黏膜有刺激的药物

如阿司匹林、水杨酸类、吲哚美辛、激素、红霉素等，对胃黏膜有一定的刺激作用。如因其他疾病需要服用上述药物时，必须严格遵照医嘱，按规定服药。

第三节 小儿消化性溃疡

消化性溃疡可见于小儿时期的任何年龄，且随年龄增长而增加。新生儿时期亦可发病，但以学龄期发病率最高。

一、病因

往往因胃酸和胃蛋白酶分泌增多和十二指肠黏膜的保护功能受损而引起溃疡。与食物和不良生活习惯、遗传、精神等因素也有一定的关系。消化性溃疡的发病率近年来有逐渐增高的趋势，研究证明，该病与幽门螺杆菌感染有密切关系。

二、发病机制

由于胃酸、胃蛋白酶侵入黏膜的力量与胃、十二指肠黏膜本身的抵抗力之间失去平衡而致消化性溃疡的发生。

三、临床表现

婴儿期主要症状为反复呕吐，生长缓慢和胃肠道出血，早期病儿易哭闹、拒食，很快发生呕吐、呕血及便血。儿童期主要以脐周围疼痛，疼痛较弥散，时间不固定，进食可使疼痛加重。或以反复呕吐为主要表现，往往食欲差，发育不良或消瘦。年长儿可出现上腹部疼痛，局限于胃或十二指肠部，有时达后背和肩胛部。胃溃疡大多进食后痛，十二指肠溃疡大多在饭前和夜间疼痛，进食后或服抗酸药后可暂时缓解。还可出现嗳气、反酸、烧心、呕吐或便秘等。偶有突然发生吐血、血便以及胃穿孔。

四、诊断依据

原因不明的呕血和便血。复发性上腹或脐周不适或疼痛、压痛，除外寄生虫感染及其他疾患。有溃疡病家族史，并有上消化道症状者。凡有以上之一或更多项者均应考虑到溃疡病的可能性，应尽早行X线和胃镜检查以便早期诊断。

五、治疗

根据病因及病情轻重而异，一般原则应着重于抑制胃酸分泌及减少胃蛋白酶的活性，保护胃和十二指肠的黏膜，消除不良因素。特别应注意饮食和药物疗法。除此之外，应注意止血治疗，如大量出血不止及穿孔则需外科手术治疗。

六、护理

1.改善饮食。以软食或易消化食物为主，少量多餐，忌刺激性食物。急性期饮用豆浆、牛奶、米汤等，缓解期可食用面条、馒头、粥类等。

2.饥饱适宜，勿暴饮暴食。因饥饿时无食物中和胃酸，蛋白酶相对过多，暴食易损伤胃的自我保护机制，胃壁过度扩张及食物停留时间过长等都会使胃损伤。

3. 睡前不要进食，不仅造成睡眠不实，还可导致肥胖，甚至夜间刺激胃酸分泌过高而诱发溃疡。

4. 观察病儿病情变化。①年长儿腹痛发生率高，十二指肠溃疡病儿多为上腹中线有局限性压痛，饭前或夜间发作，进食后缓解。胃溃疡则在中上腹或偏左有压痛，往往在进食后痛。观察腹痛情况可以为诊断提供材料。②病儿发生胃、十二指肠溃疡大出血，表现为：突然发生呕血或排柏油样大便，并出现出汗、皮肤湿冷、脉搏微弱、血压下降、呼吸急促以及焦虑、恐惧等失血性休克表现时，提示出血量增多，应积极抢救，输液扩充血容量，同时需要禁食。③需要做胃液分析的病儿，抽取胃液时要观察胃液的颜色、气味、黏液、食物残渣等情况。

5. 帮助病儿解除思想负担：避免精神紧张、焦虑、恐惧，安定病儿情绪，合理安排生活与学习，以免精神过度紧张及疲劳，保证足够的休息和睡眠。

6 避免服用对胃有刺激的药物和饮料。

第四节　小儿急性胰腺炎

一、病因

本病是由胰腺消化酶对于器官自身消化引起的急性炎症。引起本病的发病因素很多，如细菌或病毒感染、贫血性疾病、药物（肾上腺皮质激素）等，引起胰腺损害。小儿胰腺炎多半由流行性腮腺炎、胆道蛔虫症、腹部创伤或全身变态反应性疾病引起。

二、发病机制

临床上多见于水肿型胰腺炎，胰腺局部或全部水肿、充血、体积增大、胰液的排出受阻，因而使血液及尿中胰淀粉酶增高。偶见出血型又称坏死型胰腺炎，病变急剧，因缺血、出血或坏死，胰腺呈深红色或紫黑色，大量渗出液包含胰液流入腹腔而引起弥漫性腹膜炎，可发生休克，甚至死亡。此时富有消化力的胰液渗出，作用于脂肪丰富的大网膜、肠系膜等，造成广泛脂肪坏死灶，将脂肪分解为甘油和脂肪酸。后者又吸取血中钙质形成钙化灶。血钙可显著降低而出现手足搐搦现象。胰腺实质发炎时，胰岛细胞也遭损害，影响糖代谢，故可并发糖尿病。

三、临床表现

主要症状是上腹或左上腹剧烈疼痛。腹痛可为阵发性或持续性，可向背部或腰部放射。病儿可有发热、恶心呕吐、呕吐频繁。吐物为胃内容物与胃、十二指肠分泌液，有时混有胆汁或血性分泌物，腹泻少见。严重病例如急性坏死型胰腺炎可出现脱水和休克症状，亦可出现肠麻痹、腹胀、黄疸。

四、诊断依据

多发生在＞4 岁小儿，一般靠临床症状如上腹部疼痛、恶心、呕吐及腹压痛等，但须与急性胆囊炎、消化性溃疡病、肠扭转、肠套叠、非典型阑尾炎等相鉴别。血清淀粉酶测定常为主要依据。发病＞3h 即可增高。尿淀粉酶也有同样变化，但发病后升高较慢，病变缓解以后迅速下降的时间比血清淀粉酶迟缓，且受肾功能及尿浓度的影响，故不如血清淀粉酶准确。血清脂肪酶在急性胰腺炎病程晚期增高，可作为辅助诊断。

五、治疗

治疗需抑制或减少胰腺分泌和抑制胰酶活性。中一重度病儿应禁食输液，重度病儿除禁食外需要给予胃肠减压、解痉、止痛、必要时抗感染等对症治疗。非手术治疗无效，诊断不明确，不能排除其他外科急腹症者；并发局限脓肿及巨大胰腺假性囊肿者需手术治疗。

六、护理

1. 急性重症胰腺炎病儿病情严重，有腹胀，腹膜炎及休克体征者应禁食，给予胃肠减压，以吸出胃液，减少促胰液分泌的因素，同时也有助于治疗肠麻痹。通过静脉输液维持水和电解质平衡。

2. 轻、中度急性胰腺炎病儿在禁食 1～3d，腹痛、恶心、呕吐基本消失后，可开始进食流食，以清淡米汤为宜，不应进蛋白质与脂肪食物。重症病儿，则需长时间禁食，等到血、尿淀粉酶恢复正常，恶心、呕吐停止，腹痛消失后，再酌情进少量无脂流食。进食后无不良反应，则改成素半流，继而低质、低蛋白素普食，食品应无刺激性，易消化。以上几个阶段应逐步进行，每一阶段应观察 3～5d，然后再调整，酌情逐步增加营养，促进机体的恢复。

3. 密切观察病儿腹痛、恶心、呕吐以及胰腺炎常引起的并发症情况。如腹膜炎、胰腺囊肿、脓肿、急性肝坏死、肾衰、心衰、出血性胃炎及十二指肠炎等。

4. 做好病儿心理工作，使其明白该病的饮食安排是协助和保证有效治疗的重要因素之一。

第三章　呼吸系统疾病患儿的护理

第一节　急性支气管炎

急性支气管炎指由于各种病原体引起的支气管黏膜感染。急性支气管炎大多数继发于上呼吸道感染，或为一些急性呼吸道传染病(麻疹、百日咳等)的一种临床表现。气管常同时受累，故又称为急性气管支气管炎。

一、病因

凡能引起上呼吸道感染的病原体皆可引起支气管炎。病原为各种病毒或细菌，或混合感染。特异性体质、免疫功能失调、营养不良、佝偻病、鼻窦炎等患儿常易反复发生支气管炎。

二、临床表现

患儿大多先有上呼吸道感染症状，咳嗽为主要症状，初为干咳，以后有痰。婴幼儿全身症状较明显，常有发热，可有呕吐、腹泻等消化道症状。体征随疾病时期而异，肺部呼吸音粗糙，或有不固定的散在干、湿啰音。一般无气促和发绀。

婴幼儿可发生一种特殊类型的支气管炎，称为喘息性支气管炎。患儿年龄多见于2岁以下，虚胖，往往有湿疹或其他过敏病史。多发生在寒冷季节。一般起病急，先有上呼吸道感染表现，继之出现呼气性呼吸困难，喘息明显，呼气延长，有显著的三凹征及鼻翼扇动、发绀。体温一般低热或中度发热，肺部叩诊鼓音，听诊两肺布满哮鸣音及中湿啰音。哮喘表现随感染控制而缓解。本病有反复发作倾向，随年龄增长，发病次数可逐渐减少，程度减轻，甚至消失。少数反复发作多次后可发展为支气管哮喘。

三、辅助检查

周围血白细胞数正常或稍高，由细菌引起或合并细菌感染时可明显升高。X线胸片检查显示正常或有肺纹理增粗、肺门阴影增深。

四、治疗原则

主要是控制感染和对症治疗。年幼体弱儿或考虑为细菌感染则使用抗生素。常用祛痰药(氨溴索等)止咳祛痰，不用止咳药。口服或静脉滴注氨茶碱止喘，必要时短期使用糖皮质激素，也可行超声雾化吸入。

五、护理诊断

1.舒适的改变

与频繁咳嗽、胸痛与支气管炎症有关。

2.体温过高

与细菌或病毒感染有关。

3.清理呼吸道无效

与痰液黏稠不易咳出导致气道分泌物堆积有关。

六、护理目标

1. 恢复舒适。

2. 体温降至正常。

3. 能保持呼吸道通畅。

七、护理措施

1. 休息与保暖

患儿应减少活动，增加休息时间，卧床时头胸部稍提高，使呼吸通畅。室内空气新鲜，保持适宜的温湿度，避免对流风。

2. 保证充足的水分及营养

供给鼓励患儿多饮水，必要时由静脉补充。给予易消化营养丰富的饮食，发热期间进食流质或半流质为宜。

3. 保持口腔清洁

由于患儿发热、咳嗽、痰多且黏稠，咳嗽剧烈时可引起呕吐，故要保持口腔卫生，以增加舒适感，增进食欲，促进毒素的排泄。婴幼儿可在进食后喂适量开水，以清洁口腔。年长儿应在晨起、餐后和睡前漱洗口腔。

4. 发热护理

体温不高不需特殊处理，高热时要采取物理降温或药物降温措施，防止发生惊厥。

5. 观察呼吸道分泌物的性质及能否有效地咳出痰液

指导并鼓励患儿有效咳嗽；若痰液黏稠，可适当提高病室湿度，室内湿度宜维持在60%左右，湿化空气，稀释分泌物，也可采用超声雾化吸入；对于咳嗽无力的患儿，宜经常更换其体位，拍背，使呼吸道分泌物易于排出，促进炎症消散；如果分泌物多，影响呼吸时，要用吸引器及时清除痰液，保持呼吸道通畅；对有缺氧症状者可给予氧气吸入。

八、健康指导

加强营养，适当开展户外活动，锻炼身体，增强机体对气温变化的适应能力。根据气温变化及时增减衣服，避免受凉或过热。在呼吸道疾病流行期间，不要让小孩到公共场所，以免交叉感染。积极预防营养不良、佝偻病、贫血和各种传染病，按时预防接种疫苗，增强机体的免疫能力。

第二节　慢性支气管炎

慢性支气管炎指反复多次的呼吸道感染，病程＞2年，每年发作时间＞2个月，有咳、喘、炎、痰4大症状，X线胸片显示间质性慢性气管炎、肺气肿等改变。

一、病因

病毒与细菌可为本病的主要病原体。可继发于重症腺病毒肺炎、麻疹肺炎、毛细支气管炎感染之后，一般与慢性鼻窦炎、增殖体炎、原发性或继发性呼吸道纤毛功能异常等有关。

二、发病机制与病理

慢性支气管炎的早期病变位于小气道。由于细菌、病毒及有害物质容易沉着，发生病理改变，造成不同程度的纤维增生或黏膜溃疡，导致气管狭窄、阻塞及细支气管周围炎。也有支气管炎症改变，黏液腺分泌增多，纤毛上皮遭到不同程度的损伤或破坏，使痰液排出困难，潴留于支气管内，影响通气。病变如进一步发展，支气管壁溃疡破坏，造成阻塞性肺气肿等病理改变。

三、临床表现

发病多在冬季，咳嗽早晚加重，夜间明显。一般感冒后产生持久性咳嗽，多日不愈，合并有肺不张、肺气肿、支气管扩张症等不可逆性损伤。

四、诊断

结合病史、临床症状及 X 线胸片检查，可以确诊。

五、治疗

适当应用抗生素，抗感染消炎很重要。其次中医疗法，久咳不愈，临床表现为痰饮咳嗽和肺燥咳嗽，以健脾燥湿，化痰止咳，益阴润肺为主，可结合临床表现辨证施治。参考急性支气管炎治疗方法。

六、护理

1.除参照急性支气管炎护理外，注意加强营养，进食高蛋白及丰富的维生素 C 食物，以增加机体对感染的抵抗力。加强户外活动和体格锻炼。

2.保持呼吸道通畅，有效的方法是"翻身、拍背、雾化、吸痰"。

3.预防急性发作。在气候变化时应注意保暖，及时添加衣服。保持室内空气新鲜，经常通风换气，但要注意避免对流风。

第三节　喘息性支气管炎

喘息性支气管炎并非一个独立的疾病，是一组有喘息表现的婴幼儿急性支气管感染，肺实质很少受累。

一、病因

1.感染因素

多种病毒和细菌感染都可以引起，在病毒感染的基础上并发细菌感染，常见鼻病毒、副流感病毒、腺病毒、合胞病毒及肺炎支原体等。

2.解剖特点

婴幼儿的气管支气管在解剖上比较狭小，周围弹力纤维发育不完善，易因感染黏膜肿胀充血，引起气管狭窄与阻力增加。

3.体质因素

亲属及个人曾有过敏史。

二、临床表现

年龄较小，多见于 1～3 岁小儿。通常继发于上呼吸道感染之后，病情大多不重，体温低热，肺部可听到中湿啰音，伴有喘鸣或呼气不畅使肺过度膨胀。

三、诊断

根据上呼吸道感染史、过敏史、家族史，症状体征不难诊断。但需与毛细支气管炎，腺病毒肺炎暴喘型，婴幼儿哮喘症等鉴别。

四、治疗

哮喘性支气管炎病儿，若有家族史和自身过敏史，嗜酸性细胞检查、血清 IgE 水平等进行分析如有支气管哮喘可疑时，应及早给予哮喘的防治措施，如加强体格锻炼，避免接触过敏原，缓解支气管痉挛，改善肺通气功能，控制感染等。否则即作为急性支气管炎并给相应治疗措施。

五、护理

1. 病室安静，空气要新鲜，室内免放置花、草、鸟羽等引起过敏物质。

2. 饮食宜清淡半流食，避免诱发哮喘发作的食物如牛奶、蛋类、鱼虾等。

3. 早期发现发作先兆如喉痒、胸闷、干咳、微烦不安等，按医嘱给予镇静解痉剂。发作时取半卧位，或床上放小桌伏卧位，呼吸困难给氧吸入，使用超声雾化液中加平喘，抗炎药物，蒸馏水 30～50ml、庆大霉素 4 万 U、地塞米松 2mg、糜蛋白酶 5mg、异丙肾上腺素 1mg 等。

4. 密切观察发作时的诱因，寻找过敏原，以协助病因治疗，较大儿童解除思想顾虑，坚定信心，加强锻炼增强体质，减少发作。

第四章　内分泌系统疾病

第一节　甲状腺疾病

一、甲状腺的解剖

甲状腺位于颈部气管前下方，分左右两叶及峡部，大多数人在峡部偏左尚残存锥状叶。腺后有甲状旁腺 4 枚及喉返神经，腺外有薄纤维膜，部分伸入腺内形成假小叶。甲状腺左右上动脉源于颈外动脉，左右下动脉源于锁骨下动脉。腺体的神经支配有交感神经纤维和副交感神经。腺体有大小不等的腺泡，内储存胶质，主要为甲状腺球蛋白。泡壁细胞活动时呈柱状，不活动时呈扁平状。泡外有网状结构组织，与神经及血管相交织，泡间有淋巴细胞及大吞噬细胞。腺泡上皮细胞中间有 c 细胞，分泌降钙素。甲状腺的淋巴管很丰富。

二、甲状腺激素的生理作用、合成及代谢

(一)甲状腺激素的生理作用

1. 产热作用

甲状腺激素有刺激物质氧化、增加耗氧和产热的作用，它使 Na^+-K^+-ATP 酶的活性增高，ATP 利用增多，ADP 浓度上升，刺激线粒体代谢活动，氧化磷酸化作用加强，于是耗氧与产热都增加。

2. 蛋白质代谢

甲状腺激素对蛋白质代谢的影响因用量的不同而有质的差异。生理剂量的甲状腺激素使蛋白质和核酸合成增加，氮的排泄减少，若给大剂量甲状腺激素则抑制蛋白质的合成，血浆、肝、肌肉中游离的氨基酸浓度增高。

3. 糖代谢

甲状腺激素能促进小肠吸收葡萄糖和半乳糖，并使脂肪组织和肌肉组织摄取葡萄糖的速度增加。还可加强儿茶酚胺和胰岛素对糖代谢的作用，使细胞儿茶酚胺受体对肾上腺素的敏感性增强。当胰岛素存在的情况下，小剂量的甲状腺激素能增加糖原的合成；大剂量则促进糖原分解。

4. 脂肪代谢

甲状腺激素可以增强脂肪组织对儿茶酚胺、胰高血糖素的敏感性，这些激素的作用都是通过腺苷酸环化酶系统，活化细胞内的脂肪酶，促使脂肪水解。

5. 水盐代谢

甲状腺激素具有利尿作用。甲低时可造成黏液性水肿，促红素分泌受抑制，骨髓生成红细胞减少而发生贫血等。

6. 维生素代谢

甲状腺激素有刺激代谢作用，所以可使参与各种代谢的维生素的需要量增加。能促进胡萝卜素转变成维生素 A。

7. 对生长发育

甲状腺激素通过对蛋白质的合成作用能促进生长，对组织的分化、发育、成熟的作用更为重要。它与生长激素在促进生长方面具有协同作用。

8. 高级神经活动

自胎儿至儿童期小儿的脑细胞增殖最快，甲状腺素必不可少。甲低发生越早，脑损害越重，常为不可逆。甲状腺激素过多可使大脑皮质的兴奋性增高。

9. 肌肉

甲状腺激素过多时，可出现肌肉神经应激性增高、震颤。甲低时肌张力低下。

10. 血液循环系统　甲亢病儿心跳加速，心输出量加大，收缩压和脉压增加，这是由于甲状腺激素增强 β-肾上腺素能受体对儿茶酚胺的敏感性所致。

11. 消化系统

甲状腺激素分泌增多时，食欲亢进，肠蠕动增加，大便次数多。甲低时常有纳呆、便秘。

12. 与脑下垂体、下丘脑的相互关系

甲状腺的功能受垂体前叶、下丘脑和血中 T_3 和 T_4 浓度的调节，三者组成一个反馈系统，使血中 T_3 和 T_4 保持动态平衡，以保证机体的正常物质代谢和生理活动。

(二)甲状腺激素的合成

甲状腺激素的合成分以下几个步骤：

1. 碘在甲状腺的浓集

食物中的碘经肠道吸收后以无机碘化物形式进入血液，甲状腺细胞的蛋白质有吸附碘的能力，由碘化物中摄取碘，此时的碘仍是无机碘的性质。

2. 碘化物的氧化及酪氨酸的碘化

由于过氧化酶的作用将碘化物氧化成活性碘，并与酪氨酸结合成一碘酪氨酸及二碘酪氨酸。

3. 碘酪氨酸的偶联

两分子二碘酪氨酸缩合成一分子 T_4，一碘酪氨酸、二碘酪氨酸各一分子缩合成一分子 T_3。T_3 与 T_4 均是甲状腺激素。

4. 甲状腺激素的分泌

酪氨酸的碘化及 T_3 和 T_4 的合成，均是在球蛋白分子上进行的，此种与 T_3 和 T_4 结合的球蛋白称为甲状腺球蛋白，经蛋白水解酶的作用，成为含碘的胨和肽，透过滤泡细胞膜和血管壁进入血液中，与血浆蛋白结合运行到组织中去，再游离出甲状腺激素发挥作用。

5. 脱碘

甲状腺球蛋白被水解后分解为其组成的氨基酸、甲状腺激素 T_3 和 T_4，以及碘化酪氨酸。一碘酪氨酸和二碘酪氨酸在甲状腺内经脱碘酶的作用进行脱碘，T_3 和 T_4 在肝、肾及其他组织内脱碘，脱下的碘大部分被机体再利用，少量由尿排泄，也可从汗、唾液排出。

(三)甲状腺激素的代谢

1. T_4 在甲状腺外转变为 T_3

正常情况下 T_4 的分泌率高于 $T_3 8\sim10$ 倍。在外周组织，肝、肾及血循环中的 T_4 有一部分转变为 T_3，一部分由尿、粪便中排出体外。

2. 甲状腺激素的降解

（1）羟基结合：在肝脏甲状腺激素与葡萄糖醛酸或硫酸结合为糖苷类或硫酸酯类化合物，随胆汁排入肠腔，部分随粪便排出，部分参与肠肝循环。

（2）侧链降解：甲状腺激素的丙氨酸侧链可经过脱氨反应变为丙酮酸衍生物，或经脱羧反应变为乙酸衍生物。

（3）脱碘：甲状腺激素在肝、肾、肌肉、脑等组织中脱碘，脱下的碘盐，部分排出体外，部分为甲状腺摄取再利用。

三、甲状腺功能测定

（一）基础代谢率

基础代谢率测定，清晨空腹、静卧、体温正常状态下测定氧消耗量，折算成热卡 [Cal/(m² · h)]，计算出与正常标准值相比较的百分数，正常值为±15%。小儿可于清晨熟睡时测血压、脉搏、呼吸按公式推算。

1. Gale 法

基础代谢率%＝脉搏/min＋脉压差－111

2. 基础代谢率%=1.25X(脉搏/min＋呼吸/min)－116。

3. Read 法

基础代谢率%=0.75×(脉搏/min+0.74×脉压差)－72。

（二）血清甲状腺素测定

1. 血清蛋白结合碘

正常值为 $0.32\sim0.63\mu mol/L(4\sim8\mu g/dl)$。测定血中 T_3 和 T_4 及其他碘化物。

2. 血清 T_3 测定

正常值 $1.8\sim2.9nmol/L(115\sim190ng/dl)$。对诊断甲状腺功能亢进的价值较大，尤其在 T_3 增高型甲状腺功能亢进病儿，T_4 可以正常；另外甲状腺功能亢进复发时往往先有 T_3 增高，继之 T_4 增高。

3. 血清 T_4 测定

正常值 $65\sim156nmol/L(5\sim12\mu g/dl)$。因与甲状腺素结合球蛋白(TBG)结合故受其影响，TBG 增高时，血清 T_4 亦增高；TBG 减低时，血清 T_4 亦减低。

4. 血清游离 T_3 或 T_4

游离 T_3 约占 T_3 的 0.3%，游离 T_4 约占 T_4 的 0.03%～0.04%。血清游离 T_3 或 T_4 是发挥生理效能的甲状腺激素，不受 TBG 影响，更能反映甲状腺的功能状态。

5. T_3 树脂摄取试验

又称 TBG 结合试验。血浆 TBG 与 T_4 结合后，尚有多余的未结合的部分，血中 T_4 高则未结合的 TBG 少，如 T_4 低则未结合的 TBG 多。测定外源性 T_3 结合 TBG 数量，可间接反映 T_4 浓度。由于 T_4 与 TBG 亲和力较 T_3 大，故 T_3 不能替换出已与 TBG 结合的 T_4。用 ^{125}I 标记的 T_3 与多余的 TBG 相结合，剩余的游离 T_3 可用树脂吸附，然后测定 TBG 结合的 ^{125}I。此测定可有两种表达法：比值法和用树脂摄取 ^{125}I。

6. 游离 T_4 指数

将 T_3 乘 T_4 树脂摄取比值，得出的数值称为游离 T_4 指数(FT₄I)，与实际测得的游离 T_4 基本相符，可避免因 TBG 过高或过低影响 T_4 或 T_3 摄取率数值。正常值 2.23～7.08。

7. 血清有效甲状腺素比值

测定标记 T_4-TBG 的结合量，以正常人的结合量/病人的结合量的比值表示之。甲状腺功能亢进时血清有效甲状腺素比值>1，甲状腺功能减低时<1。

(三)尿中游离 T_3 和 T_4 测定

尿 T_3 正常值 $2\sim4.5\mu g/24h$，尿 T_4 正常值 $4.3\sim12.7\mu g/24h$。

(四)放射性同位素检查

1. 甲状腺吸 ^{131}I 试验

病儿口服 ^{131}I 碘化钠 $1\mu Ci$ 后，分别在 2、4、24h 用盖革计数管或闪烁计数管测甲状腺部位的吸 ^{131}I 率。2h 及 4h 吸 ^{131}I 率反映甲状腺吸 ^{131}I 速度；24h 内最高吸 ^{131}I 总量；曲线高峰出现时间反映无机碘在腺泡内转化为有机碘，进而离开甲状腺分泌至血的速度。正常值应有地区标准。病儿试前应忌用高碘食物如海鲜食物及维生素 B_1 等共 2 周。

一般认为 24h 吸 ^{131}I 率<12%为甲状腺功能低下。24h 吸 ^{131}I 率<20%为甲状腺发育不全。24h 吸 ^{131}I 率>45%或吸 ^{131}I 速度增快，同时有高峰前移为甲亢。

2. 甲状腺抑制试验

本试验可区别甲状腺功能亢进，还是单纯性甲状腺肿，还可以作为甲状腺功能亢进病人经过治疗后准备停药前，观察病情有无复发的可能，有心脏损害或心律不齐者不宜做此试验。

血清 TSH 测定：正常值 $0\sim10\mu U/ml$。克汀病时 TSH 常>$20\mu U/ml$。如甲状腺功能减低而 TSH 不高，提示继发性甲状腺功能减低，病变在垂体或下丘脑。TSH 在甲状腺功能减低早期即可升高；还可以用作甲状腺功能减低治疗时调节甲状腺素用量的指标；亦可区别原发甲状腺功能减低(TSH 增高)与继发甲状腺功能减低(TSH 减少)。为了区别原发或继发甲状腺功能减低可肌注 TSH 10U/d 共 3d(成人量)，肌注前后做吸 ^{131}I 试验，如第二次吸 ^{131}I 率上升>20%为继发性甲状腺功能减低，如上升<10%则为原发性甲状腺功能减低。此即 TSH 兴奋试验，试验前 $2\sim4$ 周内禁食碘、溴剂及甲状腺素片等。甲状腺功能亢进时 T_4 增高，可抑制下丘脑、垂体使 TSH 分泌减少。

促甲状腺激素释放激素(TRH)兴奋试验：TRH 既促进 TSH 释放入血，又促进其合成。方法：静脉注射 $TRH 7\mu g/kg$，于注射前及注射后 30min、60min、120min 各测血清 TSH。此试验用于区别继发甲状腺功能减低的病因在垂体或下丘脑。如 T_4 低，TSH 亦低，注射 TRH 后增高者，病变在下丘脑；如不增高则在垂体。还适用于诊断甲状腺功能亢进，如 T_4 增高，过多 T_4 可抑制 TSH 分泌，因此注射 TRH 后 TSH 仍不增高。

甲状腺闪烁扫描：可观察甲状腺的位置、形态、大小及放射性分布情况，用于诊断异位甲状腺、甲状腺发育不良及明确甲状腺结节的性质。

甲状腺超声检查：可协助甲状腺扫描诊断结节的性质。

自身免疫抗体测定：慢性淋巴细胞性甲状腺炎、原发性甲低、甲亢等均可因自身免疫性疾病产生。因此可测定有关抗体用以诊断上述疾病。常用的有甲状腺球蛋白抗体；甲状腺微粒体抗体即甲状腺胞浆抗体；甲状腺刺激免疫球蛋白；人甲状腺刺激物等。某些原发性甲低病人血中存在抗体可说明其发病机制属自身免疫疾病，并可配合 TSH 检查，如 TSH 增高可发现早期甲低。

其他非特异性检查：①血糖：甲亢时高于正常，甲低时常降低。②血胆固醇、三酰甘油：甲低时可增高。③24h 尿肌酸、肌酐比值：甲低时比值低至 5%～14%，甲亢时可高达

30％～60％。正常值 20％～30％。④血清肌酸磷酸激酶、乳酸脱氢酶、谷草转氨酶等：甲低时诸酶活力均能增高。⑤肌腱反射半恢复期的测定：甲低病人膝、跟腱反射迟钝，甚至消失；而甲亢病人膝、跟腱反射亢进。

四、甲状腺功能测定的注意事项及护理

根据检查项目的不同，做好以下几点。

1. 甲状腺吸 ^{131}I 试验，病儿在试验前 2 周应忌用高碘食物，如海鱼、虾、贝类、海带、碘、溴化物、维生素 B_1 等。

2. 测基础代谢率适用于能配合的较大儿童，做之前耐心向病儿解释测基础代谢的过程，使病儿有充分的思想准备，减少恐惧感，从而较好地配合医师完成检查。

3. 尿肌酸、肌酐比值，病儿食用不含肌酸饮食后再留尿查 24h 尿肌酸、肌酐试验。

4. 遵医嘱按时采取血及尿液标本，夏季留取尿液注意防腐。

五、单纯性甲状腺肿

(一)地方性甲状腺肿

地方性甲状腺肿是世界性疾病。

1. 病因及病理变化

本病主要病因为缺碘。早期甲状腺弥漫性轻至中度肿大，血管增多，腺泡细胞肥大呈柱状，上皮细胞增生，但胞内胶质减少，激素含量减少。晚期部分腺泡可发生坏死、出血囊性变、纤维化，为结节性甲状腺肿。

2. 临床表现

早期除腺体柔软、有均匀性弥漫性肿大外，一般无自觉症状，极少数肿大过甚者可压迫气管而有憋气、喘鸣、吞咽困难或压迫喉返神经而引起嘶哑。约 5％并发地方性克汀病，可影响智力、生长发育迟缓，出现甲状腺功能低下。

3. 实验室检查

T_4 减低，TSH 增多，T_3 增高。尿碘减少往往＜50μg/d(正常值 50～100μg/d)。

4. 诊断

本病两大特点：①甲状腺肿的地区性，②缺碘表现。流行地区内具有甲状腺肿大且甲状腺功能基本正常者即可确诊。

5. 治疗与护理

(1)碘油注射，适用于发病率低，无需普遍加碘地区。

(2)服复方碘溶液，每日 2～3 滴连服 2～4 周，休息 4 周后再服 2～4 周，共约 6～12 个月。或口服碘化钾 5mg/d，连服 1 个月，休息 1 个月再继续服用，直至腺肿消退为止。

(3)对中度以上腺肿者，可口服甲状腺片，60～120mg/d，经 6～12 个月可使腺肿缩小或消失。如腺体过大，或引起压迫症状，或疑有癌变者宜手术治疗。

(4)食用碘化食盐或饮用碘化用水，多吃含碘食物，如海带、紫菜、海虾等。

(5)认真做好健康教育，使人们重视缺碘的危害性，做到早期预防，早期诊断，早期治疗。

(二)散发性甲状腺肿

1. 病因

(1)碘的需要量增加。

(2)应用致甲状腺肿的药物。

(3)孕妇服用碘化物、钴盐、硫脲类及磺胺类等药物。

2.临床表现

轻者可无症状，少数可有心率稍快、神经过敏、食欲增加、多汗等。腺肿较大者可出现憋气或吞咽困难。甲状腺多数呈轻度弥漫性肿大，质地柔软，无杂音，无压痛，约 1/3 有轻度结节状或表面不平。

3.诊断

甲状腺肿大但功能基本正常，T_4 和 TSH 正常，甲状腺扫描正常，非来自甲状腺肿流行区即可确诊。

4.治疗与护理

(1)针对病因，停服某些致腺肿药物，青春期甲状腺肿大多可自行消退。

(2)生理需要碘量增加者可多吃海带、海蜇、海虾、紫菜等。

(3)可口服 3～6 个月甲状腺片 40～80mg/d 以抑制过多的 TSH 分泌，使甲状腺体积缩小。

(4)出现甲状腺肿大压迫气管发生呼吸困难，可服用甲状腺片 5～10mg/d，或用 T_3 2～4μg/d 疗效更快。

(5)北京地区要定期调查儿童的缺碘情况，提倡使用含碘食盐。

六、先天性甲状腺功能减低症

(一)克汀病

1.散发性克汀病

散发性克汀病或呆小病是由于先天因素使甲状腺激素分泌减少引致生长发育减慢、智力迟钝的疾病。①甲状腺组织未发育、发育不良或异位；②母体孕期摄入致甲状腺肿药物；③甲状腺激素合成及功能障碍。

临床表现主要特点为：智力迟钝、生长发育迟缓及基础代谢率低下。T_4 减低，T_3 减低，TSH 增高，吸 ^{131}I 率试验低于正常值，血糖降低，血胆固醇及三酰甘油增高、血 CPK 和 CDH 增高，基础代谢率低等。X 线检查：骨龄落后，化骨核数目少且小。心电图示低电压、窦性心动过缓，P 波与 T 波幅度降低，T 波低平或倒置。

2.地方性克汀病

地方性克汀病多出现在严重的地方性甲状腺肿流行区，主要病因是胚胎时期和出生后早期碘缺乏与甲状腺功能低下所造成的大脑与中枢神经系统发育分化障碍结果。

临床表现可分 3 型：神经型、黏液性水肿型及混合型。

神经型：身高低于正常，甲状腺肿占 15.3%，多数轻度肿大，智力下降，表情淡漠、聋哑、有精神缺陷、痉挛性瘫痪等。

黏液水肿型：有严重的甲低表现，典型的克汀病面容，便秘及黏液性水肿较突出，智力轻度降低，生长迟缓等。

地方性克汀病的诊断标准：①必备条件：如出生、居住于低碘地方性甲状腺肿区；有精神发育不全，智力障碍。②辅助条件：不同程度的身体发育障碍、语言障碍、运动神经障碍、身体发育障碍、克汀病形象等可诊断。

(二)儿童期甲状腺功能减低

本病为后天获得性甲状腺功能减低，如慢性淋巴细胞性甲状腺炎，胱氨酸症、甲状腺组织因甲亢或癌症行手术切除，服用抗甲状腺药或食用致腺肿物质，服放射性碘治疗后，甲状腺异位等。

临床表现与发病早晚有关，发病越晚生长发育受影响越轻。可有面呈臃肿状，眼距稍远，精神迟钝、反应慢、嗜睡，记忆力与理解力减退，行动迟缓，表情呆滞，皮肤干粗，毛发稀少，纳呆，便秘，腹胀等。

（三）甲状腺功能减低症的治疗与护理

1.应树立信心坚持终身治疗，不能中断，并加强辅导，经常教育病儿，使智力有所进步。

2.药物治疗

甲状腺片：开始量应由小至大，尤其病久基础代谢率低下者。婴儿开始用 5～10mg/d，儿童 20～40mg/d，以后每隔 2～4 周增加 5～10mg/d，至精神活泼，食欲好转，便秘消失，腹胀减轻，临床好转而又无甲亢表现时，所用剂量即作为维持量。并可参考血清 T_4 和 TSH 测定而调整。为保证病儿生长发育的需要，维持量应随年龄每 1～2 年增加 1 次，一般婴儿 20～40mg/d，1～3 岁 40～60mg/d，3～6 岁 60～80mg/d，6～10 岁 80～120mg/d，＞10 岁 120～160mg/d，青春期以后可酌减。

3.加强病儿的喂养，甲低病儿吸吮及吞咽动作缓慢，加以舌肥大，喂哺困难，易发生窒息。因此喂奶时，应特别细心，必要时鼻饲保证入量。

4.应用甲状腺制剂治疗后食欲增加，代谢增强，生长发育加快，要适当增加食物量，食物中应富于热卡、蛋白质、维生素及矿物质等，以满足生长发育需要。

5.注意用药后的反应，如心率增快、烦躁不安、发热、呼吸急促、多汗、腹泻等，表示用药剂量过大，应及时报告医师，适量降低用药剂量。

6.用药期间应定期测量身长、体重、身体比例、囟门及牙齿，观察运动发育及测试智能发育，病儿在用药治疗后，面容、体格发育及运动发育基本能达到正常。但智能较正常儿低下、胆小、性情温和，应多给予鼓励、帮助通过各种活动启发智能发育，以使其掌握基本生活技能。

7.避免受凉诱发感染，适时增减衣服，勤洗澡，防止皮肤感染。多饮水，以防便秘。

8.预防为主，做好健康宣教，大力推行碘化食盐，消灭地方性甲状腺肿，地方性克汀病亦随之消灭。

七、甲状腺功能亢进

甲状腺功能亢进症简称"甲亢"。是指甲状腺功能增高，分泌激素增高所致的一组常见的内分泌病。病因多种，病理呈弥漫性结节性或混合性甲状腺肿和多种脏器、组织由甲亢引起的病变，包括由于甲状腺激素过多作用于全身各脏器所产生的一系列病理生理变化。临床上呈高代谢症候群，神经、心血管系统等兴奋性亢进，甲状腺肿大等特征，弥漫性者大多数伴不同程度的突眼症。

（一）分类

根据不同病因可分为 6 大类。

1.甲状腺性甲亢

甲状腺自身功能亢进伴甲亢症候群。

(1)弥漫性甲状腺肿伴甲亢症；

(2)自主性高功能性甲状腺瘤；

(3)多结节性甲状腺肿；

(4)新生儿甲亢；

(5)碘甲亢；

(6)滤泡性甲状腺瘤。

2.垂体性甲亢

3.异源 TSH 综合征

4.卵巢甲状腺肿

5.仅有甲亢症状而甲状腺功能不高者

(1)人为(药源性)甲亢；

(2)甲状腺炎。

6.多发性骨纤维性异常增生症伴甲亢

以上 6 大类成人比较多见，儿童甲亢较成人简单，常见的是弥漫性甲状腺肿伴甲状腺功能亢进症。

(二)病因和发病机制

本病病因和发病机制至今尚未完全阐明。据近 20 年来研究证明，本病的发病主要是在遗传基础上，因精神刺激等应激因素而诱发自体免疫反应所致精神创伤等应激常为本病的诱因，但发病机制亦未阐明，人们推测可能由于应激反应影响 T 细胞的监护功能，使有部分遗传缺陷者恶化而发病，当疾病已发生后，T_4 和 T_3 增高，还可作用于淋巴细胞影响免疫机制，使其病情继续恶化。

(三)病理

1.甲状腺

呈不同程度弥漫性肿大，血管丰富，充血水肿，呈牛肉或猪肝色，腺外有包膜，表面光滑透亮，有时不平呈分叶状，峡部常肿大，质脆软至韧。

2.其他器官

在浸润性突眼的球后组织中，由于眼外肌水肿增大，结缔及脂肪组织中含有较多黏多糖与透明质酸而水肿，加以淋巴细胞及浆细胞浸润，以致体积增大，重量增多而使眼球突出。

(四)临床表现

本病多见于女性，男女之比约为 $1:4\sim6$，各组年龄均可发病，多数起病缓慢，临床表现轻重不一。

(1)典型病例常有 T_3 和 T_4 过多，促进三大营养物质代谢，加速氧化、产热与散热均明显增多，病儿常诉怕热多汗，皮肤温暖湿润，由于能量消耗多，体重常明显减轻，疲乏无力，学龄儿童学习下降。

(2)高代谢症候群：

神经系统：T_3 和 T_4 作用于神经系统，常使病儿情绪激动，神经过敏，烦躁多虑，失眠紧张，多言多动，有时思想不集中，但偶有神情淡漠，寡言抑郁者。

心血管系统：由于代谢亢进，甲状腺激素直接作用于心肌与外周血管系统，并加强儿茶酚胺等作用，使心率增速，搏出量增多，收缩压上升而舒张压稍降，以致脉压差增大，血循环也加速，病儿诉心悸、胸闷、气促，严重者可导致甲亢性心脏病。

消化系统。病儿食欲亢进，但体重明显减轻，肠蠕动增快，一般大便呈糊状，含较多不消化食物。

(3)甲状腺肿大。呈弥漫性肿大，一般双侧对称呈蝶状，峡部亦肿大，随吞咽上下移动，听有震颤伴血管杂音。

(4)眼症。分为非浸润性突眼(良性)和浸润性突眼(恶性)，非浸润性突眼为本病常见的眼症。其特点：①眼裂增宽，目光炯炯有神，眼球前突。②上眼睑挛缩，向上看时上眼睑不能跟随眼球向下转动。③两眼看近物时向内侧聚合不良。④向上看时前额皮肤不能皱起。

此种突眼一般在病情得到控制后常自行恢复，预后良好。

(5)特殊临床表现。甲亢危象儿童极少见，死亡率较高，危象初期为高热>39℃。脉速快可达到160～200次/min，神情焦虑，烦躁不安，大汗淋漓，厌食，恶心，呕吐，腹泻，大量失水，以致虚脱，甚至休克，嗜睡或谵妄，终致昏迷，有时伴有心力衰竭或肺水肿，偶有黄疸，因此甲亢病儿应及早防止甲亢危象的发生。

(五)实验室检查

1.基础代谢率正常值－10%～15%

轻型：15%～30%；

中型：30%～60%；

重型：>60%。

可以用公式估计：禁食12h，睡眠8h后清晨空腹静卧时测脉率、血压。

公式：

基础代谢率%＝(脉率＋脉压差)－11

或基础代谢率%=0.75×［脉率＋(0.74×脉压差)］－72

2. T_4、T_3 和 TSH

T_4：正常值65～156nmol/L；

T_3：正常值115～190μg/L；

TSH：正常值<10μU/ml。

3.其他

(1)血清蛋白结合碘(PBi)。

(2)甲状腺素结合试验或 ^{125}I-三碘甲状腺原氨酸吸收试验。

(3)甲状腺摄 ^{131}I 率测定。

(4)三碘甲状腺原氨酸抑制试验(T_3抑制试验)。

(5)促甲状腺素释放激素兴奋试验。

(6)测定 TsAb 等。

(六)诊断

主要根据临床表现，典型病例并不困难，小儿、老年表现不典型者须依靠实验室检查确诊。

(七)治疗

1. 一般治疗

关心病儿，使之情绪稳定，适当的卧床休息和各种的对症治疗，补充足够热量和营养，如：糖、蛋白质、复合维生素 B，纠正消耗，有交感神经兴奋、心动过速者给予 β 受体阻滞剂等。

2. 药物治疗

目前控制甲亢症候群的基本方法有 3 种：①抗甲状腺药物治疗；②放射性碘治疗；③手术治疗。

儿童一般用抗甲状腺药物治疗。有多种药物，常用硫脲类中的甲硫氧嘧啶和丙硫氧嘧啶以及咪唑类中的甲巯咪唑(他巴唑)和卡比马唑(甲亢平)，其抗甲状腺作用是通过抑制过氧化物酶，使无机碘氧化为活性碘而作用于碘化酪氨酸，阻止甲状腺素激素合成。此类药副作用较小，可出现皮疹，长期服用肝功受损，血象降低等，因此用药期间要经常查肝功、血象，服药直到 T_3 和 T_4 明显下降为正常时，要注意加用甲状腺素片，以防止久用甲巯咪唑而引起的甲状腺分泌下降。

3. 甲状腺危象防治

甲亢病儿要预防甲亢危象的发生，病儿要防止感染，注意休息，遵医嘱定时用药。一旦发生危象，要积极抢救。

(1)抑制 T_4 和 T_3 合成和由 T_4 转化为 T_3 的药物，以丙硫氧嘧啶为首选，首次大剂量口服或胃管灌入；也可用甲巯咪唑、卡比马唑，开始大剂量，待症状减轻后改用一般剂量。

(2)服后 1～2h 再加用抑制 T_4 和 T_3 释放药物，如复方碘液或碘化钠，症状减轻减量。

(3)降低外周组织对甲状腺激素的反应，用肾上腺素能阻滞剂以阻滞大量甲状腺激素加强交感神经兴奋现象，肌注利舍平，每 6～8h 1 次，无心功能不全时，可用大剂量普萘洛尔口服或静注，随时注意 BP 和 P。

(4)拮抗应激，可给予皮质醇或用地塞米松静滴。

(5)高热者，采用各种降温处理，给 O_2 镇静。

(6)密切观察生命体征及心肾功能、微循环，防治感染和并发症。

(八)甲亢护理

(1)甲亢病儿常易激动、急躁，教育病儿安静休息，以防情绪激动，注意安全。

(2)按时测血压、脉搏，2～3 次/d。

(3)严格遵饮食医嘱，忌吃含碘饮食，如海产食物、菠菜、卷心菜等。病儿食量大，应给予充足的热量，防止暴饮暴食，造成消化不良等。

(4)严密观察病情变化，如突然发热、心动过速、多汗、呕吐、腹泻、脱水，甚至出现谵妄、昏迷等症状即为甲亢危象，立即报告医师并积极配合抢救。

(5)记录 24h 出入量，每周称体重 1 次。

(6)每周洗澡 1～2 次，勤换内衣，防止感染及外伤，以免诱发甲亢危象。

(7)遵医嘱进行必要的实验室检查，按时取血标本，取血清蛋白结合碘时禁用碘酒消毒皮肤，如做甲状腺吸 ^{131}I 试验时，忌吃含碘饮食。

(8)观察药物反应，服用甲巯咪唑后轻度中毒现象为皮疹、发热、头痛、腹痛、腹泻等；重者可使白细胞下降，粒细胞减少。如白细胞下降至 $3000/mm^2$，或中性粒细胞减至 $1500/mm^3$ 应停药。

八、慢性淋巴性甲状腺炎

本病又名桥本甲状腺炎，是儿童和青少年甲低最常见原因。

（一）病因及病理

为一种自身免疫性疾病。体液及细胞免疫异常；有毒性的甲状腺细胞遇到甲状腺球蛋白时发生母细胞转化现象。早期有淋巴细胞的增生，以后出现滤泡萎缩和纤维化。

（二）临床表现

近年来本病病例越来越多。多见于6～16岁，女性多于男性。典型者甲状腺肿大且坚硬如橡皮状，多数无压痛。一般无自觉症状，8%可引致甲亢，约60%致甲低。

（三）诊断

一般靠临床表现及血清 TGAb 或 TMAb 阳性即可确诊。

（四）治疗与护理

（1）甲状腺肿大明显或有压迫感及出现甲低者，应予甲状腺片治疗，用量40～120mg/d，至少用药1～2年以免复发。

（2）出现假性甲亢而 T_3 和 T_4 正常者应予普萘洛尔或镇静药治疗及对症治疗。

（3）合并真性甲亢，可行抗甲状腺药物治疗，疗程短，一般为1～2年。

（4）密切观察用药后的反应。

（5）按时取血标本检查。

（6）较大儿童要鼓励其坚持治疗，树立战胜疾病的信心。

第二节　甲状旁腺疾病

一、甲状旁腺功能亢进症

甲状旁腺功能亢进症简称甲旁亢，分原发性、继发性、三发性及假性4种。

（一）病因

1.原发性甲旁亢　小儿不常见，往往＞10岁发病，因腺瘤或增生引起，亦可为家族遗传性疾病。

2.继发性甲旁亢　由于细胞外液中 Ca^{2+} 浓度减低致使甲状旁腺分泌增多，腺体增生，多见于佝偻病、粥样泻及慢性肾脏疾病病儿。

3.三发性甲旁亢　在继发性甲旁亢的基础上腺体分泌过多的甲状旁腺激素以纠正低血钙，有些病例 PTH 的分泌，结果血清钙由原来的低值或正常值变为高于正常水平。近年来由于透析疗法及肾移植增多，故三发性甲旁亢显著增加。

4.假性甲旁亢　成人多见。某些恶性肿瘤能分泌 PTH 样物质，因而出现高血钙、低血磷及甲旁亢症状。

（二）临床表现

女性高于男性，老年人多见。常见症状如下。

1.高血钙

神经肌肉应激性降低，胃肠蠕动减慢，肌张力低下，纳差，便秘，体重减轻；重者恶心、呕吐、腹痛，可合并胰腺炎，胃溃疡病，精神不振，嗜睡，心动过缓与心律不齐，甚至可有精神错乱发生，或记忆力与智力减退，角膜可见钙化，眼结膜有钙化颗粒。

2. 泌尿系症状

多饮多尿，肾结石，继发感染时可有脓尿，晚期肾钙化后影响肾功能。

3. 骨骼软化

严重者可致全身骨质钙化。骨痛或压痛，骨折或骨畸形，可卧床不起。

新生儿甲旁亢可有肌张力低下、哭声低下，喂养困难、便秘、呼吸困难等。

甲状旁腺危象见于重症甲旁亢，由于血钙过高，在受刺激应激后可出现乏力、厌食、恶心、呕吐、多尿、脱水、虚脱、嗜睡，甚至昏迷。

（三）实验室检查

1. 血钙 ≥2.75mmol/L，可高达 7.5mmol/L。

2. 血磷 ≤0.969mmol/L。血镁常低于正常等。

3. X 线检查 典型者骨内侧有骨膜下皮质吸收，颅骨虫蚀样或毛玻璃样颗粒状改变，牙槽板吸收，长骨端囊状破坏区。广泛脱钙、骨折、骨质软化类似佝偻病改变。

（四）诊断

根据临床表现、高血钙、低血磷、高尿钙，高尿磷，PTH 增高，尿 cAMP 增多等，X 线骨片骨膜下皮质吸收、纤维囊性骨炎、颅骨虫蚀样改变等确诊。

（五）治疗

本病以手术治疗为主。不宜手术者可保守对症治疗。高血钙危象时应及时静脉输入葡萄糖生理盐水纠正脱水、酸碱平衡、低血钾、低血镁，必要时注射降钙素或氢化可的松。

（六）护理

(1) 卧床休息；每 4h 测脉搏 1 次，症状消失后可适当活动。

(2) 低钙饮食，如面类、黄瓜、冬瓜、西红柿、绿豆、茭白、藕、牛羊肉等。手术后可给高钙饮食，如贝壳类、乳类、豆类及其制品，鼓励病儿多进食。

(3) 记录出入量。

(4) 护理时动作要轻，防止外伤性骨折。

(5) 遵医嘱按时留取血、尿标本。

(6) 观察病情变化。如有嗜睡、恶心、呕吐、腹痛、数日无大便、排尿困难，或尿内排出结石，手足搐搦症及时报告医师。

二、甲状旁腺功能减低症

甲状旁腺功能减低症亦称为甲状旁腺功能不全，简称甲旁低。

（一）病因

本病原因为先天性甲状旁腺发育不全或未发育；暂时性甲状旁腺功能减低；家族性伴性隐性遗传性甲旁低；特发性甲旁低；外科切除或甲状旁腺受损伤；PTH 分子结构不正常；靶组织对 PTH 反应不敏感。

（二）临床表现

发病年龄以 10～14 岁为多，女性多见。神经肌肉应激性增高，常见有手足搐搦、癫痫发作、喉痉挛等。

（三）实验室检查

生化四大特征为：血钙低、血磷高、尿钙及尿磷低。

（四）诊断

符合低血钙、高血磷、无圆脸及矮胖身材、无无名指或小指短或掌骨短者，及排除佝偻病，肾病、肝脏、肠吸收不良综合征等疾病即可确诊。

（五）治疗

1.提高血钙达到正常水平　静脉或口服钙剂、维生素D。

2.应用PTH用于急救或诊断。

3.降低血磷。

4.镇静剂、移植甲状旁腺组织等。

（六）护理

1.因病儿有怕光现象，室内避免强光刺激。

2.给予低磷饮食，如绿豆芽、粉条、白薯、白萝卜、茄子、墨斗鱼、海参、苹果、梨等。

3.定期测量身高、体重、遵医嘱留取血及尿标本。

4.观察手足搐溺症的发生，可有全身性抽搐，按医嘱立即静推10%葡萄糖酸钙和应用止痉药，如有喉痉挛要及时联系耳鼻喉科医师做气管插管。

5.治疗过程中观察维生素D的中毒症状，如烦躁不安，口渴多饮，生长发育迟缓等及时向医师反映。

第三节　糖尿病

儿童糖尿病又称少年糖尿病，是在儿童年龄开始发生的糖尿病。

一、病因

糖尿病是因体内胰岛素缺乏而引起糖代谢紊乱的一种疾病。又因糖代谢障碍而造成蛋白质、脂肪、水、电解质代谢的异常，可合并酮症酸中毒。儿童糖尿病其病因与成人不同，一般认为与遗传和病毒感染、自身免疫反应等有关。

二、病理变化及发病机制

大体标本可见胰腺的重量在糖尿病的初期有的正常，有的胰腺变小，重量减少，少数为先天发育畸形或不全。

糖尿病时由于胰岛素的不足和胰高血糖素的增多而产生一系列代谢失调，葡萄糖不能进入细胞进行代谢，葡萄糖分解作用减低，产生的ATP减少，能量不足，使身体乏力、软弱，组织不能利用葡萄糖处于饥饿状态，产生饥饿感而引起多食。蛋白质合成减少使生长发育延迟和机体的抵抗力降低。血糖不能利用，肝糖原合成减少，蛋白质分解增多，糖原异生增加皆使血糖增高，超过肾阈而由尿排出。血糖引起的渗透性利尿，排出尿糖、水和电解质，血糖增高和排尿增多，使血浆渗透压增高产生口渴而大量饮水。若有感染等应激时可合并酮症酸中毒。

三、糖尿病的分型和分期

（一）糖尿病的分型

近年来世界卫生组织糖尿病专家组将糖尿病分为3类：①胰岛素依赖型糖尿病（IDDM），即1型糖尿病；②非胰岛素依赖型糖尿病（NIDDM），即2型糖尿病；③各种继发性糖尿病和遗传综合征等。

(二)糖尿病的分期

糖尿病可根据临床症状、尿糖、血糖和葡萄糖耐量试验的检查而诊断。一般将糖尿病分为症状期和无症状期。无症状期又分为糖尿病前期、亚临床期及隐性糖尿病期。

四、临床表现

儿童糖尿病病儿绝大多数属 1 型。表现为急性起病的症状，常常是由于感染，情绪激惹或饮食不当等诱因引起。多饮、多尿、多食、体重减轻等为常见的症状，合称为儿童糖尿病的"三多一少"症状。如果有多饮多尿又出现呕吐、恶心、厌食或腹痛等症状则需考虑并发酮症酸中毒。酮症酸中毒时可出现呼吸深长，有酮味、脱水及神志不清或昏迷。病程较久，对糖尿病控制不好时可见生长发育落后、身矮及智能发育迟缓，晚期可有白内障、视力障碍、视网膜病变，甚至双目失明。还可出现肾脏的异常改变，如蛋白尿、高血压和肾功能不全的临床表现。糖尿病病儿可能发生各种感染，如皮肤化脓性感染、呼吸道、泌尿道、口腔的急性感染。

五、实验室检查

1. 尿检查

(1)尿糖定性：采取 9 滴班氏液加 1 滴尿煮沸方法或用尿糖试纸做尿糖定性。结果：不变色为(一)，蓝绿色(+)，黄色(++)，橘黄(+++)，砖红(++++)，确诊糖尿病后进行治疗时，应 1 天查 4 次尿糖定性(即每日早、午、晚 3 餐前及睡前留尿，每次留尿前 30min 先排空膀胱，再留第 2 次尿和四段尿糖定性：①早餐至午餐前；②午餐至晚餐前；③晚餐至睡前；④睡后至次日清晨早餐前 4 段时间排的尿。以便了解全日尿糖情况、饮食和胰岛素的治疗效果。

判断病情轻重和治疗效果时，还应定期测 24h 尿糖定量。

(2)酮体：尿中酮体阳性一般是糖尿病酮症或酮症酸中毒的表现。

(3)蛋白尿：尿蛋白阳性提示可能并发肾脏微血管病变。

2. 血液检查

血糖检查正常人空腹静脉血糖为 80～120mg/dl，餐后 1h 静脉血糖达 140～180mg/dl，餐后 2h 血糖镇 120mg/dl。明显糖尿病空腹血糖亦超过正常，可＞300mg/dl。

3. 葡萄糖耐量试验

本试验用于空腹血糖正常者，或当空腹血糖在正常高限，如 100～120mg/dl，而进食后 2h 血糖在正常高限或稍高于正常，在＞120mg/dl 时，不能确诊的病例。最常用的方法为一次口服法，于空腹时取血查血糖，然后口服葡萄糖，最大量为葡萄糖 75g，每克加水 2.5ml，3min 内服完。服糖后 0.5h，1h，2h，3h 分别测血糖，每次取血前留尿查糖。结果：正常者，空腹血糖为 80～120mg/dl，服糖后 0.5～1h 血糖可升至 150～180mg/dl，2h 后降至空腹血糖水平，3h 后可低于空腹血糖，仍在正常范围，尿中无糖。试验前 3d 每日进食糖类不能少于 150g，最好达 300g。试验前应禁食 8h。严重感染发热时，不宜做此检查。

六、诊断

典型病例有"三多"症候群(多尿、多饮、多食)，不典型病例如有以下情况者，须疑及糖尿病的可能：①"三多"症状或仅有"一多"症状者；②易感染，尤其是屡患疖、疮者；③有糖尿病家族史者；④饮后出现低血糖；⑤不明原因的代谢性酸中毒或伴有感染史者，皆应查尿糖。如尿糖阳性，空腹血糖＞120mg/dl，或饭后 2h 血糖＞180mg/dl 即可确诊糖尿病。

七、治疗

治疗前提是帮助病人消除顾虑，树立信心，学习糖尿病的知识，家长、病儿应配合医师来治疗和管理儿童的糖尿病，对儿童糖尿病的治疗应达到以下要求才能认为是控制良好：①消除糖尿病的临床症状；②预防酮症和酮症酸中毒的发生；③防止低血糖的发生；④对于尿糖和血糖的控制，以尿糖为准，最好使尿糖＜5g/d；⑤维持正常血脂浓度；⑥使病儿达到正常生长发育水平，包括性发育。

1. 饮食控制　饮食量要适合病儿的年龄、生长发育和活动的情况，每日所需热卡＝1000+(年龄×70～100)，一般将全日食量分为3餐及点心2次，有利于血糖的控制，减少血糖过多的波动。

2. 胰岛素治疗

(1)胰岛素剂型和种类：有普通胰岛素，简称"RI"；中效胰岛素为珠蛋白胰岛素，简称"NPH"；长效的鱼精蛋白锌胰岛素，简称"PZI"。

(2)注射胰岛素的部位：一般常用皮下注射，选择上臂前外侧、前内侧、大腿内侧、前侧、腹部等。有计划按顺序成排轮换注射，每针间隔2cm，每部位排成3～4行，1个月之内不要在同一部位注射2次。

(3)胰岛素应用方法：一般先采用RI，儿童糖尿病病儿按体重计算给药。新病儿首次用0.25～0.5U/kg，然后根据尿糖进行调节，使4次尿糖变为(一)或(＋)，部分病儿经过数周的治疗后进入缓解期。胰岛素用量明显减少，日用量＜10U。经过6周至1.5年的时间后，胰岛素的量又逐渐增加，青春前期平均为0.8U/(kg·d)，青春期为1.1U/(kg·d)。

根据尿糖及4段尿糖定性，及时调整胰岛素的用量。

3. 酮症酸中毒的治疗　酮症酸中毒为糖尿病的一种严重的急性并发症。

(1)小剂量胰岛素静脉滴注，0.1U/kg静脉注入作为基础量，使血中胰岛素浓度迅速提高。然后以0.1U/(kg·h)的速度静脉滴注(用生理盐水或注射用水稀释)，使血清胰岛素浓度维持比较恒定。

(2)皮下注射法，胰岛素0.5U/kg，一半静脉注入，一半皮下注射，以后0.25U/kg，每2～4h皮下注射1次。治疗过程中定时复查血糖、血酮、CO_2结合力、尿糖及尿酮，根据化验的指标调整胰岛素的剂量。

(3)补液，纠正酸中毒，改善血循环及肾功能，第一小时按20ml/kg，一般用生理盐水，酸中毒严重可给2：1含钠液。以后根据失水程度及血清Na^+浓度改用1/2张盐水，见尿补充K^+。

(4)对症治疗并及时治疗感染。

4. 对糖尿病病儿的精神、心理上的关怀问题　由于糖尿病终生存在，每日需要注射胰岛素及饮食的控制，会给病儿及其父母带来很大的精神烦恼。医师必须做好病儿及家庭的思想工作，鼓励和帮助家庭安排好生活，树立坚强的信心，坚持有规则的生活和治疗，协同保证病儿能坚持治疗计划，帮助家长和病儿掌握糖尿病的管理方法，病儿出院后定期复查及随访。

八、护理

对糖尿病病儿的护理是一个长期而细致的工作，需向家长及病儿做好宣传，使其对本病有正确的认识，主动配合。

(1)合理安排饮食，如每餐有剩余或不足，要及时与医师联系，若饮食有剩余要酌减胰岛素用量，如饮食吃完后仍有饥饿，应即刻调整饮食，增加粗纤维类蔬菜。

(2)严格记录出入量，由于病儿尿中出现葡萄糖，造成高渗性利尿作用而带出大量水分，病儿排尿增多、烦渴，如不能及时补充液体，可引起脱水。

(3)预防感染，糖尿病病儿免疫功能降低，极易发生感染，特别是皮肤感染。注意勿感冒，保持皮肤清洁，需经常洗头、洗澡，如发生细微伤口或毛囊炎亦需及时处理，因尿糖刺激，病儿会阴部易发生瘙痒，故便后应予清洗。卧床病儿，每日做褥疮护理及口腔护理2次。

(4)定期测量体重身长，开始治疗时要每周测体重1次，待病情稳定后，定期测体重和身长，生长的速度可作为小儿糖尿病代谢控制的一个指标，如控制得不好则出现生长发育障碍。

(5)定时采集尿标本做尿糖定性试验，保持专用表格记录每次尿糖定性试验结果，及胰岛素注射量，仔细观察尿糖量与胰岛素注射量的关系。

(6)药物治疗的护理。皮下注射胰岛素后15～30min进餐。切忌注入皮内，以免组织坏死，注意部位可选用上臂外侧、臀部、腹部、股的前部，计划注射部位，注射点轮流使用，针孔纵横间隔为1cm，以免皮下脂肪萎缩硬化，采用1ml空针注射。药量需经第二者查对后注射。

注意观察注射胰岛素后的反应，如胰岛素剂量过大或进食太少，出现低血糖，症状有面色苍白、无力、头晕、出汗、脉速无力，严重者可发生惊厥、昏迷，如未及时处理，可致死亡。发现有上述反应立即口服糖水或糕点，或按医嘱静脉注射25%～50%葡萄糖液40ml。

(7)糖尿病酮症酸中毒抢救与护理。密切观察病情，观察病儿的神志状态，呼吸变化及呼吸气味，定时测呼吸、血压、心率，协助医师做好各项检查，定时留血、尿标本，送检血糖、尿糖、电解质、CO_2结合力。

病儿绝对卧床休息，注意保暖，以使体内消耗能量达最低水平，以减少脂肪、蛋白质分解。

备好氧气、吸痰器，立即建立两条静脉输液通道：一条纠正脱水酸中毒快速输液通道，常用不同张力的盐水；另一条静脉通道输入小剂量胰岛素，静点的胰岛素需匀速进入，每分钟液量1ml，所以最好用输液泵调整滴速。

在静点小剂量胰岛素时，每1～2h查1次尿糖、血糖、尿酮体，严格记录出入量，每次排尿后，除测尿量外，需测尿糖、尿酮体。

在停用小剂量胰岛素前0.5h，先皮下注射胰岛素，每次0.5U/kg，以后改为每日3～4次皮下注射。

血钾的补给，临床上在胰岛素治疗后4～6h，可发生严重低钾血症，甚至引起心律紊乱，威胁生命，故在小剂量胰岛素静脉输入后，予以补钾，浓度<0.3%。

静脉输液的速度要按计划完成，应根据病儿年龄及需要调整滴速，否则会导致心脏负担过大，引起心衰。

合理应用抗生素，预防及抗感染。

随时观察生命指征及昏迷深浅度，神经系统的变化。

(8)病儿出院指导。做好病儿的心理护理对疾病的好转起着重要作用,医护人员定期向病儿及家长进行卫生宣教工作,增强战胜疾病的信心,用成功的实例鼓励病儿及家长,使其能配合医师,鼓起勇气接受长期治疗。

教会家长和病儿饮食管理法、尿糖检查法、皮下注射法、胰岛素注射量的掌握法。

嘱病儿参加适当的运动,但必须警惕发生低血糖。

预防低血糖,病儿随身携带糖尿病的诊疗卡片及糖类食品,以备应急之用,以便任何时候发生并发症可立即救治。

第五章　感染性疾病患儿的护理

第一节　麻疹

麻疹(measeles)是由麻疹病毒所致的急性呼吸道传染病，传染性极强，其临床特征是发热、眼结膜炎、上呼吸道感染症状、口腔麻疹黏膜斑及全身性红色斑丘疹，部分患儿可出现肺炎、喉炎、脑炎等并发症。患病后可获持久免疫力。普种麻疹疫苗后，麻疹的发病率已大为下降。

一、病原学、流行病学和发病机制

(一)病原学

麻疹病毒属副黏病毒科，呈球形或丝状，直径为100～250nm，核心含单股 RNA，核衣壳外有囊膜，上有血凝素(HA)及溶血素(HL)，但无神经氨酸酶。在麻疹的前驱期和出疹期内，可在患者鼻分泌物、血和尿中分离到麻疹病毒。在人胚胎或猴肾组织中培养 5～10 d时，细胞出现病理改变，可见多核巨细胞伴核内嗜酸性包涵体。麻疹病毒只有一个血清型，抗原性稳定。麻疹病毒在体内外抵抗力不强，不耐热，对日光和消毒剂均敏感，患者离开室内，房间开窗半小时后即无传染性。但麻疹病毒在低温中能长期保存。

(二)流行病学

麻疹患者是唯一的传染源，一般认为在出疹前后 5 d 均有传染性，有并发症者延长至出疹后 10 d。病毒存在于眼结膜、鼻、口、咽和气管等分泌物中，通过喷嚏、咳嗽和说话等由飞沫传播。本病传染性极强，易感者接触后90%以上均发病，1～5 岁小儿发病率最高。近年来随着麻疹减毒活疫苗的使用，麻疹发病率明显下降，但因免疫力不持久，故发病年龄后移，局部地区也可出现麻疹暴发疫情。卫生部公布的 2007 年 2 月全国法定报告传染病疫情显示，麻疹已进入传染病发病的前 5 位。2007 年 2 月份全国报告麻疹病例 9501例，与 2006 年同期(5641 例)相比上升了 68.43%。麻疹的发病新特点为：①改变了袭击对象，主要侵及对象为 8 个月以内的婴儿和 20 岁以后的青壮年；②临床表现偏重。

(三)发病机制及病理

1.发病机制

2.病理

麻疹的病理特征是受病毒感染的细胞增大并融合形成多核巨细胞。其细胞大小不一，内含数十至百余个核，核内外均有病毒集落(嗜酸性包涵体)。皮疹因真皮内血管内皮细胞肿胀增生、单核细胞浸润并渗出所致，表皮细胞坏死、变性引起脱屑，由于崩解的红细胞及血浆渗出血管外，使皮疹消退后遗留色素沉着。麻疹黏膜斑与皮疹病变相同。

二、临床表现

麻疹潜伏期为 6～18 d，多为 10～14 d。接受过被动免疫者，可延至 20 d，最长达 28 d。

麻疹典型经过分 3 期，每期约 3 d(即所谓发热 3 d、出疹 3 d、退疹 3 d)，全程9～

12 d。

（一）前驱期

从发热到出疹，一般 3~4 d。

1. 发热

发热、不适及全身症状，一般 38~39℃。

2. 眼部症状

畏光、流泪、眼分泌物增多。

3. 上呼吸道症状

鼻塞、流涕、喷嚏等鼻炎症状，咽部不适及咳嗽日渐加重。

4. 麻疹黏膜斑

麻疹黏膜斑(Koplik 斑)是麻疹早期具有特征性的体征。发热第 2~3 日，先出现于下列磨牙对侧的颊黏膜上，麻疹黏膜斑直径为 0.5~1mm 的灰白色斑点，微隆起，周围有红晕，常在 1~2 d 迅速增加，可遍布唇、颊、龈黏膜，于皮疹出现 2 d 后消失。

（二）出疹期

皮疹为最重要表现，一般于发热第 3~4 日开始出现皮疹。

1. 皮疹特点

(1)时间：多在发热第 4 日，少数可于第 2~7 日出疹。

(2)顺序：耳后及发际→整个脸部→颈部及上胸部→躯干及四肢近端→全身、手掌、脚心。

(3)形态：初为圆形玫瑰色斑丘疹，疹间皮肤正常，皮疹加压褪色。以后疹数增多，融合而呈卵圆形或不规则形，出疹第 4 日皮疹出透，呈深红棕色或暗红棕色，相互融合。

2. 全身症状

出疹时加重，体温可高达 40℃，眼部及呼吸道症状加重，呼吸急促，干咳频作，肺部可闻及少量散在的大水泡音。胸部 X 线检查，多数患儿可见广泛的大小一致的粟粒样肺部浸润，但胸部体征可不明显。

3. 其他

脾大，淋巴结轻度肿大，回盲部淋巴结肿痛，重症可有显著腹泻，大便可含少许脓细胞。

（三）恢复期

出疹 3~5 d 后体温下降，卡他症状基本消失，中毒症状减轻，皮疹按出疹顺序消退，局部可有细小脱屑及棕色色素沉着，持续 1~2 周。

少数患儿病程呈非典型经过；体内尚有一定免疫力者呈轻型麻疹；体弱、有严重继发感染者呈重型麻疹。

麻疹的常见并发症：肺炎、喉炎、脑炎。

三、辅助检查

1. 血常规

白细胞总数降低，淋巴细胞比例增高。

2. 多核巨细胞

鼻、咽、眼等处分泌物、痰液涂片，干后以赖特染色镜检，有早期诊断价值。

3.血清学检查

取患儿疾病早期及恢复期血做血凝抑制试验、补体结合试验、中和试验、凝胶扩散试验。效价增高 4 倍或以上、或病后 1 个月滴度>1：60 为阳性。间接免疫荧光法测定血清中IgM，敏感特异，重复性好，血清用量少，有早期诊断意义。

4.病毒分离

取患儿疾病早期鼻、咽、眼等处分泌物接种人胚肾细胞，分离麻疹病毒。

四、治疗原则

麻疹无特效治疗方法，以对症治疗及护理为主。

（一）对症治疗

体温超过 40℃者给予小剂量退热药(氨基比林、柴胡等)；烦躁不安者用镇静药；高热、疹密，全身中毒症状重者用泼尼松；忌用强烈退热药及冰水或酒精擦浴；重型麻疹有血小板减少，凝血酶原时间延长及纤维蛋白原进行性减少等 DIC 或消耗性出血者，应及早应用肝素抗凝治疗或输入新鲜全血或血浆。

（二）并发症治疗

有并发症者给予相应治疗。

（三）抗病毒治疗

一般抗病毒药物、干扰素诱导剂未见肯定疗效者可试用转移因子、干扰素及中药。

五、护理诊断

1.体温过高

与病毒血症、继发感染有关。

2.皮肤完整性受损

与麻疹病毒感染有关。

3.潜在并发症

肺炎、喉炎、脑炎等。

4.营养失调低于机体需要量

与食欲减退、高热消耗增多有关。

5.有传播感染的可能

与呼吸道排出病毒有关。

六、护理目标

1.在出疹期，患儿体温控制在 40℃以下、恢复期体温维持在正常范围。

2.患儿皮疹能顺利出齐，皮肤及黏膜不出现继发感染。

3.住院期间无肺炎、喉炎、脑炎等并发症发生，或发生时能及时发现并得到有效处理。

4.体重维持正常。

5.患儿及家长了解麻疹的预防方法，未把疾病传染给周围人群。

七、护理措施

1.高热的护理

(1)绝对卧床休息至皮疹消退、体温正常。室内宜空气新鲜，每日通风 2 次(避免患儿直接吹风，以防受凉)，保持室温于 18～22℃，湿度 50%～60%。衣被穿盖适宜，忌捂汗，出汗后及时擦干并更换衣被。

（2）监测体温，观察热型。不宜用药物或物理方法强行降温。体温达 40℃以上者，可用小量退热药，忌用酒精擦浴、冷敷，以免影响透疹，导致并发症。

2. 皮肤黏膜的护理

（1）皮肤护理：及时评估出疹情况。保持床单整洁干燥与皮肤清洁，每日用温水擦浴，更衣 1 次（忌用肥皂），腹泻患儿注意臀部清洁，勤剪指甲，以防抓伤皮肤继发感染。如出疹不畅，可用鲜芫荽煎水服用并抹身，以促进血液循环和透疹。

（2）五官的护理：室内光线要柔和，常用生理盐水清洗双眼，再滴入抗生素眼液或眼膏，可加服维生素 A 预防干眼病。防止呕吐物或泪水流入外耳道发生中耳炎。及时清除鼻痂、翻身拍背助痰排出，保持呼吸道通畅。加强口腔护理，多喂水，可用生理盐水或 2%硼酸溶液含漱。

3. 调整饮食

患儿发热期间消耗增加，食欲减退，应给予清淡易消化的流质饮食，如牛奶、豆浆、蒸蛋等，常更换食物品种并做到少量多餐，以增加食欲，利于消化。多喂开水，利于排毒、退热、透疹。恢复期应添加高蛋白、高维生素的食物。指导家长做好饮食护理，无须忌口。

4. 密切观察病情，及时发现并处理并发症

麻疹并发症多且重，应密切观察病情，及早发现。出疹期出现透疹不畅、疹色暗紫、持续高热、咳嗽加剧、鼻扇、喘憋、发绀、肺部湿啰音，为并发肺炎的表现；重症肺炎尚可致心力衰竭。患儿出现频咳、声嘶、哮喘样咳嗽、吸气性呼吸困难、三凹征，为并发喉炎的表现。患儿出现嗜睡、惊厥、昏迷为脑炎的表现。出现并发症时可导致原有结核病的恶化，应予以相应护理。

5. 预防感染的传播

（1）隔离患儿患儿应采取严密的呼吸道隔离措施，无并发症者宜家庭隔离；密切接触的易感儿童也要隔离观察。具体要求：一般患儿应隔离至出疹后 5 d；有并发症者，隔离可延长至出疹后 10 d；密切接触的易感儿童隔离观察 21 d；接触后使用过免疫抑制剂者延至 4 周。

（2）切断传播途径病室通风换气进行空气消毒，患儿衣被及玩具曝晒 2 h，减少不必要的探视，预防继发感染。流行期间不带易感儿童去公共场所，托幼机构暂不接纳新生。

（3）保护易感人群　为提高易感者免疫力，对 8 个月以上未患过麻疹的小儿可接种麻疹疫苗。接种后 12 d 血中出现抗体，1 个月达高峰，故易感儿接触病人后 2 d 内接种有预防效果。对年幼、体弱的易感儿肌内注射入血丙种球蛋白或胎盘球蛋白，接触后 5 d 内注射可免予发病，6 d 后注射可减轻症状，有效免疫期为 3～8 周。

八、健康指导

麻疹传染性较强，为控制流行，应向患儿家长介绍麻疹的流行特点、病程、隔离时间、早期症状、并发症和预后。无并发症时指导麻疹患儿在家治疗护理。医务人员每日家庭访视 1～2 次，并进行上述护理指导。

第二节　百日咳

一、流行病学

百日咳(whooping cough;pertussis)由百日咳嗜血性杆菌(Bordetellapertussis)(为革兰阴性菌)引起的卡他性疾病。

1.传染方式

(1)直接与病人鼻、喉、眼的分泌物接触而传染。

(2)飞沫传染。

2.潜伏期

5～21d，平均为10d。传染期以卡他性期最强至发作后4周。

3.发病率

多发生于5岁以下的儿童，婴儿期感染病死率高。感染过者终身免疫。

二、临床特征

(一)卡他性期

卡他性期(catarrhalperiod)：约1～2周。

1.开始发病时症状类似上呼吸道感染，有轻度咳嗽、打喷嚏、鼻炎、咽充血、轻度发热等。咳嗽多在夜间发生，次数慢慢增多，持续10d后渐趋严重而呈痉挛性咳嗽，有浓稠的痰，而且在白天也会发生。

2.实验室检查

(1)有白细胞增多症，可由15000～45000/mm^{3}淋巴细胞增加到60%～80%。

(2)鼻咽腔分泌物出来的或咳嗽的飞沫培养(博德、金谷二氏含青霉素的培养基Bordet-Gengou medium containing penicillin)可培养出百日咳嗜血杆菌。

(3)在疾病进行时血清凝集价升高。

(二)痉挛或阵发期

1.大约在病程的第2星期末，咳嗽显著地加剧，咳嗽的特性如下。

(1)突发性的咳嗽发生，常有呕吐，咳出或吞咽大量的黏液状的浓痰。并有发绀及缺氧的现象。

(2)在痉挛性咳嗽后，吸气时会有喘鸣声(whoop)。肺部听诊时，两侧肺部有粗糙的吸气性啰音。

(3)在阵发性咳嗽时，会有流汗、虚弱、倦怠、颈及头皮静脉扩张等情形发生。

2.开始时，阵发性咳嗽的发作，常因饮食、烟的吸入、气温的突然改变、气管打呃、哭、剧烈活动而发生。

3.在1岁以内的婴儿，时常没有吸气时哮咳的典型特性存在。

(三)恢复期

1.约在第4个星期，阵发性咳嗽渐渐减轻，次数减少，但咳嗽会拖延长时间，肺部亦见改善。

2.如再有呼吸系统感染则易再发。

三、诊断检查

1.在婴儿的鉴别诊断较为困难，因为没有典型的百日咳吸气性咳嗽。

2.在儿童方面往往亦因曾经接受过预防注射，造成轻微的咳嗽及不典型的疾病过程。此类病人的诊断法，仅赖鼻咽液及咳嗽液的培养而分离出病原菌。

四、并发症

本症仅有微热，如体温超过 38.3℃，即须怀疑为有并发症发生。

1. 在呼吸系统方面

支气管肺炎、肺扩张不全(浓痰所致上肺部较多)，支气管扩张、纵隔气肿与加速肺结核的蔓延。肺炎是造成死亡最常见的原因。

2. 在消化系方面

呕吐、腹泻、直肠脱出、疝气与舌系带的溃疡，营养不良(因呕吐所致尤以新生儿易发生)。

3. 出血

是全身性的，包括流鼻血、咳血、结合膜下出血或脑出血。

五、预防及免疫

1. 1 岁以下的婴儿须小心照顾，若并发感染，病死率很高，年纪较大则预后良好。

2. 勿使孕妇与病儿接触。

3. 主动免疫。接种百日咳疫苗(常与白喉、破伤风类毒素混合一起接种，百日咳疫苗为死菌疫苗)。

4. 被动免疫。注射免疫球蛋白，2 岁以下的婴幼儿，生病期间常使用以减轻症状。

六、治疗

1. 使用抗生素治疗及防止续发性感染

(1)红霉素(erythromycin)最有效，50mg/(kg·d)连续 10d。

(2)四环素(tetracycline)、氯霉素(chloromycin)、链霉素(streptomycin)。

2. 支持疗法。随时抽痰或位置引流(CPT)或给予温暖潮湿空气，保持呼吸道通畅，必要时给氧。并注意保暖。

3. 给予免疫球蛋白(ISG)每日注射 1.25～2.5ml 连续 3d，尤其 2 岁以下的婴幼儿常使用。

4. 预防续发性感染在发病后 4～5 周 (恢复期)须隔离。

七、护理措施.

1. 卧床休息采半坐卧式以减少呼吸困难，并将小孩头部侧于一边，预防吸入呕吐物或黏液。

2. 维持个人卫生——注意口腔及皮肤护理，尤其在用力咳嗽或呕吐发生之后。

3. 注意饮食

(1)少量多餐，注意营养的摄取，采高热量流质饮食。

(2)避免过冷、过热、酸、辣的食物。

(3)足够的液体摄取以维持体液及电解质平衡，避免在进餐时喝水而改在两餐之间，因为腹部膨胀会压迫横膈而诱发咳嗽。

4. 阵发期时，给予腹部多头带以预防疝气及增加舒适。

5. 避免会诱发咳嗽的因素，例如，刺激性饮食、气温的改变、烟的吸入、哭、打呃及剧烈活动等。

6. 给予父母心理的支持，告知此为良性疾病。

7. 百日咳为第 3 类法定传染病，务必提醒负责医师填写"传染病报告单"，并于 1 周内报告有关单位。

第三节　腮腺炎

一、流行病学

由副黏液病毒(paramyxo virus)所引起的腮腺炎(mumps)较多见。

1.传染方式

(1)飞沫传染。

(2)直接接触尿、血液、唾液而传染。

2.潜伏期　14～21d,平均18d;传染期为腮腺肿大前6d到腮腺肿胀消失为止(唾液内的病毒在腮腺炎发作前后最多)。

3.发病率　发生于5～15岁儿童。易在冬末、春初时流行。

二、临床特征

(一)前驱期

1.发热、食欲缺乏、头痛、不适、呕吐、全身肌肉痛,持续1～d。

2.体温有时高至38.3～40℃,持续1～6d。

3.耳朵痛,尤其在咀嚼时更感疼痛。

4.白细胞数正常或稍微增加,以淋巴细胞最多。

(二)唾液腺肿胀显著

1.腮腺(parotidglands),又称耳下腺

(1)开始发病时侵犯一侧腮腺,但常变为两侧性。

(2)腮腺坚硬,疼痛,肿大呈梨形。腮腺约在第3天肿大最剧,而后慢慢消褪。

(3)耳下腺腺正中叶肿大。耳朵被肿大之腮腺推向外。

(4)口部张开困难,及咽下困难(饮用枸橼果汁常会增加疼痛)。

(5)可见腮腺管(Stensen's duct)颊部开口处有发红及水肿。

2.下颌腺

可能单独被侵犯,偶然会与舌下腺同时被侵及,但时常与腮腺同时被侵犯的时间为多。

3.舌下腺

此部位最少被侵犯,一旦发生肿胀,常为双侧,多与腮腺同时被侵犯。

三、并发症

1.腮腺炎性脑膜脑炎

可在腮腺肿大前、肿大后,或没有腮腺肿大时发生此并发症。病儿大多仅有轻微的症状,有时甚至没有症状。其病程与一般病毒性脑膜炎相似,也很少留下后遗症。

2.副睾丸炎

为已过青春期之男性病儿最易见到的并发症,青春期以前的儿童则少见。本病发作期间多在腮腺炎发生的第1周,可出现发热、恶心、呕吐、畏寒、下腹疼痛、阴囊发红及睾丸迅速肿胀,病儿感到非常疼痛。睾丸由于压迫性坏死,可导致睾丸萎缩,因为通常为单侧性睾丸发炎,所以不孕症的后遗症并不多见。

3.卵巢炎

为腮腺炎另一大并发症。可能与腮腺肿大同时发生,也可能不会同时发生。此种并发

症发生于成年或青春发育期的女性病人。因为此并发症不致影响卵巢生殖功能，故发生卵巢炎时不会造成不孕症。

4. 腮腺炎性胰脏炎

为严重但不常见的并发症。其症状有发热、畏寒、特别疲倦、恶心、呕吐及严重腹痛，这些症状约在 3～7d 消失，大多可以完全恢复。可参考血清酯酶的检查结果判断胰脏是否受侵犯。

四、免疫

1. 主动免疫

(1) 接种活性减毒的腮腺炎疫苗，以获得免疫力。

(2) 曾被感染者终生免疫。

2. 被动免疫注射丙球蛋白。

五、治疗

1. 无特殊治疗，仅作对症治疗及支持疗法，如解热镇痛药及镇痛药。

2. 隔离及卧床休息至消肿为止。

3. 为预防续发性感染，可使用磺胺类药物。

六、护理措施

1. 给予口腔护理保持清洁，常用生理食盐水漱口。

2. 局部给予冷敷或热敷，以增加舒适，减轻肿胀压痛。

3. 注意饮食。依疼痛程度给予流质、软质、无刺激性的饮食，避免含酸味或需咀嚼的食物。

4. 鼓励卧床休息。

第四节　肠病毒感染

一、流行病学

1. 为滤过性病毒的一种，可分为克沙奇病毒 A、B 群，小儿麻痹病毒，依科病毒，及其他类型的肠病毒。1981 年和 1998 年在台湾区域流行的肠病毒为 71 型肠病毒。

2. 此种病毒世界各地均有，常于夏季、初秋流行，经病儿之口、鼻分泌物、粪便、飞沫等途径传染，常见于 10 岁以下的儿童。感染并发症时病死率很高。

二、临床特征

1. 潜伏期 3～5d。

2. 口腔、手掌、脚掌出现水泡、溃疡。

3. 发热等呼吸道感染症状。

4. 可能并发无菌性脑膜炎、脑炎、心肌炎、心包膜炎、肺炎或麻痹。

5. 新生儿及婴幼儿感染，偶会发生电击性病毒性休克综合征，因侵犯多种器官，病死率极高。

三、诊断及治疗

1. 实验室诊断检验。

2. 症状轻微者，采症状治疗即可。

3.如出现反复高热、呕吐、嗜睡、意识不清、活力差、呼吸急促等非典型症状时，应尽快住院治疗。

四、护理措施

1.目前除小儿麻痹病毒外，尚无疫苗可供预防。

2.避免出入公共场所，或与疑似病儿接触。

3.家中如有病儿，应采隔离措施，以免传染他人。

4.加强个人卫生及居家环境卫生。

5.肠病毒感染并发重症者属第 2 类法定传染病，务必提醒负责医师填写"传染病报告单"，并于 24h 内报告有关单位。